看懂體檢報告

自己的健康自己掌握

武劍
郭建麗 主編

PHYSICAL
EXAMINATION

多久要做一次體檢才好？怎樣的數值才叫超標？
最詳盡最全面的醫療小常識，
醫生來現

常常聽醫生說要定期去健康檢查，到底多久要去一次？
檢查報告上的數值看不懂，怎樣是正常值、怎樣要開始控制？

搞懂關於臨床醫學、全身檢查、醫療疾病的所有大小知識，
再也不會對自己的身體狀況霧煞煞！

目錄

前言

本書共分十章。第一章至第四章是關於體檢基礎數據的解讀，包括檢驗、放射、超音波及心電圖等醫技科室的檢查結果展示及解讀；第五章至第十章主要是專科檢查數據的解讀，涵蓋了內科、外科、婦科、耳鼻喉科、眼科及口腔專業體檢問題的分析和建議。體檢套餐的制定參考了各大醫院和體檢機構的項目設置，並做了部分調整。本書圍繞常見體檢項目，針對不同的體檢問題，力圖深入淺出、簡單明確地給出意見和建議，不僅可供一般讀者閱讀，也適合專業體檢機構使用。

在編寫過程中，由於時間較緊湊，學識有限，不足之處請予以指正。

編者

健康體檢須知

　　為了順利地完成體檢，確保體檢的品質和準確性，請大家仔細閱讀，並做好體檢的相關準備。

一、體檢前須知

　　體檢前，我們在飲食、起居、著裝方面都要有所準備，特定族群有一些特殊的要求。

（一）飲食如何準備

　　請於檢查前三天保持正常飲食。不正常的飲食會造成假陽性結果。盡量避免食用深色蔬菜、動物血製品、動物內臟、海鮮以及高糖、高蛋白、高脂肪的食品等。

　　檢查前一天飲食宜清淡，不要過飢或過飽，否則會影響檢查結果的真實性。

　　檢查前一天勿飲酒，否則檢測時會對您的血壓、肝功能帶來很大影響。

　　體檢當日請空腹（抽血、超音波要求空腹 8～10 小時）前來。抽血、超音波檢查結束後方可進食。

　　體檢前三天應注意的飲食如下。

　　（1）含碘高的食品

　　體檢前兩週不要過多食用海鮮，如藻類、海帶、海魚、海蜇皮等，由於這些海鮮含碘量高，可能會影響甲狀腺功能的檢測結果。

　　（2）含嘌呤高的食物

　　考慮到食物對血尿酸檢測的影響，體檢前少吃嘌呤含量高的食物，

比如動物內臟、海鮮類、豆製品等食品。

（3）含糖高的食品

體檢前盡量不吃或不飲用各種甜食、飲料等，這會對血糖、尿糖的檢測結果產生一定的影響。

（4）高蛋白質的食品

如雞蛋、肉類等，在體檢前要避免過量進食，否則可能會影響對腎臟功能的檢測結果。

（5）高脂肪的食品

體檢前如果食用高脂肪的食物，如肥肉類、油炸油煎類、燒烤類、動物內臟等，血脂的檢測結果會上升。

（二）起居方面如何準備

（1）體檢前一天注意休息，確保充足的睡眠，避免熬夜。睡眠不好可導致血壓升高。

（2）體檢前一天避免劇烈運動和情緒激動，避免晨練，否則會造成低血糖或者肝功能、尿常規數值不準確。

（3）做好個人衛生，清潔口腔、外陰等。

（三）著裝方面如何準備

（1）請穿著方便穿脫的鞋子，盡量不要穿繫帶的鞋、長筒靴等。

（2）請勿佩戴隱形眼鏡。

（3）女士盡量穿寬鬆衣褲，請勿穿連衣裙、連體衣和連褲襪。

（4）請勿穿帶有金屬鈕扣或金屬飾物的內衣，以免影響 X 線檢查的結果。

（5）盡量不塗口紅、指甲油，因為這些裝飾會掩蓋真實的身體狀況。

（6）體檢當天請勿攜帶貴重物品，如貴重首飾等。

（四）女性如何準備

（1）備孕或可能懷孕者，請預先告知醫護人員，避免 X 線及宮頸塗片檢查。

（2）受檢者月經期間，請勿留取尿、糞便檢體。勿做宮頸塗片檢查、胃腸鏡等檢查，同時請告知醫護人員，待月經徹底乾淨一週後再來補做上述檢查。

（3）受檢前三日請不要陰道用藥及沖洗，避免性生活。

（4）乳腺如果填充了假體，在做乳腺超音波時請告知醫生。

（五）慢性病患者用藥問題

做採血、超音波檢查時必須空腹，但慢性病服藥患者可稍有不同。切忌貿然停藥，否則會出現血壓上升、心肌缺血等症狀。所以，高血壓、冠心病、癲癇患者可按時服藥（少量飲水不影響體檢結果）；糖尿病患者，請隨身攜帶常規藥物，空腹抽血、腹部超音波檢查後請及時服藥吃早餐。服用維生素C、減肥藥及對肝腎功能有影響的藥物的體檢者，須停用此類藥物，因為這些藥可能會使化驗出的血糖、尿糖值偏低，肝腎功能則會提示異常。

（六）特殊族群如何準備

（1）高齡老人、患有認知障礙或行動不便者，需由家屬或照護者陪同體檢。

（2）未滿 18 週歲者禁做 X 光骨質密度檢查。

小提醒：體檢前一點水都不能喝嗎？

（1）體檢之前不能飲水，說的是不能「大量」飲水。少量飲水尤其是為了服藥，是沒有問題的。那麼，少量是指多少呢？是什麼樣的水都

能喝嗎？請一定要記住，只能喝白開水，不要超過200mL。而且，切記一定不能喝飲料，尤其是含糖的飲料，空腹喝含糖飲料會使血糖驟然升高。

（2）體檢前「缺水」，可能會導致血液濃縮，出現血紅素上升等相關檢驗指標的異常，所以可以少量飲水。

二、體檢過程注意事項

（1）請按指引單逐項進行檢查，盡量不要漏項，避免隨意捨棄體檢項目。

（2）空腹項目先進行，然後進食早餐，早餐後繼續完成其他檢查項目。採血時間不宜太晚，因為空腹時間超過 12 小時，會影響血糖等測量值的結果，不能反映正常情況下的數值。

（3）患有慢性病的體檢者請主動向醫生說明病史。

（4）測量血壓前需保持安靜狀態，休息 5 ～ 10 分鐘後測量。

（5）女性體檢者應注意，若無性生活史，則宮頸液基薄層細胞學檢查（TCT 檢查）和子宮頸抹片不建議做。

做婦科超音波時，有性生活史的女士請選擇陰式超音波，無性生活史的女士請選擇經腹部的超音波，必須飲水 1,000mL 左右，膀胱充盈後方能進行檢查。

由於月經期，當日不能檢查婦科項目的女士，一週後來醫院完成檢查。

（6）做碳 ^{13} 呼氣試驗時要注意，檢查前須空腹，禁食、禁水 4 小時以上；檢查中也應禁食、禁水、禁吸菸。為避免影響檢測結果，應確保一個月內未使用廣譜抗生素、兩週內未服用抑酸藥及胃動力藥。幽門螺旋桿菌感染者，經藥物治療後，停藥時間須在一個月以上，方可再次檢測。

（7）做顱腦都卜勒檢查前要注意，檢查前一晚須洗淨頭髮，去脂，勿用髮蠟、髮膠；檢查當日需正常飲食，請勿空腹檢查，否則影響結果；

檢查時女性若留有長髮，須把長髮盤起；檢查時保持安靜、閉目養神。

（8）抽血時請放鬆心情，不要緊張，抽血後按壓 5 分鐘左右，再進行其他項目的檢查。由於每個人的凝血功能不同，特別是服用阿斯匹靈等抗凝藥物的人，不容易止血，所以必須按壓更長的時間。

（9）體檢當天如有發熱或身體不適者，請到醫院相關科室就診，待身體狀況正常以後方可參加體檢。

（10）體檢中發現血壓、心電圖有危急情況者，請聽從主治醫師的安排，及時急診就醫。

三、體檢後注意事項

1·體檢完畢交回指引單

所有項目完成後，請將指引單交回體檢中心櫃檯，以便總檢醫生根據檢查內容，全面分析體檢情況，從而給出疾病診斷、指導建議及健康狀況評估。

2·當日做完體檢項目，且不漏項

盡可能在體檢當日上午做完所有的體檢項目。若當日未能完成者，請告知大夫，儘快擇日補做完成。

3·一週後應儘快領取體檢報告。

4·認真閱讀體檢報告

受檢者拿到體檢報告後，請認真閱讀體檢報告，認真對待體檢結論和建議。如果出現疾病徵兆，按照主治醫師的建議，必須進一步檢查的，務必及時檢查，以確認診斷，及時治療，切勿延誤檢查和治療；如果出現亞健康狀態，根據醫生的建議，盡可能改善生活方式，以減少危險因素，儘快恢復到健康狀態；如果健康狀況良好，請繼續保持良好的生活習慣。

5·有疑問及時諮詢

如對體檢報告有疑問或看不明白，請電話或者現場諮詢體檢中心的專家。當某些體檢項目提示有異常時，請不要恐慌，也不要置之不理，應及時諮詢醫生，讓醫生幫助分析、解讀。如若確實有問題，請及時進一步檢查、治療。

　　做到了這些，就達到了本次體檢的目的。

第一章　檢驗醫學

第一節　健康體檢檢驗項目簡介

　　為了了解潛在的身體健康狀況，便於對疾病早期發現、早期治療，一般根據年齡、性別、工作狀況、目前健康狀況及家族遺傳等因素選擇相應的體檢檢驗項目。

一、常規健康體檢檢驗項目

　　常規健康體檢項目是適用於各年齡段成年人的健康狀況篩檢。

（一）尿常規

　　留取隨時尿，透過檢查尿糖、蛋白、膽紅素、亞硝酸鹽、pH、比重及尿有形成分，了解泌尿系統炎症，結石，肝、腎功能狀況，糖尿病，腫瘤等。

（二）糞便檢查

　　1．糞便常規（以下簡稱便常規）

　　了解是否存在胃腸道感染。

　　2．糞便潛血

　　了解是否存在消化道炎症、潰瘍及腫瘤。

（三）血液檢查

　　1．血常規（全血）

　　透過檢查紅血球、白血球、血小板及其參

數，反映貧血、感染及血液系統疾病的情況。

2．**臨床生化檢查（血清）**

反映肝、腎功能，脂代謝，糖代謝等情況。

（1）肝功能：麩丙轉胺酶（ALT）、天門冬胺酸胺基轉移酶（AST）、鹼性磷酸酶（ALP）、γ-穀氨醯轉肽酶（γ-GT）。

（2）腎功能：尿素（UREA）、肌酐（CREA）、尿酸（UA）。

（3）血脂代謝：總膽固醇（TC）、甘油三酯（TG）、高密度脂蛋白（HDL-C）、低密度脂蛋白（LDL-C）。

（4）血糖：空腹血糖（Glu）。

3．**臨床免疫學檢查（血清）**

包括常見的腫瘤相關代表物及甲狀腺功能檢查。

（1）腫瘤代表物：甲胎蛋白（AFP）、癌胚抗原（CEA）（肝癌、腸癌等）。

（2）甲狀腺功能：血清游離三碘甲腺原氨酸（FT3）、血清游離四碘甲腺原氨酸（FT4）、促甲狀腺激素（TSH）（甲狀腺功能亢進症、甲狀腺機能低下症等）。

二、其他健康體檢檢驗項目

根據年齡、性別及疾病的易感性、受檢者行業工作特點等，部分項目可選擇作為常規體檢項目的補充，以擴大疾病篩檢範圍。

（一）糞便檢查內容

（1）糞便幽門螺旋桿菌抗原檢測：了解是否存在幽門螺旋桿菌感染。

（2）糞便寄生蟲檢測：阿米巴痢疾檢查，一般用於餐飲行業人員的健康檢測。

（3）糞便霍亂弧菌培養及鑑定：霍亂檢查，一般用於餐飲行業人員的健康檢測。

（4）糞便普通細菌培養：痢疾及傷寒桿菌檢查，一般用於餐飲行業人員的健康檢測。

（二）尿液檢查內容

尿微量白蛋白：辨別早期腎病、高血壓、糖尿病等併發症。

（三）婦科子宮頸癌前病變及子宮頸癌篩檢（65歲以下女性檢查）

1‧人乳頭瘤病毒（HPV）檢查

2‧宮頸液基薄層細胞學（TCT）檢查

（四）血液檢查

1‧臨床生化檢查（血清）

（1）心血管疾病代表物：同半胱胺酸（Hcy）、高敏感度C反應蛋白（hs-CRP）、小而密低密度脂蛋白（sdLDL）、肌酸激酶（CK）、肌酸激酶同工酶（CK-MB）（心腦血管

危險因素預測）。

（2）腎功能：胱抑素 C（Cys-C）、血清 β_2 微球蛋白（β_2-MG）。

（3）無機元素：鈣（Ca）、磷（P）（甲狀旁腺功能、腎功能）。

（4）膽紅素代謝：總膽紅素（TBil）、直接膽紅素（DBil）（肝膽功能）。

（5）蛋白代謝：總蛋白（TP）、白蛋白（Alb）（肝功能及營養狀態）。

2．臨床免疫學檢查（血清）

（1）腫瘤代表物： CA-125（卵巢）、 CA-199（胃腸、胰腺）、ProGRP（小細胞肺癌）、CA-153（乳腺）、 CA-724（胃及消化道）、NSE（小細胞肺癌）、 CYFRA21-1（非小細胞肺癌）、 SCC（鱗癌）、 Fet（鐵蛋白）。

（2）甲狀腺功能：甲狀腺球蛋白抗體（TGAb）、甲狀腺微粒體抗體（TMAb）、橋本氏甲狀腺炎等。

（3）維生素 B_{12}、葉酸。

（4）風溼組合： hs-CRP、補體 C1q、抗溶血性鏈球菌素（ASO）、類風溼因子（RF）、抗環瓜氨酸肽抗體（抗 CCP）。

（5）感染性疾病指標：①血清幽門螺旋桿菌抗體（HP），了解是否存在幽門螺旋桿菌感染；②B 型肝炎五項（HBsAg、 HBsAb、HBeAg、 HBeAb、 HBcAb）， 了 解 是 否

存在 B 肝感染及感染狀態；③ C 型肝炎抗體（抗 -HCV）、愛滋病檢測（HIVcombin）、梅毒螺旋體抗體（抗 -TP）；④ A 型肝炎病毒抗體（抗-HAV）、E型肝炎病毒抗體（抗-HEV）。

（6）激素組合：男性（FSH、 E2、 T、 PRL、 LH）， 女 性（PP，FSH、 E2、 T、 PRL、 LH）。

（7）骨代謝代表物：25 羥基維生素 D、甲狀旁腺素（PTH）、骨鈣素。

3・出凝血功能及血栓性疾病檢查

血漿 PT、 APTT、 TT、 FIB、 D-Dimer 檢查，反映出凝血系統功能及血栓狀態。

4・紅血球沉降率（ESR）檢查

ESR 又叫血沉，是非特異檢測項目，反映炎症、腫瘤、風溼性疾病等。

第二節　尿液檢測的臨床意義解讀

尿液是透過腎臟的腎小球濾過形成原尿，原尿流經腎小管時將人體有用的成分，如所有的葡萄糖、大部分的水和部分鈉、鉀、鈣等無機鹽重吸收回到血液。剩下的水、無機鹽及代謝廢物等形成尿液排出體外。尿液的組成和性狀可反映身體的代謝狀況，且受身體各系統功能狀況的影響，因此，尿液變化不僅反映泌尿系統疾病，而且對其他系統疾病的診斷、治療

及預後具有重要意義。

一、尿常規

【項目介紹】

尿常規檢查主要用於泌尿系統感染、結石、腫瘤、糖尿病等疾病的篩檢以及肝功能、腎功能的檢查，是臨床最常用的檢測項目之一。

【尿液常規檢體採集方法】

尿常規檢查可留取隨時中段尿（前段尿不接，接取中段尿，移開容器，後段尿不接），留尿前清洗外陰，女性應避開月經期（月經期前後 3 ～ 5 天），不要混入分泌物及其他物質。使用清潔、乾燥的一次性尿杯，留取 20 ～ 40mL（半杯）尿，倒入一次性尿管中，至上刻度線（約 12mL）。蓋好蓋子、轉緊。核對試管上貼好的條碼、個人資訊及檢測項目是否正確。送入檢測實驗室指定放置處，直立插入試管架上，如圖 1-2-1 所示。檢體必須 2 小時之內送檢。

【檢體留取影響因素】

（1）尿液檢體必須新鮮，按要求及時送檢，因尿中某些化學物質及有形成分不穩定，排出後易發生物理、化學變化，導致尿化學成分及有形物質的改變，長時間放置會引起細菌繁殖或細胞溶解。

（2）應避免汙染，避免陰道分泌物、精

【尿常規結果解讀】

　　尿常規檢查是尿液檢查的基本項目，包括乾化學檢查和沉渣檢查兩部分。

液、糞便及菸灰等汙染，避免化學物質（如表面活性劑、消毒劑、唾液）混入。

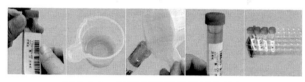

| 條碼豎著貼在試管上（不要貼成環形） | 清潔外陰後，留取中段尿於尿杯中（半杯） | 倒入試管中（螺旋口刻度線上） | 蓋上蓋，插在尿管放置架上 |

圖 1-2-1　尿常規檢測檢體採集流程

　　（3）可被檢驗檢體著色的藥物干擾測定結果，如服利福平後尿呈橙紅色；服維生素 B$_2$、小檗鹼（黃連素）後尿呈黃色；服苯琥珀後尿呈橘紅色；服氨苯蝶啶後使尿呈綠藍色，並有藍色螢光。

（一）尿乾化學檢驗

　　尿乾化學檢查部分採用自動化儀器透過模條法檢測尿葡萄糖、尿酮體、尿蛋白質、尿膽紅素、尿膽原、尿紅血球、尿白血球、尿亞硝酸鹽、尿酸鹼度、尿濁度、尿比重、尿顏色等 12 個項目。對紅血球及白血球檢測僅作為初篩，需結合尿沉渣檢測及顯微鏡鏡檢。

1．尿葡萄糖（U-GLU）

【項目簡介】

正常人尿內可有微量葡萄糖，一般檢測不

【尿葡萄糖檢測異常結果解讀】

　　當尿中葡萄糖 >50 mg/dL，定性檢測呈弱陽性（±）反應，>100 mg/dL 呈陽性（+）反應，>250 mg/dL 呈陽性（++）反應，>500 mg/dL 呈陽性（+++）反應，>2000 mg/dL 呈陽性（++++）反應。

　　尿糖檢測陽性見於：

　　（1）血糖上升引起的尿糖陽性：①因胰島素絕對或相對不足，使血糖濃度超過腎糖閾值，而從尿中排出所致；②生長激素、甲狀腺素、腎上腺素、皮質醇、胰高血糖素數值上升而引起的尿糖陽性。

　　（2）血糖正常性的尿糖陽性：由於腎小管對葡萄糖的重吸收功能減退，腎糖閾值降低而引起的尿糖陽性。

　　（3）暫時性尿糖陽性：如大量進食甜點或輸入大量葡萄糖溶液時發生的尿糖陽性；部分中、晚期孕婦發生的妊娠性尿糖陽性；使用糖皮質素、茶鹼、咖啡因等發生的藥物性尿糖陽性等。

到。當血糖濃度超過腎小管重吸收的閾值，或腎小管損傷，重吸收閾值下降時，尿中可檢測出葡萄糖，則尿糖呈陽性。尿葡萄糖用於檢測生理性或病理性糖尿病，監測糖尿病患者及孕婦的尿糖及指導臨床用藥。

【方法及參考範圍】

葡萄糖氧化酶法（GOD）；陰性。

【尿葡萄糖檢測影響因素】

（1）服用抗生素：異煙肼、鏈霉素、大量青黴素、阿斯匹靈等藥物可使尿葡萄糖呈假陽性。

（2）次氯酸等氧化性物質可使尿糖呈假陽性。

（3）pH 4 以下的酸性尿可能呈假陽性。

（4）大量維生素C可使尿糖測定呈假陰性。

（5）高濃度酮體尿可引起尿糖假陰性。

2・尿酮體（KET）

【項目簡介】

酮體是脂肪代謝的中間產物（包括丙酮、乙醯乙酸和 β- 羥基丁酸），正常人酮體含量極少，常規方法檢測不出。尿酮體檢測的是乙醯乙酸。在飢餓及各種原因引起的糖代謝障礙、脂肪分解增加及糖尿病酮症酸中毒時產生酮體的速度大於組織利用的速度，繼而發生酮尿。

該項目用於監測糖尿病酮症酸中毒的情況；用於治療其他酮症（如妊娠，嘔吐等）；監測氯仿或乙醚麻醉中毒以及服用雙胍類降糖藥的

【尿酮體檢測異常結果解讀】

當尿中乙醯乙酸 >10mg/dL，定性檢測呈陽性（+）反應，>30mg/dL 呈陽性（++）反應，>80mg/dL 呈陽性（+++）反應。

尿酮體檢測陽性見於：

（1）糖尿病酮症酸中毒，由於糖利用減少，分解脂肪產生酮體增加而引起。對未控制或治療不當時糖尿病患者出現酸中毒或昏迷時的尿酮體檢測有重要價值。

（2）用於糖尿病酮症酸中毒的早期診斷（尿酮體陽性），且能與低血糖、心腦血管疾病、乳酸中毒或高血糖高滲性糖尿病昏迷相區別（尿酮體陰性）。

（3）感染性疾病（肺炎、傷寒、敗血症、結核等發熱期），嚴重嘔吐、腹瀉，長期飢餓、禁食、全身麻醉後；婦女孕期因妊娠反應嘔吐、進食少，脂肪降解代謝明顯增多，發生酮症而致酮尿。

【尿蛋白質檢測異常結果解讀】

當尿中蛋白 >15 mg/dL，定性檢測呈弱陽性（±）反應，>30 mg/dL 呈陽性（+）反應，>100 mg/dL 呈陽性（++）反應，>300 mg/dL 呈陽性（+++）反應，>1,000 mg/dL 呈陽性（++++）反應。

尿蛋白質檢測陽性見於：

（1）生理性蛋白尿，無器質性病變，尿內暫時出現少量蛋白質，常由劇烈運動、受寒、精神緊張、長時間站立、高蛋白飲食引起，生理性蛋白尿一般不超過陽性（+）。

（2）病理性蛋白尿，多見於腎臟的各種疾病：

①腎小球性蛋白尿：因腎小球毛細血管炎症，通透性上升，導致蛋白質濾過增加，血漿蛋白中主要是白蛋白進入腎小球，超過腎小管對蛋白質的重吸收能力。腎小球性蛋白尿主要見於腎小球腎炎。

②腎小管性蛋白尿：因炎症、中毒導致腎小管損害，但腎小球濾過膜正常，腎小球濾過的小分子蛋白不能被重吸收而產生的蛋白尿，以 β_2 微球蛋白等小分子蛋白為主，常見於腎盂腎炎、間質性腎炎、腎小管損害等。

③混合性蛋白尿：見於腎小球、腎小管同時受損時所出現的蛋白尿，尿中大、中、小分子蛋白同時出現，多見於慢性腎病，如慢性腎炎、慢性腎盂腎炎、腎病症候群、系統性紅斑狼瘡等。

④溢出性蛋白尿：腎小球濾過及腎小管重吸收均正常，由於血液中存在多量異常小分子蛋白，如免疫球蛋白輕鏈、肌紅蛋白、血紅素等，經腎小球濾出後，超過腎小管的重吸收能力而產生的蛋白尿，如多發性骨髓瘤，陣發性睡眠性血紅素尿等。

情況。

【方法及參考範圍】

亞硝基鐵氰化鈉法；陰性。

【尿酮體檢測影響因素】

（1）必須注意的是：糖尿病酮症酸中毒伴有腎功能嚴重損傷時，腎糖閾值上升，尿酮體可能檢測不出。

（2）尿酮體的丙酮和乙醯乙酸都具有揮發性，乙醯乙酸更易受熱分解成丙酮：尿液被細菌汙染後，酮體消失。因此，尿液必須新鮮，及時送檢，以免因酮體的揮發或分解，出現假陰性結果或偏低結果。

3・尿蛋白質（U-PRO）

【項目簡介】

正常腎小球濾膜有微小孔隙，能夠阻止血液中較多小分子量的蛋白質，濾入尿液，腎小球濾液中僅含有少量的小分子蛋白質主要成分是白蛋白，肌紅蛋白等，因此尿中蛋白含量甚微，一般檢測不到。當腎臟發生各種疾病時，腎小球或腎小管功能障礙，尿中蛋白含量上升，尿蛋白檢測呈陽性。尿蛋白檢測用於篩檢腎臟相關疾病，用於各種功能性、體位性和病理性蛋白尿檢測，指導臨床診斷及治療。

【方法及參考範圍】

pH 指示劑的蛋白質誤差法；陰性。

【尿蛋白質檢測影響因素】

（1）尿液的 pH 影響：當 pH ≥ 9.0 時，可使尿蛋白呈假陽性；當 pH < 3 時，可使尿蛋白呈假陰性。

（2）尿液中的干擾物：當尿中青黴素濃度大於 4 萬 U/mL 時，可使尿蛋白呈假陰性；當尿液中混入分泌物，尤其是女性陰道分泌物，可時引起假陽性。

（3）尿液存放的時間過長及存在一些汙染也可以影響尿蛋白檢測結果的準確性。

4 · 尿膽紅素（U-BIL）

【項目簡介】

尿膽紅素是紅血球破壞後的代謝產物，正常人血液中直接膽紅素含量很低，濾過率極低，如果血液中直接膽紅素含量增加，透過腎小球濾過使尿中含量增加，導致膽紅素尿，尿液呈深黃色。膽紅素尿見於肝膽系統疾病的患者，可用於黃疸患者的鑑別診斷，用於常接觸對肝臟有毒的化學藥品的工作人員的健康普查。

【方法及參考範圍】

重氮偶合法；陰性。

【尿膽紅素檢測影響因素】

（1）檢體必須新鮮，以免膽紅素在陽光照射下成為膽綠素。

（2）當尿液中含高濃度維生素 C 和亞硝酸鹽時，會抑制偶氮反應，使尿膽紅素呈假陰性；當患者接受大劑量氯丙嗪治療或尿中含有鹽酸

【尿膽紅素檢測異常結果解讀】

當尿中膽紅素 >0.5 mg/dL，定性檢測呈陽性（+）反應，>1 mg/dL 呈陽性（++）反應，>2mg/dL 呈陽性（+++）反應。

陽性：見於梗阻性黃疸，如膽道蛔蟲、膽石症、膽道腫塊、胰頭癌等；肝細胞黃疸，如肝癌、肝硬化、肝細胞壞死、急慢性肝炎。

【尿膽原檢測異常結果解讀】
當尿中尿膽原 >2 mg/dL，定性檢測呈陽性（+）反應，>4 mg/dL 呈陽性（++）反應，>8mg/dL 呈陽性（+++）反應。
陽性：見於溶血性黃疸及肝細胞性黃疸。

【尿紅血球檢測異常結果解讀】
當尿中血紅素 >0.03mg/dL，定性檢測呈弱陽性（±）反應，>0.06 mg/dL 呈陽性（+）反應，>0.15 mg/dL 呈陽性（++）反應，>0.75 mg/dL 呈陽性（+++）反應。
陽性：乾化學法檢測尿紅血球陽性，可能是由完整的紅血球及紅血球破碎後釋放的血紅素引起。見於腎炎、泌尿系感染、結石、腫瘤及出血性疾病。另有少數（約 5%）不明原因的潛血結果陽性，應定期複查。當患者有心肌或其他肌肉損傷時，血液中的肌紅蛋白濃度升高，可導致尿液檢測時潛血陽性。

苯偶氮吡啶的代謝產物時，可呈假陰性。

5·尿膽原（URO）

【項目簡介】

結合膽紅素在腸道細菌的作用下，代謝為膽素原。大部分膽素原隨糞便排出，經糞便排出的膽素原稱為「糞膽素原」。少量膽素原經腸黏膜吸收入血液，經尿液排出，經尿液排出的膽素原稱為「尿膽素原」，又稱尿膽原。

用於篩選早期可疑肝膽系統疾病的患者；用於黃疸患者的鑑別診斷；用於常接觸對肝臟有毒的化學藥品的工作人員的健康普查。

【方法及參考範圍】

重氮偶合法；陰性。

【尿膽原檢測影響因素】

（1）檢體必須新鮮，檢體放置時間過長可使尿膽原氧化成尿膽素，引起假陰性。

（2）尿液中膽色素原、吲哚、膽紅素等，可使尿膽原檢查結果出現假陽性。

（3）吩噻嗪類藥物可產生顏色，干擾實驗，導致假陽性。

（4）運動、飲酒後或者疲勞、便祕都能引起假陽性結果。

（5）正常人尿膽原的排出量每天波動很大。

6·尿紅血球（潛血）（BLD）

【項目簡介】

檢測尿中紅血球及紅血球破碎後釋放的血

紅素。此項目主要用於健康檢查、腎臟等泌尿系統疾病患者的檢測和治療，以及血管內溶血疾患的監測。

【方法及參考範圍】

過氧化物酶法；陰性。

檢測陽性結果包括完整的紅血球或紅血球溶解後釋放的血紅素，檢測結果需結合尿流式紅血球及顯微鏡沉渣鏡檢。

【尿紅血球檢測影響因素】

（1）尿液中含有對熱不穩定酶、肌紅蛋白或菌尿，可引起幹化學法測定尿紅血球的假陽性。檢測紅血球時出現假陽性的原因主要是熱不穩定過氧化物酶的干擾。

（2）女性經血混入可導致假陽性。

7・尿白血球（LEU）

【項目簡介】

正常人尿液中含有少量白血球，當腎臟疾病及泌尿系統感染時尿中可出現不同程度的白血球上升。

【方法及參考範圍】

白血球酯酶活性測定法；陰性。

因白血球酯酶是嗜嗜中性白血球所特有的，故乾化學法檢測的白血球僅代表嗜嗜中性白血球。檢測結果需結合尿流式白血球及顯微鏡沉渣鏡檢。

【尿白血球檢測異常結果解讀】

當尿中白血球 >25 個 /μL，定性檢測呈陽性（+）反應，>75 個 /μL 呈陽性（++）反應，>500 個 /μL 呈陽性（+++）反應。

增多：見於泌尿系統炎症，如細菌感染的腎盂腎炎、尿道炎、前列腺炎、結核、結石症，以及膀胱癌、尿道癌等惡性腫瘤等患者。

【尿白血球檢測影響因素】

（1）尿色素（如膽紅素、呋喃色素）可使測定反應注射顯影劑，可呈假陽性。

（2）甲醛汙染尿液可產生假陽性。

（3）尿蛋白 >500mg/dL 或尿糖 >2,000mg/dL，或使用大劑量慶大霉素、四環素、頭孢菌素類或大量草酸（如飲濃茶）可使反應減弱呈假陰性。

（4）女性需排除陰道分泌物的混入。

8．尿亞硝酸鹽（NIT）

【項目簡介】

當泌尿系統存在革蘭氏陰性桿菌感染時，可將尿中蛋白質代謝產物硝酸鹽還原為亞硝酸鹽，因此測定尿液中是否存在亞硝酸鹽，可以了解是否存在革蘭氏陰性桿菌引起的泌尿系統感染。

【方法及參考範圍】

重氮法；陰性。

【尿亞硝酸鹽檢測影響因素】

（1）感染細菌是否含有硝酸鹽還原酶，食物中是否含有適量的硝酸鹽，這兩個因素是檢出尿亞硝酸鹽的重要條件。如果感染菌不含硝酸鹽還原酶，則尿亞硝酸鹽為陰性，但也不能否定菌尿，如某些革蘭氏陽性菌不存在硝酸鹽還原酶，所以其感染時尿亞硝酸鹽為陰性，但也不能排除感染。

（2）尿液在膀胱停留間隔 4 小時以上，使細菌有充分的作用時間，是檢出尿亞硝酸鹽的確保。

【尿亞硝酸鹽檢測異常結果解讀】

當尿中亞硝酸鹽 >0.1mg/dL，定性檢測呈陽性（+）反應。

尿亞硝酸鹽陽性：常見於大腸桿菌、變形桿菌、產氣桿菌、銅綠假單胞菌等革蘭氏陰性桿菌引起的泌尿系統感染，因上述細菌中含有亞硝酸鹽還原酶，可將硝酸鹽還原為亞硝酸鹽。見於有症狀或無症狀的泌尿系統尿路感染、膀胱炎、菌尿症。

另外，尿亞硝酸鹽陰性並不代表沒有泌尿系統感染，某些不具備硝酸鹽還原能力的細菌如不動桿菌、革蘭氏陽性球菌等引起的感染，尿亞硝酸鹽檢測陰性。

（3）藥物的影響：使用利尿劑可使尿中硝酸鹽的含量降低，使試驗結果呈假陰性。

（4）尿液放置時間過長，檢體被汙染，細菌繁殖，尿亞硝酸鹽檢測可能出現假陽性。

（5）抗壞血酸和尿液比重升高可能導致假陰性結果。

9・尿酸鹼度（pH）

【項目簡介】

了解體內酸鹼平衡情況，正常尿液一般為弱酸性（pH 6 左右），有時也可呈中性或弱鹼性。觀察尿 pH 變化，可以預防腎結石的形成和復發。尿液的酸鹼改變受飲食、疾病、藥物等多方面因素的影響，食肉多者尿液偏酸性，食素多者尿液偏鹼性。

【方法及參考範圍】

pH 指示劑法； pH 5.0 ～ 8.0。

【尿酸鹼度檢測影響因素】

（1）檢測時尿檢體必須新鮮，放置過久細菌分解尿液成分，可導致 pH 改變，使尿液的酸性減弱。

（2）當腎臟分泌的尿液含有過多的碳酸氫鹽時，如果尿液放置時間過久，尿液中的二氧化碳會自然擴散到空氣中，使尿 pH 上升。

10・尿濁度（U-TURE）

【項目簡介】

一般尿液清澈透明，新鮮尿液放置後會發

【尿酸鹼度檢測異常結果解讀】

（1）正常人尿液 pH 一般在 5.0 ～ 8.0 之間波動，受飲食影響可成中性或弱鹼性。

（2）酸性尿：在代謝性酸中毒、痛風、糖尿病、糖尿病酮症酸中毒、腎結石、Ⅳ型腎小管酸中毒、白血病和壞血病及使用酸性藥物時可呈酸性尿。

（3）鹼性尿：膀胱炎、代謝性鹼中毒、原發性醛固酮增多症、腎小管酸中毒、泌尿系變形桿菌感染時、使用鹼性藥物可呈鹼性尿。

【尿濁度檢測異常結果解讀】

混濁：

（1）各類鹽類結晶析出：如非晶體尿酸鹽、非晶體磷酸鹽等因放置時間的原因而析出，泌尿系統結石及其他系統疾病引起的結晶。

（2）有大量上皮細胞出現時：泌尿系統疾病或女性白帶混入。

（3）白血球大量增多引起的膿尿：見於泌尿系統感染。

（4）細菌大量增多引起的菌尿：見於泌尿系統感染；從尿袋中取出、糞便混入等不合格樣本。

（5）乳糜尿：尿液中出現淋巴液和大量脂肪顆粒所致，含量越多乳狀越明顯，多因腎周淋巴管阻塞、破裂，淋巴液進入尿液所致。

生混濁，是由鹽類沉澱析出所致。在病理狀況下如細菌感染引起的膿尿、菌尿，絲蟲疾病引起的乳糜尿，泌尿系統結石引起的鹽類結晶、血尿等，都會引起尿液濁度發生變化。

【方法及參考範圍】

散射光測定法；清澈透明。

【尿濁度檢測影響因素】

（1）留取容器不清潔，尿液放置時間過長，細菌生長，結晶析出。

（2）女性經血及白帶混入，糞便混入等。

11・尿比重（U-S. G）

【項目簡介】

尿比重取決於尿中溶解物質的濃度，與固體總量成正比。正常人尿比重可因飲食和飲水、出汗和排尿等情況的不同而有較大波動。病理情況下因尿中含有較多蛋白質、葡萄糖、酮體和各種細胞而增加。用於監測腎臟的濃縮功能。

【方法及參考範圍】

反射型折射率測定法；1.003 ～ 1.030（一般在 1.010 ～ 1.025）。

【尿比重影響因素】

尿液檢體必須新鮮，不能含有強鹼、強酸等物質（如奎寧、嘧啶等藥物），這些物質的存在都會直接影響試劑帶測定尿比重。

12・尿顏色（U-COLOR）

【尿比重異常結果解讀】

（1）病理性上升常見於急性腎小球腎炎、心功能不全、心力衰竭、高熱、脫水、糖尿病、糖尿病酮症、妊娠中毒等。

（2）病理性減低常見於慢性腎功能不全、尿毒症、尿崩症、肝腎症候群、神經性多尿、慢性腎小球腎炎、腎盂腎炎、腎衰竭等。

【尿顏色異常結果解讀】

（1）淡黃色至無色：見於大量飲水、尿崩症、糖尿病等。

（2）橙色至黃褐色：為膽紅素尿，見於肝細胞性黃疸、阻塞性黃疸或服用大黃、核黃素、呋喃唑酮（痢特靈）等藥物引起；進食較多紅蘿蔔時也可見。

（3）棕褐色或濃茶色：
①血紅素尿：常見於溶血性貧血、蠶豆病、陣發性睡眠性血紅素尿、血型不合的輸血、惡性瘧疾等。
②肌紅蛋白尿：肌肉損傷，橫紋肌溶解等。

（4）紅色或洗肉水樣：為血尿，見於急性腎小球腎炎、腎結核、腎腫瘤、腎結石、膀胱結石、膀胱腫瘤、腎損傷，泌尿系統感染等。

（5）乳白色：見於乳糜尿（如絲蟲病）、脂肪尿；或由腎盂腎炎、膀胱炎引起的膿性尿。

【項目簡介】

正常尿液呈黃色或淡黃色，因飲水量等生理原因，尿液黃色會發生深淺的變化。尿液顏色受食物成分、尿色素、藥物等影響可有較大變化。

【方法及參考範圍】

用透過光檢測色調；黃色或淺黃色。

【尿顏色影響因素】

食物或藥物中色素對尿液顏色產生影響。

（二）尿沉渣鏡檢（SED）

尿沉渣是指尿液中的有形成分，包括：紅血球、白血球、上皮細胞、小圓上皮細胞、細菌、酵母菌、管型、黏液絲、結晶等。在正常情況下一般不存在，在病理情況下會出現在尿液中。目前尿沉渣多採用自動化儀器結合顯微鏡檢測，自動化尿沉渣檢測方法包括雷射流式細胞檢測技術及相差成像技術。

1・紅血球（LS-RBC）

【項目簡介】

尿雷射流式檢測報告紅血球定量的結果（個 /μL）和紅血球的形態學資訊。用於腎臟等泌尿系統疾病的診斷及治療。

【方法及參考範圍】

雷射流式細胞計數原理；0 ～ 25/μL。

【尿紅血球檢測影響因素】

【尿紅血球檢測異常結果解讀】

（1）紅血球增加，常見於腎小球腎炎、泌尿系統結石、結核或惡性腫瘤。

（2）正常人特別是青少年在劇烈運動、急行軍、冷水浴、久站或重度體力勞動後可出現暫時性血尿，這種暫時性血尿屬於生理性變化範圍。女性患者還應注意月經汙染問題，應透過動態觀察加以區別。

（3）泌尿系統疾病：泌尿系統各部位的炎症、腫瘤、結核、結石、創傷、腎移植排異、先天畸形等均可引起不同程度的血尿，如急、慢性腎小球腎炎，腎盂腎炎，泌尿系統感染，腎結石，腎結核等都是引起血尿的常見原因。

（4）全身系統疾病：主要見於各種原因引起的出血性疾病，如特發性血小板減少性紫癜、血友病、瀰散性血管內凝血（DIC）、再生障礙性貧血和白血病合併有血小板減少；某些免疫系統疾病如系統性紅斑狼瘡也可發生血尿。

（5）泌尿系統附近器官的疾病：如前列腺炎、精囊炎、盆腔炎等患者尿中偶見紅血球。

腎小球機械性損傷伴腎小管內 pH 改變、腎小管內不同滲透壓作用、環境變化（低 pH 或低滲）可導致紅血球破壞溶解，影響檢測結果。

酵母菌感染時會影響紅血球計數，需結合顯微鏡鏡檢結果。

2．紅血球相關參數

【項目簡介】

基於流式細胞計數原理，除檢測尿中紅血球的數量外，還可以檢測紅血球相關參數，包括：完整紅血球絕對值、完整紅血球百分比、紅血球組成資訊、紅血球平均體積。在腎臟疾病時由於腎小球機械性損傷、伴腎小管內 pH 改變、腎小管內不同滲透壓等作用使尿液中紅血球形態發生改變，分析尿中紅血球形態的變化有助於診斷紅血球的來源。

（1）完整紅血球絕對值

在紅血球計數異常情況下，完整紅血球絕對值是指尿中完整紅血球的數量。

【方法及單位】

雷射流式細胞計數原理；個 /μL。

（2）完整紅血球百分比

在紅血球計數異常情況下，完整紅血球百分比是指完整紅血球占尿中全部紅血球的比例。如果尿中紅血球以完整紅血球為主，說明是由於炎症、結石等非腎病因素引起的。如果

【紅血球相關參數異常結果解讀】

（1）當 70％的紅血球平均體積 ≥ 100 Ch，提示「均一性紅血球」的資訊，提示紅血球未受損，可能來自於泌尿系統炎症、結石、出血、腫瘤等非腎小球性血尿。

（2）當 70％的紅血球平均體積 ≤ 70Ch，提示「非均一紅血球」的資訊，提示紅血球受損，提示可能來自於腎小球性血尿的可能，見於急慢性腎小球腎炎等腎病。

（3）當 70％的紅血球平均體積在 70 ～ 100Ch 之間，提示「混合性紅血球」的資訊，在上述兩者之間的提示腎小球或非腎小球性血尿均可能。

完整紅血球比例較低，則說明尿中紅血球可能來源於腎臟疾病。

【方法及單位】

雷射流式細胞計數原理；%。

（3）紅血球資訊（RBC-INFO）

報告提示資訊如下。

「均一性紅血球」：提示紅血球形態、體積、大小一致；說明尿中紅血球形態完整、未受損，可能來自於泌尿系統炎症、結石、出血、腫瘤等非腎小球性血尿。

「非均一性紅血球」：提示紅血球形態體積大小不一致；提示有受損破碎的紅血球，可能來自於腎小球性血尿，見於急慢性腎小球腎炎等腎臟疾病。

「混合性紅血球」：說明尿中既有完整紅血球也有破損紅血球，提示可能有泌尿系統感染、結石、腫瘤、急慢性腎小球腎炎及各種腎臟疾病。

「未提示」：如果紅血球為 25 個 /μL 以下儀器檢測顯示「未提示」的資訊。

（4）70% 的紅血球平均體積

【方法及單位】

雷射流式細胞計數原理； Ch（以 70% 的紅血球平均體積為代表）

【尿白血球檢測異常結果解讀】

（1）有泌尿系統炎症時均可見到尿中白血球增多，尤其在細菌感染時，如急、慢性腎盂腎炎，膀胱炎，尿道炎，前列腺炎，腎結核，腎移植後發生排異反應等。

（2）女性有陰道炎或宮頸炎、附件炎時可因分泌物進入尿中，而見白血球增多，常伴大量扁平上皮細胞。

【尿上皮細胞檢測異常結果解讀】

鱗狀上皮細胞是分布在女性尿道和男性尿道末端極薄的細胞，正常女性尿中可成片出現，一般無臨床意義。泌尿生殖系炎症時會伴隨大量白血球出現在尿中。

3・白血球（LS-WBC）

【項目簡介】

尿雷射流式檢測報告白血球定量的結果。用於泌尿系統疾病診斷、療效觀察和預後判斷；協助診斷其他系統疾病；監測各種腎毒性藥物的作用；輔助診斷和防治職業病無症狀族群的健康普查。

【方法及參考範圍】

雷射流式細胞計數原理；$0 \sim 30/\mu L$。

【尿白血球檢測影響因素】

尿液放置時間過長、細菌滋生、環境變化（pH 變化或低滲）等引起的白血球溶解，導致白血球測定減少。

4・上皮細胞（LS-EC）

【項目簡介】

正常狀態下，隨著新陳代謝會有少量上皮細胞脫落於尿液中，主要是尿道表層鱗狀上皮細胞。當泌尿系統感染或各種腎炎、腫瘤時，膀胱上皮、腎小管上皮、尿道底層上皮會脫落於尿液中。透過觀察尿中上皮細胞的情況，可以了解泌尿系統及腎臟病變情況。尿雷射流式檢測報告上皮細胞定量的結果，必須結合顯微鏡鏡檢確定上皮細胞的類型。

【方法及參考範圍】

雷射流式細胞計數原理；$0 \sim 21.4/\mu L$。

【尿上皮細胞檢測影響因素】

尿液放置時間、細菌滋生、環境變化（pH改變或低滲）等可引起細胞溶解。

5 · 小圓上皮細胞（U-SRC）

【項目簡介】

尿沉渣中檢測報告的小圓上皮細胞可能含有腎小管上皮細胞、移行上皮細胞、扁平上皮細胞的中層與深層，需結合顯微鏡鏡檢判斷上皮類型，以確定來源。

【方法及參考範圍】

雷射流式細胞計數原理；陰性。

【尿小圓上皮細胞檢測影響因素】

尿液放置時間、細菌滋生、環境變化（pH變化或低滲）等可引起細胞溶解。

6 · 細菌（U-BACT）

【項目簡介】

正常尿液無菌，由於尿道口的汙染正常人尿液中可能會混有少量細菌。當泌尿系統感染時會出現大量細菌。尿沉渣檢測報告就是細菌定量的結果。

【方法及參考範圍】

雷射流式細胞計數原理；$0 \sim 1,200/\mu L$。

【尿細菌檢測影響因素】

尿液放置時間過長細菌大量生長；女性分泌物混入等。

【尿小圓上皮細胞檢測異常結果解讀】

（1）尿沉渣檢測出小圓上皮可能包括膀胱移行上皮細胞及腎小管上皮。

（2）移行上皮細胞來自於腎盂、輸尿管、膀胱和尿道近膀胱段，正常人可見少量。大量出現並伴有較多白血球提示泌尿系統炎症，腎盂、輸尿管或膀胱頸部炎症。

非炎症時出現大量成堆的移行上皮細胞應考慮泌尿系統腫瘤的可能。

（3）腎小管上皮細胞大量出現時提示急性腎炎、腎小管損傷、慢性腎炎、腎實質性損害、腎病症候群、泌尿系統感染以及腎移植時出現的排斥反應，並且隨著病情的加重，其數量顯著增多。

【尿細菌檢測異常結果解讀】

尿內細菌數量增加，提示泌尿系統有感染。伴隨尿內白血球數量的增加是診斷尿路感染的主要依據。必要時進行尿液細菌培養，進一步微生物鑑定。

【尿類酵母檢測異常結果解讀】

陽性：

（1）因患者免疫力低下引起的尿路感染，常由於體內菌群失衡引起。

（2）女性真菌性陰道炎的分泌物混入，其症狀是搔癢、灼痛及分泌物增多等。

【管型檢測異常結果解讀】

（1）透明管型為無色透明、內部均勻的圓柱形體，可偶見於正常人清晨濃縮尿中；當有輕度或暫時性腎功能改變時，尿內可有少量透明管型，數量增加見於急性腎小球腎炎、急性腎盂腎炎、心功能不全等，發熱、劇烈運動、麻醉後也可增多。

（2）尿液內病理管型，如顆粒管型、白血球管型、上皮細胞管型、紅血球管型等。

①上皮細胞管型：管型基質中含有多量腎小管上皮，此種管型提示腎小管病變，為腎小管上皮細胞脫落的證據，見於急性腎小球腎炎、間質性腎炎、腎病症候群、高熱、子癇、金屬中毒及慢性腎炎的晚期。

②紅血球管型：腎小球濾出的紅血球充滿在管型中，是由於泌尿系統出血所致，通常紅血球多已破壞，見於急性腎小球腎炎、慢性腎炎急性發作型、血型不合輸血引起的溶血反應。

③白血球管型：管型內包含來自腎小管腔間質的白血球，一般認為這是腎臟中有嗜中性白血球滲出和間質性炎症。常見於急性腎盂腎炎、間質性腎炎、腎病症候群、急性腎小球腎炎。

④顆粒管型：是由腎實質性病變導致的變性細胞的分解產物，或血紅素及其他物質聚集於糖蛋白管型基質而形成。見於急性腎小球腎炎後期、慢性腎炎或藥物中毒引起的腎小管損傷。

⑤脂肪管型：管型基質內含有大量脂肪滴，為腎上皮細胞脂肪變性的產物。見於腎病症候群、慢性腎炎急

7·類酵母（U-YLC）

【項目簡介】

類酵母菌是真菌或真菌的一種，正常尿液中無。在免疫功能低下，長期使用廣譜抗生素、免疫抑制劑、抗癌藥物，器官移植及患有重症消耗性疾病患者的尿中會出現。

【方法及參考範圍】

雷射流式細胞計數原理；陰性。

【尿類酵母檢測影響因素】

（1）檢體留取過程汙染。

（2）尿中紅血球出現時容易引起酵母菌檢測假陽性，需顯微鏡鏡檢綜合判斷。

8·管型（U-CAST）

【項目簡介】

管型是蛋白質在腎小管集合管凝固而形成的蛋白聚體。形成管型的必要條件包括：尿中有少量的白蛋白和腎小管上皮細胞產生的糖蛋白；腎小管有使尿液濃縮和酸化的能力，濃縮可以提升蛋白的含量及鹽的濃度，酸化可使蛋白沉澱；要有可交替使用的腎單位。正常人雙腎共用 200 萬個腎單位交替工作和休息。管型的形成必須具備尿液在腎單位的下部有足夠的停滯時間，以便蛋白質濃縮、沉析並凝聚成管型。管型種類包括：透明管型、細胞管型（紅血球管型、白血球管型、上皮細胞管型）、顆粒管型、脂肪管型、蠟樣管型、腎衰管型。正常

人偶見透明管型，尿中出現管型提示腎臟相關疾病，主要用於腎病的診斷、治療及預後觀察。

【方法及參考範圍】

雷射流式細胞計數原理；$0 \sim 1.3/\mu L$。

【管型檢測影響因素】

環境變化（pH 變化或低滲）隨放置時間有形成分破壞或溶解。

9．黏液絲（MUCUS）

【項目簡介】

由尿路分泌或陰道分泌引起，在正常尿中可出現，尤其在女性尿中，可引起尿液分析儀乾化學檢測蛋白等結果假陽性。當黏液絲大量出現時表示尿道受炎症反應刺激，需結合其他檢測結果綜合判斷。

【方法及參考範圍】

雷射流式細胞計數原理；陰性。

10．結晶（X' TAL）

【項目簡介】

正常尿液中鹽類結晶形成取決於尿中鹽類物質的飽和度及尿液的 pH、溫度、膠體物質（黏液蛋白）的濃度等因素，代謝紊亂或缺乏抑制晶體沉澱的物質也會產生鹽類結晶。尿中常見的結晶如尿酸鹽結晶、草酸鈣結晶、磷酸鹽結晶等，一般無臨床意義。若在新鮮尿液中經常出現並伴有較多紅血球，則應懷疑結石的可能。尿中出現磺胺類藥物結晶對臨床用藥有參

性發作型、中毒性腎病。

⑥蠟樣管型：常與腎小管炎症相關，提示局部腎單位阻塞及少尿、無尿，管型長期滯留於腎小管內演變而來。見於慢性腎功能衰竭、腎澱粉樣變，偶見於腎移植的急性和慢性排斥反應。

⑦腎衰管型：由於損壞的腎小管上皮細胞碎裂後，在明顯擴大的集合管內凝集而成。見於急性腎功能不全患者，在多尿的早期，此管型可大量出現，隨腎功能的改善，腎衰管型可逐漸減少或消失。在慢性腎功能不全時出現此管型提示預後不良。

【黏液絲檢測異常結果解讀】

增多時提示炎症刺激；大量出現時可干擾細胞及尿蛋白檢測，需注意鑑別。

【尿結晶檢測異常結果解讀】

（1）酸性尿中的結晶：常見與疾病無關的結晶有尿酸鹽、草酸鈣結晶等；與疾病相關的異常結晶有亮氨酸、酪氨酸、膽紅素及膽固醇結晶等。當尿中出現尿酸鹽、草酸鈣結晶並伴有紅血球時提示膀胱或腎結石的可能。非晶體尿酸鹽一般無臨床意義。

（2）鹼性尿中的結晶：三價磷酸鹽結晶；磷酸鈣結晶，在膀胱滯留、下肢麻痺、慢性膀胱炎、前列腺肥大及慢性腎盂腎炎的尿中可大量出現；尿酸銨結晶，常見於腐敗分解的尿中，無臨床意義；非晶型磷酸鹽結晶無臨床意義。

（3）藥物結晶：服用磺胺類藥物可在泌尿道內形成結晶，在新鮮尿中出現大量結晶且伴有紅血球時，有發生泌尿道結石或導致尿閉的可能，應及時停藥並多飲水。

考價值。在急性肝壞死患者的尿中可出現亮氨酸結晶和酪酸結晶。

【方法及參考範圍】

雷射流式細胞計數原理；<10/μL。

【尿結晶檢測影響因素】

藥物、尿液放置時間、結晶析出。

11．電導率（COND）

【項目簡介】

電導率表示液體中離子傳導電流的能力，與滲透壓有較好的相關性。滲透壓能精確反映腎臟的濃縮和稀釋功能，透過電導率推算滲透壓，有助於正確估計腎臟的濃縮和稀釋功能。

【方法及單位】

電極法；　mS/cm。

【尿電導率檢測影響因素】

（1）導電性取決於離子的多少，因此導電率很大程度上受離子含量的影響。

（2）受飲水量及溫度的影響。

（3）極端滲透壓情況下，細胞大小和形態會發生變化，引起分類結果不準確。

【尿常規檢測結果的綜合分析及指導建議】

（1）尿常規檢測結果分析注意事項：

①乾化學法與流式法均檢測潛血與紅血球、白血球，但乾化學法受多種因素影響，因此只作為初篩，檢測結果應以尿沉渣檢測及顯微鏡鏡檢結果為準。

【尿電導率檢測異常結果解讀】

反映腎濃縮和稀釋功能，臨床意義與尿比重相似，但尿比重與電導率相關性較差。

（1）病理性上升，反映尿中離子、顆粒或細胞物質增多，常見於急性腎小球腎炎、心功能不全、高熱、脫水、糖尿病等。

（2）病理性減低，說明尿中離子成分少，腎小管濃縮功能低，反映腎臟回吸收原尿功能變差，常見於慢性腎功能不全、尿崩症等。

（3）尿鈣、尿鈉電解質成分較多時，電導率增加，可以透過電導率來監測預防結石的發生。

（4）異常上升與紅血球有相關性，應排除結石的可能。

（5）高濃度葡萄糖、蛋白質對滲透壓和比重有影響，對電導率沒有影響。

（6）年齡增加，電導率下降。另外電導率數值與飲水量有很大相關性。

②異常情況下尿中有形成分（管型、結晶、類酵母等）應以鏡檢結果為準。

③尿液受多種因素影響，日間差異較大，一次檢測結果不能確認診斷時，需經多次檢測確定。

④避免檢體留取過程中的汙染對檢測結果影響。

（2）尿常規檢測臨床應用

①泌尿系統炎症、結石、腫瘤、結核和腎移植時均可引起尿液的變化，因此尿常規檢查是泌尿系統疾病診斷和療效觀察的首選項目。

②對其他系統疾病的診斷，如糖尿病、急性胰腺炎、慢性肝炎和阻塞性黃疸的鑑別等。

（3）尿常規項目異常的臨床表現及指導建議

泌尿系統感染臨床表現會出現尿痛、尿急、血尿等症狀；腎結石或輸尿管結石出現腰腹部絞痛，建議到內科或泌尿外科就診；腫瘤可出現無痛性血尿等症狀。尿蛋白陽性需排除生理性影響，結合腎功能檢測診斷是否存在腎臟疾病，建議腎內科就診。尿糖陽性需結合血糖情況確定是否患有糖尿病或腎糖閾降低引起的尿糖陽性，建議內分泌科就診。膽紅素陽性需結合肝功能等檢測確認是否存在肝膽系統疾病，建議肝病科就診。

二、尿微量白蛋白

【尿微量白蛋白檢測異常結果解讀】

上升：

(1) 見於早期腎損害，糖尿病腎病、高血壓腎病、狼瘡性腎病。若進行早期治療，腎損害可逆轉，延緩疾病進展。

(2) 尿白蛋白增加還可見於妊娠毒血症、充血性心力衰竭、腎小球腎炎、尿路異常或感染、風溼病、多發性骨髓瘤等病症。

(3) 心力衰竭、肥胖、高脂血症、吸菸、飲酒、劇烈運動者可出現微量白蛋白尿。

(4) 當尿中白蛋白大於 300mg/gCr 時，即為蛋白尿，此時尿常規檢測尿蛋白呈陽性。

【項目簡介】

尿微量白蛋白是指尿白蛋白含量為 30 ～ 300mg/gCr。尿微量白蛋白增加提示早期腎損害，有助於腎小球疾患的早期診斷；糖尿病、高血壓患者如早期發現尿微量白蛋白上升，應及時進行早期治療，此時腎損害可逆轉，延緩疾病進展；尿微量白蛋白也是糖尿病腎病及高血壓腎病早期診斷首選項目。

檢體留取方式與尿常規相同。

【方法及參考範圍】

免疫比濁法；0 ～ 30mg/gCr。

【尿微量白蛋白檢測影響因素】

尿液應離心後取上清檢測，排除其他干擾。

【尿微量白蛋白檢測結果分析及指導建議】

尿微量白蛋白可以反映糖尿病腎病、高血壓腎病，當尿微量白蛋白檢測結果為 30 ～ 200mg/gCr 時，病程為可逆的，及時發現並採取適當的治療方式，可以逆轉或延緩病情進展。所以尿微量白蛋白檢測有重要意義，如出現異常需到內科及時就醫。

第三節　糞便檢測的臨床意義解讀

糞便是消化器官排泄的廢物，其主要成分為食物殘渣、消化道分泌物、黏膜脫落物、無機鹽、腸道細菌和水分等。當消化系統有病變時，可影響糞便的顏色、性狀及組成，從而間接判斷消化系統（胃、腸、胰腺、肝膽系統）有無炎症、出血、寄生蟲感染、腫瘤等疾病。健康體檢常見的檢測項目包括：糞便常規及便潛血檢查，可以反映消化系統炎症及腫瘤；便幽門螺旋桿菌檢測，可以反映是否存在幽門螺旋桿菌感染，用於萎縮性胃炎、胃潰瘍、胃癌等的輔助診斷。

【糞便檢體採集方法】

用乾燥、清潔、無吸入性容器直接接取新鮮自然排出的糞便，表面無異常時分別在糞便外表及內層 6 個位點挑取糞便；如有膿血黏液等異常成分，挑取異常部位糞便，留取糞便檢體約 2 ～ 3g（約一平勺，切勿超量）。檢體不得混有尿液及其他汙水，也不可用紙包裹。放入送檢容器內（體檢中心提供），確保樣本包裝外部清潔，無汙染。核對容器上貼好的條碼個人資訊及檢測項目是否正確。送入檢測實驗室指定放置處。

便常規、便潛血、便幽門螺旋桿菌抗原檢測，可留取一份檢體，糞便採集流程如圖 1-3-1 所示。

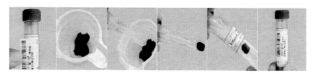

圖 1-3-1　糞便檢體採集流程

【糞便檢體採集注意事項】

（1）糞便檢體必須新鮮，檢體留取後需在1 小時內送檢，否則可因 pH 及消化酶等影響，而使糞便中細胞成分破壞分解。

（2）避免汙染，用杯子直接接取糞便，切勿留取便盆或馬桶中的糞便檢體，糞便檢體中也不可混入植物、泥土、汙水等異物。

（3）不應從衛生紙或衣褲等物品上留取檢體，不能用棉籤有棉絮的一端挑取檢體（吸收性物質會引起細胞變形，影響檢驗結果）。

（4）牙齦出血及痔瘡出血會對檢測結果產生影響。

一、一般常規體檢項目

1‧糞便常規

【項目簡介】

食物經過胃腸道消化吸收後，與食物殘

渣、消化道分泌物、腸黏膜脫落物、無機鹽、腸道細菌和水分等組成糞便排出體外。糞便的性狀能夠反映胃腸道功能的狀況。糞便常規檢測包括糞便外觀及顯微鏡沉渣檢測，主要用於消化系統疾病的檢查。

【方法及參考範圍】

肉眼觀察及顯微鏡法；正常糞便／軟便。

鏡檢；紅血球（RBC）：0/HPF，白血球（WBC）：偶見 0 ～ 1/HPF。

【糞便常規檢測影響因素】

（1）糞便檢體的容器必須密封。糞便檢體留取應選擇其中膿血黏液等病理成分，若無病理成分，可多部位取材。採取檢體後，應在 1 小時內送檢，否則可因 pH 及消化酶等影響，使糞便中細胞成分破壞分解。

（2）紙包裹便，檢體會因紙吸收水分引起細胞變形及破壞影響檢測結果。

（3）許多藥物對大便的色澤會產生影響。為了最大限度地避免和清除藥物干擾檢測，檢驗取樣應盡量避開血藥高峰期。

2 · 便潛血

【項目簡介】

健康人每日胃腸道生理性失血量為 0.6mL，當出血量 >2mL 時為病理性出血，患者可能無臨床症狀，紅血球在消化道內被分解破壞，釋放出血紅素，肉眼和顯微鏡下不易被發現，採用單克

【糞便常規檢測異常結果解讀】

（1）異常情況便外觀如下。

①稀便：急慢性胃腸炎；

②米泔水樣便：常見於霍亂；

③黏液便：常見於腸炎、痢疾；

④膿血便：常見於痢疾、大腸直腸癌；

⑤水樣便：見於消化不良、急性胃腸炎；

⑥黑便或柏油便：常見於上消化道出血；

⑦灰白色便：常見於膽囊梗阻、膽道結石、膽道腫瘤等；

⑧綠色稀便：見於嬰幼兒腹瀉；

⑨鮮血便：下消化道出血、痔瘡；

⑩果醬樣便：急性溶組織阿米巴痢疾。

（2）鏡檢見白血球，2 ～ 15/HPF 見於腸炎，>15/HPF 並伴有紅血球時見於細菌性痢疾。

（3）鏡檢見紅血球，常見於腸炎、痢疾、腫瘤等腸道疾病，腸道、肛門出血。

（4）澱粉顆粒、脂肪球、肌纖維、結締組織提示消化不良或胰腺功能不全。出現大量食物殘渣時提示消化不良。

（5）大量真菌出現提示菌群失調。

（6）蛔蟲、蟯蟲、條蟲等寄生蟲感染時可找到其蟲卵或成蟲、節片。

【便潛血檢測異常結果解讀】

當便潛血 >0.2μg/mL 時定性檢測呈陽性反應。

陽性：見於消化道炎症、潰瘍、腫瘤、結腸息肉及各種出血性疾病。

隆膠體金免疫層析法檢測便中的血紅素含量為便潛血（OB）試驗。常用於消化道出血性疾病檢查及臨床應用藥物的監測，該方法不受飲食的限制，不受動物血或鐵劑等藥物的干擾，能夠準確檢測出無症狀少量持續的出血。

【方法及參考範圍】

單克隆膠體金免疫層析法；陰性。

【便潛血檢測影響因素】

（1）正常人便潛血陽性，可能由於某些藥物刺激胃腸道造成的隱性出血，如阿斯匹靈。

（2）糞便形成過程中，少量消化道出血可能與糞便混合不均勻，而且消化道出血可能呈間斷性，因此需連續檢測 3 次。

（3）月經期、痔瘡以及肛裂或口腔、鼻出血等因素可造成假陽性結果。

（4）出現柏油樣便時血紅素濃度 >2,000μg/mL，可能會出現免疫學前帶現象導致假陰性結果，此時必須將糞便稀釋 50 ～ 100 倍再進行檢測。

（5）若血紅素在消化道內存留時間過長，可能被胃酸或腸內細菌分解的酶降解破壞致免疫原性減弱，導致假陰性反應。必須增加檢測樣本濃度。

【糞便常規及潛血檢測結果的綜合分析及指導建議】

（1）當糞便常規檢測白血球 >15/ 高倍視野

時，同時伴有不等量紅血球可診斷為細菌性痢疾；當白血球在 2 ～ 15 個／高倍視野時，可能為胃腸道炎症，建議腸道門診就診。

（2）糞便常規檢測發現澱粉顆粒、脂肪球、肌纖維、結締組織、大量食物殘渣等時提示消化不良。

（3）糞便常規檢測發現大量真菌時提示腸道菌群失調，需消化內科及時就診。

（4）糞便常規及便潛血檢查可以反映消化系統炎症、潰瘍、息肉及腫瘤。

（5）痔瘡、肛裂或牙齦出血等因素可造成潛血結果陽性，需連續送檢三次，排除暫時性干擾，判斷是否存在持續消化道出血，需消化內科及時就診，進行胃腸鏡等檢查。

（6）便潛血不能對胃腸道出血性病變做結論性診斷，只能作為篩檢和輔助診斷用，需進步行內視鏡檢查。

3・糞便幽門螺旋桿菌抗原（Hp-SA）

【項目簡介】

幽門螺旋桿菌（Hp）存在於人體胃幽門部的黏膜組織，80%的胃潰瘍和95%的十二指腸潰瘍是由幽門螺旋桿菌感染引起的，是目前所知能夠在胃中唯一生存並致病的細菌。世界上有近半數人受幽門螺旋桿菌感染，感染首先引起慢性胃炎導致胃潰瘍和胃萎縮，嚴重者發展為胃癌。據統計初次感染幽門螺旋桿菌年齡

【糞便幽門螺旋桿菌抗原檢測異常結果解讀】

胃黏膜一般 1 ～ 3 天脫落一次，定植於胃黏膜表面的幽門螺旋桿菌則隨脫落的黏膜一起排到糞便當中。若治療成功，則幽門螺旋桿菌抗原難以測出；若治療不成功，則在數日後細菌含量升高，糞便中檢測到幽門螺旋桿菌抗原。該檢測對疾病的診斷及療效觀察、隨訪分析均具有重要意義。

較早的族群，萎縮性胃炎及胃癌發病率高。慢性胃炎和消化道潰瘍的普遍症狀為：食後上腹部飽脹、不適或疼痛，常伴有其他不良症狀如噯氣、腹脹、反酸或食慾減退，有些患者還可出現反覆發作性劇烈腹痛、上消化道少量出血等。因此及早發現幽門螺旋桿菌感染可以及時有效地利用抗生素消滅幽門螺旋桿菌，對預防和控制胃癌有重大意義。

透過糞便幽門螺旋桿菌抗原檢測了解是否存在幽門螺旋桿菌的感染。

【糞便幽門螺旋桿菌抗原檢測檢體採集方法】

糞便常規及便潛血，可使用同一糞便檢體進行檢測。

【方法及參考範圍】

膠體金法；陰性。

【糞便幽門螺旋桿菌抗原檢測影響因素】

陰性結果時應考慮排菌量過少或與間斷性排菌有關。需連續三次檢測。

【糞便幽門螺旋桿菌抗原檢測結果的綜合分析及指導建議】

（1）糞便幽門螺旋桿菌抗原檢測可以反映是否存在幽門螺旋桿菌感染，可作為萎縮性胃炎、胃潰瘍、胃癌等的輔助診斷。

（2）陰性結果不排除幽門螺旋桿菌感染，需連續三次檢測。

（3）檢測結果陽性，建議消化內科就診。

採用聯合抗生素治療方法。

（4）必要時結合胃鏡檢查。

二、特殊從業人員體檢項目

1・糞寄生蟲鏡檢（阿米巴原蟲感染檢測）

【項目簡介】

正常糞便無寄生蟲，當感染了鉤蟲、蛔蟲、蟯蟲、條蟲、中華肝吸蟲、原蟲（阿米巴）時可在糞便中透過顯微鏡檢測到蟲卵或滋養體，根據不同蟲卵不同的形態特徵，判斷寄生蟲感染的類型，採取相應的治療方式。如今隨著人們生活條件的改善，寄生蟲感染已經很少見。

溶組織阿米巴原蟲感染（也叫阿米巴痢疾），是餐飲從業人員從業條件的篩檢項目，屬國家傳染病防治法規定的第二類法定傳染病管理。該寄生蟲經口感染，主要寄生在結腸內，引起阿米巴痢疾或阿米巴結腸炎，一定條件下可感染肝、肺、腦、泌尿生殖系統及其他部位形成潰瘍或膿腫。阿米巴感染的傳染源主要是已感染的慢性患者、恢復期患者及健康帶蟲者，食入或間接食入帶有阿米巴包囊的物體可感染。

【方法及參考範圍】

肉眼觀察及顯微鏡法；未見蟲卵（未見阿米巴原蟲包囊及滋養體）。

【糞寄生蟲鏡檢異常結果解讀】

（1）發現蟲卵並根據相關臨床症狀判斷相應寄生蟲感染，採取相應驅蟲方式。

（2）溶組織阿米巴感染潛伏期可1～2週，甚至長達數月。患者可能與阿米巴包囊共棲生存。當身體營養不良、感染、腸道功能紊亂、腸黏膜損傷時，身體抵抗力低下，在細菌加乘性下，可促進阿米巴增殖，損害腸黏膜。

（3）急性非典型性阿米巴病，起病緩慢，無明顯全身症狀，腹部有不適感，可排稀便。缺乏典型的痢疾樣糞便，顯微鏡鏡檢可發現滋養體。

（4）急性典型性阿米巴病，起病較緩，腹痛，腹瀉，排泄每天10餘次，大便中帶血及黏液，呈暗紅色或紫紅色、果醬樣便外觀，有腥臭味，顯微鏡鏡檢可見黏液中成團的紅血球、較少的白血球及活動的滋養體。

【糞寄生蟲鏡檢影響因素】

（1）花粉與蛔蟲卵形態相似，容易混淆。

（2）中華肝吸蟲、鞭蟲卵易與靈芝孢子粉相混淆，需注意區別。

（3）檢測阿米巴滋養體時需及時送檢並保溫。

2．糞便普通細菌培養鑑定及藥敏（痢疾、傷寒病病原菌篩檢）

【項目簡介】

用於腸道細菌感染（如痢疾、傷寒等）的診斷、抗生素的選擇和使用以及餐飲行業健康體檢。痢疾、傷寒病屬國家傳染病防治法規定的第二類法定傳染病管理。痢疾及傷寒經消化道傳播，患者糞便排出人體後可汙染手、食物和水源，經口腔進入人體。約 10 ～ 200 個痢疾志賀菌即可使人致病。健康人因接觸患者或帶菌者及其生活用具被感染。

【檢體留取要求】

（1）檢體採集原則：腹瀉患者應在急性期採集，最好在使用抗生素前或停用後 3 ～ 5 天採集。

（2）應採集新鮮有膿血黏液部位的糞便，約指頭大小，半小時內送檢。

糞便細菌培養檢體採集流程如圖1-3-2所示。

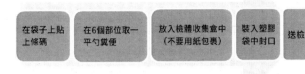

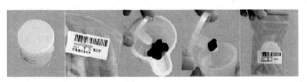

圖 1-3-2　糞便細菌培養檢體採集流程

【方法及參考範圍】

普通細菌培養法；無致病菌生長（未培養出痢疾及傷寒沙門菌）。

【影響因素】

樣本放置過久，細菌死亡，培養基中不能生長。

3．糞便霍亂弧菌培養及鑑定

【項目簡介】

人類是霍亂弧菌的唯一易感者，主要透過汙染的水源或飲食經口而被感染。霍亂弧菌對酸敏感，但如能透過胃酸到達小腸，由於菌毛作用，則可在腸黏膜表面吸附並迅速繁殖，經過很短的潛伏期後便急性發病。弧菌不侵入上皮細胞和腸腺，但在其繁殖過程中產生的霍亂腸毒素，可作用於小腸黏膜，引起腸液過度分泌，患者出現上吐下瀉、米泔水樣便、水電解質紊亂等一系列症狀。霍亂和副霍亂的實驗室

【糞便細菌培養的異常結果解讀】

正常糞便中約 2/3 是細菌，屬於腸道正常菌群，主要是大腸埃希菌、腸球菌等。由於食入汙染食物等因素導致其他致病菌生長，患者出現腹瀉、嘔吐等全身症狀，嚴重者可能導致死亡。引起腸道感染的致病菌主要是志賀菌屬引起的痢疾，以及傷寒桿菌、副傷寒桿菌引起的傷寒、副傷寒，由霍亂弧菌感染引起的霍亂。糞便細菌培養檢測出志賀菌屬細菌（包括福氏痢疾桿菌、志賀痢疾桿菌、宋內志賀桿菌、鮑氏志賀桿菌），是臨床確診痢疾的重要依據。培養、鑑定出相應的傷寒、霍亂等病原體是傷寒、霍亂等相關疾病的診斷依據。透過藥敏試驗為臨床合理用藥提供重要參考。

診斷對疾病的確診、採取緊急防治措施控制和消滅本菌具有特殊的重要意義。霍亂屬國家傳染病防治法規定的第一類法定傳染病，一經發現感染，須立即上報。

【檢體要求】

新鮮糞便檢體於無菌容器內或取肛拭子（不能排便者）直接置於鹼性蛋白腺水中，及時送檢。

【方法及參考範圍】

鹼性蛋白腺水增菌，慶大霉素瓊脂培養。

霍亂弧菌培養程序：將糞便接種在慶大霉素瓊脂培養基中孵育 24 小時，同時接種在鹼性蛋白腺水中增菌 6 ～ 8 小時後，再轉種慶大霉素瓊脂培養基中孵育 24 小時，觀察結果。

【報告方式】

霍亂弧菌培養陰性。

結合菌落特點，可疑霍亂弧菌培養陽性，需進行 O1、 O139 血清群鑑定，如發生凝集反應，同時鹽水凝集反應陰性，初步判斷為可疑霍亂弧菌感染，應屬第一類法定傳染病管理範疇，應立即上報防疫部門。

【影響因素】

樣本放置過久，細菌死亡，培養不能生長。

【糞便霍亂弧菌培養的異常結果解讀】
霍亂是由霍亂弧菌引起的急性腸道傳染病，它可以引起流行、暴發和大流行。臨床特徵為劇烈腹瀉、嘔吐、大量米泔水樣便、患者水電解質紊亂和周圍循環衰竭，嚴重休克者可併發急性腎功能衰竭，甚至死亡。霍亂流行迅速且在流行期間發病率及死亡率均高，危害極大。隨著人民生活水準的提升及衛生條件的改善，霍亂弧菌引起的傳染病已經得到有效的控制，但也常出現散發病例。因此早期迅速和正確的診斷，對治療和預防本病的蔓延有重大意義。霍亂弧菌的培養和鑑定除用於臨床霍亂弧菌感染的診斷外，也用於餐飲服務人員的健康體檢。霍亂主要發生在夏秋季，高峰期在 7 ～ 8 月。

第四節　臨床血液樣本採集及檢測影響因素

　　臨床血液學、臨床生化學、臨床免疫學檢查，出凝血功能及血栓性疾病檢測均需採集靜脈血，檢測樣本分為全血、血清、血漿等。血常規、糖化血紅素、血沉檢測使用全血；生化、免疫檢測使用血清；凝血功能檢測使用血漿。全血和血漿樣本根據不同檢測項目，採用不同的抗凝劑。

　　【血液樣本採集方法及患者準備】

　　（1）血液樣本採集時間。

　　早晨時的體力、情緒等因素對檢驗結果的影響較小，是大部分檢體採集的最佳時間；採集血液樣本要求空腹 8 ～ 12 小時，理想的時間是早晨 7 點～ 10 點，最後一次食物和液體攝入最好在前一天下午 6 點～ 7 點。但也不可空腹時間過長。

　　（2）採血前避免情緒激動、寒冷、高熱及劇烈運動。

　　（3）如有可能，最好停服干擾檢測的藥物。

　　（4）目前靜脈採血採用真空採血法。

　　真空採血法是最好的靜脈血採集技術，採用真空負壓的方法，避免了血液外溢引起的汙染，並有利於檢體的轉運和保存。標準真空採血管採用國際通用的管蓋和標籤顏色，顯示採

血管內添加劑的種類和檢測用途，可根據需求選擇相應的試管。檢體採集量需達到指定刻度。

（5）採血管的使用：

①全血細胞分析使用 EDTA-3K 抗凝管（紫帽）。

②糖化血紅素使用 EDTA-3K 抗凝管（紫帽）。

③生化檢測項目使用無抗凝劑乳膠分離管（紅帽）。

④免疫檢測項目使用無抗凝劑乳膠分離管（紅帽）。

⑤凝血功能檢測使用 3.2% 檸檬酸鈉抗凝管（藍帽）。

⑥血沉檢測使用 3.8% 檸檬酸鈉抗凝管（黑帽）

（6）靜脈採血注意事項

①如靜脈血管不明顯，採血不順利，止血帶壓迫時間過長，容易引起淤血、靜脈擴張，可能影響某些指標的檢查結果。

②採血不順利時，易導致檢體溶血或出現小凝塊，可能影響檢驗結果。

③體檢時血常規與生化、免疫檢測同時抽血。

④避免在輸液或輸注脂肪乳過程中採血，如必須採血則避免輸液同側採集。

⑤每個檢測條碼對應一管血，檢驗項目與

採血管類型相對應。

⑥取血後，應伸直手臂不要彎曲，在抽血部位按壓 3～5 分鐘進行止血。切勿揉搓，以免血液滲入皮下造成瘀斑及血腫。因個人的凝血功能差異，有人必須按壓稍長時間方可止血。

⑦抽血後出現暈針現象，應平臥，飲少量糖水，待症狀緩解後再進行體檢。

⑧若局部出現淤血，應在 24 小時後用溫熱毛巾溼敷，可促進淤血吸收。

【血液學檢測影響因素】

（1）檢體採集前要求被檢驗者處於安靜狀態，情緒高度緊張會使血糖、血紅素和紅、白血球上升。

（2）固定生物影響因素。

①性別因素：性別間的差異，如體重、體表面積和肌肉量不同會有差異。如 γ-GT、TG、UA、Crea、CK、AST、ALP、Fe、Urea、CHO 在男性中所測得的結果比在女性中所測得的結果偏高。

②年齡因素：隨年齡的上升，Ca、TP 和 ALB 數值下降，而 GLU、Urea、TC 的濃度和 LDH 活性上升。

③遺傳和種族：遺傳和種族因素也是造成檢測結果有差異的原因。

（3）可變生物影響因素。

①飲食：餐後採血會出現脂血而致血清、

血漿混濁，可引起血中 Glu 和 TBIL 的增加，ALT 和 K⁺ 明顯升高，UA、TP、Ca、TC 輕到中度上升。攝入過多脂肪可導致 TG 數值上升。高蛋白飲食可使 Urea、UA 升高。

②餐後立即抽血，可造成高鉀低磷，混濁的血清可使 TBIL、LDH、TP 上升，有可能造成 UA、Urea 降低。

③空腹超過 24 小時，可能會造成 BIL 明顯增加而 GLU、ALB 下降。

④酒精影響：飲酒幾分鐘後可使 AST 輕度升高，3 小時後達到最高，一段時間後 γ-GT 輕度上升。長期飲酒者可顯示持續性的 γ-GT 數值升高。即使是少量飲酒後，在一些個體中也可以檢測到 TG 持續幾個小時或幾天的大量上升。

⑤勞累、寒冷、情緒激動等刺激可使白血球上升。

⑥運動影響：經過幾小時的運動，尤其是對未經過訓練的人，細胞極易損傷，且易導致肌肉組織中的酶如 AST、LDH、CK 的濃度升高。劇烈運動後，CK、LDH、AST、ALT、GLU、CREA、Urea、UA、WBC、K⁺、BIL、HDL 會升高。運動員的 LDH、Urea、HDL 等較高。

⑦體重影響：肥胖人士除了 GLU、TC、UA 普遍偏高外，肥胖男性還會有 Crea、

TP、 AST 偏高及磷偏低的現象，而肥胖女性則有鈣偏低的情況。

⑧精神緊張：緊張可使兒茶酚胺和類固醇的產生增加，皮質醇、腎素、醛固酮和生長激素的數值升高。TSH 和 PRL 數值也可能增加。

⑨長期臥床：腎臟排泄鈉、鈣、氯、磷酸鹽和氨增加，ALP 數值升高。

⑩電離輻射：電離輻射治療，由於腫瘤組織的溶解，常可導致PLT和WBC的下降，UA升高。

⑪日光照射： WBC、 PLT、 ESR 偏高，BIL 偏低。

⑫妊娠影響：使 ALP、 TC、 TG、 TF、 WBC、 PP、 E2、 E3、 PRL、 AFP、 AMY 檢測結果偏高，使 Urea、 Na^+、 Fe、 Mg、 TP、 ALB、 CHE、 HGB、 HCT、 RBC 檢測結果偏低。

⑬溶血影響：長時間過度加壓可使血管內溶血，用針筒採血時用力過大等導致血管外溶血，檢體用力振盪會導致溶血，溶血使 LDH、 HBDH、 BIL、 AST、 CK、 CKMB、 AST、 MG、 ACP、 K 偏高。紅血球膜完整性被破壞，嚴重影響檢驗結果的項目主要有： LDH、 K^+、 HGB、 ACP，同時也有 Fe、 ALT 的改變。

⑭口服避孕藥（OC）：服用 OC 後，血清中的酶在一定週期、一定範圍內升高，然後降

低。甲狀腺素結合球蛋白可升高44%。

⑮生物節律：個體的生理節律是24小時內有規律的反覆出現的特定現象，某些人在24小時內會有不規則的血液成分變化，必須鑑別兩者的差異。時區改變時，常常出現生物節律的改變，如穿越經線，身體必須6～8小時去適應新的時區。

（4）採血部位、姿勢和止血帶的使用

①採血時要避開水腫、破損部位，防止組織損傷、外源性凝血因子進入針管。如果採血過慢或不順利，可能活化凝血系統，使凝血因子活性上升，血小板假性減低。輸液患者應在輸液裝置的對側手臂採血，可避免血液被稀釋。絕不能在輸液裝置的同側採血。

②姿勢的影響結果：由於姿勢不同造成靜脈承受壓力不同，如站立姿勢會使TP、ALB、 Ca、 HCT、 ALT、 Fe、 TC偏高。

③止血帶壓迫時間不宜超過1分鐘。壓迫時間過長，產生靜脈淤血，pH降低，低氧效應迫使鉀離開細胞，引起血清鉀數值假性升高。受檢者反覆握拳，以顯示靜脈血管，前臂肌肉收縮，有助於鉀釋放，可引起鉀上升1～2mmol/L，也可引起纖溶活性注射顯影劑、血小板釋放及某些凝血因子活性注射顯影劑。使用止血帶達到2分鐘時，可引起血中膽固醇數值增加5% ；如果止血帶滯留5分鐘，可增加10%～15%。

（5）時間影響因素

① WBC 測定值下午高於上午，有些人可相差 1 倍左右。

② TG、 P、 Urea、 HCT 測定值下午高於上午。

③晝夜節律、季節、海拔高度對許多試驗結果都存在一定影響。

（6）藥物因素

①抗生素：青黴素類和磺胺類藥物能上升血液中 UA 濃度，磺胺類抑制腸內細菌繁殖，使尿膽紅素不能還原為尿膽原，無法得出尿膽原的正確檢測結果。

②鎮痛消炎藥物：阿斯匹靈、氨基比林等會使尿中膽紅素檢測值升高；嗎啡、哌替啶和吲哚美辛、布洛芬等可導致檢驗中澱粉酶和脂肪酶含量明顯升高。用藥後 4 小時內影響最大，24 小時後消失。

③抗癌藥物：絕大多數抗癌藥物對人體造血系統有抑制和毒害作用，可導致血液中 RBC、 WBC、 PLT 和 HGB 數量的減少（少數藥物可使血細胞異常增多）、肝功能改變、TG 升高。其中胺甲蝶呤抑制骨髓，且損害腎功能；硫唑嘌呤損害肝功能，出現黃疸；阿糖胞苷使 ALT、 AST 異常升高。

④激素類藥物：雌激素類藥物能影響人體中血脂的含量，使葡萄糖耐受試驗減低，並可

引起血小板和紅血球量的減少；礦物皮質素易導致水、鈉瀦留和低鉀血症；腎上腺素可減少鈣、磷的吸收，且排出量增加，故血鈣、血磷偏低，另外可明顯升高血糖值。

⑤利尿藥物：臨床上常用的為氫氯噻嗪、呋塞米、三氯噻嗪和依他尼酸等。典型的臨床反應為低血鉀、低血容量和低血氯，長期使用後可見高氮質血症和高尿酸血症。

⑥抗糖尿病藥：胰島素使用後可出現低血糖症。其他抗糖尿病藥（如氯磺丙脲等）可損害肝功能，使 ALT、 AST 升高，出現黃疸、血細胞減少等。

⑦抗癲癇藥：如苯妥英因抑制葉酸的吸收，常見巨細胞性貧血。因輕度抑制骨髓，故使血細胞（尤其是白血球和血小板）減少，偶有再生障礙性貧血的報導。卡馬西平可致粒細胞、血小板減少，長期使用損害肝功能。

第五節　血液學檢測的臨床意義解讀

【項目介紹】

血液是由細胞成分（包括紅血球、白血球、血小板）和非細胞成分（血漿）組成，血液不斷在血管內流動，輸送氧氣並運輸二氧化碳，直接或間接地與全身各個組織器官相連繫，參與身體各項生理活動。臨床血液學檢查

一般使用全血對血液中成分進行檢測，本文主要介紹血常規檢查和紅血球沉降率（ESR）。

一、血常規檢查

【項目介紹】

血液常規檢查主要是檢測血液內的細胞成分包括紅血球、白血球、血小板及其相關參數。全自動血細胞計數儀測定可提供 24 項相關檢測參數，血液常規檢查是最常用的檢驗項目，用於血液系統疾病（各種類型貧血、白血病）、感染性疾病、腫瘤等疾病的診斷及療效觀察。

樣本採集：靜脈採集 EDTAK3（紫帽管）抗凝全血。

1·紅血球（RBC）和血紅素（Hb）

【項目簡介】

紅血球是血液中數量最多的一種細胞。直徑 6～9μm，成雙凹圓盤形，內含血紅素，起著輸送氧氣，運出二氧化碳的功能，對維持身體生理活動發揮重要作用。紅血球的平均壽命為 120 天，在各種生理或病理情況下，會引起紅血球數量和血紅素含量的減少或增多。透過血液常規檢驗，可以協助診斷各種貧血和紅血球增多症。

【方法及參考範圍】

電阻抗法（紅血球檢測）、比色法（血紅

【紅血球和血紅素檢測異常結果解讀】
　增多：
　（1）生理性增加：新生兒、高原居住者。
　（2）病理性增加：真性紅血球增多症、代償性紅血球增多症（如先天性心臟病、慢性肺臟疾病、脫水）。
　減少：
　（1）生理性減少：嬰幼兒及生長發育期的青少年，由於生長發育迅速，造血原料相對不足；妊娠中後期的孕婦，血容量快速增加，引起血液相對稀釋；老年人造血功能逐漸減退，使紅血球和血紅素逐漸減少。
　（2）病理性減少：各種貧血、白血病、產後、手術後、大量失血。

素檢測）；

　　紅血球計數和血紅素。

　　男性　（4.3～5.8）$\times 10^{12}$/L、130～175g/L

　　女性　（3.5～5.5）$\times 10^{12}$/L、115～150 g/L

【紅血球和血紅素檢測影響因素】

　　樣本劇烈振盪等導致的溶血會使紅血球假性減低；紅血球冷凝集可使紅血球計數假性減低；嚴重的黃疸或高脂血症使血紅素結果假性上升。

　　2・紅血球比積（HCT）

【項目簡介】

　　紅血球比積（HCT）又稱紅血球比容，曾稱紅血球壓積，是指紅血球容積占全部血液容積的百分比。紅血球比積主要與血液中紅血球的數量和大小有關，是血液中紅血球濃度的指標。用於診斷各種貧血和紅血球增多症。

【方法及參考範圍】

　　血細胞分析儀（電阻抗法）；

　　男　40%～50%，

　　女　35%～45%。

【HCT 檢測影響因素】

　　紅血球冷凝集可使 HCT 假性上升。

　　3・平均紅血球體積（MCV）

【項目簡介】

　　平均紅血球體積指血液中每個紅血球的平均體積，以 fL 為單位，對各種類型貧血性疾病的鑑別診斷有非常重要的參考價值。

【HCT 檢測異常結果解讀】
　　（1）上升：大面積燒傷、脫水、各種原因引起的紅血球與血紅素增多症（如真性紅血球增多症或肺心病）等。
　　（2）降低：各類貧血時隨紅血球數的減少而有不同程度的降低。

【MCV 檢測異常結果解讀】
　　（1）增大：見於缺乏葉酸、維生素 B_{12} 所引起的營養性巨幼細胞性貧血、惡性貧血等。
　　（2）減小：見於慢性失血性貧血、缺鐵性貧血、遺傳性球形紅血球增多症、慢性感染、中毒等。

【方法及參考範圍】

血細胞分析儀計算法（電阻抗法）；82 ～ 100fL。

【 MCV 檢測影響因素】

紅血球冷凝集可使 MCV 假性上升。

4·平均紅血球血紅素含量（MCH）

【項目簡介】

平均紅血球血紅素含量是指每個紅血球內所含血紅素的平均量，以 pg 為單位，用於判斷貧血類型及輕重程度，並對貧血的鑑別診斷有一定意義。

【方法及參考範圍】

血細胞分析儀計算法（電阻抗法）；27 ～ 34pg。

【 MCH 檢測影響因素】

紅血球冷凝集可使 MCH 結果假性上升。

5·平均紅血球血紅素濃度（MCHC）

【項目簡介】

平均紅血球血紅素濃度是指每升血液中含有的血紅素濃度，用於判斷貧血類型和輕重程度，並對貧血的鑑別診斷有一定意義。

【方法及參考範圍】

血細胞分析儀計算法（電阻抗法）；316 ～ 354g/L。

【 MCHC 檢測影響因素】

（1）紅血球冷凝集可使 MCHC 結果假性

【 MCH 檢測異常結果解讀】
（1）增多：見於葉酸、維生素 B_{12} 缺乏引起的營養性巨幼細胞性貧血、惡性貧血等。
（2）減少：見於慢性失血性貧血、缺鐵性貧血、遺傳性球形紅血球增多症、慢性感染、中毒等，如慢性炎症、尿毒症等。

【 MCHC 檢測異常結果解讀】
（1）上升：一般無臨床意義。
（2）降低：見於慢性失血性貧血、缺鐵性貧血。

上升。

（2）乳糜血可使 MCHC 結果假性上升。

6．紅血球體積分布寬度（RDW-CV）

【項目簡介】

表示紅血球體積大小的分布情況，用於貧血的診斷和療效觀察。

【方法及參考範圍】

血細胞分析儀計算法（電阻抗法）；11%～15%。

【RDW-CV 檢測影響因素】

紅血球冷凝集等影響 RBC、MCV 結果時，均可影響 RDW-CV 結果。

7．白血球（WBC）

【項目簡介】

白血球是人體重要的免疫細胞，具有很強的吞噬能力，是抵禦病原微生物入侵的重要防衛系統，白血球能透過變形而穿過毛細血管壁，集中到病原體入侵部位，將病原體包圍、吞噬。在不同病理情況下，會引起各類白血球數量和品質的改變。白血球檢測就是測定血液中各類白血球的總數及分類。人體中正常成熟的白血球可以分為五類：嗜中性白血球、嗜酸性粒細胞、嗜鹼性粒細胞、淋巴球和單核細胞。臨床上，檢查白血球總數、白血球分類計數及其形態學改變，可用於感染性疾病的輔助診斷和鑑別診斷、血液系統疾病鑑別診斷和治

【RDW-CV 檢測異常結果解讀】

紅血球體積大小不等時 RDW-CV 增加，結合 MCV，可用於貧血的形態學分類，早期缺鐵性貧血 RDW 增大。

【白血球檢測異常結果解讀】

上升：

（1）生理性上升：上午低、午後高、平靜時低、劇烈運動後高，一天中最低與最高結果可相差 1 倍。高溫、嚴寒、飽餐、疼痛、經期、情緒激動或極度恐懼均可升高。妊娠後期及分娩期上升（分娩後 2～5 天恢復正常）。

（2）病理性上升：見於急性或慢性感染、急性溶血、急性中毒、尿毒症、嚴重燒傷、傳染性單核細胞增多症、傳染性淋巴球增多症、急性出血、廣泛的組織損傷、手術創傷後、腫瘤、骨髓增生性疾病、白血病、金屬或藥物中毒等。

降低：

長期接觸放射線，使用某些藥物（磺胺藥、氯霉素、苯妥英以及抗腫瘤藥等），接觸有害化學物質（如苯、鉛、汞等），某些感染（如傷寒桿菌感染、病毒感染等），血液系統疾病［如骨髓增生異常症候群（MDS），再生障礙性貧血、粒細胞減少等］，自身免疫病，黑熱病，瘧疾，非白血性白血病等。

療分析、抗代謝和腫瘤治療中細胞毒性藥物使用監測。

【方法及參考範圍】

雷射流式細胞計數法；$(3.5 \sim 9.5) \times 10^9/$L（成人）。

【白血球檢測影響因素】

冷球蛋白上升可使白血球計數結果假性上升，紅血球冷凝集也可影響白血球檢測結果。

8·嗜中性白血球百分數（NEUT%）、嗜中性白血球絕對值（NEUT）

【項目簡介】

嗜中性白血球在五種白血球中比例最高，是具有分葉狀或桿狀的一種白血球，嗜中性白血球具有趨化作用、吞噬作用、殺菌作用和活化補體功能，在血液的非特異性反應中發揮十分重要的作用。

【方法及參考範圍】

雷射流式細胞計數法；嗜中性白血球百分數　40%～75%，嗜中性白血球絕對值$(1.8 \sim 6.3) \times 10^9/L$。

9·淋巴球百分比（LYM%）、淋巴球絕對值（LYM）

【項目簡介】

淋巴球是體積最小的白血球，屬於免疫細胞，可以合成和釋放淋巴因子，參與細胞免疫和體液免疫，是身體免疫應答功能的重要細胞

【NEUT%和 NEUT 檢測異常結果解讀】

上升：

（1）生理性上升：一般下午較早晨高；飽食或情緒激動、劇烈運動、高溫或嚴寒，新生兒、妊娠 5 個月以上及分娩陣痛族群等均可引起升高。

（2）病理性增多：見於細菌感染引起的急性炎症、膿腫、化膿性腦膜炎、肺炎、闌尾炎、中耳炎、扁桃體炎、腎盂腎炎、輸尿管炎、膽囊炎、輸卵管炎、盆腔炎等。

（3）急性或慢性粒細胞白血病、骨髓增生異常症候群、惡性腫瘤、自身免疫性溶血性貧血。急性出血、手術後、燒傷、嚴重創傷、尿毒症、酸中毒、某些寄生蟲病、組織局部缺血或壞死等。

（4）急性中毒：安眠藥、農藥、汞中毒、鉛中毒等。

（5）使用腎上腺皮質激素、腎上腺素等。

降低：

見於傷寒、副傷寒、瘧疾、流感、化學藥物中毒、放射性損傷、抗癌藥物化療、極重度感染、再生障礙性貧血、粒細胞缺乏症、自身免疫性疾病（如系統性紅斑狼瘡）等。

【LYM%和LYM檢測異常結果解讀】

上升：

（1）生理性上升：6歲前兒童伴隨免疫功能成熟，淋巴球百分比偏高。

（2）病理性上升：見於病毒感染性疾病（如百日咳、麻疹、腮腺炎、傳染性肝炎），惡性腫瘤（如急、慢性淋巴球白血病及惡性淋巴瘤等），也可見於慢性炎症、急性傳染病的恢復期、器官移植後的排斥反應等。

降低：

見於患者長期接觸放射線、使用腎上腺皮質激素、抗淋巴球蛋白治療等以及先天性免疫缺陷、傳染病急性期等。

【MONO%和MONO檢測異常結果解讀】

上升：

病理性上升：某些感染（如傷寒、結核、瘧疾、黑熱病等），亞急性感染性心內膜炎，活動性肺結核，某些血液病（如單核細胞白血病、淋巴瘤、霍奇金病等），急性傳染病或急性感染恢復期。

【EO%和EO檢測異常結果解讀】

上升：

（1）見於過敏性疾病：食物過敏、藥物過敏、花粉過敏、過敏性哮喘。

（2）過敏性皮膚病：溼疹、天疱瘡、銀屑病、剝脫性皮膚炎。

（3）寄生蟲感染：各類寄生蟲感染。

（4）某些惡性腫瘤：慢性粒細胞白血病、嗜酸性粒細胞白血病、多發性骨髓瘤、淋巴瘤、肺癌等。

降低：

（1）多數患急性傳染病（如傷寒、副傷寒）時，嗜酸性粒細胞減少，但猩紅熱發作時上升。

（2）使用腎上腺皮質激素後可使嗜酸性粒細胞檢測值降低。

成分，是免疫功能的主要執行者，可對抗外界感染及監控體內細胞變異。該兩項檢測用於各類感染性疾病、血液系統等疾病的輔助診斷和鑑別診斷。

【方法及參考範圍】

雷射流式細胞計數法；淋巴球百分比 20％～50％，淋巴球絕對值 （1.1～3.2）×10^9/L。

10．單核細胞百分比（MONO%）、單核細胞絕對值（MONO）

【項目簡介】

單核細胞是血液中最大的細胞，也是體積最大的白血球，是身體防禦系統的一個重要組成部分，也是抵禦細胞內致病菌和寄生蟲的主要防衛系統，具有辨別和殺傷腫瘤細胞的能力，當身體發生炎症或其他疾病時可引起單核細胞總數及百分比的變化，有助於感染、血液系統等疾病的輔助診斷。

【方法及參考範圍】

雷射流式細胞計數法；單核細胞百分比 3%～10%，單核細胞絕對值 （0.1～0.6）×10^9/L。

11．嗜酸性粒細胞百分比（EO%）、嗜酸性粒細胞絕對值（EO）

【項目簡介】

嗜酸性粒細胞在瑞氏染色時因細胞質內顆粒易與嗜酸性染料結合而得名。嗜酸性粒細胞

具有殺傷細菌、寄生蟲功能，也是免疫反應和過敏反應過程中極為重要的細胞，對過敏性疾病、藥物過敏反應、寄生蟲感染、膠原病、骨髓增殖性疾病、慢性粒細胞白血病等疾病的診斷有意義。

【方法及參考範圍】

雷射流式細胞計數法；0.4%～8%（0.02～0.52）×10^9/L。

12・嗜鹼性粒細胞百分比（BASO%）、嗜鹼性粒細胞絕對值（BASO）

【項目簡介】

嗜鹼性粒細胞是五種白血球中比例最少的細胞。瑞氏染色時因細胞質內顆粒易與嗜鹼性染料結合而得名。嗜鹼性細胞表面有 IgE 的 Fc 受體，當與 IgE 結合後可被致敏，當受相應抗原攻擊時可引起顆粒釋放反應。嗜鹼性顆粒中含有豐富的組織胺、肝素，組織胺可以改變毛細血管通透性，肝素可以抗血凝和使血脂分散，它們反應快且作用時間短，故又稱為快反應物質。顆粒中還含有緩慢作用物質，可以改變血管的通透性，使平滑肌收縮，特別是使支氣管和細支氣管平滑肌收縮，引起哮喘。嗜鹼性粒細胞參與特殊的免疫反應，即第 1 型變態反應。

【方法及參考範圍】

雷射流式細胞計數法；0～1%（0～0.06）

【BASO％ 和 BASO 檢測異常結果解讀】

上升：

（1）慢性粒細胞白血病常有嗜鹼性粒細胞增多，可達 10％或更多。

（2）嗜鹼性粒細胞白血病，為罕見的白血病類型，嗜鹼性粒細胞可異常增多。

（3）某些轉移癌、骨髓纖維化、過敏反應。

降低：無臨床意義。

$\times 10^9/L$。

13・血小板數（PLT）

【項目簡介】

血小板是血液中的一種無核細胞，也是血細胞中最小的一種，是從骨髓成熟的巨核細胞胞漿解脫下來的小塊胞質，血小板數量和品質與止血和凝血功能密切相關。血小板具有黏附、聚集、分泌、促凝等功能。在止血和凝血過程中發揮重要作用。臨床上主要用於出血血栓性疾病分析，瀰散性血管內凝血（DIC）病情判斷及手術前了解患者出凝血功能狀態，避免術中出血等。

【方法及參考範圍】

雷射流式細胞計數法；$125 \sim 350 \times 10^9/L$。

【血小板檢測影響因素】

（1）紅血球冷凝集可使血小板計數結果假性減低。

（2）血小板聚集可使血小板計數結果假性減低。

（3）冷球蛋白上升可使血小板計數結果假性上升。

14・血小板平均體積（MPV）

【項目簡介】

血小板平均體積是指血小板體積的平均值，與血小板數量呈線性負相關，分析MPV應結合血小板數量的變化才有意義，臨床常用

【血小板檢測異常結果解讀】

增多：

（1）骨髓增殖性疾病，如原發性血小板增多症、慢性粒細胞白血病、真性紅血球增多症。

（2）反應性增多，如急性失血、急性溶血、排斥反應、某些腫瘤的早期。

減少：

（1）生成減少：再生障礙性貧血、急性白血病和放射病等。

（2）破壞亢進：如原發性血小板減少性紫癜（ITP）、系統性紅斑狼瘡（SLE）、藥物過敏性血小板減少性紫癜、感染性血小板減少症、輸血後血小板減少症、脾功能亢進、代謝病等。

（3）消耗過多：如DIC、血栓性血小板減少性紫癜（TTP）、溶血性尿毒症候群、體外循環性血小板減少、產科大出血併發症等。

（4）先天性血小板減少症。

（5）其他原因如肝病性血小板減少症。

【MPV檢測異常結果解讀】

增大：

（1）MPV增大可作為骨髓造血功能的較早期指標，而且MPV增大常伴隨血小板升高。

（2）也見於血小板破壞增多，但骨髓代償功能良好者。

減小：

見於骨髓造血功能不良，血小板生成減少者。MPV隨血小板數量同時下降，可提示骨髓造血功能低下。

於鑑別血小板減少的原因。

【方法及參考範圍】

雷射流式細胞計數法；9～13fL。

【MPV 檢測影響因素】

血小板聚集可使血小板計數減低，影響血小板相關參數。

15‧血小板壓積（PCT）

【項目簡介】

血小板壓積又稱血小板比容，是指抗凝全血經離心沉澱後，下沉的血小板在全血中所占容積的百分比，儀器中是由血小板計數和血小板平均體積換算得來。

【方法及參考範圍】

雷射流式細胞計數法；0.17%～0.35%。

【PCT 檢測影響因素】

血小板聚集可使血小板計數減低，影響血小板相關參數。

16‧血小板體積分布寬度（PDW）

【項目簡介】

血小板體積分布寬度（PDW）是反映血液內血小板體積大小是否均一的參數，以測得的血小板體積大小的變異係數表示。PDW 在正常範圍內說明血小板體積均一性好。

【方法及參考範圍】

雷射流式細胞計數法；9%～17%。

【PCT 檢測異常結果解讀】

（1）上升：見於骨髓纖維化、慢性粒細胞性白血病、脾切除術後。

（2）降低：見於再生障礙性貧血、血小板減少症、化療後。

【PDW 檢測異常結果解讀】

（1）增加：表示血小板體積大小不均。見於骨髓血小板生成障礙或生成過速，如先天性血小板異常症候群、急性白血病、巨幼細胞性貧血、惡性貧血、慢性粒細胞白血病等。

（2）減少：無臨床意義。

【PDW 檢測影響因素】

血小板聚集可使血小板計數減低，影響血小板相關參數。

17．大血小板比率（P-LCR）

【項目簡介】

大血小板比率是指大血小板占總的血小板的百分比，對判斷骨髓造血功能有一定的臨床意義。一般新生的血小板體積偏大，衰老的體積偏小，大血小板止血功能優於小血小板。

【方法及參考範圍】

雷射流式細胞計數法；13% ～ 43%。

【P-LCR 檢測影響因素】

血小板聚集可使血小板計數減低，影響血小板相關參數。

【血常規檢測結果的綜合分析及指導建議】

（1）關於血常規檢測結果的分析必須注意的幾點：

①血常規是臨床最常用、最基本的檢測項目，主要參數是紅血球（血紅素）、白血球、血小板，其他項目均為輔助參數。其中紅血球參數在紅血球及血紅素減少的情況下對貧血類型的鑑別有意義。白血球參數及五種類型白血球的計數對感染病原體的類型的鑑別有重要意義。

②血常規中白血球結果受日間變化、運動、寒冷、情緒、刺激等影響較大。

【P-LCR 檢測異常結果解讀】

（1）上升：可見於原發性血小板增多症、巨核細胞白血病、出血性疾病恢復期。

（2）降低：若和血小板計數同時減少，可能與出血相關。

③靜脈血與末梢血檢測結果差異較大，靜脈血白血球低於末梢血，靜脈血血小板高於末梢血。

（2）血常規項目異常的臨床表現及指導建議：

①血紅素低於正常參考下限，可診斷為貧血，按照血紅素降低的程度分為輕度、中度、重度貧血。貧血的類型包括缺鐵性貧血（小細胞低色素性貧血），巨幼細胞性貧血（大細胞性貧血），溶血性貧血（先天性細胞膜、血紅素、酶缺陷，機械性損傷，血型不合輸血等），失血性貧血。

②血紅素明顯上升，生理性上升見於高原生活、缺氧環境；病理性上升見於脫水、肺心病、肺氣腫、真性紅血球增多症（血液病的一種）。

③多數炎症情況下，會出現白血球及嗜嗜中性白血球的明顯上升，是確定是否炎症感染的指標。

④白血球上升如出現嗜嗜中性白血球幼稚細胞可能為重度感染，如伴有血小板或血紅素的降低可能為血液病，需血液科進行骨髓細胞學檢查。

⑤白血球降低多見於病毒感染、理化損傷、藥物使用。如服用阿斯匹靈、抗生素等可引起白血球明顯降低，停藥一段時間後即可恢復。

⑥血小板減少多見於自身免疫性血小板減少性紫癜、系統性紅斑狼瘡、藥物過敏等，需血液科進一步檢查確認診斷。

⑦血小板增多常見於骨髓增殖性疾病，需血液科就醫診斷及治療。

二、紅血球沉降率

【項目簡介】

血液中的紅血球因細胞膜表面的唾液酸具有負電荷，使細胞之間互相排斥，故紅血球之間彼此分散懸浮而下沉緩慢。如血漿或紅血球本身發生某些病理變化，可使紅血球之間排斥力降低，紅血球沉降加快。因此 ESR 可以反映某些病理狀態。但 ESR 是個非特異性檢查指標，如出現異常需進行其他相關檢測。臨床上主要用於感染、風溼、腫瘤及血液系統疾病的輔助診斷。

樣本採集：靜脈採集檸檬酸鈉（黑帽管）抗凝全血。

【方法及參考範圍】

魏氏法（以紅血球在第 1 小時沉降的距離作為判斷標準）；男性　0～15mm/h，女性0～20mm/h。

【 ESR 檢測影響因素】

檢體採集後應及時檢測，放置時間過長可引起假性上升。

【 ESR 檢測異常結果解讀】

上升：

(1) 生理性：幼兒、女性生理期、妊娠三個月至產後一個月。

(2) 病理性：

①各種急性炎症、活動性結核、慢性腎炎、肝硬化。

②結締組織病、紅斑狼瘡、風溼熱活動期。

③惡性腫瘤、多發性骨髓瘤。

④高球蛋白血症、高膽固醇血症。

⑤嚴重組織損傷、貧血、重金屬中毒等。

第六節　生化檢驗項目的臨床意義解讀

　　臨床生物化學檢查是運用物理、化學、生物學技術和方法對人體血清或血漿進行檢測，以了解人體的肝功能、腎功能、糖代謝、脂代謝、心腦血管疾病、離子代謝等狀況，為疾病的診斷和預防提供有效的資訊。

　　樣本採集：糖化血紅素項目靜脈採集 EDTAK3（紫帽管）抗凝全血。

　　其他生檢驗測項目靜脈採集非抗凝血（紅帽管）。

一、肝功能檢查

　　肝臟是人體的重要器官，其主要功能包括代謝功能、排泄功能、解毒功能、凝血和纖溶因子的生成。肝臟是蛋白質和各種酶合成的器官，又是消化液和解毒物質排泄的器官。透過肝功能檢查可以了解肝臟有無損傷及損傷程度。肝功能檢查包括酶學檢查、膽紅素代謝檢查、蛋白質代謝檢查。肝臟有較強的再生和代償能力，有時檢查結果正常也不能排除疾病的存在，應結合其他臨床檢查綜合判斷。體檢常用肝臟功能檢查包括：ALT、AST、ALP、γ-GT、ChE、TBIL、DBIL、TBA、TP、ALB、A/G、PA。

註：縮略詞解釋將在下文中逐一體現。

（一）酶學檢查

【項目介紹】

肝功能酶學檢查是肝病實驗室檢查最重要的內容。肝臟是人體含酶最豐富的臟器，在肝臟有實質性損傷時，有些酶從受損傷的肝細胞中大量逸出，另有一些酶在肝細胞病變時生成減少或病理性生成亢進，因此血清酶學活性的變化能反映肝臟的病理和功能狀態。

1.麩丙轉胺酶（ALT）

【項目簡介】

麩丙轉胺酶（ALT）主要存在於肝臟，也廣泛存在於心臟、腎臟、骨骼肌、胰腺、脾臟、肺等組織中，主要存在於細胞質內，是臨床診斷肝臟功能常用檢查項目。

【方法及參考範圍】

速率法；女性 7～40IU/L，男性 9～50IU/L。

【ALT 檢測影響因素】

（1）脂血、溶血、黃疸均會干擾檢測結果。

（2）某些藥物會干擾檢測結果。

2.天門冬胺酸胺基轉移酶（AST）

【項目簡介】

天門冬胺酸胺基轉移酶（AST）主要分布在心肌，其次是肝臟、骨骼肌和腎臟等組織中。正常時血清中的 AST 含量較低，細胞受損

【ALT 檢測異常結果解讀】

上升：

（1）肝膽疾病：ALT 值 >60IU/L 時，提示可能存在肝細胞損傷。當 ALT>300IU/L 時提示極度的肝細胞損傷。見於急性病毒性肝炎、肝硬化活動期、肝壞死、肝癌、脂肪肝、膽囊炎、膽石症、膽道梗阻、藥物性肝炎。

（2）心血管疾病：心肌梗塞、心肌炎、心力衰竭。

（3）骨骼肌疾病、多發性肌炎、肌營養不良、肺梗塞、腎梗塞、休克及傳染性單核細胞增多症。

（4）一些藥物也可引起升高。如氯丙嗪、異煙肼、奎寧、甲巰咪唑、降脂藥物（他汀類）等。

（5）中毒，如有機磷、鉛中毒等。

（6）過度疲勞、劇烈運動、肥胖等可引起輕度上升。

降低：無意義。

【AST 檢測異常結果解讀】

上升：

（1）急性病毒性肝炎可顯著上升。

（2）慢性病毒性肝炎時，輕度上升，ALT/AST>1。若 AST 升高較 ALT 顯著，ALT/AST<1 提示慢性肝炎進入活動期。

（3）藥物性肝炎、脂肪肝、肝癌等輕度升高，酒精性肝病顯著上升，ALT/AST<1。

（4）急性心肌梗塞 AST 明顯上升，6～8 小時開始升高，18～24 小時達峰值，3～6 天恢復正常。

（5）心肌炎、多發性肌炎、腎炎及肺炎等可引起上升。

（6）肝硬化及膽汁淤積時可輕度升高。

時，細胞膜通透性增加，胞漿內的 AST 釋放入血，其血清濃度升高，臨床一般常作為肝臟功能、心肌梗塞和心肌炎的輔助檢查。

【方法及參考範圍】

速率法；女性　13 ～ 35IU/L，男性　15 ～ 40IU/L。

【AST 檢測影響因素】

(1) 脂血、溶血、黃疸均會干擾檢測結果。

(2) 某些藥物會干擾檢測結果。

3 · 鹼性磷酸酶（ALP）

【項目簡介】

血清中鹼性磷酸酶主要來自肝臟和骨骼，生長期兒童主要來自於成骨細胞和生長中的骨軟骨細胞，少量來自肝臟。鹼性磷酸酶經肝膽系統進行排泄，當鹼性磷酸酶產生過多或排泄受阻時，均可使鹼性磷酸酶升高，臨床上可作為肝膽疾病和骨胳肌疾病的輔助指標。ALP 為肝膽阻塞性或占位性病變、成骨性疾病提供非常有價值的資訊，可作為肝膽腫瘤代表物。

【方法及參考範圍】

酶比色法；0.00 ～ 160.00IU/L。

【ALP 檢測影響因素】

(1) 脂血、溶血、黃疸均會干擾檢測結果。

(2) 長時間放置可影響結果。

(3) 某些藥物會干擾檢測結果，可能影響結果的可靠性。

【ALP 檢測異常結果解讀】

上升：

(1) 見於阻塞性黃疸、急性或慢性黃疸型肝炎、膽石症、膽道炎、肝內外梗阻、原發性膽汁性肝硬化、肝癌等。

(2) 骨骼系統的疾病，例如成骨細胞瘤、佝僂病、骨軟化症、骨折恢復期和惡性腫瘤也可導致鹼性磷酸酶的升高。

(3) 生理性上升，如妊娠期間（第四個月開始上升）、兒童生理性骨骼發育期。

【γ-GT 檢測異常結果解讀】

上升：

（1）膽道阻塞性疾病，如膽石症、膽道炎、肝外梗阻、原發性膽汁性肝硬化均可顯著上升。

（2）急性肝炎、慢性活動性肝炎、肝硬化輕中度上升。

（3）在原發性和轉移性肝癌時其活力顯著升高，特別在診斷惡性腫瘤患者有無肝轉移和肝癌術後有無復發時，有重要意義。

（4）急慢性酒精性肝病、藥物性肝炎可明顯上升，是酒精肝中毒的明顯指標。

（5）脂肪肝、胰腺炎、胰腺腫瘤、前列腺腫瘤可輕度上升。

4·γ- 穀氨醯轉肽酶（γ-GT）

【項目簡介】

血清 γ- 穀氨醯轉肽酶分布於肝腎胰腺等器官，在肝臟中主要分布於肝毛細膽管系統，部分經膽汁排泄。在檢測此類疾病時，γ-GT 活性通常是唯一升高的檢測指標，也是已知的最敏感的指標之一。γ-GT 可用於監測肝膽占位性或阻塞性疾病，是酒精中毒篩檢的敏感指標。

【方法及參考範圍】

酶比色法；5.00 ～ 50.00IU/L。

【γ-GT 檢測影響因素】

（1）脂血、溶血、黃疸均會干擾檢測結果。

（2）某些藥物會干擾檢測結果。

5·膽鹼脂酶（ChE）

【項目簡介】

人體膽鹼脂酶有兩種，一種是乙醯膽鹼水解酶，見於紅血球、中樞神經系統灰質內，支配肌細胞的交感神經節的運動神經終板，存在於肺和脾內，不存在於血漿中。另一種是乙醯膽鹼脂酶，存在於肝臟、胰腺、心臟、血清和腦白質中，臨床常規檢測的血清膽鹼脂酶是指乙醯膽鹼脂酶，簡稱 ChE。血清膽鹼脂酶是衡量肝功能受損的指標，用於評估肝臟的儲備功能和慢性肝病的預後。用於術前篩檢膽鹼脂酶變異體的存在，從而避免因琥珀膽鹼類肌肉鬆弛藥的緩慢消失而引發的持續窒息。有機磷農

藥對膽鹼脂酶有強烈的抑制作用，膽鹼脂酶降低是有機磷中毒的指標。

【方法及參考範圍】

酶比色法；5,000.00 ～ 12,000.00U/L。

【ChE 檢測影響因素】

（1）脂血、溶血、黃疸均會干擾檢測結果。

（2）生物鹼新斯的明和毒扁豆鹼等藥物可能會干擾檢測結果。

（二）膽紅素和膽汁酸代謝檢查

膽紅素是人膽汁中主要的色素，與血清白蛋白構成複合物轉運到肝臟。在肝內，膽紅素與葡萄糖醛酸結合後溶解度增加，然後透過膽管轉運並經消化道排出。在一些疾病或其他情況下，由於發生溶血，膽紅素的生成速度超過了肝臟的代謝速度，導致循環中未結合（間接）膽紅素增加。肝功能不全和其他幾種膽紅素結合機制受損的疾病同樣會引起循環中未結合膽紅素數值升高。膽管阻塞或肝細胞結構受損會導致循環中結合膽紅素（直接膽紅素）和未結合膽紅素（間接膽紅素）數值升高。膽汁酸是膽汁的主要成分，由肝細胞利用膽固醇為原料合成，血清總膽汁酸濃度可反應肝膽系統功能障礙。

1 · 總膽紅素和直接膽紅素（TBIL、 DBIL）

【項目簡介】

血清總膽紅素（TBIL）包括結合膽紅素

【ChE 檢測異常結果解讀】

上升：

（1）遺傳性高膽鹼脂酶血症。

（2）腎臟疾病、嚴重肥胖、甲狀腺功能亢進、糖尿病、冠心病、脂肪肝等都可引起 ChE 上升。

（3）老年性痴呆患者 ChE 活性升高。

降低：

（1）見於有機磷化合物中毒，可判斷中毒程度、療效及預後。輕度中毒時 ChE 活性約為正常值下限的 50% 左右，中度中毒時為 30% 左右，重度中毒為 20% 以下。

（2）重症肝炎 ChE 降低程度與嚴重程度呈正比。慢性肝炎、肝硬化、肝癌時 ChE 持續降低提示預後不良。肝功能不全時 ChE 明顯降低。

（3）遺傳性膽鹼脂酶異常病：體內存在非典型膽鹼脂酶變異體導致血清 ChE 下降。

（4）營養不良時血清 ChE 降低。

（5）藥物引起的 ChE 下降，見於生物鹼新斯的明和毒扁豆鹼。

【TBIL 和 DBIL 異常結果解讀】

上升：

（1）溶血性黃疸，溶血性疾病紅血球破壞過多引起膽紅素增多，以間接膽紅素增加為主，如新生兒黃疸、輸血血型不合、惡性瘧疾等。

（2）梗阻性黃疸，肝細胞對膽紅素轉運障礙、結合缺陷、排泄障礙及膽道阻塞均可引起膽紅素上升，以直接膽紅素增加為主。如膽汁淤積性肝硬化、膽結石、膽道寄生蟲、肝癌、胰頭癌、膽管癌等。

（3）肝細胞性黃疸，見於急性黃疸性肝炎、慢性活動性肝炎、肝硬化、肝壞死、酒精性肝炎、藥物或化學品肝損害、肝膿腫、脂肪肝、傳染性單核細胞增多症等。

（4）先天性黃疸，屬於遺傳性異常。

（直接膽紅素 DBIL）和未結合膽紅素（間接膽紅素 IBIL）。正常人血清中 80％以上為間接膽紅素，為脂溶性，不能透過腎臟排泄，對人體有一定毒性。直接膽紅素是經過肝臟轉化，為水溶性，可透過腎小球濾過，隨尿液排出，當膽紅素生成過多或者肝臟攝取、結合、轉運能力下降或膽紅素代謝障礙時，均可引起血中膽紅素濃度升高，臨床表現為黃疸。

【方法及參考範圍】

重氮法； TBIL　0.00 ～ 23.00μmol/L，

DBIL　0.00 ～ 8.00μmol/L。

【 TBIL 和 DBIL 影響因素】

（1）溶血、脂血會干擾檢測結果。為避免溶血應儘快分離血清。

（2）過度空腹可使結果上升。

（3）檢體暴露於日光或紫外線下可使結果下降。

2．膽汁酸（TBA）

【項目簡介】

膽汁酸是膽汁的主要成分，由肝細胞利用膽固醇為原料合成。初級膽汁酸隨膽汁進入腸道，協助脂類物質消化吸收。進入腸道的膽汁酸在細菌的作用下，轉變為次級膽汁酸被腸道重吸收，經門靜脈回到肝臟，肝細胞將其攝取再利用，與新合成的膽汁酸一起隨膽汁進入腸道，形成膽汁酸的腸肝循環。當肝細胞損傷或

【 TBA 檢測異常結果解讀】

上升：

（1）見於肝細胞損害，在肝硬化時總膽汁酸明顯高於其他指標。急性肝炎、慢性活動性肝炎、酒精性肝炎、中毒性肝炎時也可上升。

（2）膽道梗阻。膽石症、膽道腫瘤等肝內外膽道梗阻，膽汁酸排泄受阻。

（3）門脈分流術後，膽汁酸直接進入體循環，血膽汁酸上升。

膽道梗阻時都會引起膽汁酸的代謝障礙，血清總膽汁酸濃度會升高。

【方法及參考範圍】

酶循環法；$0.00 \sim 20.00\mu mol/L$。

【TBA 檢測影響因素】

（1）溶血、脂血會干擾檢測結果，為避免溶血應儘快分離血清。

（2）過度空腹可使結果上升。

（3）檢體暴露於日光或紫外線下可使結果下降。

（三）蛋白質代謝檢查

蛋白質是組成人體一切細胞和組織的重要成分，是生命活動的主要承載者，沒有蛋白質就沒有生命活動的存在。肝臟是合成蛋白質的重要器官，可合成白蛋白、糖蛋白、脂蛋白、凝血因子及各種轉運蛋白，白蛋白以外的其他蛋白成分統稱為球蛋白。當肝細胞損傷時血清中蛋白質的含量將會減少，因此測定血清蛋白對肝臟疾病有重要診斷價值。蛋白質測定包括總蛋白、白蛋白，用於肝臟功能、營養狀態和失水程度分析。

1·總蛋白（TP）

【項目簡介】

血清總蛋白包括白蛋白及球蛋白。白蛋白是蛋白質的主要成分。當肝功能損傷時，蛋白

【TP 檢測異常結果解讀】

上升：

（1）血清水分減少，總蛋白濃度相對上升。急性失水（如嘔吐、腹瀉、高熱等）時，血清總蛋白濃度有時可達到 $100 \sim 150g/L$。休克、毛細血管通透性的變化、血漿發生濃縮。慢性腎上腺皮質功能減退患者，鈉丟失繼發性水分丟失，血漿出現濃縮現象。

（2）血清蛋白質合成增加。大多發生在多發性骨髓瘤患者，此時主要由於球蛋白的增加，其量可超過 $50g/L$，總蛋白則可超過 $100g/L$。

降低：

（1）血清中水分增加，血漿被稀釋，如水腫、靜脈輸液、妊娠後期。

（2）營養不良和消耗增加。長期食物中蛋白質含量不足或慢性腸道疾病所引起的吸收不良，原料不足，嚴重結核病、甲狀腺功能亢進和惡性腫瘤等，均可造成血清總蛋白濃度降低。

（3）合成障礙，主要是肝功能障礙、慢性感染。

（4）蛋白質丟失。嚴重燙傷，大量血漿滲出，或大量出血時；腎病症候群時，尿中長期蛋白質的丟失；潰瘍性結腸炎可從糞便中長期丟失一定量的蛋白質，這些均可使血清蛋白質濃度降低。

【ALB 檢測異常結果解讀】

上升：

（1）血液濃縮。如各種原因的失水。

（2）水分不足。晨間空腹取血時禁食禁水，常有水分不足，一般情況可增加 4%～5%。

（3）先天性免疫球蛋白缺乏症。白蛋白代償性增多。

降低：

（1）血液稀釋。如妊娠、靜脈快速輸液、心力衰竭。

（2）營養不良。如蛋白質食物缺乏、攝入熱量不足、長期飢餓、厭食、感染、吸收不良症候群、消化道術後、慢性疾病、昏迷或其他攝食障礙性疾病，通常伴有體重減低。

（3）合成減少。如慢性肝炎、肝硬化、重症肝炎、慢性酒精中毒或先天性無白蛋白血症。

（4）丟失增多。如失血、灼傷、慢性腎炎、腎病症候群、潰瘍性結腸炎、漿膜腔積水、嚴重滲出性皮膚病、長期血液或腹膜透析。

（5）消耗增加。慢性消耗性疾病（如結核病、惡性腫瘤、白血病、心衰、結締組織病）、長期臥床、持續高熱、獲得性免疫陷症候群（AIDS）等。

（6）分解亢進。如創傷、急性感染和炎症性疾病、未控制的糖尿病、甲狀腺功能亢進。

【A/G 檢測異常結果解讀】

血清總蛋白減去白蛋白後即得球蛋白數值，一些炎症、免疫系統疾病可引起球蛋白上升，而先天性免疫功能缺陷、腎上腺皮質功能亢進可引起球蛋白降低。

（1）球蛋白上升：見於多發性骨髓瘤、原發性巨球蛋白血症、肝硬化、結締組織病、血吸蟲病、瘧疾、慢性感染、黑熱病、慢性腎炎。

合成能力降低，血清總蛋白及白蛋白降低。透過蛋白質檢查可以反映肝臟功能及營養狀況等。

【方法及參考範圍】

雙縮脲（biuret）法；65～85g/L。

【TP 檢測影響因素】

多種藥物影響如腎上腺素、腎上腺皮質類固醇、蛋白合成激素、甲狀腺激素、黃體酮可使血清總蛋白上升；雌激素、口服避孕藥、利福平、吡嗪醯胺、三甲雙酮等可使血清總蛋白減低。

2‧白蛋白（ALB）

【項目簡介】

白蛋白是血清蛋白的主要成分，由肝細胞合成。白蛋白是身體的營養物質，具有維持身體血容量和血液膠體滲透壓的功能。又作為轉運各種維持生命必要物質的載體如激素、離子、微量元素，也是轉運各種有害物質的載體如膽紅素、毒素、藥物。當白蛋白重度減少時可出現腹水。主要用於肝臟功能、營養狀態、腎病和其他原因的低蛋白血症分析。

【方法及參考範圍】

溴甲酚綠法（BCG）；40～55g/L。

3‧血清白蛋白與球蛋白比值（A/G）

【項目簡介】

血清總蛋白包括白蛋白和球蛋白，球蛋白是指除白蛋白以外的各類蛋白質。正常情況下

血清蛋白主要為白蛋白，球蛋白的含量很少。當某些肝臟疾病時，球蛋白合成亢進，出現白蛋白、球蛋白比例發生變化。據此判斷肝臟對蛋白質代謝的狀況。

【方法及參考範圍】

A/G　1.2～2.4。

4·血清前白蛋白（PA）

【項目簡介】

血清前白蛋白是在肝臟合成的蛋白質，屬於糖蛋白，分子量比白蛋白小，電泳速度比白蛋白快，在電泳中條帶位於白蛋白前方，因此稱為前白蛋白。主要包括視黃醇結合蛋白和甲狀腺結合蛋白，具有重要的生物活性，在甲狀腺素和維他命 A 的轉運中發揮重要作用。前白蛋白半衰期短，肝臟疾病時血清前白蛋白的變化較血清白蛋白的變化更為敏感，可以快速反應肝功能損傷。

【方法及參考範圍】

免疫比濁法；22～40mg/dL。

【肝功能檢查結果的綜合分析及指導建議】

（1）關於肝功能檢測結果的分析必須注意的幾點：

①體檢前一天避免高脂飲食，否則會產生乳糜血干擾檢測結果。

②體檢前三天避免飲酒，否則會使 γ-GT 檢測結果上升。

（2）球蛋白降低：低 γ- 球蛋白血症或先天性無 γ- 球蛋白血症、腎上腺皮質功能亢進、使用免疫抑制劑等。

（3）A/G 上升主要是由於球蛋白減少，而由於白蛋白增多的情況很少見。

（4）A/G 降低見於慢性肝病、多發性骨髓瘤、原發性巨球蛋白血症、肝硬化、結締組織病、血吸蟲病、瘧疾、慢性感染、黑熱病、慢性腎炎。

【 PA 檢測異常結果解讀】

上升：見於霍奇金病。

降低：

（1）作為急性時相反應蛋白，在感染、創傷、腫瘤、腎炎、腎病症候群中下降，是反映肝功能和身體營養的敏感指標。

（2）作為早期肝功能損傷指標，急性肝炎患者血清前白蛋白降低，早於其他血清蛋白的改變，當病情好轉時，血清前白蛋白含量逐漸回升。

（3）前白蛋白降低是營養不良診斷和檢測指標。

（4）可見於長期慢性感染和晚期惡性腫瘤。

③過度勞累導致 ALT、 AST 結果偏高。

④青少年 ALP 呈生理性上升。

（2）肝功能檢測結果的指導建議

①肝功能檢測結果輕度異常，有可能由肥胖、脂肪肝、勞累等引起。

② ALT、 AST 檢測結果明顯上升可能由病毒性肝炎引起，常見的為 A 型肝炎、 B 型肝炎、 E 型肝炎等，臨床表現為黃疸、乏力、食慾不振等。其中 A 型肝炎和 E 型肝炎是透過飲食傳播；B 型肝炎、C 型肝炎是透過血液傳播。需結合肝炎病毒學檢測確定感染類型，建議傳染科就診。

③ ALP、 γ-GT 上升一般與膽結石、膽囊炎有關，也見於肝膽腫瘤，需結合影像學檢查進一步確診。γ-GT 上升與酒精中毒性肝炎密切相關。

④總膽紅素、直接膽紅素及膽汁酸上升，與膽囊炎、膽結石、肝炎、肝硬化、肝癌等疾病相關。需結合其他檢查，內科及時就診。

⑤總蛋白、白蛋白及前白蛋白，反映肝臟功能及營養狀況，如出現明顯降低應結合肝功能狀況，及時內科就診。

⑥血清 ChE 降低的臨床意義更大，常見於有機磷化合物中毒。如果膽鹼脂酶濃度降低到 2,500U/L 以下時，乙醯膽鹼在體內蓄積，可導致血管擴張、心率減慢、窒息，若此時使用某些麻醉藥物，會加劇這種作用。

二、腎功能檢查

　　腎臟是排泄水分、代謝產物和廢物，以維持體內水、電解質和酸鹼平衡的器官。此外，腎臟還製造一些重要的生理活性物質，如腎素和紅血球生成素等，它們對血壓、內分泌和造血等重要功能均有調節作用。由於腎臟有多方面的功能，有強大的儲備力，且受個體差異性影響，即使最敏感的檢查方法也難以查出早期和輕微的腎實質損害。因此腎功能檢查的目的是了解腎臟是否有較廣泛的損害，以便制訂治療方案；定期複查腎功能，觀察其動態變化，對估計預後有一定意義。腎功能常見體檢檢測項目包括：血清肌酐（CREA）、血清尿素（Urea）、尿酸（UA）、胱抑素 C（Cys-C）、β_2 微球蛋白（β_2-MG）。

1・血清肌酐（CREA）

【項目簡介】

　　肌酐在肌肉代謝中由肌酸生成，其濃度相當穩定。在腎功能正常時，肌酐大部分由腎小球濾過排出。肌酐測定用於腎功能分析，急性和慢性腎病的診斷和治療監測，是臨床反映腎小球濾過率的較好指標，也可作為肌肉量的分析指標。

【方法及參考範圍】

　　酶比色法；41.00 ～ 111.00μmol/L。

【 CREA 檢測異常結果解讀】

　　上升：

　　（1）見於腎小球濾過率降低或腎血流量減少，如急性腎小球腎炎、慢性腎炎失代償期、急性腎功能不全、慢性腎功能不全、充血性心力衰竭、休克等原因的失水。

　　（2）肌肉量增大，如肢端肥大症、巨人症、運動員、同化荷爾蒙治療等。

　　降低：

　　尿崩症、妊娠、肌肉萎縮、肌營養不良、蛋白質熱能營養不良、惡液質、皮肌炎、甲狀腺功能亢進症、長期臥床、活動減少和肝功能障礙等。

【CREA 檢測影響因素】

（1）酮症酸中毒產生的酮體包括乙醯乙酸，乙醯乙酸可在肌酐檢測中產生交叉反應，使得肌酐檢測結果假性升高，易誤疑為急性腎衰。

（2）受年齡、性別、體重、肌肉量影響。

（3）檢體溶血會干擾檢測結果。

2・血清尿素（UREA）

【項目簡介】

尿素是蛋白質氮代謝的主要終末產物。尿素在肝臟中透過尿素循環，由氨基酸脫氨基後所形成的氨合成。絕大多數的尿素透過腎臟排泄，少量也可透過汗液排泄或透過腸道中細菌的作用而降解，腎功能篩檢試驗可檢測血液中尿素數值。UREA 主要用於腎功能分析，也用於蛋白質代謝和營養學分析。

【方法及參考範圍】

速率法（紫外顯色尿素酶法）；

男性　3.10 ～ 8.0mmol/L，

女性　2.6 ～ 7.5mmol/L。

【UREA 檢測影響因素】

（1）男性高於女性，而且隨年齡的增加有上升趨勢。

（2）檢體溶血對結果有干擾。

（3）血氨濃度上升的患者，可使尿素上升。

【UREA 檢測異常結果解讀】

生理性升高：

高蛋白的飲食可致血清尿素上升。男性比女性高 0.7 ～ 1.07mmol/L，隨年齡的增加有上升的傾向，成人日間生理變動平均為 1.35mmol/L。

病理性升高：

（1）腎前性：最重要的是失水致血液濃縮，引起腎血流量減少，腎小球濾過率減低而使尿素瀦留。如脫水、水腫、腹水、循環功能不全等。

（2）腎性：急性腎小球腎炎、腎功衰竭、慢性腎盂腎炎都可使血尿素增加。

（3）腎後性：如前列腺腫大、尿路結石、膀胱腫瘤致尿道受壓等都可使血尿素增加。

（4）體內蛋白分解過剩，如急性傳染病、上消化道出血、大面積燒傷、大手術後及甲狀腺功能亢進。

降低：

見於嚴重的肝臟疾病、急性腎小管壞死、尿崩症以及妊娠、低蛋白膳食、蛋白質營養不良、滲透性利尿等。

3・血清尿酸（UA）

【項目簡介】

尿酸是嘌呤在人體內代謝的終末產物。外因是食物中核酸分解產生嘌呤，內因是體內組織核酸分解生成嘌呤核苷，嘌呤核苷和嘌呤又經過水解脫氨及氧化作用形成尿酸，尿酸除一小部分由肝臟分解破壞外，大部分經腎小球濾過後，幾乎百分之百被腎小管重吸收，因此尿酸清除率極低，如腎小球濾過功能受損，尿酸更容易瀦留在血液中。正常腎臟排出肌酐和尿素較尿酸更容易，所以腎臟病變早期時，血中尿酸首先增加，因而更有助於早期診斷。尿酸檢測應用於多種腎病和代謝障礙性疾病的診斷和治療、關節炎鑑別和腎功能分析，包括腎衰、痛風、白血病、銀屑病、飢餓或其他消耗性疾病以及接受細胞毒性藥物治療的患者。

【方法及參考範圍】

酶比色法；

男性　208～428μmol/L，

女性　155～357μmol/L。

【UA 檢測影響因素】

藥物治療影響：乙醯唑胺、布美他尼、氫氯噻嗪、環孢霉素、乙胺丁醇、呋塞米、甲氧氟胺、菸鹼酸酯、吡嗪醯胺可使結果偏高。

【UA 檢測異常結果解讀】

上升：

（1）尿酸對痛風診斷最有幫助，痛風患者血清中尿酸上升，但有時也會出現正常尿酸值。飲食中嘌呤攝入增加、內源性嘌呤代謝增加、腎臟尿酸排泄降低可導致高尿酸血症。

（2）可見於低氧血症、灼傷、腎功能不全、腎結石、糖尿病腎病、中毒性肝炎（氯仿及鉛中毒）、呼吸性酸中毒、酮症酸中毒、尿路梗阻等。

（3）在核酸代謝增加時，如白血病、多發性骨髓瘤、真性紅血球增多症等血清尿酸值亦常見上升。

（4）在腎功能減退時，常伴有血清尿酸值上升。

（5）可見於自發的或家族性高尿酸血症。

（6）飲食中富含核酸食物，如豆製品、海鮮、啤酒等可使尿酸上升。

降低：

生成減少如黃嘌呤尿症、肝病、嚴重貧血；排泄增多如腎小管重吸收障礙、酒精中毒、藥物促進排泄等。

【Cys-C 檢測異常結果解讀】

上升：

(1) 腎臟損害，如慢性腎炎、腎盂腎炎、腎結核、糖尿病腎病、高血壓腎病。

(2) 在腎移植發生排斥反應時，胱抑素C升高早於肌酐和肌酐清除率。

(3) 在冠狀動脈手術中可出現上升，相對於其他物質，胱抑素 C 是檢測術後腎損傷最敏感且唯一的檢測指標。

(4) 胱抑素 C 對甲狀腺功能的變化非常敏感，在甲狀腺功能亢進患者中上升。

(5) 健康成年人血清胱抑素 C 隨著年齡的增加其平均數值呈上升趨勢，因此胱抑素 C 用於評估老年人腎功能比肌酐更有意義。

(6) 血清胱抑素 C 是反映急性心力衰竭預後的一個敏感指標。血清胱抑素 C 越高，死亡率越高。

降低：

甲狀腺機能低下患者胱抑素 C 降低。

【β₂-MG 檢測異常結果解讀】

上升：

(1) 急性腎小管損傷或壞死，慢性間質性腎炎等情況，可見 β_2 微球蛋白顯著升高。腎小球病、腎小管病、腎衰竭和腎澱粉樣變性可上升。

(2) 當體內有炎症（肝炎、類風溼關節炎）、多發性骨髓瘤、淋巴瘤或惡性腫瘤時顯著上升。

(3) 自身免疫性疾病，如系統性紅斑狼瘡、溶血性貧血時可上升。

4・血清胱抑素 C（Cys-C）

【項目簡介】

胱抑素 C 是一種低分子量蛋白質，由 122 個胺基酸組成，分子量為 13KD。它是半胱氨酸蛋白酶抑制劑的一種，廣泛存在於人的體液中，其中腦脊液中濃度最高，尿中最低。由於分子量小，它幾乎可以完全由腎小球濾過，然後由腎小管吸收、降解，因此血清或血漿中的胱抑素 C 的濃度直接反映了腎小球的濾過率，是早期腎損傷的靈敏指標。胱抑素 C 含量穩定，不受肌肉、年齡、性別、飲食和炎症等的影響，與其他檢測指標相比，胱抑素 C 能更加準確和直接的檢測腎小球濾過率，更好的監測腎病進程，指導臨床用藥。現臨床建議血清胱抑素 C 作為腎小球濾過功能的首選指標。

【方法及參考範圍】

免疫比濁法；0.59 ～ 1.03mg/L。

【Cys-C 檢測影響因素】

嚴重溶血、乳糜血、黃疸血會導致結果升高。

5・血清 β₂ 微球蛋白（β₂-MG）

【項目簡介】

β_2 微球蛋白是體內有核細胞特別是淋巴球膜上組織相容性抗原（HLA）的輕鏈蛋白組分，隨著 HLA 不斷更新而降解後進入血液。β_2 微球蛋白在電泳時出現在 β_2 區帶而得名。正常情況下 β_2 微球蛋白生成量較恆定，由於分子量

小，可以從腎小球自由濾過，99.9％在近端腎小管吸收，僅有微量從尿中排出，是近端腎小管重吸收功能的診斷指標。由於腫瘤細胞分裂和增殖快，β_2 微球蛋白生成速度超過腎小管重吸收的閾值，腫瘤患者血液和尿液中 β_2 微球蛋白增多。因此 β_2 微球蛋白也作為腫瘤代表物。

【方法及參考範圍】

免疫比濁法；$0.8 \sim 2.2$mg/L($68 \sim 186$nmol/L)。

【腎功能檢查結果的綜合分析及指導建議】

（1）由於腎臟具有強大的儲備功能，難以查出早期和輕微的腎實質損害。因此腎功能檢查的目的是了解腎臟是否存在較廣泛的損害。腎功能檢測的項目 CREA 是反映腎功能的較可靠指標，由於 UREA 受飲食等腎前性因素影響較大，所以單項 UREA 上升不能確認診斷為腎功能異常，需結合 CREA 的指標，兩者都上升時對診斷腎臟疾病更有意義。但 CREA 也受肌肉、年齡、性別的影響，因此需綜合判斷，建議腎內科就診。

（2）UA 對痛風的診斷具有重要價值，如明顯上升建議外科或風溼免疫科就診。

（3）Cys-C 是最敏感的檢測腎功能的方法，可以更好地反映腎病進程，若上升需腎內科就診。但老年人因代謝緩慢，可出現輕度上升。

（4）β_2-MG 除反映腎小管功能外，在腫瘤相關疾病時也可上升，上升時需結合腎功能，

腫瘤相關檢測情況綜合分析。

三、糖尿病檢查

食物中的澱粉和糖在腸道消化成為葡萄糖，經腸道吸收進入血液，然後供給全身的組織細胞，再經氧化分解產生生命活動所必要的能量，而多餘的葡萄糖以糖原的形式儲存在肝臟或轉變為脂肪，作為能量儲備。人體內血糖濃度受胰島素和肝臟的調節，任何環節發生障礙均可以發生糖尿病。糖尿病是由多種原因引起的以慢性血糖升高為特徵的代謝性疾病，是由胰島素的分泌及作用缺陷引起。糖類、脂肪、蛋白質長期代謝紊亂，可引起多系統損害，包括眼、腎、心臟、血管、神經等組織器官的慢性進行性病變及功能減退，病情危重時可發生急性代謝紊亂、糖尿病酮症酸中毒、高血糖高滲狀態等。糖尿病分為Ⅰ型糖尿病和Ⅱ型糖尿病，Ⅰ型糖尿病是由於胰島素絕對缺乏引起的糖尿病，與自身免疫有關，體內存在自身抗體。Ⅰ型糖尿病多在 30 歲以前發病，發病急，多飲、多食、多尿和體重減少的「三多一少」症狀較為明顯。Ⅱ型糖尿病是由於胰島素抵抗和胰島素分泌不足引起的糖尿病。胰島素對血糖的調控主要表現在兩個方面：①促進骨骼肌、心肌及脂肪組織攝取葡萄糖；②抑制肝糖原分解及糖異生，如胰島素不能有效地促進

周圍組織攝取葡萄糖，或不能抑制肝臟葡萄糖輸出，稱為胰島素抵抗或胰島素敏感性下降。II 型糖尿病多發生在 40 歲以上的成年人，起病緩慢，病情較輕，症狀不典型。糖尿病診斷一般包括空腹葡萄糖、糖化血紅素、餐後葡萄糖耐受、胰島素及 C 肽等。常規體檢一般檢測空腹血糖及糖化血紅素。

【糖尿病診斷標準】

以下 4 條滿足其中 1 條即可診斷為糖尿病，

（1）伴有糖尿病症狀，隨機血糖 >11.1 mmol/L。

（2）伴有糖尿病症狀，不同時間多次檢測空腹血糖 >7.0mmol/L。

（3）葡萄糖耐受試驗 2 小時血糖 >11.1 mmol/L，無糖尿病症狀者需改日再測。

（4）糖化血紅素（HbA1c）>6.5%。

1 · 葡萄糖（GLU）測定

【項目簡介】

葡萄糖是外周血中最主要的碳水化合物。葡萄糖的氧化反應是體內細胞最重要的能量來源。由於肝臟及胰島素的調節，正常人血糖濃度較為穩定，血糖濃度在多種激素的調控下波動範圍較小，當調節因素發生障礙時，就會出現血糖上升或減低。血液葡萄糖檢測用於糖尿病診斷及治療監測，以及昏迷的鑑別診斷。

正常人進餐後 0.5 ～ 1 小時血糖升至峰值，

2～3小時恢復至餐前數值，II型糖尿病患者峰值延遲，糖利用能力下降，致餐後血糖數值持續上升，因此餐後2小時血糖，作為糖尿病的診斷標準敏感性更高。餐後血糖升高也是發生心血管併發症的獨立危險因素。

樣本採集：靜脈採集非抗凝血（紅帽管）。

【方法及參考範圍】

己糖激酶法；空腹血糖　3.9～6.10mmol/L，餐後2小時血糖　3.9～7.8mmol/L。

【血清葡萄糖檢測影響因素】

（1）血細胞中的糖酵解會使葡萄糖濃度降低，因此檢體採集後需儘快分離血漿或血清。

（2）溶血嚴重的樣本，紅血球中釋放較多的有機磷酯和一些酶，影響反應體系，從而影響結果。

【血清葡萄糖檢測結果的分析及指導建議】

（1）空腹血糖濃度在6.1～7.0mmol/L，必須臨床就診，結合餐後血糖檢測，餐後2小時血糖作為糖尿病的診斷標準敏感性更高。如餐後2小時血糖<7.8mmol/L稱為空腹血糖異常，說明患者有發展為糖尿病的風險，需透過飲食和體育鍛鍊控制血糖濃度。

（2）空腹血糖濃度在<7.0mmol/L，餐後2小時血糖7.8～11.1mmol/L說明患者葡萄糖耐受受損，見於糖尿病前期、甲狀腺功能亢進、肢端肥大、肥胖症及皮質醇增多症，此

【血清葡萄糖檢測異常結果解讀】

上升：

生理性

餐後1～2小時、飽食、高糖飲食、注射葡萄糖後、劇烈運動、情緒緊張腎上腺素分泌增多或注射腎上腺素後血糖可以上升。

病理性

（1）見於I型及II型糖尿病患者（詳見糖尿病診斷標準）。

（2）升高血糖的激素分泌增加以及其他內分泌疾病，如嗜鉻細胞瘤、腎上腺皮質功能亢進、肢腦肥大症、甲狀腺功能亢進。

（3）應激性血糖上升：顱內壓上升、顱腦外傷、顱內出血、腦膜炎、麻醉、窒息、肺炎、急性傳染病、心梗，刺激血糖中樞、由脫水引起的血糖濃縮等。

降低：

成人血葡萄糖低於2.8 mmol/L稱為低血糖，接受藥物治療的糖尿病患者低於3.9 mmol/L屬於低血糖範疇。

生理性

見於飢餓和劇烈運動。

病理性

（1）胰島β細胞瘤，胰島素分泌過多；治療胰島素用量過多；降糖藥用量過大。

（2）垂體前葉功能亢進，腎上腺皮質功能減退，甲狀腺機能低下。

（3）自身免疫症候群。

（4）肝糖原儲備不足，重型肝炎、肝硬化及肝癌。

（5）長期營養不良、惡病質。

類患者應長期回診，約 1/3 患者可恢復正常，1/3 仍為葡萄糖耐受受損，1/3 最終可能轉為糖尿病。

（3）伴有糖尿病症狀，不同時間多次檢測空腹血糖>7.0mmol/L，可以初步診斷糖尿病。

（4）結合患者臨床症狀，檢測兩次以上餐後 2 小時血糖數值均 >11.1mmol/L，可診斷為糖尿病。

（5）空腹血糖正常，餐後出現低血糖，見於自主神經失調、迷走神經興奮所致的特發性低血糖。此類患者建議少食多餐，食用高蛋白、高脂肪、低糖高纖維的食物。

（6）空腹血糖明顯減低（<2.8mmol/L），可出現低血糖昏迷，服糖後可及時緩解症狀，此類情況多發生在使用胰島素治療糖尿病患者，應注意隨身攜帶糖類食物，防止意外發生並及時就醫。

（7）餐後血糖檢體留取方法：患者正常飲食，從吃第一口食物開始計時，至 2 小時開始抽血，前後不能超過 5 分鐘。

2．糖化血紅素（GHb）測定

【項目簡介】

糖化血紅素是血紅素與血清糖類經非酶促結合而成的，由於糖化過程非常緩慢，一旦形成不再解離，故對糖尿病患者的診斷和監測有意義。糖化血紅素包括 HbA1a、

【糖化血紅素檢測異常結果解讀】

（1）糖化血紅素含量能反映體內近 6～8 週血液葡萄糖平均數值，升高見於糖尿病及其他高血糖患者，用於糖尿病診斷及療效監測，HbA1c 不能反映瞬間血糖數值及波動情況。

（2）若糖化血紅素 >9％說明患者持續存在高血糖，會發生糖尿病腎病、動脈硬化、白內障等併發症，同時也是心肌梗塞、中風死亡的一個高度危險因子，糖化血紅素每升高 1％，則發生冠心病風險增加 15％，發生中風風險增加 17％。

（3）糖尿病高血糖時，糖化血紅素升高；應激性高血糖時，糖化血紅素正常。

HbA1b、 HbA1c，其中 HbA1c 是 GHb 的主要成分，故 HbA1c 能確切反映葡萄糖的數值。HbA1c 生成後與紅血球共壽命，反映測試前紅血球半衰期 60 天的血糖平均數值，故上升提示過去 6 ～ 8 週血糖持續在較高數值。糖化血紅素與血糖的濃度呈正相關，有報告指出 HbA1c 每增加 1% 相當於平均血糖數值上升 1.1 ～ 1.7mmol/L。用於糖尿病的監測，I 型糖尿病一般間隔 1 ～ 2 個月，II 型糖尿病間隔 4 ～ 6 個月測定一次。糖化血紅素是國際上分析長期血糖控制的金標準。

樣本採集：靜脈採集 EDTAK3（紫帽管）抗凝全血。

【方法及參考範圍】

高效液相色譜（HPLC）法；HbA1c（%）4.0%～ 6.0%。

【糖化血紅素檢測影響因素】

（1）參考值隨年齡的增大有一定的增加。

（2）高脂血症檢體可使結果偏高。

（3）對於患有貧血或血紅素疾病的患者，糖化血紅素檢測結果需謹慎分析。

【糖化血紅素檢測結果的綜合分析及指導建議】

（1）糖化血紅素是臨床上評估血糖控制狀況的黃金標準。

（2）糖化血紅素的濃度取決於血糖的濃度以及血液中血紅素的含量，可以結合血糖數值

輔助診斷糖尿病。

（3）糖化血紅素是血糖控制狀況的監測指標，可以反映患者 6～8 週的血糖數值情況，結果穩定干擾因素少。

（4）貧血患者因血紅素含量低，導致糖化血紅素檢測結果異常，與真實血糖數值不符。

（5）血紅素結構異常，可使高效液相層析法檢測糖化血紅素結果異常，與血糖結果不符，需結合血糖數值綜合判斷。

（6）對於糖尿病患者，糖化血紅素作為血糖控制監測指標，在治療初期一般每三個月檢測一次，療效穩定後一般每半年檢測一次。

3·胰島素（INS）

【項目簡介】

胰島素是一種小分子蛋白質激素，由胰島 β 細胞分泌，是身體內唯一能降低血糖的激素。胰島素在調節糖代謝，控制血糖數值的同時，還能促進糖原、脂肪、蛋白質合成，是重要的內分泌激素。胰島素測定能反映胰島 β 細胞的功能是否正常，用於糖尿病的病理生理和胰島 β 細胞的功能分析、Ⅰ型糖尿病與Ⅱ型糖尿病的鑑別診斷、空腹低血糖和某些高胰島素血症的病因學分析。胰島素釋放試驗用於了解胰腺分泌胰島素功能的狀況，常與口服葡萄糖耐受試驗同時進行。

樣本採集：靜脈採集非抗凝血（紅帽管）。

【胰島素異常結果解讀】

胰島素分泌有顯著的日間、生理學波動，其濃度變化範圍在 2.6～100μU/mL 之間。

降低：

（1）Ⅰ型糖尿病和Ⅱ型糖尿病晚期，可見血清胰島素降低。

（2）餐後反應性低血糖，空腹及糖負荷均可正常、減低或上升，但高峰延遲於血糖高峰之後。

上升：

（1）胰島 β 細胞瘤、肢端肥大、庫欣症候群、甲狀腺機能低下等。

（2）應激狀態，如急性外傷、燒傷時可升高。

（3）INS 分泌上升，空腹及糖負荷後均高於正常，可見於肥胖症、Ⅱ型糖尿病早期或輕症病例、空腹低血糖、胰島素抵抗、胰島素自身免疫症候群以及皮質醇增多症等。

胰島素釋放試驗：在空腹、服糖後 1 小時、2 小時、3 小時檢測胰島素，常用於糖尿病分型診斷，正常人在口服葡萄糖後胰島素分泌增加，其高峰與血糖高峰一致。Ⅰ型糖尿病患者胰島素不增加或增加甚微，Ⅱ型糖尿病患者可呈現與正常人相似的反應，但胰島素分泌遲緩，高峰後移，可延遲至 2 小時至 3 小時出現，呈延遲曲線，胰島 β 細胞瘤，胰島素分泌增加。

【方法及參考範圍】

化學發光微粒子免疫檢測法；空腹 2.6 ～ 24.9μU/mL，

胰島素釋放正常反應：空腹 2.6 ～ 24.9 μU/mL。

1 小時左右達到空腹的 5 ～ 10 倍，2 小時開始下降，3 小時降至空腹時數值。

4．C- 肽（C-P）

【項目簡介】

C- 肽是和胰島素一起由胰島 β 細胞以分子方式釋放的多肽，分泌一個胰島素分子，必然同時釋放一個 C- 肽分子，因此其測定的意義與胰島素相同。但 C- 肽沒有生物活性，不能產生生理效應，半衰期比胰島素長 2 ～ 3 倍，且不受外源性胰島素的影響，因此血中 C- 肽濃度可更好地反映胰島 β 細胞的功能。臨床 C- 肽檢測用於胰島素治療的糖尿病患者胰島 β 細胞功能分析，胰島 β 細胞瘤和異位胰島素瘤低血糖的診斷以及胰腺移植和胰腺切除術的療效評估和檢測。

樣本採集：靜脈採集非抗凝血（紅帽管）。

【方法及參考範圍】

化學發光微粒子免疫檢測法；空腹 0.81 ～ 3.85ng/mL。

C- 肽釋放實驗：

（1）空腹 0.81 ～ 3.85ng/mL。

【C- 肽異常結果解讀】

上升：

空腹上升見於胰島 β 細胞瘤、異位胰島素瘤、胰島素自身免疫症候群、胰島素抗體、肥胖、皮質醇增多症、甲狀腺功能亢進、肢端肥大、腎功能衰竭、皮質類固醇的使用。

降低：

糖尿病患者胰島素和 C- 肽均降低，但 C- 肽不受外源性胰島素的影響。當外源性胰島素使用過量，並引起低血糖時，血清胰島素升高，但 C- 肽仍降低，可真實反應胰島功能，用於鑑別低血糖原因。

C- 肽釋放試驗與胰島素釋放試驗。

（2）1小時左右達到空腹的 5～10 倍。

（3）2小時開始下降。

（4）3小時降至空腹時數值。

5．葡萄糖耐受試驗

【項目簡介】

葡萄糖耐受試驗是一種葡萄糖負荷試驗，用以了解胰島 β 細胞功能和身體對血糖的調節能力。正常人在口服一定量葡萄糖後血糖濃度可暫時性升高，但在 2 小時內血糖濃度恢復正常。在口服一定量葡萄糖後，不同時間檢測血糖數值的變化，稱為葡萄糖耐受試驗。其方法是早晨空腹檢測血糖數值後，口服 75g 無水葡萄糖後，0.5 小時、1 小時、2 小時、3 小時分別再檢測血糖濃度，觀察血糖濃度變化，透過血糖濃度的變化了解患者的胰島功能，是診斷糖尿病的確診試驗。

【方法及參考範圍】

己糖激酶法；

（1）空腹：3.9～6.10mmol/L。

（2）1 小時：7.8～9.4mmol/L；峰值 <11.1mmol/L。

（3）2 小時：3.9～7.8mmol/L。

（4）3 小時：3.9～6.10mmol/L。

口服葡萄糖耐受試驗檢測方法：

（1）試驗前三天，每日糖類攝入量不少於150g，以維持正常生理活動。

【葡萄糖耐受試驗異常結果解讀】

（1）空腹血糖濃度在 6.1～7.0 mmol/L，餐後 2 小時血糖 <7.8 mmol/L 稱為空腹血糖異常，說明患者有發展為糖尿病的風險，需透過飲食和體育鍛鍊控制血糖濃度。

（2）空腹血糖濃度在 <7.0 mmol/L，餐後 2 小時血糖 7.8～11.1 mmol/L 說明患者葡萄糖耐受受損，見於糖尿病前期、甲狀腺功能亢進、肢端肥大、肥胖症及皮質醇增多症，此類患者應長期回診，約 1/3 患者可恢復正常，1/3 仍為葡萄糖耐受受損，1/3 最終可能轉為糖尿病。

（3）空腹血糖減低，口服葡萄糖後血糖上升不明顯，不出現血糖高峰，曲線低平常見於：胰島素 β 細胞瘤、甲狀腺機能低下、垂體前葉功能減退、腎上腺皮質功能減退，也可能由於胃排空延遲，小腸吸收不良引起。

（4）服糖後血糖數值急遽升高提前出現峰值（一般峰值可在 1 小時之內出現）且血糖數值 >11.1 mmol/L，2 小時血糖又低於空腹數值，見於胃切除患者，胃腸道迅速吸收葡萄糖，或嚴重的肝損害患者，肝臟不能迅速攝取和處理葡萄糖而使血糖急遽升高，引起反應性胰島素分泌增多，同時進一步使肝外組織利用葡萄糖加快，使 2 小時血糖數值明顯降低。

（5）空腹血糖正常，峰值時間及峰值均正常，但患者 2～3 小時後出現低血糖。見於自主神經失調、迷走神經興奮所致的特發性低血糖。此類患者建議少食多餐，食用高蛋白、高脂肪、低糖高纖維的食物。

（6）空腹血糖低於正常，峰值提前 > 11.1 mmol/L，2 小時血糖仍處於高數值，且尿糖陽性，常見於晚期肝硬化、廣泛性肝壞死、嚴重的病毒性肝炎、重度脂肪肝、肝癌等。

（2）實驗前停用可能對結果影響的藥物，胰島素、腎上腺皮質激素、避孕藥、利尿藥或苯妥英（3～7天）。

（3）受試者空腹8～12小時後，早晨8點之前空腹抽血檢測葡萄糖，然後將75g無水葡萄糖溶於300mL水中口服。從服糖第一口開始計時，5分鐘內服完。

（4）根據醫囑要求，分別於服糖後0.5小時、1小時、2小時、3小時分別再次抽血檢測血糖或胰島素、C-肽的濃度。

（5）受試過程中勿食其他食物及飲料、不吸菸、不進行劇烈運動。

【影響因素】

（1）血細胞中的糖酵解會使葡萄糖濃度降低，因此檢體採集後需儘快分離血漿或血清。

（2）溶血嚴重的樣本，紅血球中釋放較多的有機磷酯和一些酶，影響反應體系，從而影響結果。

四、脂代謝及心腦血管疾病危險因素檢測

血脂和同半胱胺酸是評估動脈粥狀硬化疾等心腦血管疾病危險因素的主要檢測指標。血脂是指血清中的膽固醇、甘油三酯、少量磷脂、糖脂、類固醇的總稱，是身體細胞重要組成成分和基礎代謝的必要物質。血脂在體內必須與載脂蛋白結合成脂蛋白的形式才能在

血液循環中轉運。血脂和脂蛋白測定是早期發現高脂血症，協助診斷動脈粥狀硬化疾，分析冠心病、腦梗塞等疾病風險，監測藥物治療療效的重要指標。血脂測定包括總膽固醇（TC）、甘油三酯（TG）、高密度脂蛋白膽固醇（HDL）、低密度脂蛋白膽固醇（LDL）、載脂蛋白和脂蛋白等。心腦血管疾病是嚴重危及人類健康的疾病，是主要疾病和死亡因素之一，同半胱胺酸（HCY）是心腦血管疾病的獨立危險因素。健康體檢常規檢測指標主要有：TC、TG、HDL、LDL。以及 HCY、CK、CK-MB、Hs-CRP、Lp-a、sdLDL-C 可以作為心腦血管疾病的補充檢測項目。

1·膽固醇（TC）

【項目簡介】

血清總膽固醇是各種脂蛋白所含膽固醇的總和。很多組織可合成膽固醇，尤其是在肝臟或腸壁。體內約有 3/4 的膽固醇是新合成的，有 1/4 來源於飲食。膽固醇測定主要用於動脈粥狀硬化疾患病風險的篩檢，膽固醇數值升高的疾病以及脂類和脂蛋白代謝異常疾病的診斷和治療。

【方法及參考範圍】

酶比色法；

（1）2.84～5.18mmol/L 為正常範圍。

（2）5.18～6.2mmol/L 屬邊緣升高。

（3）>6.2mmol/L 為高膽固醇血症。

【TC 檢測異常結果解讀】

上升：

（1）高膽固醇血症是導致冠心病、心肌梗塞和動脈粥狀硬化疾的危險因素之一。包括原發性和繼發性高膽固醇血症。原發性見於家族性高膽固醇血症（低密度脂蛋白受體缺陷）、家族性 APO-B 缺陷症、多源性高脂血症、混合性高脂蛋白血症。

（2）繼發性上升見於腎病症候群、甲狀腺功能減低、糖尿病，妊娠等。

（3）總膽管阻塞，如膽道結石，肝、膽、胰的腫瘤等，由於總膽管阻塞膽固醇隨膽汁排出障礙而升高。

（4）高膽固醇飲食，高飽和脂肪酸攝入。

（5）長期吸菸、飲酒、精神緊張和血液濃縮。

（6）使用某些藥物：糖皮質素、環孢素、口服避孕藥。

降低：

（1）家族性低脂蛋白血症、甲狀腺功能亢進。

（2）慢性消耗性疾病如嚴重肝病、惡性腫瘤、嚴重貧血等。

（3）嚴重營養不良，膽固醇攝入減少。

【TC 檢測影響因素】

抗壞血酸與甲基多巴血中濃度高於治療數值時，導致膽固醇結果偏低。

2·甘油三酯（TG）

【項目簡介】

甘油三酯是三分子脂肪酸與一分子甘油結合而成，是人體的脂肪組成成分，能量的儲存形式。甘油三酯部分在肝臟中合成，部分透過食物攝取。肝臟、脂肪組織及小腸是合成甘油三酯的重要場所，以肝臟合成的能力最強。高脂肪、高碳水化合物飲食可使體內甘油三酯升高。甘油三酯是冠心病、腦血管疾病的重要危險因素。控制甘油三酯是減少心腦血管疾病發生的重要對策。

【方法及參考範圍】

酶比色法；

（1）0.40 ～ 1.70mmol/L 為正常範圍。

（2）1.7 ～ 2.26mmol/L 為邊緣升高。

（3）>2.26mmol/L 為升高。

【TG 檢測影響因素】

（1）抗壞血酸和羥苯磺酸鈣使甘油三酯降低。

（2）檢測前 3 日內高脂飲食可影響檢測結果。在少數情況下，丙種球蛋白病，特別是 IgM（Waldenström 氏巨蛋白血症）類，可能影響結果的可靠性。

3·高密度脂蛋白膽固醇（HDL）

【項目簡介】

【TG 檢測異常結果解讀】

上升：

（1）甘油三酯直接參與膽固醇及膽固醇脂的合成，上升可見於動脈粥狀硬化疾性心血管病的高風險族群。

（2）家族性高脂血症、家族性混合型高脂蛋白症等。

（3）高血壓、動脈粥狀硬化疾。

（4）當甘油三酯重度升高時，常可伴發急性胰腺炎。

（5）脂肪肝、糖尿病、甲狀腺功能減低、腎病症候群、膽管阻塞。

（6）肥胖、高脂、高熱量、高糖飲食及酗酒等。

（7）口服避孕藥。

降低：

（1）嚴重肝病、吸收不良。

（2）腎上腺皮質功能減退、甲狀腺功能亢進。

（3）低 β 脂蛋白血症或無 β 脂蛋白血症。

高密度脂蛋白主要在肝臟合成，負責將外周組織中的膽固醇逆向轉運入肝臟。然後，膽固醇轉化為膽汁酸，透過膽道分泌進入腸道。從而防止動脈粥狀硬化疾的形成。血清中高密度脂蛋白膽固醇的濃度與動脈粥狀硬化疾的發病風險呈負相關，因此高密度脂蛋白膽固醇被認為是一種抗動脈粥狀硬化疾的血脂，是冠心病的保護因素之一。一般情況下，停經前的女性高於男性。長期適量運動可使高密度脂蛋白膽固醇升高。在評估心血管疾病的危險因子中HDL-C降低的臨床意義比膽固醇和甘油三酯高。

【方法及參考範圍】

均相酶比色法；男性 1.16～1.42mmol/L，女性 1.29～1.55mmol/L。

【HDL 檢測影響因素】

（1）年齡和性別：兒童時期男女 HDL-C 數值相同；青春期男性開始下降。

（2）飲酒與吸菸：飲酒使 HDL-C 輕度升高，吸菸使 HDL-C 降低。

（3）飲食：高糖及素食飲食HDL-C降低。

（4）運動：長期足量的運動使 HDL-C 升高。體力勞動可使 HDL-C 升高。

4・低密度脂蛋白膽固醇（LDL）

【項目簡介】

低密度脂蛋白（LDL）在導致動脈粥狀硬

【HDL 檢測異常結果解讀】

上升：

運動及長期體力勞動可使高密度脂蛋白升高。

降低：

（1）高密度脂蛋白膽固醇降低可作為動脈粥狀硬化疾和冠心病的危險因子。在冠心病、腦血管疾病、高甘油三酯血症時減少。

（2）肝功能損害、慢性肝炎、肝硬化等因合成減少而降低。

（3）糖尿病腎病、腎病症候群、慢性腎衰竭。

（4）使用雄激素、吸菸。

【LDL 檢測異常結果解讀】

上升：

（1）LDL 上升是動脈粥狀硬化疾發生發展的主要脂類危險因素，見於遺傳性高脂蛋白血症、脂肪肝、冠心病、心肌梗塞、中風。

（2）可用於早期辨別動脈粥狀硬化疾的危險性及對使用降脂藥物的監測，為高血脂症治療的決策指標。

（3）腎病症候群、慢性腎功能衰竭、糖尿病、慢性肝病、阻塞性黃疸、使用糖皮質素及雄激素。

降低：

（1）營養不良、低脂飲食、慢性貧血，創傷和嚴重肝病。

（2）甲狀腺功能亢進症、肝硬化。

（3）低 β 脂蛋白血症。

化疾和影響其發展進程上發揮重要作用，會使血脂沉積在血管壁上，形成粥狀硬化疾，造成血管逐漸被堵塞，導致冠心病的發生，LDL 是動脈粥狀硬化疾的獨立危險因素。在與冠狀動脈粥狀硬化疾有關的所有指標中，LDL-C 是最為有用的臨床預測指標。

【方法及參考範圍】

均相酶比色法；

（1）$0.00 \sim 3.36$mmol/L。

（2）<2.6mmol/L 為控制理想數值。

（3）$3.36 \sim 4.1$mmol/L 為邊緣升高。

（4）>4.1mmol/L 為升高。

心腦血管疾病危險因素包括：

低、中度危險險族群：年齡（男 >45 歲，女 >50 歲）、吸菸、低 HDL、肥胖和心血管病家族史。

高度危險險群：冠心病、糖尿病、高血壓合併 3 個低、中度危險險因素、缺血性腦中風、慢性腎病。

極高度危險險群：急性冠狀動脈症候群、冠心病合併糖尿病、缺血性腦中風合併糖尿病。

動脈粥狀硬化疾心血管疾病危險族群的降脂治療，LDL 控制目標為：

（1）低、中度危險險群： LDL 應控制在 <3.4mmol/L。

（2）高度危險險群： LDL 應控制在 <2.6

mmol/L。

（3）極高度危險險群：LDL 應控制在 <1.8 mmol/L。

5·同半胱胺酸（Hcy）

【項目簡介】

同半胱胺酸（Hcy）是甲硫胺酸代謝產生的一種含硫胺基酸，80％的 Hcy 在血中透過二硫鍵與蛋白質結合，只有很少部分游離同半胱胺酸參加循環。Hcy 在維他命 B_6、B_{12}、葉酸和酶的作用下，參與身體轉硫基、轉甲基的過程，當身體代謝出現障礙時，Hcy 在體內積聚。高濃度的 Hcy 會對血管內皮細胞造成損傷和功能異常，使血管內膜增厚、斑塊形成、管腔狹窄甚至阻塞，最終導致心臟血流受阻，動脈粥狀硬化疾及冠心病的發生。因此 Hcy 與心腦血管疾病密切相關，是心腦血管疾病發病的一個重要獨立危險因素。

【方法及參考範圍】

免疫比濁法；

Hcy 正常參考範圍與年齡相關：

（1）成人：$\leq 15\mu mol/L$。

（2）老年人（≥ 60 歲）：$15 \sim 20\mu mol/L$。

【Hcy 檢測影響因素】

（1）紅血球中的 Hcy 釋放到血液中會使 Hcy 結果升高，因此要注意及時分離血漿或血清。

【Hcy 檢測異常結果解讀】

上升：

（1）心腦血管病，有研究認為 Hcy 是動脈粥狀硬化疾和心腦血管疾病發生的獨立危險因子。研究發現 Hcy 每升高 $5\mu mol/L$，冠心病的危險性增加 1.6 倍，腦血管疾病的危險性增加 1.8 倍，外周血管疾病的危險性增加 6.8 倍。

（2）H 型高血壓：原發性高血壓伴 Hcy 升高稱為 H 型高血壓，研究顯示 H 型高血壓發生中風的風險比單純高血壓患者高 5 倍。

（3）遺傳因素：基因缺陷或者突變導致 Hcy 代謝缺乏所必要的酶。

（4）葉酸、B_6、B_{12} 等 B 族維他命營養缺乏會引起 Hcy 在體內堆積，致使中度或輕度的 Hcy 升高，也會增加心臟病的危險。

（5）腎臟疾病：血液中的 Hcy70％經腎臟排泄，慢性腎衰患者 Hcy 可達正常成人的 $2 \sim 4$ 倍，發生心腦血管栓塞疾病的機率明顯增加。

（6）老年痴呆：Hcy 數值升高對大腦有損傷，是引起老年痴呆的因素之一。

（7）生活方式：喝酒、抽菸、高脂飲食、精神壓力均可使 Hcy 升高。改變生活方式，補充葉酸、B_6、B_{12} 等可以降低 Hcy 數值。

（2）S- 腺苷同半胱胺酸（SAH）會引起嚴重的干擾。但正常人體血液中含 SAH 量極低，一般不會造成干擾。

（3）使用下列藥物治療的患者，會引起 Hcy 檢測數值偏高：胺甲蝶呤、卡馬西平、苯妥英、一氧化二氮、6- 氮尿嘧啶苷。

6·肌酸激酶（CK）

【項目簡介】

肌酸激酶主要存在於心臟、肌肉以及腦組織的細胞質和粒線體中，是一種與細胞能量運轉，肌肉收縮、三磷酸腺苷（ATP）再生有直接關係的重要激酶，是一種二聚體形式存在的酶，由 M 和 B 兩個亞單位組成，組合成 CK-MB、 CK-MM、 CK-BB 三種同工酶，CK-MM 主要存在於骨骼肌與心肌，CK-BB 主要存在腦、胃腸和泌尿生殖系統，CK-MB 主要存在於心肌。正常人血清中 CK 主要為 CK-MM，CK-MB 小於 5 %，CK-BB 微量，不易測出。當心肌細胞缺血、缺氧時，血液中的 CK 和 CK-MB 均可上升。肌酸激酶用於診斷和監測心肌梗塞和損傷，心肌梗塞發生 4 小時後就能檢測到肌酸激酶升高。在心肌損傷 12～24 小時後達到峰值，在 3～4 天後下降到正常範圍。

【方法及參考範圍】

速率法；女　40.00～200.00IU/L，
男　50.00～310.00IU/L。

【 CK 檢測異常結果解讀】

上升：

（1）骨骼肌病變和損傷，如創傷、骨骼肌損傷、手術、進行性肌萎縮、肌炎、破傷風、驚厥、癲癇發作等。

（2）心肌損傷，如心肌梗塞、急性心肌炎、心包炎等。

（3）其他疾病，如腦及神經性疾病、內分泌疾病、肺炎、急性溶血性疾病等。

（4）肌肉組織損傷：劇烈體育運動或體力活動之後。

（5）巨分子 CK（免疫球蛋白與肌酸激酶結合物 Ig-CK）可引起不明原因的 CK 明顯上升。

降低：

甲狀腺功能亢進、類風溼性關節炎、 SLE、乾燥症候群、化療、高膽紅素血症。

【CK 檢測影響因素】

溶血可使檢測結果上升。

7·肌酸激酶同工酶（CK-MB）

【項目簡介】

肌酸激酶同工酶（CK-MB）：肌酸激酶有三種同工酶的形式，是由兩種類型單體亞單位組成的二聚體。這三種同工酶由 M（來源於骨骼肌）單體和 B（來源於大腦）單體組合而成。

許多器官都含有 CK，但同工酶在各個器官中的分布有所不同。骨骼肌富含 MM 同工酶，而大腦、胃部、腸道、膀胱和肺部主要含有 BB 同工酶。大量的 MB 同工酶存在於心肌組織中。因此，在許多疾病中總血清 CK 活性會升高。特異性的缺乏使其診斷價值受到限制。不同器官的 CK 同工酶有顯著的不同，血清中出現的 CK-MB 主要來源於心肌組織，這使 CK 成為急性心肌梗塞診斷中最有價值的酶之一。CK-MB 同工酶測定對心肌疾病及心肌梗塞的診斷具有重要意義。

【方法及參考範圍】

（1）免疫紫外分光光度法（UV 法）（檢測 CK-MB 活性）；0.00 ～ 24.00IU/L

（2）酶聯免疫吸附測定（檢測 CK-MB 濃度法）；0 ～ 5.11mg/L

【CK-MB 檢測影響因素】

【CK-MB 檢測異常結果解讀】
CK-MB 在急性心肌梗塞（AMI）發病後 3 ～ 6 小時開始升高，12 ～ 24 小時達峰值，48 ～ 72 小時降至正常。對於 AMI 的早期診斷其敏感性高於總 CK。還可以估計梗塞範圍大小和再梗當機率。同時 CK-MB 升高還見於其他心肌損傷（心絞痛、心臟手術、安裝起搏器、冠狀動脈造影等）骨骼肌損傷等。

免疫抑制法檢測 CK-MB 時，易受到巨 CK 和 CK-BB 異常上升影響，使檢測結果出現 CK-MB 活性上升甚至大於總 CK。該方法檢測原理是假定在肌肉損傷後僅有 CK-MM、CK-MB 被釋放入血，檢測試劑含有抗 CK-M 抗體，該抗體能抑制所有 CK-M 的活性，剩下的是無 CK-M 活性，相當於 CK-M 和 CK-B 活性，樣本中得到的 CK-MB 活性應該乘以 2，巨 CK 不含 M 亞單位，不發生免疫抑制，在典型的巨 CK 血症的病例中，測定後活性乘以 2 會產生意外的結果，即巨 CK 部分如同 CK-MB 而被錯誤的顯現，以致測得的 CK-MB 活性超過樣本中的總活性。

酶聯免疫吸附測定檢測 CK-MB 濃度，可以避免巨 CK 帶來的影響。

8．高敏感度 C 反應蛋白（hs-CRP）

【項目簡介】

高敏感度 C 反應蛋白檢驗（hs-CRP），C 反應蛋白是炎症反應中的典型急性時相反應蛋白。hs-CRP 是最為敏感的急性時相反應代表，在細菌感染、炎症、組織損傷過程中 hs-CRP 濃度快速升高。hs-CRP 升高常早於發熱等臨床症狀出現。研究認為，hs-CRP 也是動脈粥狀硬化疾、冠心病危險性分析指標。健康人體內 hs-CRP 數值 <5mg/L，因此篩檢時，使用高度敏感的方法能檢測出 <1mg/L 的 CRP 即為

【Hs-CRP 檢測異常結果解讀】
上升：
（1）作為急性時相反應的一個極靈敏的指標，CRP 濃度在急性心肌梗塞、創傷、感染、炎症、外科手術、腫瘤浸潤時迅速顯著地升高。
（2）hs-CRP>3mg/L 可能存在心血管疾病發生的高度風險。
（3）併發感染鑑別：hs-CRP 是非特異性指標，當 hs-CRP>10 mg/L 時，可能是炎症、感染、組織損傷等問題。
（4）分析疾病活動和療效：hs-CRP 濃度持續居高不下，通常是嚴重的預後症狀，一般表示存在感染控制不良。

hs-CRP。

【方法及參考範圍】

免疫比濁測定法；

用於心血管疾病危險性預測：hs-CRP <1.0mg/L 為低度危險性；1.0 ～ 3.0mg/L 為中度危險性；>3mg/L 為高度危險性。

用於細菌感染等炎症：hs-CRP>5.01mg/L。

【 hs-CRP 檢測影響因素】

（1）對於接受單克隆鼠抗體治療或出於診斷目的注入單克隆鼠抗體的患者樣本可能出現錯誤結果。

（2）用作診斷用途時應始終結合患者病歷、臨床檢查和其他檢測結果評估結果。

9 · 脂蛋白（a）（Lp-a）

【項目簡介】

脂蛋白（a）是肝臟合成的一種特殊的脂蛋白，富含膽固醇，與動脈粥狀硬化疾有關。脂蛋白（a）不受飲食、運動及降膽固醇藥物的影響，與高密度脂蛋白膽固醇和低密度脂蛋白膽固醇無明顯相關，被認為是動脈粥狀硬化疾的獨立危險因子。脂蛋白 a 與遺傳因素密切相關，在同一個體是相當恆定的，但個體之間差異較大。

【方法及參考範圍】

乳膠注射顯影劑免疫比濁法；0 ～ 75nmol/L

10 · 小而密低密度脂蛋白（sdLDL）

【 Lp-a 檢測異常結果解讀】

上升：

（1）見於遺傳性、家族性高膽固醇血症、動脈粥狀硬化疾、缺血性心腦血管疾病、心梗、腦梗等。

（2）各種急性時相反應，在急性創傷和急性炎症時可以升高。

（3）腎病、尿毒症、糖尿病腎病、妊娠、服用生長激素。

【sdLDL 檢測異常結果解讀】

　　上升：

　　（1）sdLDL 因易被氧化修飾，抗氧化劑含量低，清除緩慢，易黏附等特點而致動脈粥狀硬化疾。

　　（2）動脈粥狀硬化疾發生發展的主要是脂類危險因素，見於遺傳性高脂蛋白血症、脂肪肝、冠心病、心肌梗塞、中風。

　　（3）可用於早期辨別動脈粥狀硬化疾的危險性及對使用降脂藥物的監測，是高血脂症治療的決策指標。

　　（4）腎病症候群、慢性腎功能衰竭、糖尿病、慢性肝病、阻塞性黃疸、使用糖皮質素及雄激素。

【項目簡介】

　　低密度脂蛋白膽固醇數值升高是導致動脈粥狀硬化疾的獨立危險因素，而小而密低密度脂蛋白膽固醇（sdLDL）作為低密度脂蛋白膽固醇的主要成分，相對於大而輕低密度脂蛋白而言，其對血管壁有更高的侵入性、與低密度脂蛋白受體有更低的親和性，更長的血漿半衰期及對氧化應激的低耐受性，導致 sdLDL 更容易導致動脈粥狀硬化疾，是重要的頸動脈狹窄的獨立危險因素。

【方法及參考範圍】

　　過氧化物酶法；

　　20～44歲　男性：0.25～1.39mmol/L。

　　20～54歲　女性：0.24～1.11mmol/L。

　　45～79歲　男性：0.26～1.36mmol/L。

　　55～79歲　女性：0.26～1.36mmol/L。

【脂代謝及心腦血管疾病危險因素檢測的綜合分析及指導建議】

　　（1）飲食對血脂項目檢測結果影響較大，檢測前 72 小時避免高脂飲食。

　　（2）甘油三酯存在應激性改變，可能出現暫時性上升，需重複檢測確定是否為高脂血症。

　　（3）LDL 是最重要的心腦血管疾病危險因素檢測指標。對於存在不同危險因素的族群，要以不同數值的控制指標，作為藥物治療目標。

（4）檢查發現血脂中 TG、 TC、 LDL 任一項目邊緣上升，需控制飲食，若 TC>6.2mmol/L，TG>2.26mmol/L，LDL>4.1mmol/L 需 心血管內科就診，進行藥物治療。

（5）HDL 檢測結果上升，不是心血管危險因素，無須就醫。HDL 結果降低需結合其他血脂指標升高狀況，心血管內科就醫。

（6）Hcy 是發生心腦血管疾病的獨立危險因素，參考範圍與年齡相關，如明顯上升，需心血管內科就診，結合影像學判斷是否存在心腦血管病變。

（7）CK、 CK-MB 是反映心肌梗塞的指標，如出現上升需內科急診就診。

（8）hs-CRP除反映感染、創傷、腫瘤外，也可以作為心血管疾病的危險性預測指標。如上升需結合其他檢測綜合分析，內科就診。

（9）Lp-a 與遺傳因素密切相關，反映家族性高脂血症，是動脈粥狀硬化疾的獨立危險因子，但目前尚無有效藥物控制。

（10） sdLDL 是 LDL 的主要成分，是導致頸動脈狹窄的重要因素，如出現上升應及時內科就診。

11．乳酸脫氫酶（LDH）

【項目簡介】

乳酸脫氫酶（LDH）廣泛分布於各組織，特別是在心、肝、肌肉和腎中。對組織損傷的

【 LDH 異常結果解讀】

上升：

見於心肌梗塞，與 CK 相比，心梗時雖活性上升出現較遲，陽性率降低，但持續時間較長，故仍可用於監測。也可見於急慢性肝炎、肝癌、手術、創傷、肌營養不良、皮肌炎、多肌炎、貧血、白血病、甲狀腺機能低下、胰腺炎、尿毒症、過量體育運動等。

診斷和惡性腫瘤的篩檢有其重要意義。

【方法及參考範圍】

速率法；120.00 ～ 250.00IU/L。

【影響因素】

（1）溶血可使結果升高。

（2）新生兒 LDH 含量最高，約為成人的兩倍，隨年齡增加逐漸降低，至 14 歲時趨於穩定。

12・肌鈣蛋白 I（TNI）

【項目簡介】

肌鈣蛋白是與心肌收縮功能有關的蛋白，心肌肌鈣蛋白包括 TNT 和 TNI，肌鈣蛋白具有高度的組織特異性，心肌壞死使肌鈣蛋白釋放進入血液，因此是心肌梗塞診斷的特異指標。其特異性和靈敏性明顯優於常用的心肌酶檢測指標。

【方法及參考範圍】

酶聯免疫吸附測定；0 ～ 0.11ng/mL。

【影響因素】

檢體溶血可影響結果。

13・肌紅蛋白（Mb）

【項目簡介】

肌紅蛋白（Mb）是一種氧和血紅素，與氧有很高的親和力，是肌肉中氧的儲存庫。肌肉活動時具有快速供氧的能力。主要分布於心肌和骨骼肌組織，在正常人血液含量很低，由腎臟排泄，當心肌和骨骼肌損傷時血中肌紅蛋白

【TNI 異常結果解讀】

上升：

（1）肌鈣蛋白 I 是急性心肌梗塞（AMI）的特異性診斷指標。肌鈣蛋白為心肌所獨有，急性心肌梗塞時，在胸痛發生後 3 ～ 6 小時開始升高，12 ～ 24 小時達高峰，5 ～ 7 天維持高濃度數值，7 ～ 10 天內恢復正常數值。其靈敏度高，特異性強，是 AMI 診斷的確定性生化指標。必須根據患者發病時間及臨床表現連續監測，以獲得診斷依據。

（2）在不穩定心絞痛、急性心肌炎時也可出現上升。

（3）由某些藥物或膿毒血症引起的心肌損傷可出現上升。

【Mb 異常結果解讀】

上升：

（1）急性心肌梗塞時，肌紅蛋白（Mb）是早期最靈敏的診斷指標，在症狀出現約 2 ～ 3 小時後，血中 Mb 可超出正常上限，6 ～ 12 小時達到峰值，18 ～ 30 小時後恢復到正常數值。Mb 持續不降低或反而升高，或下降後又升高說明梗塞區域繼續擴大，心肌壞死加重或有新的梗塞發生。

（2）Mb 陰性有助於除外心肌梗塞。急性胸痛發作 6 ～ 10 小時，Mb 正常可排除急性心肌梗塞。

（3）急性骨骼肌損傷、心力衰竭、急性或慢性腎衰竭及某些肌病時也可升高。

上升，測定肌紅蛋白對急性心肌梗塞（AMI）和某些骨骼肌損害的診斷有重要意義。

【方法及參考範圍】

酶聯免疫吸附測定；10 ～ 46ng/mL。

【影響因素】

檢體溶血可影響結果。

14．肌酸激酶 -MB 同工酶質量法（CK-MBmass）

詳見脂代謝及心腦血管疾病危險因素檢測 CK-MB。

15．N 端 -B 型利鈉利尿胜肽前體（NT-ProBNP）

【項目簡介】

B 型利鈉利尿胜肽（BNP）是心肌細胞合成和分泌的一種神經內分泌激素，其重要功能是利尿排鈉，對抗腎上腺素、腎素、血管緊張素引起的血管收縮及血壓升高，是心力衰竭的診斷標準。所測 BNP 數值來自於 ProBNP，當心室擴張、心肌壓力上升，心肌受機械牽張拉伸時，ProBNP 被裂解為兩個多肽片段，一個是有生物活性的 BNP，一個是無活性的 N 端 -B 型利鈉利尿胜肽前體，兩種多肽同時釋放入血，NT-ProBNP 濃度比 BNP 高，半衰期為 60 ～ 120 分鐘，BNP 半衰期為 20 分鐘。因此 NT-ProBNP 在體外的穩定性好，臨床應用更廣泛。

【方法及參考範圍】

【 NT-ProBNP 異常結果解讀】

（1）　NT-ProBNP 是心力衰竭診斷的標準。用於心力衰竭的分級和診斷，NT-ProBNP 數值與心衰嚴重程度成正比。

（2）　若 NT-ProBNP 不升高基本可以排除心力衰竭的診斷。

（3）　可用於心源性呼吸困難與肺源性呼吸困難的鑑別診斷。前者 NT-ProBNP 升高，後者不升高。

（4）　可用於監測心肌梗塞後心功能的狀態及判斷預後。

（5）　可用於心力衰竭的療效監測，病情評估。

（6）　可用於心臟手術患者的術前和術後的風險評估。

酶聯免疫吸附測定；0 ～ 125pg/mL。

【影響因素】

檢體溶血可影響結果。

五、離子和電解質檢查

與健康體檢相關的離子包括鈣、磷檢測，其與神經系統的生理功能和身體的物質代謝相關。血液電解質是維持身體代謝及酸鹼平衡的重要指標，與多種疾病的發展有關，特別是與心血管系統、神經系統的生理功能和身體的物質代謝重要相關，在疾病過程中，往往變化迅速，需密切觀察。

（一）血清離子檢查

1·血清總鈣（Ca）

【項目簡介】

鈣離子是人體中含量最多的金屬陽離子。大多數存在於骨骼及牙齒中，血液中的鈣不到總鈣的 1%，以離子鈣和蛋白結合鈣的形式存在。血鈣數值與人體許多重要功能有關，在調節鈣、磷代謝，維持血鈣正常濃度中發揮重要作用，降低神經肌肉的興奮性，參與肌肉收縮並且是凝血過程中的重要物質。用於抽搐症、急性胰腺炎、甲狀旁腺疾病、骨骼疾病、腫瘤性高鈣血症、慢性肝腎功能不全、多尿症的診斷、鑑別診斷和治療分析。

【方法及參考範圍】

鄰甲酚酞絡合酮法；2.11～2.52mmol/L。

【血清 Ca 檢測影響因素】

藥物：普通劑量的治療藥物濃度未發現干擾，但是含有鍶鹽的藥物可能會導致鈣的測量結果顯著上升。

如果不及時分離血清，長期與血塊接觸可能會導致鈣值降低。

患者的血清加入 EDTA（高鈣血症的治療）後不宜分析，因為 EDTA 會與鈣螯合，使之無法與鄰甲酚酞絡合酮反應。儲存或冷凍後，鈣與纖維蛋白（例如肝素血漿）、血脂或變性蛋白會聯合沉澱。

在極少數 γ- 球蛋白病，尤其是 IgM 型病例中，可產生不準確的結果。

2・血清無機磷測定（P）

【項目簡介】

磷是身體重要組成部分。其中87％以磷酸鹽的形式存在骨骼中，其餘以磷脂和核苷酸的形式存在於軟組織及細胞內。體內許多重要的物質如某些蛋白質、脂類化合物、核酸、輔酶等都含有磷。血液中存在少量磷酸鹽稱為無機磷，是調節人體酸鹼平衡的重要緩衝體系之一。主要用於鈣磷代謝、甲狀旁腺功能、骨病、腎功能不全的分析。

【血清 Ca 檢測異常結果解讀】

上升：

甲狀旁腺功能亢進、惡性疾病晚期、急性骨萎縮和骨折後期、結節病、維生素 D 過多症、大量使用維生素 D 治療、多發性骨髓瘤等。

降低：

（1）甲狀旁腺功能減退；鈣攝入不足或吸收不良，由於長期低鈣飲食、腸道吸收障礙等。

（2）維生素 D 缺乏症、兒童佝僂病、手足抽搐症、佝僂病及軟骨病。

（3）急慢性腎功能不全、尿毒症、腎病症候群、腎小管酸中毒、腎小管對 Ca 重吸收降低。

（4）低蛋白血症、慢性呼吸性鹼中毒、急性胰腺炎、消化性潰瘍、膽石症、敗血症等。

（5）血鈣降低也可見於一些精神症狀，如疲乏、淡漠、嗜睡、沮喪、厭食等。

【血清無機磷檢測異常結果解讀】

上升：可由原發或繼發甲狀旁腺功能減退、甲狀腺功能亢進、維生素 D 過量、門脈性肝硬化、急性肝壞死、腎功能不全、尿毒症、糖尿病酮症酸中毒、骨轉移癌、骨髓瘤及骨折癒合期等引起。

降低：可由甲狀旁腺功能亢進、佝僂病、軟骨病、長期腹瀉及吸收不良、酒精中毒、急性痛風、動脈造影、輸血等引起。

【血清鉀異常結果解讀】

上升：

（1）輸入過多：如鉀溶液輸入過快或量過大，特別是腎功能不全、尿量減少時，又輸入鉀溶液，尤其容易引起高血鉀症。

（2）排泄障礙：如少尿或無尿，如急性腎功能衰竭。

（3）細胞內鉀向細胞外轉移：如大面積燒傷、溶血性貧血、創傷、大劑量化療、血液透析、嚴重脫水，組織細胞大量破壞，細胞內鉀大量釋入血。

（4）代謝性酸中毒時，血漿 H^+ 自細胞內轉移，細胞內的 K^+ 轉移到細胞外。與此同時，腎小管上皮細胞泌 H^+ 增加，泌 K^+ 減少，使鉀瀦留於體內。

（5）某些降壓藥物可引起血鉀上升。

降低：

（1）鉀攝入不足：長期低鉀飲食、慢性消耗性疾病，使鉀來源減少，而排鉀不變。

（2）鉀排出增多：長期使用排鉀利尿劑，原發性、繼發性醛固酮增多症，庫欣症候群，嚴重嘔吐、腹瀉、胃腸減壓和腸瘻等消化液丟失造成低鉀；使用大計量腎上腺皮質類固醇或促使腎上腺皮質激素，促使腎臟排鉀，長期使用可引起低血鉀；大量注射青黴素鈉鹽時腎小管會大量失鉀。血漿稀釋也可造成低血鉀。

（3）細胞外鉀進入細胞內：如靜脈輸入過多葡萄糖，尤其是加用胰島素時，為促進葡萄糖進入細胞合成糖原，鉀也進入細胞內，很易造成低血鉀。代謝性鹼中毒或輸入過多的鹼性藥物，形成急性鹼血症，H^+ 從細胞內移出到細胞外以中和鹼性。

（4）家族性週期性麻痺發作期，鉀大量進入細胞內，血清鉀明顯減低。

（5）鹼中毒時，可使鉀大量進入細胞內，血清鉀明顯減低。

（6）胰島素治療糖尿病，將葡萄糖合成糖原使細胞外鉀離子移入細胞內，引起血鉀降低。

【方法及參考範圍】

鉬酸鹽紫外線法；0.85～1.51mmol/L。

【血清無機磷檢測影響因素】

（1）溶血時紅血球破壞釋放無機磷酸鹽對磷的測定存在明顯的陽性干擾。

（2）含磷脂類的生物製劑，由於具有酸化作用可能會影響無機磷的檢測。

（二）血清電解質檢查

1.血清鉀測定（K^+）

【項目簡介】

人體內的鉀離子是維持細胞生理活動的主要陽離子，鉀離子是細胞內液的重要電解質。鉀在維持心肌和神經肌肉正常的應激性、維持酸鹼平衡等方面有重要作用。用於休克、酸中毒、強心苷、利尿劑治療的鉀代謝分析和心臟保護性監測、週期性麻痺鑑別診斷和低鉀血症疾病等的發現。

【方法及參考範圍】

間接離子選擇電極法；3.5～5.3mmol/L。

【影響因素】

（1）溶血或延遲分離血清均會使血鉀濃度上升。溶血樣品或樣品放置時間過長，血細胞中的鉀離子向血清中擴散，致使血清鉀上升，因此必須及時分離血清，方可避免。

（2）電極選擇性減弱。

（3）樣品中的脂質和蛋白質的溶劑置換效應（電解質排斥效應），造成結果降低。

2・血清鈉測定（Na⁺）

【項目簡介】

鈉是細胞外液的主要陽離子，是人體重要電解質，約 44％ 分布在細胞外，9％ 分布在細胞內，其與分布在骨骼中，主要功能是維持體液的正常滲透壓及酸鹼平衡，並具有維持肌肉神經的應激作用，鈉的平衡主要透過腎臟的調節。血清鈉檢測用於判定失水程度，以及電解質、血漿滲透壓、酸鹼失衡診斷和腎上腺皮質功能的分析。

【方法及參考範圍】

間接離子選擇電極法；137～147mmol/L。

【影響因素】

樣品中的脂質和蛋白質的溶劑置換效應（電解質排斥效應），造成結果降低。

3・血清氯化物測定（Cl）

【項目簡介】

血清氯是血漿、胃、小腸及大腸分泌液中最豐富的細胞外陰離子，其主要功能是調節身體的酸鹼平衡、滲透壓及水、電解質平衡，參與胃液中胃酸的生成。用於鈉鉀代謝紊亂，酸鹼平衡失調的分析。

【方法及參考範圍】

【血清鈉異常結果解讀】

上升：

（1）攝入過多，輸入過多含鈉鹽的溶液、進食鈉鹽過量。

（2）腎上腺皮質功能亢進：如庫欣症候群、原發性醛固酮增多症、垂體瘤，由於激素的排鉀保鈉作用，使腎小管對鈉的重吸收增加，出現高血鈉。

（3）嚴重脫水：包括燒傷、大量出汗、長期腹瀉嘔吐等，中樞性尿崩症時抗利尿激素（ADH）分泌量減少，尿量增多，如供水不足，血鈉上升。

減低：

（1）攝入不足，長期低鈉飲食，營養不良。

（2）丟失過多：常見於幽門梗阻、嘔吐、腹瀉，胃腸道、膽道、胰腺手術後造瘻、引流等都可丟失大量消化液而發生缺鈉。

（3）尿鈉排出增多：見於嚴重腎盂腎炎、腎小管損害、腎上腺皮質功能不全、糖尿病等。

（4）皮膚失鈉：大量出汗只補充水分而不補充鈉，大面積燒傷、創傷等。

（5）抗利尿激素（ADH）過多：腎病症候群的低蛋白血症、肝硬化腹水、右心衰竭時有效血容量減低等都引起 ADH 增多，血鈉被稀釋。

【血清氯化物異常結果解讀】

上升：

（1）攝入過多，氯化物食入過多或輸入過多的氯化鈉溶液。

（2）排泄減少，急慢性腎小球腎炎導致衰竭及尿道和輸尿管梗阻，導致腎排氯下降，引起血氯升高。

（3）過度換氣，引起呼吸性鹼中毒，碳酸氫根減少，血氯代謝性上升。

（4）吸收增加，腎上腺功能亢進及使用糖皮質素等使腎小管對鈉吸收增加。

降低：

（1）攝入不足，長期飢餓、營養不良或無鹽飲食，使氯攝入不足。

（2）丟失過多，頻繁嘔吐、胃腸道減壓丟失大量胃液使血清氯離子減少。

(3) 慢性腎功能不全、糖尿病及噻嗪類利尿劑，使尿液排出過多氯，血氯降低。

(4) 慢性腎上腺皮質功能減退造成嚴重糖尿病患者排尿過多而丟失大量氯。

間接離子選擇電極法；99～110mmol/L。

【影響因素】

當樣品中的脂質和蛋白質含量增加時，產生溶劑置換效應（電解質排斥效應），造成結果降低。

第七節　免疫檢測的臨床意義解讀

免疫學檢查是透過免疫學檢驗的原理及方法對人體的甲狀腺功能、感染性疾病、腫瘤代表物、荷爾蒙及其他疾病相關物質進行檢測。以了解疾病狀態、療效觀察及預後監測。

樣本採集：靜脈採集非抗凝血（紅帽管）。

一、甲狀腺功能檢查

甲狀腺激素的分泌受下視丘、垂體的調控，甲狀腺激素又可對下視丘進行回饋調節，從而維持甲狀腺激素數值的動態穩定。甲狀腺激素在人體的生長、發育及糖、蛋白質、脂肪的代謝過程中，具有重要的生理作用，對神經系統、內分泌系統、心血管系統以及生殖系統具有重要影響。甲狀腺功能檢查有助於甲狀腺疾病或甲狀腺功能障礙的診斷，是臨床的重要檢測項目，隨著飲食結構的改變及社會生活情緒及壓力的各種因素的影響，甲狀腺疾病成為目前發病率較高的疾病，也是一種自身免疫性

疾病。常規體檢一般檢測甲狀腺功能包括游離三碘甲狀腺原氨酸（FT3）、游離甲狀腺素（FT4）、促甲狀腺激素（TSH）及甲狀腺相關自身抗體抗甲狀腺球蛋白抗體（TGAb）、抗甲狀腺過氧化物酶抗體（TPOAb）。

1‧游離三碘甲狀腺原氨酸（FT3）

【項目簡介】

三碘甲狀腺原氨酸（T3）是由甲狀腺濾泡上皮細胞分泌的具有生物活性的甲狀腺激素。T3 在甲狀腺總的代謝中占 65％ 左右，其生物活性為甲狀腺素（T4）的 3 ～ 5 倍。T3 作為一種平衡混合物和血清結合激素在血流中循環。游離 T3（FT3）是一種未結合的具有生物活性的形式。FT3 雖然在總 T3 中僅占 0.2%～ 0.4%，但其是甲狀腺激素對各種靶器官作用的主要荷爾蒙。因 FT3 不受結合蛋白質濃度和結合特性變化的影響，因此是診斷甲狀腺功能亢進較靈敏的指標。

【方法及參考範圍】

電化學發光法；2.0 ～ 4.4pg/mL（3.1 ～ 6.8pmol/L）。

【 FT3 檢測影響因素】

血清中的異嗜抗體可與試劑中的抗體發生反應，從而干擾實驗室中的免疫測定結果。經常與動物或動物血清產品接觸的患者易於受到上述影響，其檢測結果可能會出現異常值。

【 FT3 檢測異常結果解讀】

上升：

（1）甲狀腺功能亢進、瀰漫性毒性甲狀腺腫（Graves）、早期橋本氏甲狀腺炎。

（2）FT3 是診斷 T3 型甲狀腺功能亢進的特異性指標。T3 型甲狀腺功能亢進的特點為 FT4 正常、 TSH 減低，FT3 升高。T3 型甲狀腺功能亢進多見於功能亢進性甲狀腺瘤或多發性甲狀腺結節性腫大。

（3）缺碘引起FT3 代償性上升。

（4）FT3 對甲狀腺功能亢進治療後的復發有診斷意義。

（5）妊娠可以升高。

降低：

（1）明顯甲狀腺機能低下、黏液性水腫、晚期橋本氏甲狀腺炎、低T3 症候群。

（2）長期抗甲狀腺治療、使用糖皮質素苯妥英、多巴胺或卡馬西平。

【FT4 檢測異常結果解讀】

上升：

(1) 原發性甲狀腺功能亢進症 FT4 升高，TSH 減低；繼發性甲狀腺功能亢進 FT4 升高，TSH 升高。

(2) 彌漫性毒性甲狀腺腫 (Graves)、無痛性甲狀腺炎、橋本氏甲狀腺炎或亞急性甲狀腺炎的早期。

(3) 在甲狀腺抑制治療中，可能與治療前給藥有關（如含碘放射顯影劑或含碘藥物），罕見於垂體瘤。

(4) 妊娠、口服避孕藥。

降低：

(1) 原發性甲狀腺功能減低：FT4 減低，TSH 升高；繼發性甲狀腺功能亢進：FT4 減低，TSH 減低。

(2) 抗甲狀腺藥物治療期間、極端碘缺乏、繼發性（垂體）甲狀腺機能低下症。

(3) 使用糖皮質素苯妥英、多巴胺或卡馬西平。

【TSH 檢測異常結果解讀】

上升：

(1) 原發性甲狀腺機能低下，測定 TSH 是最敏感的指標。由於 T3 (FT3)、T4 (FT4) 分泌減少，對垂體的抑制減弱，回饋調節使垂體分泌 TSH 增加，此種情況主要病變在甲狀腺。

(2) 繼發性甲狀腺功能亢進 TSH 升高，T3 (FT3)、T4 (FT4) 升高，此種情況主要病變在垂體或下視丘。

2·游離甲狀腺素測定（FT4）

【項目簡介】

甲狀腺激素（T4）是促進人體新陳代謝和生長發育的重要荷爾蒙，由甲狀腺合成和分泌，受垂體促甲狀腺素（TSH）調節。甲狀腺素（T4）是由甲狀腺濾泡上皮細胞分泌的具生物活性的甲狀腺激素，血清中 99.5％ 的 T4 與甲狀腺激素結合球蛋白（TBG）結合，結合的 T4 不能進入外周組織細胞，只有轉變為游離甲狀腺素（FT4）後才能進入組織細胞發揮生理作用，游離 T4（FT4）是一種未結合的具有生物活性的荷爾蒙，在總 T4 中僅占 0.03％，故測定 FT4 較 T4 更有價值。

【方法及參考範圍】

電化學發光法；0.93 ～ 1.7ng/dL（12 ～ 22pmol/L）

【FT4 檢測影響因素】

血清中的異嗜性抗體可與試劑中的抗體發生反應，從而干擾實驗室中的免疫測定結果。經常與動物或動物血清產品接觸的患者易於受到上述影響，其檢測結果可能會出現異常值。

3·促甲狀腺激素測定（TSH）

【項目簡介】

促甲狀腺激素（TSH）由垂體前葉細胞分泌，它可促進甲狀腺細胞對碘的攝取與甲狀腺球

蛋白的碘化，從而增加甲狀腺激素的合成與分泌。TSH 可促使血中 T3（FT3）、 T4（FT4）濃度上升；而上升的 T3（FT3）、 T4（FT4）又可回饋抑制垂體 TSH 的分泌，使 TSH 維持在正常數值。血清 TSH 測定是反映甲狀腺功能變化非常敏感的指標，特別適合於早期檢測或排除下視丘－垂體－甲狀腺中樞調節環路的功能紊亂。

【方法及參考範圍】

電化學發光法；0.27 ～ 4.20μIU/mL。

【 TSH 檢測影響因素】

人血清中的異嗜性抗體可與試劑中的抗體發生反應，從而干擾實驗室中的免疫測定結果。經常與動物或動物血清產品接觸的患者易於受到上述影響，其檢測結果可能會出現異常值。

4·抗甲狀腺球蛋白抗體測定（TGAb）

【項目簡介】

抗甲狀腺球蛋白抗體是一種以甲狀腺球蛋白為靶抗原的自身抗體，是各種自身抗體中最典型的、具有器官特異性的抗體，抗體以 IgG 類為主。主要存在於自身免疫性甲狀腺病患者體內。

【方法及參考範圍】

電化學發光法；0 ～ 115IU/mL。

【 TGAb 檢測影響因素】

人血清中的異嗜性抗體可與試劑中的抗體發生反應，從而干擾實驗室中的免疫測定結

（3）甲狀腺功能亢進接受碘治療後，某些嚴重缺碘或地方性甲狀腺腫流行地區的居民中，可伴有 TSH 上升。

（4）單獨 TSH 升高提示亞臨床甲狀腺機能低下症；對甲狀腺激素耐受的患者，TSH、 FT4 均上升。

（5）手術切除甲狀腺後甲低、放射治療、抗甲狀腺藥物治療後甲低、垂體 TSH 瘤（垂體性甲狀腺功能亢進症）、下視丘性甲狀腺功能亢進症、慢性淋巴球性甲狀腺炎、單純性甲狀腺腫、甲狀腺機能低下症。

（6）先天性甲狀腺球蛋白增多症、地方性缺碘性甲狀腺腫。

（7）原發性膽汁性肝硬化、部分肝癌、急性肝炎等。

降低：

（1）原發性甲狀腺功能亢進症，自主性甲狀腺腺瘤，席漢症候群。

（2）垂體性或下視丘性甲低，垂體腫瘤（催乳素瘤，庫欣病，肢端肥大症），糖尿病等。

【 TGAb 檢測異常結果解讀】

上升：

血清抗甲狀腺球蛋白抗體（TGAb）濃度升高常見於一些自身免疫性疾病引起的甲狀腺炎。高濃度的 TGAb 和 TPOAb 預示有慢性淋巴球浸潤性甲狀腺炎（橋本氏甲狀腺炎）。在自身免疫性甲狀腺炎（包括橋本氏甲狀腺炎）受試者中，甲狀腺球蛋白抗體的陽性率約50%～80%，在 Graves 病患者中，甲狀腺球蛋白抗體的陽性率約30%～ 50%。TGAb 檢測還可用於橋本氏甲狀腺炎的病程監測和鑑別診斷。

果。經常與動物或動物血清產品接觸的患者易於受到上述影響，其檢測結果可能會出現異常值。

5・抗甲狀腺過氧化物酶抗體（TPOAb）

【項目簡介】

甲狀腺過氧化物酶是甲狀腺激素合成過程的關鍵酶，存在於甲狀腺細胞的微粒體中，能與甲狀腺球蛋白協同將 L- 酪胺酸碘化成為甲狀腺激素。甲狀腺過氧化物酶是潛在的自身抗原，抗甲狀腺過氧化物酶抗體（TPOAb）是身體針對甲狀腺過氧化物酶而產生的自身抗體。TPOAb 主要存在於自身免疫性甲狀腺病患者體內。

【方法及參考範圍】

電化學發光法；0 ～ 34IU/mL。

【TPOAb 檢測影響因素】

人血清中的異嗜性抗體可與試劑中的抗體發生反應，從而干擾實驗室中的免疫測定結果。經常與動物或動物血清產品接觸的患者易於受到上述影響，其檢測結果可能會出現異常值。

【甲狀腺功能檢測的綜合分析及指導建議】

（1）甲狀腺疾病女性多發。

（2）檢查結果 FT3 或 FT4 上升、TSH 降低，常見為甲狀腺功能亢進，也可能為瀰漫性毒性甲狀腺腫（Graves）、早期橋本氏甲狀腺

【 TPOAb 檢測異常結果解讀】

上升：

主要見於慢性橋本氏甲狀腺炎，甲狀腺功能亢進，原發性甲狀腺功能低下者、部分亞急性甲狀腺炎及單純甲狀腺腫患者。某些患者 TGAb 陰性，但 TPOAb 陽性，故兩種抗體同時測定可提升抗甲狀腺自身抗體檢測數值。在疾病的緩解期或經過漫長的病程之後原先升高的抗體滴度可能轉為陰性。如果抗體在緩解之後再次出現，可能意味疾病復發。

炎。需內分泌科就診，結合甲狀腺抗體、影像學結果可進一步診斷。

（3）檢查結果 FT3 或 FT4 降低、 TSH 上升，可能為甲狀腺機能低下。需進一步甲狀腺功能抗體檢測，可伴或不伴有甲狀腺抗體（TPOAb 或 TGAb）明顯上升。需內分泌科進一步診斷治療。

（4）甲狀腺抗體（TPOAb 或 TGAb）明顯上升，見於甲狀腺功能低下患者，有時並不伴有 FT3、 FT4、 TSH 的改變。

（5）常規體檢 FT3、 FT4、 TSH 任意一項異常，需內分泌就診，結合甲狀腺抗體及其他影像學檢查確認診斷。

二、腫瘤代表物檢查

腫瘤代表物是在腫瘤發生和增殖過程中由腫瘤細胞產生，或是身體對應腫瘤細胞而產生的反應腫瘤存在和生長的一類物質，存在於患者血液中。血清腫瘤代表物的檢測對腫瘤的輔助診斷、鑑別診斷、觀察療效、檢測復發以及評估預後有一定價值。腫瘤代表物的形成可比影像學早 3 ～ 6 個月，對於早期監測、早期發現腫瘤有重要意義。多數腫瘤代表物與組織器官並不完全對應，一個組織或器官可出現多個腫瘤標記物升高，因此一般採用多種腫瘤代表物聯合檢驗的方法，以提升診斷敏感性。檢測

腫瘤標記物上升，如果無影像學改變，需定期監測。體檢常用檢測項目為：AFP、CEA、CA125、CA-199、TPSA、FPSA、FPSA/TPSA、CA-153、CA72-4、CYFRA21-1、NSE、ProGRP、SCC、Fet。

1‧甲胎蛋白測定（AFP）

【項目簡介】

α1-甲胎蛋白（AFP）是胎兒發育早期，在肝臟未分化肝細胞和胎兒胃腸道及卵黃囊內合成的一種分子量約為 70kDa 的糖蛋白。新生兒時期甲胎蛋白含量較高，1 歲左右降至正常。正常成人甲胎蛋白含量很低，當肝細胞發生惡性變時 AFP 含量明顯升高，因此 AFP 是臨床診斷原發性肝癌的重要指標。用於肝細胞癌篩檢、診斷、療效分析和復發判斷，也用於妊娠期胎兒神經管等先天性疾病篩檢。聯合 CEA、CA199 可用於轉移性肝癌與原發性肝癌的鑑別。

【方法及參考範圍】

電化學發光法、化學發光微粒子免疫檢測法；0～10ng/mL。

【AFP 檢測影響因素】

（1）因抗原抗體反應的鉤狀效應，濃度過高時可出現假陰性。

（2）口服含胎盤素類藥物或保健品，可出現假陽性。

【AFP 檢測異常結果解讀】

上升：

（1）AFP 測定主要用於原發性肝癌的輔助診斷，血清含量＞400ng/mL 為診斷閾值，其診斷原發性肝癌的陽性率可達 60%～80%。是目前肝癌較好的早期診斷方法，可在症狀出現前 6～12 個月作出診斷，其專一性僅次於病理檢查的診斷方法。AFP 是否降至正常是判斷手術治療根治的指標之一。

（2）見於急性病毒性肝炎、酒精性肝炎、肝硬化、慢性活動性肝炎、重型肝炎恢復期（提示肝細胞再生）、睪丸癌、卵巢癌、畸胎瘤、絨毛膜上皮細胞癌、運動失調性毛細血管擴張症、先天性腎病症候群等。但一般不超過 300ng/mL。

（3）在肝炎和遺傳性酪胺酸血症等病症中 AFP 可呈中、低數值和暫時性或病症反覆性升高。胃癌、大腸直腸癌和胰腺癌等病症中 AFP 可呈中、低數值和暫時性或反覆性升高。

（4）羊水中 AFP 濃度與胎兒生長和孕週呈負相關，高於正常提示胎兒畸形、死胎、無腦兒和開放性神經管缺損等。

【AFP 檢測結果的分析及指導建議】

（1）AFP 是肝癌的腫瘤標記物，但肝炎、酒精中毒等其他疾病也可上升，一般不超過300ng/mL。

（2）肝癌時一般明顯上升，但有些早期階段可能上升不明顯，同時不伴有影像學改變，必須定期監測。

（3）血清 AFP 聯合肝臟超音波檢查可用於原發性肝癌高度危險險群的篩檢。

（4）服用胎盤類保健品或某些類固醇，可使 AFP 上升，需停止服用後再檢測。

2．癌胚抗原測定（CEA）

【項目簡介】

癌胚抗原（CEA）是一種結構複雜、高度糖化的酸性糖蛋白分子。主要存在於成人癌組織以及胎兒的胃腸管組織中。CEA 類似於AFP，屬於胚胎期和胎兒期產生的抗原。在結腸癌、肺癌、乳癌等腫瘤患者中可見上升，是一種較廣譜的腫瘤代表物。聯合 AFP 可用於轉移性肝癌與原發性肝癌的鑑別。用於腫瘤的療效觀察及判斷預後。

【方法及參考範圍】

電化學發光法、化學發光微粒子免疫檢測法；0 ～ 5ng/mL。

【CEA 檢測影響因素】

（1）濃度過高可出現假陰性。

【CEA 檢測異常結果解讀】

（1）健康成人血液中僅可見到極低數值的 CEA。在非惡性腸道疾病、結腸炎，消化道潰瘍，胰腺、肝臟和肺部疾患中（例如肝硬化、慢性肝炎、胰腺炎、潰瘍性結腸炎、克隆氏症、肺炎、肺氣腫、支氣管哮喘等慢性支氣管疾病），也可見到 CEA 數值有輕至中度的升高。吸菸也會導致 CEA 數值升高。

（2）在惡性腫瘤中，常見於消化道惡性腫瘤。肺癌、胰腺癌、乳癌等患者血清 CEA 含量可明顯上升。用於腫瘤的療效觀察及判斷預後，一般病情好轉時，血清 CEA 濃度下降，病情發展時可升高。CEA 診斷敏感度最高的是結腸、直腸癌和甲狀腺髓樣癌。在非轉移的乳癌中，血清 CEA 濃度僅有 10％的病例上升，而一般不超過參考範圍上限值的 5 倍。在乳癌擴散中，臨床敏感度在 50％～ 60％之間，25％的患者 CEA 濃度超過參考範圍上限值的 5 倍。在胃、胰、肺、卵巢和子宮頸癌中，隨腫瘤的分期不同，50％～ 70％的病例 CEA 濃度上升。

（3）腫瘤早期，CEA 含量較低，不易檢出，因此用於腫瘤早期診斷受到限制。

（2）吸菸者可出現假陽性。

【 CEA 檢測結果的分析及指導建議】

（1） CEA 是應用最廣泛的腫瘤代表物，涉及多個器官，在體檢篩檢中更有意義。

（2） CEA 輕度上升，與腸炎、消化道潰瘍、胰腺炎、肺炎、肺氣腫等有關。

（3） 吸菸族群可能輕度上升。

（4） 消化道及肺腫瘤時，可輕度或明顯上升，必須結合影像學綜合判斷。

3．糖類抗原 125 測定（CA-125）

【項目簡介】

CA-125 是一種大分子量的黏蛋白型糖蛋白。其抗原表位在黏蛋白的蛋白質部分而不在糖鏈上。存在於上皮細胞內卵巢組織和患者的血清中，是重要的卵巢癌相關抗原。用於輔助診斷惡性漿液性卵巢癌，上皮性卵巢癌，也是卵巢癌手術和化療後療效觀察的指標。同時輸卵管腺癌、子宮內膜癌、子宮頸癌、胰腺癌、腸癌、乳癌和肺癌患者CA-125 數值也會上升。另外 CA-125 也見於結核性腹膜炎、盆腔炎患者血清中。

【方法及參考範圍】

電化學發光法、化學發光微粒子免疫檢測法；0 ～ 35U/mL。

【 CA-125 檢測影響因素】

月經期可出現假陽性反應，應避開月經期

【 CA-125 檢測異常結果解讀】

上升：

（1） CA-125 可存在於卵巢、輸卵管、子宮內膜和子宮頸的上皮細胞中。卵巢癌患者血清 CA-125 數值明顯升高，其陽性率可達 90％以上，故對診斷卵巢癌有較大臨床價值，尤其對估計治療效果和判斷有無復發危險極為靈敏。

（2） 其他婦科腫瘤如子宮內膜癌、乳癌、子宮頸癌患者也可見 CA-125 數值上升。

（3） 胃腸道癌如胰腺癌、肝腫瘤、膽管癌、大腸直腸癌，胃癌和其他惡性腫瘤如肺癌 CA-125 也可見升高。

（4） 上升可見於急性子宮附件炎、宮外子宮內膜異位、子宮內膜異位相關的囊腫、骨盆炎症疾病、腹膜炎、結核性腹膜炎、腸梗阻、良性胃腸道疾病、急性胰腺炎、膽石症、膽囊炎、急慢性活動性肝炎、慢性肝臟疾病、肝硬化、無肝硬化的黃疸、肝肉芽腫病、自身免疫性疾病、心和腎臟功能不全、良性附件腫瘤、 Meigs 症候群、平滑肌瘤。

（5） 其他癌症，如子宮頸癌、乳癌、胰癌、膽道癌、肝癌、胃癌、結腸直腸癌、肺癌等也有一定的陽性反應。

（6） 妊娠早期，可見 CA-125 上升。

檢。

【CA-125 檢測結果的分析及指導建議】

（1）女性 CA-125 上升，可能由婦科炎症或婦科腫瘤引起，需婦科就診。

（2）CA-125 雖然名為卵巢癌相關抗原，但非器官特異性，女性及男性其他器官腫瘤也可上升。需臨床就診結合其他檢測指標綜合分析。

（3）腹膜炎腹水中 CA-125 可明顯上升。

4・糖類抗原 19-9 測定（CA19-9）

【項目簡介】

CA19-9（糖鏈抗原 19-9 或唾液酸化的 Lewis（a）抗原）是一種生物代表物，是胃腸癌相關抗原。CA19-9 在正常人的分泌物（消化液、唾液、精液等）可少量存在。發生消化道病變時可大量分泌，在胰腺癌、結腸癌、胃癌、肝細胞癌、膽管細胞癌患者可明顯增加。在其他非惡性腫瘤時也可增加。因此 CA19-9 用於腫瘤早期診斷、治療監測和癌症復發的監測。

【方法及參考範圍】

電化學發光法、化學發光微粒子免疫檢測法；0 ～ 37U/mL。

【CA19-9 檢測影響因素】

（1）在月經和妊娠期可見上升。

（2）體內存在異嗜性抗體（如鼠咬、蚊蟲叮咬）可使 CA19-9 假性上升。

（3）經常與動物（飼養寵物等）或動物血

【CA19-9 檢測異常結果解讀】

（1）胰腺癌、結腸癌、胃癌、肝細胞癌和膽管細胞癌時，患者血清 CA19-9 數值可明顯升高，故 CA19-9 可作為這類癌症的主要輔助診斷指標。若血清 CA19-9 含量很高，但肝、膽、胰未發現異常者，應全面檢查胃、結腸、肺等臟器。

（2）在非惡性腫瘤中，梗阻性黃疸常與 CA19-9 增加有關，而血清中 CA19-9 的非特異性升高同時反映了膽汁黏蛋白的炎症分泌過多並滲入血清中。囊性纖維化、腎積水和橋本氏甲狀腺炎等良性疾病也會導致 CA19-9 數值升高。

（3）急性胰腺炎、膽汁淤積性膽管炎、膽石症、中毒性肝炎、慢性活動性肝炎、肝硬化等，血清 CA19-9 也可出現不同程度的升高。

（4）血清 CA19-9 與鹼性磷酸酶以及膽紅素數值間存在很強的相關性。

清產品接觸，易出現假性上升。

（4）接受過小鼠單株抗體治療的患者可使 CA19-9 假性上升。

（5）Lewis a-/b- 血型患者，由於缺乏反應性決定簇 CA19-9，可引起假陰性反應。

【 CA19-9 檢測結果的分析及指導建議】

（1）CA19-9 是胃腸及胰腺消化系統腫瘤的較好檢測指標。

（2）CA19-9 輕度上升而又無臨床症狀和影像學改變，需定期複查。

（3）體內存在異嗜性抗體患者，CA19-9 可長期上升，但由於某些檢測試劑動物源性抗體選擇及純化度不同，可產生不同程度影響。此類 CA19-9 上升的患者，需採用不同儀器或方法進行驗證。

（4）CA19-9 在大腸直腸癌 CEA 沒有上升的患者中，可作為一種補充的疾病監測代表物。

5・總前列腺特異抗原測定（t-PSA）

【項目簡介】

前列腺特異性抗原（PSA）是一種與前列腺癌相關的抗原，是與腺體激肽釋放酶結構高度相似的糖蛋白，由前列腺上皮細胞分泌，具有絲氨酸蛋白酶的活性。存在於前列腺組織和精液中，微量進入血循環，正常人血清內含量極微量。前列腺癌患者，前列腺導管上皮結構遭到破壞，PSA 透過受損的腺管進入血液，使

【 t-PSA 檢測異常結果解讀】

（1）前列腺癌時，可見血清 PSA 數值明顯升高。

（2）當行前列腺癌外科切除術後，PSA 數值升高，即有發生轉移及復發的可能。

（3）良性前列腺瘤、前列腺肥大或急性前列腺炎時，也可見血清 PSA 數值升高。良性前列腺增生者，PSA 數值越高，發生急性尿瀦留的風險越大。PSA 數值在 4 ～ 20ng/mL 時，應進行游離 PSA 的檢測，與前列腺癌相鑑別。

（4）正常女性血循環中有低數值的 PSA，當乳腺發生良性或惡性腫瘤時，PSA 數值可能升高。

血液中 PSA 含量上升。PSA 用於前列腺癌和前列腺良性疾病的診斷、鑑別診斷及前列腺癌病情變化和療效觀察，是較好的腫瘤代表物，因此作為男性體檢的指標有重要意義。

【方法及參考範圍】

電化學發光法、化學發光微粒子免疫檢測法；0 ～ 4ng/mL。

【t-PSA 檢測影響因素】

前列腺按摩或肛門指診後，血清 PSA 數值可增加 2 倍以上，2 ～ 3 週後恢復。故應先採集血液樣本後，再進行前列腺按摩和直腸檢查。

【PSA 檢測結果的分析及指導建議】

（1）前列腺癌是男性最常見的腫瘤，進展緩慢，前列腺癌是威脅 50 歲以上男性生命的主要腫瘤，隨著生活水準的改善，環境及膳食結構的變化，前列腺癌的發病率日趨升高，大於 65 歲的男性發病率明顯上升。

（2）前列腺癌早期，無明顯症狀，不易診斷，但結合直腸指診和 PSA 檢測，可以提升前列腺癌早期確診率。

（3）前列腺炎症或創傷、尿瀦留、直腸指檢、膀胱鏡檢、結腸鏡檢、尿道活檢、雷射治療後，可引起PSA不同程度和不同時期的上升。

（4）PSA>10ng/mL 時，患前列腺癌的風險性增加，前列腺癌的惡性程度與 PSA 濃度有關。

（5）若 PSA 數值在放療、荷爾蒙治療、根治切除術後、發生急遽下降後檢測不出，說明治療成功。如果手術治療後 PSA 升高，說明腫瘤復發。

（6）區分良性和惡性 PSA 升高，需結合游離 PSA（f-PSA）檢測及其他檢查，進一步診斷，前列腺癌患者游離 PSA 濃度低於前列腺良性增生患者。

6・游離前列腺特異抗原測定（f-PSA）

【項目簡介】

血清總 PSA（t-PSA）80％以各種結合形式存在，稱為複合 PSA（c-PSA），20％以未結合的形式存在，稱為游離 PSA（f-PSA），f-PSA 無結合酶的特性。透過對f-PSA的測定及f-PSA/t-PSA 比值的綜合分析，有助於 f-PSA 數值處於 4 ～ 10ng/mL 灰區範圍內的患者對於前列腺癌的篩檢和鑑別。用於前列腺癌與前列腺炎、前列腺肥大和前列腺良性腫瘤的鑑別。

【方法及參考範圍】

電化學發光法；0 ～ 1ng/mL。

【 f-PSA 檢測影響因素】

（1）前列腺按摩或肛門指診後，血清 PSA 數值可增加 2 倍以上，2 ～ 3 週後恢復。故應在取血後進行前列腺按摩和直腸檢查。

（2）常溫或 4℃條件下，血清游離 PSA 濃度會隨時間延長而下降，所以，檢體應及時檢

【 f-PSA 檢測異常結果解讀】
　　前列腺癌患者 PSA 絕大多數為結合狀態，用單項的血清總 PSA 濃度測定不能確認鑑別前列腺癌和良性前列腺增生，因濃度在 4 ～ 20ng/mL 範圍內二組患者有交叉，前列腺癌患者游離 PSA 與總 PSA 比值較前列腺增生患者低。f-PSA/t-PSA 比值有利於鑑別此二組患者。f-PSA 檢測主要適用於未經治療，總 PSA 值為 4 ～ 20ng/mL 的患者。

測，如不能檢測，應存於 -20℃。

7・游離前列腺特異抗原／總前列腺特異抗原比值（f-PSA/t-PSA）

【項目簡介】

用於前列腺癌與前列腺炎、前列腺肥大和前列腺良性腫瘤的鑑別。

【方法及參考範圍】

電化學發光法

（1）正常參考值（血清）：>0.25 良性疾病的可能性大。

（2）<0.15 前列腺癌的可能性大。

【f-PSA/t-PSA 檢測影響因素】

由於該比值測定可能會出現商數偏差，造成明顯的結果差異，應結合其他檢查進行診斷。

8・糖類抗原 153 測定（CA-153）

【項目簡介】

CA15-3（糖類抗 15-3）是黏蛋白（mucin）型糖蛋白 Mucin-1（MUC-1）抗原上的表位。存在於乳腺、肺、卵巢、胰腺等惡性的或正常的上皮細胞膜上，是乳癌相關抗原也是手術後隨訪、檢測復發或轉移的指標。

【方法及參考範圍】

電化學發光法、化學發光微粒子免疫檢測法；0 ～ 32.5U/mL。

【CA15-3 檢測影響因素】

CA15-3 對蛋白酶和神經醯胺敏感，因此應

【f-PSA/t-PSA 檢測異常結果解讀】

前列腺肥大、前列腺炎、腎臟和泌尿生殖系統的疾病患者，也可見於 PSA 濃度上升。單獨使用 t-PSA 升高來診斷前列腺癌時，很難排除前列腺增生症，特別是當 t-PSA 濃度在 4 ～ 20ng/mL 時，此時使用 f-PSA/t-PSA 比值來判斷，比值＜ 0.15 時提示前列腺癌，＞ 0.25 時提示前列腺增生。

【CA-153 檢測異常結果解讀】

（1）乳癌時，可見 CA-153 明顯升高，但在早期乳癌診斷時，敏感性較低，陽性率為 20%～ 30%。晚期乳癌、轉移性乳癌陽性率可達80%。

（2）CA-153 是轉移性乳癌患者病程監測的有價值的指標。CA15-3 濃度上升可見於：乳癌和其他惡性疾病如卵巢癌、子宮內膜癌、子宮癌、肺癌、胃、胰、肝細胞癌患者。

（3）常用於追蹤乳癌經治療後有復發危險的患者及監測乳癌的轉移。在某些良性疾病，如乳房疾病、肝臟、胰腺、風溼、結核。以及其他器官癌症，如轉移性卵巢癌、結腸癌和支氣管癌時，其血清數值也可見不同程度的上升。

（4）血清 CA-153 濃度升高也可見於，依賴透析的腎功能不全、HIV 感染、慢性肝炎、支氣管疾病。各種良性疾病：肝臟、胰腺疾病、風溼和結核病、良性乳房疾病、肌瘤病、纖維腺瘤和胸腔其他良性疾病。

【CA72-4 檢測異常結果解讀】

（1）血清數值升高主要見於胃癌患者，其他惡性腫瘤如結腸直腸癌、膽管癌、胰腺癌、食道癌、卵巢癌，乳癌、子宮頸癌和子宮內膜癌患者中可見 CA72-4 濃度升高。

（2）CA72-4 也可見於某些非惡性疾病，如肺炎、胰腺炎、肝硬化、風溼性疾病、良性卵巢疾病（腺瘤、囊腫）、卵巢囊腫、乳房疾病、良性胃腸道疾病。

（3）CA72-4 與 CEA 聯合檢測可以提升診斷胃癌的敏感性。

（4）CA72-4 與 CA-125 聯合檢測可以提升卵巢癌的檢出率。

（5）正常人約 3.5％呈輕度上升，良性胃腸道疾病約 6.7％可見上升。

避免微生物汙染。

9．糖類抗原 72-4（CA72-4）

【項目簡介】

糖類抗原 72-4 是一種高分子量的腫瘤相關糖蛋白，是胃腸消化道的腫瘤代表物。可見於多種癌細胞的表面，包括胃癌、卵巢癌、乳癌、結腸癌和胰腺癌細胞。

糖類抗原 72-4 是胃癌手術療效和復發的重要代表物。

【方法及參考範圍】

電化學發光法；0 ～ 8.2U/mL。

【CA72-4 檢測影響因素】

某些食物（羊肉、韭菜等）對結果影響較大，輕度上升時必須定期觀察。

10．細胞角蛋白 19 片段（CYFRA 21-1）

【項目簡介】

CYFRA 21-1 是在癌症患者血清中發現的細胞角蛋白 19 片段，這是一種相對分子質量 40,000，等電點為 5.2 的酸性蛋白，主要分布於單層和偽複層上皮細胞，如支氣管上皮細胞和肺泡上皮細胞等。在腸上皮、胰管、膽囊、子宮內膜、輸卵管上皮細胞中也有發現，細胞癌變時即釋放入血。見於 70％的肺鱗癌，60％的肺腺癌，75％的非小細胞肺癌，是檢測非小細胞肺癌的重要指標。

【方法及參考範圍】

【CYFRA 21-1 檢測異常結果解讀】

（1）CYFRA 21-1 主要用於監測非小細胞肺癌（NSCLC）的病程及療效判斷。肺部有不明的陰影，CYFRA 21-1>30ng/mL 提示存在原發性支氣管癌的可能性。

（2）上升也可見於子宮頸癌、乳癌、膽道癌、胰腺癌。

（3）也可用於監測橫紋肌浸潤性膀胱癌的病程。

（4）在良性肺部疾病（肺炎，結核，慢性支氣管炎，支氣管哮喘，肺氣腫）也可上升。在良性的肝病和腎功能衰竭患者中偶見 CYFRA 21-1 輕微升高。

（5）血中 CYFRA 21-1 數值顯著升高提示腫瘤已晚期或預後差。

（6）CYFRA 21-1 正常或輕微升高，不能排除腫瘤的存在。

電化學發光法；0 ～ 3.6ng/mL。

11・神經元特異性烯醇化酶（NSE）

【項目簡介】

神經元特異性烯醇化酶（NSE）是一種酸性蛋白酶，參與糖酵解，在正常人腦組織中含量最高，存在於神經細胞和神經內分泌細胞以及這些細胞所引發的腫瘤細胞中。而癌腫組織糖酵解作用使細胞增殖週期加快，細胞 NSE進入血液增多，並且導致此酶在血清中含量增多。另外，小細胞肺癌是一種能分泌 NSE 的神經內分泌性質的腫瘤，因此 NSE 是檢測腦神經瘤和小細胞肺癌的指標。

【方法及參考範圍】

電化學發光法；0 ～ 15.2ng/mL。

【NSE 檢測影響因素】

溶血對檢測結果影響較大。

12・胃泌素釋放肽前體（ProGRP）

【項目簡介】

胃泌素釋放肽前體（ProGRP）是胃泌素釋放肽（GRP）相對穩定的前體，是近年來發現的一種新的小細胞肺癌（SCLC）腫瘤代表物。小細胞肺癌具有神經內分泌特徵，癌細胞能釋放胃泌素釋放肽並可刺激小細胞肺癌的生長，由於 GRP 在血清中不穩定，易被降解，半衰期僅為 2 分鐘故很難測定其在血液中的濃度，而 ProGRP 位於 GRP 的前端在血液中較

【NSE 檢測異常結果解讀】

（1）肺癌：NSE 可作為檢測小細胞肺癌首選代表物，而 CYFRA 21-1 在非小細胞肺癌檢測中優於 NSE。

（2）神經母細胞瘤、精原細胞瘤、非肺部惡性疾病患者 NSE 濃度可升高。在原發腦瘤或腦轉移性和惡性黑色素瘤及腎上腺嗜鉻細胞瘤（PC）患者中，可發現中樞神經系統（CNS）的 NSE 值升高。

（3）良性疾病：良性肺部和腦部疾病 NSE 濃度略有升高，主要見於腦脊液（CSF）中，包括下列疾病患者：腦脊膜炎、瀰漫性腦膜炎、脊髓與小腦退化、腦梗塞、腦血腫、蛛網膜下出血、腦外傷、腦炎、器質性癲癇、精神分裂症和 Jakob-Creutzfeld 病。

【ProGRP 檢測異常結果解讀】

（1）血清 ProGRP 數值上升對診斷小細胞肺癌的敏感性和特異性較高，一般 >200 pg/mL 診斷的可靠性可達 99%。

（2）ProGRP 在監測病情和觀察療效方面有重要意義，小細胞肺癌復發時患者 ProGRP 再次上升可較臨床症狀提前 1 個月。

（3）ProGRP 聯合 NSE 可進一步提升小細胞肺癌診斷的敏感性和可靠性。

（4）腎功能不全患者血清中 ProGRP 可明顯上升必須注意鑑別。

（5）良性乳房疾病、良性肺病、自身免疫疾病會輕度上升；良性消化道疾病、泌尿系統疾病及細菌感染性疾病（伴有明顯 CRP 上升）可升高至正常的 2 ～ 3 倍。

為穩定，是測定小細胞肺癌的良好代表物。臨床研究證實 ProGRP 對小細胞肺癌的敏感性、特異性均優於 NSE。適用於小細胞肺癌的早期診斷，在監測病情和觀察療效方面有重要意義。

【方法及參考範圍】

電化學發光法；0～69pg/mL。

【ProGRP 檢測影響因素】

ProGRP 與臨床其他腫瘤標記物相比，穩定性較差，檢體要及時測定或冰凍保存。

13·鱗狀上皮細胞癌抗原（SCC）

【項目簡介】

鱗狀上皮細胞是上皮的主要構成部分，SCC 是一種從宮頸鱗狀細胞癌組織中分離出來的一種糖蛋白。存在於宮頸、肺、頭頸部鱗狀細胞的胞質內，也可出現在消化道、陰道、唇、口和食道等身體的其他部位中。SCC 是一種特異性較好的測定鱗狀上皮細胞癌的腫瘤代表物。

【方法及參考範圍】

電化學發光法；0～2.7ng/mL。

【SCC 檢測影響因素】

汗液、唾液及其他體液的汙染會引起測定值假性上升。

14·血清鐵蛋白測定（Fet）

【項目簡介】

血清鐵蛋白（Fet）是身體內用於儲存鐵的可溶性組織蛋白，可由很多體細胞合成，包括

【SCC 檢測異常結果解讀】

(1) SCC 數值上升與鱗狀細胞癌相關。子宮頸癌、肺鱗癌、頭頸部癌、食道癌、鼻咽癌患者血清中數值上升，並隨病情加重而上升。

(2) SCC 用於肺癌，可提示疾病復發、治療後殘餘和治療反應。是子宮頸癌最常見的組織類型，而 SCC 是該組織類型的生物代表物。在鱗狀細胞子宮頸癌患者中，SCC 的血清數值與腫瘤分期、大小、治療後殘餘、復發或進展、生存率相關。頭頸癌是指一組生物學上相似的腫瘤，它們可出現在唇、口腔和鼻腔、咽部和喉部。90%的頭頸癌屬於鱗狀上皮細胞癌，它們來自該區域的黏膜（上皮）。

(3) SCC 血清數值與淋巴結受累相關，淋巴結陽性的患者數值顯著較高。

(4) 在良性疾病中，肝炎、肝硬化、肺炎、結核、腎衰、銀屑病、溼疹等患者 SCC 也有一定程度上升。腎功能衰竭和皮膚病是該生物代表物假陽性結果的最主要原因。

【血清 Fet 檢測異常結果解讀】

上升：

(1) 反覆輸血的患者，體內儲存鐵增加，血清鐵蛋白上升。

(2) 鐵蛋白合成增加：急性感染、甲狀腺功能亢進、惡性腫瘤（肝癌或胰腺癌）。

(3) 酒精性或病毒性肝炎以及慢性腎衰竭的患者，血清鐵蛋白數值升高。

(4) 成人「still」病血清鐵蛋白常顯著增加。

降低：

(1) 血清鐵蛋白濃度降低表示鐵缺乏，其原因可能是由於既往失血、鐵攝取量改變、運鐵蛋白缺乏或需求量增加（例如妊娠）。

(2) 長期腹瀉，營養不良，肝臟合成減少。

肝臟、脾臟和骨髓，少部分見於血液。在身體缺血時血清鐵蛋白數值降低，鐵過多時鐵蛋白數值升高，在腫瘤時鐵蛋白合成增加，因此鐵蛋白檢測用於缺鐵性疾病及腫瘤的輔助診斷。

【方法及參考範圍】

電化學發光法；男性　30 ～ 400ng/mL，女性　13 ～ 150ng/mL。

三、感染性疾病檢查

感染性疾病是由病原體（細菌、病毒、螺旋體等）感染人體後刺激身體產生抗原或抗體而產生的，可透過抗原或抗體檢測，確定是否有存在相關疾病的感染。

（一）幽門螺旋桿菌抗體（HP）

【項目簡介】

幽門螺旋桿菌（HP）是生存在人類胃黏膜的病原菌，是慢性胃炎、消化性潰瘍、胃癌的重要致病因子之一，是人胃內唯一能夠產生大量尿素酶的細菌。因此，檢測人血液樣本中是否存在 HP 尿素酶抗體是判斷患者是否感染 HP 的重要依據。

幽門螺旋桿菌感染途徑：

（1）經口傳播，同桌吃飯。

（2）糞口傳播，糞便中的幽門螺旋桿菌汙染了水源和食物。

（3）低溫能延長幽門螺旋桿菌的存活期，冰箱長期保存的食物可增加幽門螺旋桿菌的傳播機會。

【方法及參考範圍】

膠體金檢測法；陰性。

【HP 抗體檢測影響因素】

有時 HP 感染後抗體尚未出現或者是抗體數值過低可能會導致結果陰性。

【HP 抗體檢測結果的分析及指導建議】

（1）幽門螺旋桿菌感染後表現為胃炎，不經治療可發展為萎縮性胃炎、胃潰瘍、胃癌等，及時發現幽門螺旋桿菌感染並及時治療，可避免疾病發展。

（2）血清幽門螺旋桿菌抗體陽性，不代表目前正在感染幽門螺旋桿菌。既往幽門螺旋桿菌感染經治療後抗體可持續存在數月或數年。

（3）血清幽門螺旋桿菌抗體陽性建議結合幽門螺旋桿菌抗原檢測、 C_{13} 呼氣試驗進一步確認，必要時進行胃鏡檢查。建議消化內科就診。

（4）陰性結果不排除幽門螺旋桿菌感染，可能因早期感染，抗體尚未產生，需定期複查。

（二）　B 肝感染檢測

1·B 肝表面抗原檢測（HBsAg）

【項目簡介】

【HP 抗體檢測異常結果解讀】

透過血清中幽門螺旋桿菌抗體檢測了解是否有幽門螺旋桿菌感染，該方法簡單快速，敏感性和特異性高，但治療後抗體依然存在，可達數月或數年，因此血清幽門螺旋桿菌抗體陽性，不能肯定患者是否有活動性感染，陰性也不能排除早期感染。血清抗體檢測不宜作為現症感染或療效評估指標。主要用於易感族群的篩檢。

確診 HP 感染應結合臨床症狀及其他診斷技術。

【HBsAg 檢測異常結果解讀】

HBsAg 陽性是 HBV 感染和攜帶的特異性代表，常見於慢性 B 肝病毒帶原者、急性 B 型肝炎潛伏期、急性期、慢性遷延性肝炎與慢性活動性肝炎、肝硬化。B 肝表面抗原陽性並不肯定意味著疾病或具有傳染性。HBsAg 陰性並不能完全排除 HBV 感染，約 8%的患者在肝炎症狀開始前 HBsAg 已轉陰。因此，在臨床上不能僅根據 HBsAg 一項來判斷 HBV 感染狀態，必須結合其他血清代表物（如：HBcAb、HBeAg、HBeAb 等）的結果來綜合分析。

　　B 肝表面抗原是一種糖蛋白，是由 S 基因編碼的衣殼蛋白，包括S、前S1 和前S2 蛋白。HBsAg 具有抗原性，可刺激身體產生特異性 HBs 抗體。人體感染 B 肝病毒後最早 1 ～ 2 週內、最遲 11 ～ 12 週血中首先出現 B 肝表面抗原。急性自限型 B 肝病毒感染時表面抗原大多持續 1 ～ 6 週，正常可達 20 週，無症狀帶原者和慢性患者表面抗原可持續存在多年甚至終身。

　　用於輔助診斷疑似 B 型肝炎病毒（HBV）感染的患者並對抗病毒治療效果和感染者的狀態進行監測。

　　（1）對獻血員進行 HBsAg 篩檢，用於輸血安全確保。

　　（2）接種 B 型肝炎疫苗時 HBsAg 檢查。

　　（3）對群體進行 HBsAg 篩選，對 HBsAg 陽性者進行監測。用於肝炎的鑑別診斷，肝硬化、原發性肝癌的早期發現。

【方法及參考範圍】

化學發光微粒子免疫檢測法；0 ～ 0.05IU/mL。

【HBsAg 檢測影響因素】

（1）檢體溶血可能出現假陽性結果。

（2）接受肝素治療的患者，其樣本可能會凝固不完全，樣本中纖維蛋白的存在可能會導致檢測結果錯誤。

（3）患者在 HBsAg 感染窗口期時，抗原滴度較低，可能出現陰性結果。

（4）抗原濃度過高時，可能會出現假陰性結果。

2‧B 肝表面抗體檢測（HBsAb）

【項目簡介】

HBsAb 是一種中和性抗體，也是一種保護性抗體，是 B 肝病毒表面抗原刺激人體免疫系統後產生的抗體，能夠中和掉 B 肝病毒的感染力，保護人體免受 B 肝病毒再度侵襲，其滴度越高保護性也就越強。HBsAb 一般在 HBsAg 轉陰後出現，是 B 肝病毒感染恢復的開始，抗體可持續多年，其滴度與特異性保護相關。用於體檢篩檢、疫苗注射後效果觀察，及疫苗注射後的長期效果觀察。

【方法及參考範圍】

化學發光微粒子免疫檢測法；0～10mIU/mL。

【HbsAb 檢測影響因素】

（1）檢體溶血可能出現假陽性結果。

（2）抗體濃度過高時，可能會出現假陰性結果。

（3）接受肝素治療的患者，其樣本可能會凝固不完全，樣本中纖維蛋白的存在可能會導致檢測結果錯誤。

3‧B 肝 E 抗原檢測（HBeAg）

【項目簡介】

HBeAg 是 HBV 核心的可溶性抗原，是人

【HbsAb 檢測異常結果解讀】

HBsAb 是保護性抗體。

（1）HBsAb 既往曾感染過 B 肝現已恢復，而且對 B 肝病毒有一定的免疫力。

（2）注射 B 型肝炎疫苗後產生 HBsAb 說明免疫成功，身體產生了對抗 B 肝病毒的免疫力。

【HBeAg 檢測異常結果解讀】

（1）HBeAg 陽性僅見於 HBsAg 陽性者，在 HBsAg 之後出現。陽性提示 HBV 複製活躍，病毒數量較多，有較強的傳染性，可作為有傳染性的可靠指標。

（2）HBeAg 陽性持續 4 個月以上，預示有發展為慢性 B 肝病毒攜帶狀態的可能。

（3）HBeAg 陽性的孕婦可垂直傳播，90％以上的新生兒將受 B 型肝炎病毒感染，HBeAg 可陽性。

（4）有一種慢性 B 型肝炎患者血清中不能檢測到 HBeAg，但 B 型肝炎病毒 e 抗體呈陽性，這些患者血清中的 HBV-DNA 也可能呈陽性。

體感染 HBV 後跟隨 HBsAg 出現的第 2 個血清學抗原代表物，一般高峰持續 2 ～ 3 個月，通常在 4 個月後消退。可用於監測 B 型肝炎病毒感染的進展狀況。

【方法及參考範圍】

化學發光微粒子免疫檢測法；0 ～ 1.00S/CO。

【 HBeAg 檢測影響因素】

（1）檢體溶血可能出現假陽性結果。

（2）抗原濃度過高時，可能會出現假陰性結果。

（3）接受肝素治療的患者，其樣本可能會凝固不完全，樣本中纖維蛋白的存在可能會導致檢測結果錯誤。

4．B 肝 E 抗體檢測（HBeAb）

【項目簡介】

HBeAb 是 B 肝病毒的對應抗體，由 HBeAg 刺激產生，對 HBV 感染具有保護作用。但不是中和抗體，沒有注射顯影劑身體抵抗力的作用，HBeAb 出現於急性感染的恢復過程中，持續時間較長，HBeAg 和 HBeAb 一般不會同時陽性，一旦 HBeAb 出現 HBeAg 就消失。

【方法及參考範圍】

化學發光微粒子免疫檢測法；≧1.00S/CO。

【 HBeAb 檢測影響因素】

（1）檢體溶血可能出現假陽性結果。

【 HBeAb 檢測異常結果解讀】

（1）HBeAb 若存在於病變持續活動的慢性肝病患者中，則病情可能繼續發展，並逐步演變成肝硬化。

（2）HBeAg 轉陰且 HBeAb 轉陽，大多顯示 HBV 複製停止，病變活動靜止，提示傳染性明顯減弱或疾病在恢復過程，但不能說明傳染性已消失或病情已康復。

（3）部分 HBV 感染者，HBeAg 消失後可不出現 HBeAb，說明：①複製病毒雖已清除，但無 HBeAb 應答；②複製病毒一時減少，HBeAg 消失後可再現；③前 C 區變異，不能編碼合成 HBeAb。

（2）抗體濃度過高時，可能會出現假陰性結果。

（3）接受肝素治療的患者，其樣本可能會凝固不完全，樣本中纖維蛋白的存在可能會導致檢測結果錯誤。

5．B 肝核心抗體檢測（HBcAb）

【項目簡介】

B 肝核心抗原（HBcAg）是 B 肝病毒的核心成分，存在於受感染的肝細胞核內，不游離於血液中，難以檢測到，故臨床不做常規檢查，HBcAb 由核心抗原 HBcAg 刺激產生，是 B 肝感染後最早出現的，不是保護性抗體，是反映肝細胞受到 B 肝病毒侵害的指標。其持續時間長，甚至終生存在，可作為當前或者既往 B 型肝炎病毒感染的指標，但不能用於區別急性或慢性 B 型肝炎病毒感染。

【方法及參考範圍】

化學發光微粒子免疫檢測法；0 ～ 1.00S/CO。

【HBcAb 檢測影響因素】

（1）檢體溶血可能出現假陽性結果。

（2）抗體濃度過高時，可能會出現假陰性結果。

（3）接受肝素治療的患者，其樣本可能會凝固不完全，樣本中纖維蛋白的存在可能會導致檢測結果錯誤。

表 1-7-1　B 肝病毒五項血清代表物聯合檢測解讀

HBsAg	HBsAb	HBeAg	HBeAb	HBcAb	臨床意義
+	−	−	−	−	急性肝炎早期有傳染性或慢 B 型肝炎帶原者
+	−	+	−	+	B 型肝炎急性期或急性後期或慢性活動性期傳染性強
+	−	−	−	+	慢性帶原者有一定傳染性
+	−	−	+	+	不活動型帶原者傳染性弱
−	+	−	+	+	恢復早期無傳染性
−	+	−	−	+	既往感染或現已痊癒或接種疫苗後特異性免疫
−	+	−	−	−	既往感染或現已痊癒或接種疫苗後特異性免疫

(三)　A 型肝炎病毒抗體 IgM（HAV-IgM）

【項目簡介】

　　A 型肝炎病毒（HAV）是一種無包膜的單鏈 RNA 病毒，屬於小 RNA 病毒科。HAV 在肝細胞內複製透過膽汁經腸道從糞便排出，經由糞 - 口途徑傳播。HAV 是感染性黃疸中最常見的病因，HAV 會造成急性肝炎，但不會轉成慢性肝病，該病毒不會持續存在於身體中。A 肝病毒抗體包括 HAV-IgM 和 HAV-IgG，IgM 出現在疾病感染早期，約三個月轉為陰性，是急性 A 型肝炎感染的血清學代表。HAV-IgG 出現較 HAV-IgM 稍晚，是一種保護性抗體。幾乎可終身存在，陽性則表示過去曾受過 HAV 感染，現在已經有免疫力，可用於 A 肝的流行病

【HAV-IgM 檢測異常結果解讀】

　　對於急性 A 型肝炎的鑑別診斷，需要血清學檢測方法來檢測 HAV 的免疫球蛋白 M（IgM）抗體。A 型肝炎發病時總是能夠檢出 HAV-IgM 抗體，而且通常在 3 ～ 6 個月內消失。

學調查。

【方法及參考範圍】

化學發光法；0 ～ 1S/CO。

（四）　C 型肝炎抗體（抗 -HCV）

【項目簡介】

C 型肝炎病毒是 RNA 病毒，由核心和包膜兩部分組成的球形顆粒。C 型肝炎病毒主要透過血液傳播，一般是由輸血引起。HCV 抗體檢測用於肝炎鑑別診斷和確保安全輸血。HCV 抗體的存在提示身體可能已經感染 HCV，雖然大部分感染者無症狀但部分 HCV 感染可發展為慢性肝炎、肝硬化、增加患肝細胞癌的風險。

【抗 -HCV 檢測異常結果解讀】

（1）抗 HCV 陽性顯示體內已有 HCV 感染。

（2）輸血後肝炎患者中有 80％ ～ 90％的患者為 C 型肝炎，抗 HCV 呈陽性反應。

（3）在 B 型肝炎患者中，特別是經常使用血製品的患者可以引起 C 型肝炎的合併感染，使疾病易轉為慢性化，肝硬化或肝癌。所以對 B 型肝炎復發及慢性肝炎患者應進行抗 HCV 的檢測。

（4）抗 HCV 陽性不能證實急性或慢性 HCV 感染，抗 HCV 陽性必須進行免疫印跡試驗以證實其特異性。

【方法及參考範圍】

化學發光微粒子免疫檢測法；0 ～ 1.0S/CO。

【抗 -HCV 檢測影響因素】

血清 IgG 濃度升高會出現抗 HCV 試驗的假陽性。

（五）　E 型肝炎病毒抗體 IgM（HEV-IgM）

【項目簡介】

E 型肝炎病毒（HEV）是一種 RNA 病毒，是經腸道傳播引起的急性傳染性疾病，透過糞 - 口傳播途徑，在肝細胞內複製，透過膽

【HEV-IgM 檢測異常結果解讀】

（1）急性 E 型肝炎症狀和 A 型肝炎相似，但黃疸症狀比 A 肝嚴重，尤其是妊娠後期合併 E 肝感染，容易發展為重型肝炎。

（2）一般急性期檢出 HEV-IgM，IgM 一般持續 2 ～ 3 個月；恢復期檢出 HEV-IgG，IgG 抗體持續約 1 年，也可能幾年。HEV-IgG 代表既往感染過 HEV 或注射 E 肝疫苗有效，說明身體對 HEV 具有免疫力。

（3）E 肝感染初期 IgM 抗體未產生或滴度很低，建議 7 ～ 14 天內複查。

汁經腸道從糞便排出。病毒感染後身體可產生 HEV-IgM 和 HEV-IgG 抗體。HEV 潛伏期為 15～75 天，E 肝患者體內首先產生 IgM 抗體，接著產生 IgG 抗體，在急性期後 IgM 抗體較快消退。

【方法及參考範圍】

化學發光法；0～1S/CO。

【 HEV-IgM 檢測影響因素】

接受肝素治療的患者，其樣本可能會凝固不完全。樣本中纖維蛋白的存在可能會導致檢測結果錯誤。為避免這種情況，應在肝素治療前採集樣本。

（六）愛滋病聯合試驗（HIVcombin）

【項目簡介】

人類免疫缺陷病毒（HIV）是引起愛滋病的病原體，愛滋病又稱獲得性免疫缺陷症候群。愛滋病傳播途徑為性接觸傳播、血液傳播、母嬰垂直傳播。HIV 主要侵犯人的 T 淋巴球使感染者細胞免疫破壞，最終繼發各種感染和腫瘤。用於術前檢測、輸血安全檢測及可疑愛滋病患者的過篩檢測。

【方法及參考範圍】

化學發光微粒子免疫檢測法；0～1.00S/CO。

【 HIV 檢測影響因素】

（1）檢體溶血可能出現假陽性結果。

【 HIV 檢測異常結果解讀】

（1）結果陽性，提示可能為 HIV 感染，但須經國家或地區疾病預防控制中心進行確診。如無任何臨床症狀，可能為 HIV 帶原者。HIV 陽性可持續數十年以至終身。

（2）確診試驗結果陽性，並伴有臨床症狀時才能診斷為愛滋病。

（2）樣本凝固不完全時，纖維蛋白的存在可能會導致檢測結果錯誤。

（3）自身免疫性疾病及接種疫苗等可能造成假陽性結果。

（七）梅毒抗體檢測（抗 -TP）

【項目簡介】

梅毒是由梅毒螺旋體感染引起慢性、系統性性傳播疾病，可透過母嬰、性接觸和血液傳播，該疾病可進入潛伏期，潛伏期內的梅毒感染在臨床上表現不顯著。顯性梅毒和隱性梅毒患者是唯一的傳染源，一般性接觸傳染占95%，少數患者可透過接吻、哺乳等密切接觸而傳染。未經治療的患者在感染一年內最具傳染性，隨病期延長傳染性越來越小。先天性梅毒是患有梅毒的孕婦透過胎盤血行傳染給胎兒所致。用於術前檢測、輸血安全檢測、產前安全檢查及梅毒診斷。

【方法及參考範圍】

化學發光微粒子免疫檢測法（CMIA）；0 ～ 1.00S/CO。

【 TP 檢測影響因素】

（1）檢體溶血可能出現假陽性結果。

（2）樣本凝固不完全時，其中的纖維蛋白的存在可能會導致檢測結果錯誤。

（3）系統性紅斑狼瘡、急性病毒感染、自身

【梅毒抗體檢測異常結果解讀】

（1）特異性抗體實驗檢測抗 TP 敏感度高，是梅毒感染的篩檢方法，如果 S/CO 值＞ 1 必須加做梅毒螺旋體血清反應試驗作為是否現症感染和輔助指標。

（2）梅毒特異性抗體試驗陽性可作為是否感染過梅毒的指標，大部分患者治癒後抗體可終身陽性，應結合臨床鑑別現症與既往感染。

（3）血清反應試驗與特異性抗體（TP）同時陽性，提示為梅毒感染期或近期感染過梅毒。

免疫性疾病等可出現假陽性反應，應綜合分析。

四、風溼免疫性疾病及相關檢查

風溼免疫性疾病與感染、免疫、代謝、內分泌、遺傳、退行性病變、地理環境、腫瘤等相關，是影響骨、關節及其周圍組織如肌肉、滑囊、肌腱、神經等的一組疾病，其病變表現多樣，可為局限性、系統性、精神性和功能性。風溼免疫性疾病複雜多樣、發病率高，常見病變為痛風、類風溼關節炎、骨關節炎、系統性紅斑狼瘡、多發性肌炎、系統性硬化症、自身免疫性腎病等。

1 · 抗鏈球菌溶血素「O」（ASO）

【項目簡介】

A 群鏈球菌可導致各種感染，如皮膚病或扁桃腺周圍膿腫。當上呼吸道感染時，扁桃腺周圍膿腫可能會導致腎小球腎炎，急性心內膜炎、sydenham 舞蹈病、急性風溼熱。這些感染可導致心臟與腎臟損害。透過早期診斷、有效治療，對患者的監測，可降低這些風險。ASO 測定可為臨床判斷鏈球菌感染程度及病程病期提供有用資訊。ASO 上升提示近期曾有溶血性鏈球菌感染，但不是疾病活動的代表，用於急性風溼熱和急性腎小球腎炎的輔助診斷，風溼病與類風溼關節炎的鑑別診斷。

【 ASO 檢測異常結果解讀】

上升：

（1）急性風溼熱、急性腎小球腎炎、猩紅熱、急性咽炎、扁桃體炎、過敏紫癜。

（2）A 組溶血性鏈球菌感染所致的敗血症、菌血症以及心內膜炎、腦膜炎、產褥熱等；風溼性心肌炎、心包炎、風溼性關節炎。

（3）皮膚及軟組織感染。

【RF 檢測異常結果解讀】

上升：

（1）見於類風溼性關節炎，70%～90%的類風溼關節炎患者 RF 為陽性，所以 RF 陰性不能排除類風溼疾病。RF 常早於臨床症狀的出現而呈陽性，RF 陽性的健康人患類風溼關節炎的風險較 RF 陰性族群高 5～40 倍。RF 陽性不能做出類風溼關節炎的獨立診斷指標，需結合其他檢查指標及臨床表現綜合判斷。

（2）某些自身免疫病如系統性紅斑狼瘡、多發性硬化症、乾燥症候群都有一定的陽性率。

（3）RF 在其他風溼性和非風溼性疾病中也可呈陽性，常見於慢性炎症、肝病、血管炎、退行性骨關節病、結締組織病等。

（4）在無明顯臨床症狀的高齡族群中，陽性率達到 20%。

（5）RF 可作為類風溼關節炎與強直性脊髓炎、痛風、骨性關節炎的鑑別指標。

【CRP 檢測異常結果解讀】

上升：

（1）風溼性疾病活動期，CRP 可明顯升高，治療好轉後，CRP 可逐漸降至正常。

（2）作為急性時相反應的一個極靈敏的指標，CRP 濃度在急性心肌梗塞、創傷、感染、炎症、外科手術、腫瘤浸潤時迅速顯著地升高。

（3）鑑別感染：病毒感染時 CRP 升高不明顯或輕度升高，細菌感染時 CRP 明顯升高。

（4）分析疾病活動和療效，血清 CRP 濃度持續高居不下通常屬於嚴重的預後代表，一般表示存在感染控制不良。

（5）用於心血管疾病危險性預測：高敏感度 CRP<1.0 mg/L 為低度危險性；1.0～3.0 mg/L 為中度危險性；>3mg/L 為高度危險性。

【方法及參考範圍】

免疫比濁測定法；0～200.00IU/mL。

【ASO 檢測影響因素】

在少數情況下，丙種球蛋白病，特別是 IgM（Waldenström 氏巨蛋白血症）類，可能導致結果的不可靠。

2．類風溼因子（RF）

【項目簡介】

類風溼因子是一組針對 IgG 分子抗原決定簇上 Fc 區的異質性自身抗體，主要為 IgM 型自身抗體，是類風溼關節炎的診斷標準之一。類風溼因子上升也可見於其他炎性風溼性疾病以及其他非風溼性疾病，同時也可見於超過 60 歲以上的正常族群。

【方法及參考範圍】

免疫比濁測定法；0～20.00IU/mL。

【RF 檢測影響因素】

（1）丙種球蛋白病，特別是 IgM（Waldenström 氏巨蛋白血症）類，可能影響結果的可靠性。

（2）自身免疫疾病時體內存在的自身抗體可能干擾測試並導致結果不可靠。

（3）某些藥物可能會干擾測試。

3．C 反應蛋白（CRP）

【項目簡介】

C 反應蛋白是一種能與肺炎鏈球菌 C 多

糖發生反應的急性時相反應蛋白，具有活化補體、促進吞噬、免疫調節作用。CRP 主要由肝臟產生，IL-6 可促進肝臟合成 CRP，其含量變化對炎症、組織損傷、惡性腫瘤等疾病的診斷及療效觀察有重要意義。CRP 濃度在炎性過程中快速升高，有時先於發熱等臨床症狀出現。目前檢測 CRP 方式有常規 CRP 檢測及高敏 CRP 檢測。常規 CRP 檢測常用於感染與炎症的輔助診斷，高敏感度 CRP 常用於心血管疾病、風溼類疾病、腫瘤等的輔助診斷。

【方法及參考範圍】

免疫比濁測定法；常規 CRP　0 ～ 10mg/L，高敏感度 CRP 0 ～ 5.01mg/L。

【 CRP 檢測影響因素】

（1）丙種球蛋白病，特別是 IgM（Walden ström 氏巨蛋白血症）類，可能影響結果的可靠性。

（2）接受單克隆鼠抗體治療或出於診斷目的注入單克隆鼠抗體的患者樣本可能出現錯誤結果。

4 · 抗環瓜氨酸肽抗體（抗 CCP 抗體）

【項目簡介】

抗環瓜氨酸肽抗體是以合成的環化瓜氨酸多肽（CCP）為抗原的自身抗體，是類風溼關節炎早期的高度特異性血清學指標，陽性率為 60％～ 80％，特異性為 96％。類風溼關節炎

【抗 CCP 抗體檢測異常結果解讀】

上升：

（1）抗 CCP 抗體是類風溼關節炎（RA）的重要診斷標準，有助於 RA 的早期診斷。

（2）抗 CCP 抗體是骨質破壞的獨立風險預測因子，抗 CCP 抗體陽性的 RA 患者骨破壞較陰性者更加嚴重，並與 RA 的活動性相關。若陽性提示已發生骨質破壞，且預後較差，必須合併用藥。

（3）抗 CCP 抗體對疾病的預後評估也有重要意義。抗 CCP 抗體陽性的 RA 患者常在發病 2 年內出現不可逆的骨關節損傷，並引起多種併發症。

（4）抗 CCP 抗體與疾病的活動性相關，若治療有效，抗體濃度下降，可作為指導用藥及改變治療方案的依據。

潛伏期長，至少 80% 的類風溼關節炎患者發病前 10 年可出現該抗體，因此抗 CCP 抗體有利於類風溼關節炎（RA）的早期診斷。

【方法及參考範圍】

電化學發光 IgG 捕獲法；0 ～ 17U/mL。

【抗 CCP 抗體檢測影響因素】

（1）對於接受高劑量生物素治療的患者（>5mg/d），必須在末次生物素治療 8 小時後採集樣本。

（2）IgG（高 γ 球蛋白血症）病理性的非特異性 IgG 對檢測有影響。高 γ 球蛋白血症可能導致抗 -CCP 檢測結果的假陰性。

（3）某些接受單克隆鼠抗體治療或診斷的患者樣本檢測結果可能有誤。

（4）少數病例中極高濃度的鏈霉素抗體和釓抗體會影響檢測結果。

5・補體 C1q（C1q）

【項目簡介】

補體是血清中的一種不耐熱成分，有特異性抗體介導的溶血作用，是抗體發揮溶菌作用的主要成分，存在於血清、組織液和細胞膜表面的一種蛋白質。補體 C1q 是構成補體 C1 的重要成分。補體 C1q 可以辨別和結合凋亡細胞，與吞噬細胞表面相應的受體相互作用而導致凋亡細胞被清除。因此補體 C1q 與體內炎症性免疫反應相關，當體內存在免疫複合物時，

【C1q 檢測異常結果解讀】

上升：

（1）自身免疫性腎小球腎炎，如補體 C1q 腎病、急性鏈球菌感染後腎小球腎炎。

（2）系統性紅斑狼瘡、類風溼性關節炎、硬皮病。

（3）痛風。

（4）血管炎、骨髓炎、活動性過敏性紫癜。

降低：

（1）混合性結締組織病。

（2）先天性補體 C1q 缺陷。

需注意在疾病過程中補體 C1q 存在動態變化，因此需動態觀察。

補體 C1q 腎病、免疫複合物性疾病（如狼瘡性腎炎、類風溼關節炎、腎小球腎炎等）的急性期、活動期，常見補體 C1q 數值下降。當上述疾病進入緩解期、恢復期時常見補體 C1q 數值上升。

補體 C1q 被活化並與免疫複合物結合沉積於人體局部組織，引起炎症性免疫反應。補體 C1q 與很多自身免疫性疾病相關，如急性鏈球菌感染後的腎小球腎炎、系統性紅斑狼瘡、類風溼性關節炎、硬皮病、痛風、血管炎、骨髓炎。檢測 C1q 濃度的動態變化對上述疾病的診斷和預後的有重要意義。

【方法及參考範圍】

免疫透射比濁法；159 ～ 233mg/L。

五、性腺激素相關檢查

性激素是維持人體生理活動的重要荷爾蒙，其主要生理作用是刺激性器官和生殖器官的生長、發育、維持性功能，影響蛋白質合成代謝、骨骼代謝、水鹽代謝及紅血球生成。性器官的主要分泌部位為睪丸、卵巢及腎上腺皮質，其分泌受下視丘 - 垂體系統的調控。荷爾蒙失調可能會導致許多疾病，如女性月經不調、多毛症、體重增加、早衰、早熟、性功能障礙、不孕不育及腫瘤等。荷爾蒙數值異常與許多因素相關，如壓力過大、情緒不穩、飲食不均衡及某些疾病導致的內分泌失調。性激素數值聯合檢測可用於相關疾病的輔助診斷及治療監測。

1．濾泡刺激素（FSH）

【項目簡介】

FSH 是由垂體前葉細胞分泌，是刺激卵

【FSH 檢測異常結果解讀】

上升：

（1）原發性卵巢功能低下、先天性發育不全、卵巢早衰、卵巢切除術後、原發和繼發性閉經。

（2）更年期症候群（偽複層或更年期）。

（3）真性性早熟、垂體促性腺細胞瘤、原發性性功能減退、早期垂體功能亢進、睪丸精原細胞瘤、先天性睪丸發育不全症候群。

（4）肝硬化、肝衰竭、甲狀腺功能亢進。

降低：

（1）繼發性性腺功能低下、女性不孕、子宮內膜異位症、希恩症候群。

（2）垂體功能低下、垂體性閉經、晚期垂體功能低下（見於雌激素和孕酮治療）。

（3）長期服用避孕藥、大量使用荷爾蒙。

（4）男性無精子症、睪丸腫瘤。

（5）假性性早熟。

泡發育的重要激素。對於女性，在月經週期中 FSH 和黃體成長激素（LH）同步變化，促進卵泡細胞生長發育、成熟。對於男性，FSH 可刺激睪丸支援細胞發育，並促進產生能結合雄性激素的蛋白質，促進生殖細胞發育、分化為成熟精子。

【方法及參考範圍】

化學發光微粒子免疫檢測法；

女性

①卵泡期：3.03 ～ 8.08mIU/mL；

②中期：2.55 ～ 16.69mIU/mL；

③黃體期：1.38 ～ 5.47mIU/mL；

④更年期：26.72 ～ 133.41mIU/mL。

男性　0.95 ～ 11.95mIU/mL。

臨床上 FSH 與 LH 常同時檢測，用於相關疾病鑑別診斷。

（1）鑑別閉經原因：FSH 及 LH 數值低於正常值，提示閉經原因在腺垂體或下視丘。FSH 及 LH 數值均高於正常，提示病變在卵巢。

（2）協助診斷多囊卵巢症候群：測定 LH/FSH 比值，如 LH/FSH ≥ 2 ～ 3，有助於診斷多囊卵巢症候群。

（3）診斷性早熟：有助於區分真性和假性性早熟。真性性早熟由促性腺激素分泌增多引起，FSH 及 LH 呈週期性變化。假性性早熟的 FSH 及 LH 數值均較低，且無週期性變化。

【FSH 檢測影響因素】

（1）應注意患者體內可能存在的嗜異性抗體、某些荷爾蒙、藥物等活性物質對測定結果的影響。

（2）妊娠時血中升高的人絨毛膜促性腺激素（hCG）數值也會影響測定的準確性。

（3）檢體溶血會影響檢測結果。

2．黃體成長激素（LH）

【項目簡介】

由垂體前葉分泌。受下視丘促性腺釋放激素的調控，同時受卵巢的正負回饋調控，在女性黃體生成素主要是促使卵泡成熟及雌激素的合成，繼而引起排卵，促使卵泡轉化為黃體，促進間質生長及孕激素合成。男性的黃體生成素能促使睪丸間質細胞增殖併合成雄激素，促進間質細胞分泌睪酮共同促卵胞生成素，促進精子成熟。

【方法及參考範圍】

化學發光微粒子免疫檢測法；

女性

①卵泡期：1.80 ～ 11.78mIU/mL；

②中期：7.59 ～ 89.08mIU/mL；

③黃體期：0.56 ～ 14.00mIU/mL；

④更年期：5.16 ～ 61.99mIU/mL。

男性　0.57 ～ 12.07mIU/mL。

臨床上 FSH 與 LH 常同時檢測，用於相關

【LH 檢測異常結果解讀】

上升：

（1）月經中期 LH 快速升高刺激排卵，絕大多數女性排卵發生在此後 14 ～ 28 小時後，這個時間段的女性最易受孕。因此透過測定 LH 數值是否處於高峰期以確認排卵功能是否正常以提升受孕率。

（2）多囊卵巢症候群、性發育不全、性腺功能減退。

（3）原發性睪丸衰竭、睪丸精曲管發育不全症候群。

（4）睪丸女性症候群、性腺切除後。

（5）偽複層和更年期。

（6）腎衰竭、肝硬化和甲狀腺功能亢進。

降低：

（1）垂體或下視丘性閉經。

（2）希恩症候群。

（3）性激素腫瘤、人絨毛膜促性腺激素性腫瘤、腎上腺性變態症候群。

（4）假性性早熟。

（5）神經性厭食症。

疾病鑑別診斷意義同 FSH。

【LH 檢測影響因素】

（1）由於 LH 呈脈衝式分泌，故血液中濃度變化較大，應多次採血檢測。

（2）應注意患者體內可能存在的嗜異性抗體、某些荷爾蒙、藥物等活性物質對測定結果的影響。

（3）檢體溶血會影響檢測結果。

3·雌二醇（Estradiol）

【項目簡介】

主要由卵巢分泌，腎上腺和男性的睪丸也可少量分泌。雌二醇是生物活性最強的雌激素，其生理作用主要是促進女性生殖器官發育，是卵泡發育、成熟和排卵的重要調節激素，也是導致月經週期性變化的重要激素。可以促進第二性徵如乳房發育、乳腺增生、皮下脂肪富集等。雌二醇還對內分泌系統、心血管系統、人體的代謝、骨骼的生長，皮膚的滋潤均有明顯的影響。更年期以後，卵巢功能逐漸衰竭，雌二醇急遽下降，引起更年期症候群、骨質疏鬆等雌激素缺乏性疾病。男性雌二醇主要由腎上腺皮質和睪丸產生，對蛋白質、脂類、水電解質及鈣磷代謝發揮重要作用。

雌二醇檢測在臨床上主要用於檢測卵巢功能：

（1）判斷閉經原因：如果激素數值符合正常的週期變化，表示卵泡發育正常，應考慮為

【雌二醇檢測異常結果解讀】

上升：

（1）雌二醇是分析卵巢功能的重要指標，其上升常引起女性性早熟、月經不調、妊娠、男性女性化。

（2）卵巢功能亢進、卵巢顆粒細胞瘤、卵泡膜細胞瘤、卵泡脂肪細胞瘤、催乳素瘤。

（3）睪丸間質細胞瘤導致雌二醇分泌增多，導致男性乳房發育。

（4）腺垂體腫瘤、腎上腺皮質增生。

（5）甲狀腺功能亢進、肝硬化。

（6）服用過多荷爾蒙的保健品或飲料。

（7）肺癌、胸腺癌等腫瘤。

降低：

（1）原發性或繼發性卵巢功能不全。

（2）顱內腫瘤、腦組織缺血導致垂體前葉功能減退。

（3）甲狀腺機能低下。

（4）原發性或繼發性閉經。

（5）卵巢切除術後、更年期。

（6）嚴重營養不良、口服避孕藥和雄激素後使雌二醇數值降低。

子宮性閉經；雌激素數值偏低，閉經原因可能
因原發或繼發性卵巢功能低下或受藥物影響而
抑制卵巢功能，也可見於下視丘 - 垂體功能失
調、高泌乳激素血症等。

（2）診斷有無排卵：雌激素無週期性變
化，常見於無排卵性功能失調性子宮出血、多
囊卵巢症候群、某些停經後子宮出血。

（3）監測卵泡發育：使用藥物誘導排卵
時，測定血中雌二醇作為監測卵泡發育、成熟
的指標之一，用以指導 hcg 用藥及確定取卵
時間。

【方法及參考範圍】

化學發光微粒子免疫檢測法；

女性

①卵泡期：21.00 ～ 251.00pg/mL；

②中期：38.00 ～ 649.00pg/mL；

③黃體期：21.00 ～ 312.00pg/mL；

④更年期：0 ～ 28.00pg/mL。

男性　11.00-44.00pg/mL。

【雌二醇檢測影響因素】

（1）應注意某些患者體內可能存在的異嗜
性抗體對測定結果的影響。

（2）孕中期和孕晚期女性的雌二醇測定結
果可能會受體內高數值雌三醇的影響。

（3）樣本凝固不完全時其中的纖維蛋白的
存在可能會導致檢測結果錯誤。

【睪酮檢測異常結果解讀】

上升：

（1）男性睪酮升高：睪丸間質細胞瘤、男性真性性早熟、男性分泌促性腺激素的腫瘤和先天性腎上腺皮質增生症。

（2）女性睪酮升高：見於女性多囊卵巢症候群、卵巢男性化腫瘤（睪丸母細胞瘤、卵巢門細胞瘤）、部分腎上腺皮質腫瘤、皮質醇增多症、原發性多毛症、使用促性腺激素及口服避孕藥。

降低：

（1）先天性睪丸發育不全症候群，睪酮減低伴有 LH、FSH 升高。

（2）繼發性性功能減退，下視丘或垂體病變導致促性腺激素分泌缺乏，伴有 LH、FSH 減低。

（3）隱睪症、睪丸炎、外傷。

（4）泌乳素過高症、肝硬化等。

4．睪酮

【項目簡介】

睪酮是體內主要的雄激素，是一種類固醇激素，男性睪酮幾乎全部在睪丸間質細胞合成。男性睪酮的主要功能是誘導胎兒性別分化，促進並維持男性第二性徵發育，刺激性慾，維持前列腺和精囊的功能，還可促進蛋白質合成、骨骼生長以及紅血球生成。男性睪酮數值呈現晝夜節律和脈衝式分泌，個體差異較大，一般上午數值較晚上約高 20%，劇烈運動可使睪酮上升，疲勞可使睪酮降低。年輕男性體內睪酮數值最高，50 歲以後隨年齡上升而減少。女性睪酮主要由卵巢分泌。女性睪酮對於維持女性青春期正常生長發育及某些代謝的調節有重要作用。

【方法及參考範圍】

化學發光微粒子免疫檢測法；

女性　0.11～0.57ng/mL，

男性　1.42～9.23ng/mL。

【睪酮檢測影響因素】

（1）應注意某些患者體內可能存在的異嗜性抗體對測定結果的影響。

（2）樣本凝固不完全時其中的纖維蛋白的存在可能會導致檢測結果錯誤。

5・泌乳素（Prolactin）

【項目簡介】

由腺垂體細胞分泌的一種多肽激素。泌乳素是促進乳腺的生長和乳房的正常發育必不可少的荷爾蒙。女性在懷孕後期及哺乳期，泌乳素分泌旺盛，以促進乳腺發育及泌乳。吮吸作用可誘導泌乳素分泌，使產後停止排卵。泌乳素分泌過高可導致下視丘性腺功能減退，表現為無排卵和月經失調。泌乳素能促進男性前列腺及精囊的發育，還具有調節腎上腺生成雄激素、參與應激反應等作用。

【方法及參考範圍】

化學發光微粒子免疫檢測法；

女性　5.18 ～ 26.53ng/mL，

男性　3.46 ～ 19.40ng/mL。

【泌乳素檢測影響因素】

（1）應注意患者體內可能存在的嗜異性抗體、某些荷爾蒙、藥物等活性物質對測定結果的影響。

（2）檢體溶血會影響檢測結果。

（3）因泌乳素經垂體分泌，不同時間段分泌的量不同。

6・孕酮（Progesterone）

【項目簡介】

主要由黃體細胞和妊娠期胎盤合成的一種類固醇激素，是睪酮、雌激素及腎上腺皮質激

【泌乳素檢測異常結果解讀】

上升：

（1）垂體腫瘤：垂體泌乳激素瘤、下視丘神經膠質瘤、顱咽鼓管瘤等。

（2）惡性腫瘤異位分泌催乳素，如肺癌、支氣管癌、卵巢癌、乳癌、腎臟癌。

（3）原發性甲狀腺機能低下。

（4）特發性溢乳症、男子乳房發育。

（5）口服避孕藥、大劑量雌荷爾蒙治療。

（6）某些藥物作用（如氯丙嗪、大量雌激素、利血平等）。

（7）性早熟、青春期閉經、卵巢早衰、黃體功能欠佳、月經不調、女性性功能減退、妊娠期、長期哺乳、產後閉經溢乳症候群。

（8）神經精神刺激、消瘦厭食症候群等。

（9）腎功能衰竭、糖尿病。

降低：

（1）垂體功能減退、單純性泌乳激素分泌缺乏症。

（2）希恩症候群、原發性不孕症。

（3）功能性子宮出血、卵巢切除術後、乳癌切除術後。

素的前體。月經期，孕酮可促進子宮內膜增厚，使其中血管和腺體增生，引起分泌以便受精卵著床。妊娠時孕酮可維持妊娠，抑制子宮收縮，並促進乳腺腺泡和導管的發育，為泌乳做準備。孕酮與黃體的生長、退化密切相關，排卵前孕酮開始升高，排卵後黃體大量分泌孕酮，在排卵後 5 ～ 10 天達到高峰，隨後逐漸降低，進入下一個月經週期。如果懷孕，孕酮數值在妊娠期持續升高，早期由黃體產生，7 ～ 9 週逐漸過度到胎盤產生。孕酮是支援胎兒早期生長發育的重要荷爾蒙。孕酮還可以影響生殖器官的發育和功能活動，促進乳腺增生等。孕酮的檢測主要用於黃體的功能及卵巢有無排卵，胎盤發育情況、先兆流產等的監測。

【方法及參考範圍】

化學發光微粒子免疫檢測法；

（1）黃體期：1.20 ～ 15.90 ng/mL。

（2）懷孕期：

①懷孕三個月：2.80 ～ 147.30 ng/mL；

②懷孕 3 ～ 6 個月：22.50 ～ 95.30 ng/mL；

③懷孕 6 ～ 9 個月：27.90 ～ 242.50 ng/mL。

（3）更年期：0 ～ 0.20 ng/mL；未孕卵泡期：0 ～ 0.30 ng/mL。

【孕酮檢測影響因素】

（1）應注意某些患者體內可能存在的異嗜性抗體對測定結果的影響。

【孕酮檢測異常結果解讀】

上升：

（1）生理性上升：排卵期孕酮數值升高，透過測量孕酮數值判斷卵巢有無排卵及排卵日期。觀察胎盤功能，妊娠 8 週之後，孕酮數值逐漸上升，35 週達到高峰，雙胎或多胎較單胎妊娠明顯上升。

（2）病理性上升：葡萄胎、卵巢囊腫、子宮內膜腺癌、絨毛膜上皮腺癌、妊娠期高血壓疾病、糖尿病孕婦等。

降低：

（1）腺垂體功能減退、卵巢功能減退、黃體功能不全、妊娠期胎盤發育不良、流產、妊娠毒血症、死胎。

（2）異位妊娠鑑別診斷：異位妊娠時血孕酮數值偏低。

（3）多囊卵巢症候群。

（2）樣本凝固不完全時其中的纖維蛋白的存在可能會導致檢測結果錯誤。

7 · 乙型絨毛膜促性腺激素（β-HCG）

【項目簡介】

主要由人體胎盤滋養層細胞產生的糖蛋白類激素，某些低分化的腫瘤細胞也可少量合成。β-HCG 是監測早期妊娠的重要指標。正常女性受孕後 9 ～ 13 天 β-HCG 數值有明顯升高，妊娠 8 週達到高峰，然後逐漸下降，至 18 週時維持在一定數值直至分娩。胎兒出生兩週後降至正常數值。女性絨毛膜上皮細胞癌、葡萄胎、畸胎瘤時 β-HCG 異常上升，是診斷滋養層細胞腫瘤、內胚層細胞源性惡性腫瘤的輔助診斷指標。β-HCG 在臨床上也用於流產的診斷與治療，不完全流產時子宮內尚有胎盤組織殘存，β-HCG 雖然陽性，但較正常妊娠數值明顯降低，完全流產或死胎時，β-HCG 由陽性轉陰性。

【方法及參考範圍】

化學發光微粒子免疫檢測法；

正常：$0 \sim 5$ mIU/mL。

早期妊娠：$5.00 \sim 25.00$ mIU/mL。

妊娠：$202.00 \sim 225,000.00$ mIU/mL。

【血清 β-HCG 檢測影響因素】

（1）應注意某些患者體內可能存在的異嗜性抗體導致結果假陽性。

（2）樣本凝固不完全時其中的纖維蛋白的

【血清 β-HCG 檢測異常結果解讀】

上升：

（1）診斷早期妊娠：β-HCG 超過 5 mIU/mL，考慮有受孕可能，如果超過 10 mIU/mL，基本可以確定妊娠，妊娠後 30 ～ 50 天，β-HCG 可以升高至 2,500 mIU/mL，多胎妊娠常規高於單胎妊娠。

（2）異位妊娠：血尿 β-HCG 維持在低數值，間隔 2 ～ 3 天測定無成倍上升，上升速度較正常速度緩慢，懷疑異位妊娠，應進行超音波檢測查找異位妊娠。

（3）產後 9 天或人流術後 25 天血清 β-HCG 應恢復正常數值。如未恢復正常數值，應考慮宮腔有殘留組織，建議進一步檢查、治療。

（4）滋養細胞腫瘤的診斷和監測：葡萄胎和侵蝕性葡萄胎、絨毛膜上皮癌、睪丸畸胎瘤等患者，β-HCG 顯著升高。滋養層細胞癌術後 8 ～ 12 週應呈陰性，如 β-HCG 下降緩慢或下降後又上升，提示可能有殘留病變，此類疾病常易復發，需定期檢測。β-HCG 是絨毛膜上皮癌診斷和活性滋養細胞監測唯一的實驗室指標，β-HCG 下降與治療有效性一致。

（5）腫瘤：分泌 β-HCG 的腫瘤尚見於腸癌、肝癌、肺癌、卵巢腺癌、胰腺癌、胃癌，在成年婦女引起月經紊亂，因此成年婦女突然發生月經紊亂伴 β-HCG 升高時，應考慮上述腫瘤的異位分泌。

存在可能會導致檢測結果錯誤。

六、巨幼細胞性貧血及神經系統檢查

葉酸參與嘌呤和嘧啶的合成，促進 DNA 的合成。維他命B_{12}能促進葉酸形成四氫葉酸，四氫葉酸是參與各種代謝的主要形式，身體如缺乏維他命B_{12}，會間接的影響葉酸參與 DNA 的合成及導致神經髓鞘合成障礙，血細胞的發育和成熟受到影響，缺乏葉酸和維他命B_{12}可引起巨幼細胞性貧血。葉酸與嬰兒神經管發育畸形及老年痴呆發生相關。另外葉酸和維他命B_{12}還參與同半胱胺酸轉甲基作用，因此缺乏葉酸和維他命B_{12}可以導致同半胱胺酸在體內蓄積，而同半胱胺酸是心腦血管疾病的重要獨立危險因素。因此，臨床上常常同時檢測葉酸與維他命B_{12}，用於巨幼細胞性貧血的診斷和治療及心腦血管疾病的輔助診斷、老年痴呆危險預測、嬰兒神經管畸形的檢測。

1・維他命B_{12}

【項目簡介】

維生素B_{12}又叫鈷胺素，主要存在於肉類和大豆中，是維生素 B 族中的一種，以輔酶的形式存在，是身體維持正常新陳代謝，DNA 合成及紅血球再生所必要的維生素，也是促進神經系統生長發育，維持神經系統正常功能所必要的營養素，如果缺乏維生素B_{12}會導致紅血

【維生素B_{12}檢測異常結果解讀】

上升：

見於急性和慢性粒細胞性白血病，白血球增多症，真性紅血球增多症，部分惡性腫瘤等。

減低：

（1）見於營養不良所致巨幼細胞性貧血。

（2）胃萎縮、胃切除術後、胰腺功能低下，腸道吸收不良，腸道寄生蟲。

（3）中樞神經系統疾病，老年痴呆等。

（4）見於長期素食者。

球發育障礙及成熟紅血球分裂障礙，形成大細胞高色素性貧血（巨幼細胞性貧血），消化道疾病，腸道吸收不良是維生素 B_{12} 缺乏的主要原因。

【方法及參考範圍】

化學發光微粒子免疫測定；187～883 pg/mL。

【維生素 B_{12} 檢測影響因素】

溶血對檢測結果有明顯干擾。

2.葉酸（Folate）

【項目簡介】

葉酸（Folate）是一種水溶性維生素，碟呤的衍生物，綠葉蔬菜中含量豐富，最初由肝臟分離出來，其母體是由碟呤、對胺基苯甲酸和麩胺酸 3 種成分結合而成。食物中的葉酸在小腸上段被吸收，轉變為活性四氫葉酸，參與嘌呤、嘧啶、核苷酸的合成，進而促進 DNA 的合成，葉酸對細胞的分裂及核酸、胺基酸、蛋白質的合成發揮重要作用。缺乏葉酸可導致神經髓鞘合成障礙及同半胱胺酸代謝異常，因此，葉酸檢測可以反映神經系統和心血管系統疾病。

【方法及參考範圍】

化學發光微粒子免疫測定；3.10 ～ 20.50 ng/mL。

【葉酸檢測影響因素】

服用藥物乙胺嘧啶、苯妥英、胺甲碟呤對葉酸檢測有干擾。

【葉酸檢測異常結果解讀】

降低：

(1) 見於巨幼細胞性貧血，溶血性貧血。

(2) 甲狀腺功能亢進症、營養不良、慢性腹瀉、吸收不良、惡性腫瘤、肝臟疾病，正常妊娠。

(3) 吸收障礙，如短腸症候群、先天性疾病時的酶缺乏使小腸吸收葉酸受影響。

(4) 孕婦體內葉酸數值低，提示胎兒神經管畸形風險高。

(5) 老年人葉酸數值低，患老年痴呆風險高。

七、骨代謝代表物檢查

　　骨骼是由骨基質和骨骼細胞組成的結締組織，成年人骨骼的成長雖然停止了但骨的新陳代謝並沒停止，骨組織不斷由破骨細胞進行骨吸收，再由成骨細胞進行骨重建，從破骨到成骨細胞周而復始的代謝是骨代謝的主要形式，兩者處於平衡狀態，在骨代謝的過程中，產生的生化物質是反映骨細胞活性和骨轉化的生物代表物。老年人和某些骨骼系統的疾病，由於骨吸收增加導致骨流失和骨脆性增加，造成骨質疏鬆。骨轉換生物代表物的檢測有助於骨質疏鬆和骨骼系統疾病的診斷和療效評估。骨代謝代表物包括：骨鈣素、維生素 D、副甲狀腺素等。

1・骨鈣素（N-MID-OT）

【項目簡介】

　　骨鈣素是骨基質中最重要的一種特異性非膠原蛋白，是骨特異地依賴於維生素 K 發揮作用的鈣結合蛋白。骨鈣素分子含 49 個胺基酸，分子量約 5,800D。其最多含有 3 個 γ- 羧基麩胺酸（bone-GLA-protein，BGP）。骨鈣素在骨形成過程中由成骨細胞生成，此過程依賴於維生素 K，同時維生素 D_3 有促進骨鈣素生成的作用。成骨細胞產生的骨鈣素一部分被吸收成為骨基質的組成部分，一部分被釋放進入外周血循環。

【骨鈣素檢測異常結果解讀】

上升：

（1）見於生長發育期的兒童、骨質疏鬆症、骨折。

（2）甲狀腺功能亢進、甲狀旁腺功能亢進。

（3）腎功能不全、變形性骨炎（Paget 病）等。

降低：

見於甲狀腺機能低下、甲狀旁腺功能減退、使用糖皮質素等。

【方法及參考範圍】

電化學發光法；11 ～ 48 ng/mL。

2．維生素 D（25-OH-VD）

【項目簡介】

維生素 D 是一種脂溶性類固醇激素前體，主要由皮膚經光照後產生。維生素 D 本身無生物活性，必須在肝臟和腎臟經過兩步連續的羥基化過程成為有生物活性的 1，25- 二羥基維生素 D。維生素 D 是維持骨骼健康的主要元素。

【方法及參考範圍】

化學發光微粒子免疫測定；≥ 30 ng/mL（≥ 75 nmol/L）。

3．副甲狀腺素（PTH）

【項目簡介】

副甲狀腺素是甲狀旁腺主細胞分泌的鹼性多肽類激素。它是體內調節血鈣數值的重要激素。具有加強溶骨作用，動員鈣進入血液，加強腎小管對鈣的重吸收，使血鈣升高，使體液內鈣離子濃度保持恆定。

【方法及參考範圍】

化學發光微粒子免疫測定；15 ～ 65 pg/mL。

【 PTH 檢測影響因素】

溶血：血清指數高至 500，對檢測結果有明顯干擾。

【維生素 D 檢測異常結果解讀】

減低見於：

（1）兒童期維生素 D 的嚴重缺乏將導致骨骼畸形，即佝僂病。輕度缺乏將導致食物鈣的利用效率下降。

（2）維生素 D 缺乏將導致肌肉乏力；對於中老年人，維生素 D 對肌肉功能的影響還造成跌倒風險。

（3）維生素 D 缺乏是繼發性甲狀旁腺功能亢進症的常見病因。

（4）維生素 D 缺乏與糖尿病、不同種類的癌症、心血管疾病、自身免疫性疾病和先天性免疫性疾病有關。

【 PTH 檢測異常結果解讀】

上升：

（1）可見原發性甲狀旁腺功能亢進，同時伴有高鈣血症和低磷血症，甲狀旁腺瘤、單純性甲狀腺腫瘤患者、老年骨質疏鬆症 PTH 也可上升。

（2）繼發性甲狀旁腺功能亢進，見於多種原因導致的低血鈣、維生素 D 缺乏、腎功能不全、骨質軟化症和小腸吸收不良等，PTH 可升高至正常上限的 10 倍，當注入鈣劑後 PTH 明顯降低，因此可以與甲狀旁腺功能亢進相鑑別。

（3）異位性甲狀旁腺功能亢進，肺癌、腎臟癌分泌一種蛋白質與 PTH 受體結合，產生與 PTH 相似的作用，導致血鈣升高血磷降低。

降低：

（1）特發性甲狀旁腺功能減退症，低鎂血症性甲狀旁腺功能減退症，由於 PTH 分泌減少引起低鈣血症。

（2）非甲狀旁腺功能亢進高鈣血症如惡性腫瘤，結節病。

第八節　出、凝血功能及血栓性疾病檢查的臨床意義解讀

　　身體內存在著複雜的凝血系統和抗凝系統，兩者保持著動態平衡，在正常生理狀態下，血液在血管內不斷地流動循環，既不溢出於血管之外（出血），也不凝固於血管之中（血栓）。一旦某些病理因素導致平衡破壞，則引起出血或血栓形成性疾病發生。出凝血功能及血栓性疾病檢查用於血栓和出血相關疾病檢測，血栓前檢查項目及監控臨床口服抗凝藥物患者。為手術前必查項目，目的在於術前了解患者的止血功能有無缺陷。

　　樣本採集：檸檬酸鈉（藍帽管）抗凝分離血漿。

一、血漿凝血酶原

【項目簡介】

　　血漿凝血酶原（PT）用於外源性凝血途徑的評估和口服抗凝劑治療（OAT）的監測。本試驗主要用於檢測凝血第一階段外源性途徑有關因子。

　　血漿凝血酶原（PT）報告方式包括：凝血酶原時間 PT（s）、凝血酶原活動度 PA（%）、國際標準化凝血酶原時間比值 INR。

1·血漿凝血酶原時間 PT（s）

【項目簡介】

血漿凝血酶原時間 PT（s）為外源性凝血系統疾病、口服抗凝藥物監測指標，是凝血酶原時間以「秒」為單位的報告方式。

【方法及參考範圍】

凝固法；　PT　9.4～12.5s。

【PT 檢測影響因素】

（1）纖溶藥物的影響，如雙香豆素、鏈激酶、尿酶等。

（2）超劑量使用肝素使凝固時間延長。

（3）FDP 增加使凝固時間延長。

（4）某些藥物，如口服避孕藥、雌激素、天門冬醯胺酶、鈉絡酮等影響檢測結果。

（5）溶血、脂血或黃疸的血樣可干擾檢測結果，需採集新的血樣。

（6）檢體採集不當，如採血量不準確、輸液側採血等。

2·凝血酶原活動度（PA）

【項目簡介】

為外源性凝血系統疾病、口服抗凝藥物監測指標，是凝血酶原時間以活動度為報告方式。

【方法及參考範圍】

凝固法；70%～130%。

【PA 檢測影響因素】

見 PT。

【PT 檢測異常結果解讀】

時間延長：

（1）廣泛嚴重的肝實質性損傷，如急性暴發性肝炎、肝硬化、由於凝血酶原等有關各凝血因子生成障礙所致。

（2）維生素 K 缺乏，合成 II、VII、IX、X 因子均需要維生素 K，當維生素 K 不足時導致 II、VII、IX、X 因子缺乏。如阻塞性黃疸影響維生素 K 吸收，腸道菌群紊亂會影響維生素 K 的合成。

（3）先天性凝血因子 II、V、VII、X 缺乏；低（無）纖維蛋白原血症。

（4）原發性血管內凝血（消耗大量凝血因子）、原發性或繼發性纖溶亢進。

（5）血循環中有抗凝物質（如口服抗凝劑如 Warfarin 治療、肝素）。

時間縮短：見於先天性凝血因子 V 增多、口服避孕藥、高凝狀態（DIC 早期、急性心肌梗塞等）、血栓性疾病（腦血栓形成、急性血栓性靜脈炎）、多發性骨髓瘤、洋地黃中毒、乙醚麻醉後。

【PA 檢測異常結果解讀】

同血漿凝血酶原時間檢查。活動度小於 40%有出血傾向。

【INR 檢測異常結果解讀】

（1）同血漿凝血酶原時間檢查。使用抗凝藥物之後，PT 的預期值應在參考值範圍的 2 倍左右，即 PT 值為 28s，INR 值為 2.0 為適宜。

（2）WHO 規定的使用口服抗凝藥時 INR 的允許範圍：

①手術前處理：非髖部外科手術 INR 允許範圍 1.5 ～ 2.5；髖部外科手術 INR 允許範圍 2 ～ 3。

②預防靜脈血栓：INR 允許範圍 2 ～ 3。

③活動性靜脈血栓、反覆發生的靜脈血栓、肺栓塞及其預防：INR 允許範圍 2 ～ 4。

④預防動脈血栓和栓塞，包括換心臟瓣膜（機械瓣）的手術：INR 允許範圍 3 ～ 4.5。

3．國際標準化凝血酶原時間比值（INR）

【項目簡介】

為外源性凝血系統疾病、口服抗凝藥物監測指標，是凝血酶原時間以國際標準比值為報告方式。

【方法及參考範圍】

凝固法；0.8 ～ 1.2s。

【INR 檢測影響因素】

見 PT。

二、活化部分凝血活酶時間

【項目簡介】

活化部分凝血活酶時間（APTT）用於內源性凝血途徑的評估、活化部分凝血活酶時間替代檢驗，是監測肝素治療的首選指標。

【方法及參考範圍】

凝固法；25.1 ～ 36.5s。

【APTT 檢測影響因素】

（1）纖溶藥物的影響（如雙香豆素、鏈激酶、尿酶等），超劑量使用肝素。

（2）FDP 增加使凝固時間延長。

（3）某些藥物的影響（如口服避孕藥、雌激素、天門冬醯胺酶、鈉絡酮等）。

（4）溶血、脂血或黃疸的血樣可干擾檢測結果，需採集新的血樣。

（5）檢體採集不當，如採血量不準確、輸

【APTT 檢測異常結果解讀】

延長：

（1）見於先天性凝血因子缺乏，包括凝血酶原缺乏、纖維蛋白原缺乏、因子 V、Ⅷ（血友病 A）、Ⅸ（血友病 B）、Ⅹ、Ⅺ、Ⅻ、Ⅱ 缺乏；激肽釋放酶原缺乏。

（2）肝功能嚴重損害、阻塞性黃疸或吸收障礙所致的維生素 K 缺乏；

（3）原發或繼發纖溶亢進，如 DIC 等。

（4）血中含有肝素、狼瘡抗凝物或者其他抑制物。

縮短：見於 DIC 高凝期和妊娠高血壓症候群等高凝狀態。

液側採血等。

三、凝血酶時間

【項目簡介】

凝血酶時間（TT）用於瀰散性血管內凝血（DIC）的評估，肝素抗凝治療和溶栓治療的監測，纖維蛋白或者纖維蛋白原降解產物（FDP）、遺傳性或者獲得性纖維蛋白原的數量或者品質異常以及纖溶亢進等的檢測。

【方法及參考範圍】

凝固法；10.3 ～ 16.6s。

【TT 檢測影響因素】

（1）纖溶藥物的影響，如雙香豆素、鏈激酶、尿酶等。

（2）超劑量使用肝素使凝固時間延長。

（3）FDP 增加使凝固時間延長。

（4）某些藥物，如口服避孕藥、雌激素、天門冬醯胺酶、鈉絡酮影響測試結果。

（5）達比加群可引起顯著上升。

（6）溶血、脂血或黃疸的血樣可干擾檢測結果，需採集新的血樣。

（7）檢體採集不當，如採血量不準確、輸液側採血等。

【TT 檢測異常結果解讀】

（1）延長：患者血循環中 AT-III 活性明顯上升，肝素增多或類肝素抗凝物質存在，如紅斑狼瘡、肝病、腎病等，異常纖維蛋白原血症、低（無）纖維蛋白原血症、纖維蛋白原機能障礙、尿毒症、異常球蛋白增多（多發性骨髓瘤）、FDP 增多（如 DIC）、胰腺疾病，過敏性休克等。

（2）縮短：常見於血樣本有微小凝塊、鈣離子存在時或血液呈酸性等。

【Fg 檢測異常結果解讀】

（1）增多：高凝狀態（如糖尿病伴血管病變、急性心肌梗塞、腦血管病變、口服避孕藥、妊娠及其中毒症、深靜脈血栓形成、動脈粥狀硬化疾、高血脂症等）；亦見於急性傳染病、急性感染、腎小球疾病活動期、放射治療後、燒傷、休克、外科手術後、惡性腫瘤、多發性骨髓瘤等。

（2）減少：肝臟疾病（重症肝炎、慢性肝炎、肝硬化等）；DIC 消耗性低凝血期及纖溶期，溶栓治療的監測、原發性纖維蛋白原缺乏症、原發性纖溶活性亢進、惡性貧血及肺、甲狀腺、子宮、前列腺手術等。

（3）纖維蛋白原異常：纖維蛋白原異常是一種遺傳疾病，是常染色體顯性遺傳。患者檢測含量可能在正常範圍，但纖維蛋白原有質的異常。主要是纖維蛋白原分子的一個多態上出現一個異常胺基酸，臨床上可無症狀或有輕度出血傾向。

【D-二聚體檢測異常結果解讀】

上升：

（1）肺栓塞 D-二聚體可顯著上升，栓塞面積及血栓大小與 D-二聚體數值顯著相關。D-二聚體 <500 ng/mL 可排除急性肺栓塞。上升時需結合影像學進一步確診。

（2）肝臟疾病、冠心病、心梗、腎病症候群、妊娠後期等 D-二聚體會明顯上升。

（3）腫瘤患者大部分會出現 D-二聚體上升。在排除血栓性疾病和肝臟性疾病情況下，D-二聚體顯著上升應懷疑腫瘤的可能。

（4）可見於纖溶系統活性上升性疾患，提示體內存在著頻繁的纖維蛋白降解過程，是診斷深靜脈血栓、DIC、腦血栓等疾病的關鍵指標。

（5）血栓性血小板減少性紫癜、過敏性紫癜急性期、創傷性骨折、外科手術後、腹腔內大出血、肌肉血腫、嚴重感染、膿毒症等均可見D-二聚體上升。

（6）溶栓治療早期可上升，以後逐漸降低，七天後可恢復到或低於溶栓前數值。

四、血漿纖維蛋白原

【項目簡介】

血漿纖維蛋白原（Fg）用於出血傾向和纖溶亢進過篩、DIC 診斷、出血和血栓性疾病預測，是判定血栓前狀態或血栓性疾病的必查項目。

【方法及參考範圍】

凝固法；200 ～ 400mg/dL。

【Fg 檢測影響因素】

（1）纖溶藥物的影響：如雙香豆素、鏈激酶、尿酶等。

（2）妊娠與急性炎症的影響。

（3）溶血、脂血或黃疸的血樣可干擾檢測結果，需採集新的血樣。

（4）檢體採集不當，如採血量不準確、輸液側採血等。

五、血漿 D-二聚體

【項目簡介】

D-二聚體是纖維蛋白溶解作用的最終產物。D-二聚體結果正常可排除靜脈血栓栓塞性疾病，D-二聚體上升不是血栓的診斷唯一確定指標，可用於輔助判斷深層靜脈血栓和肺氣腫的發生，以及瀰漫性血管內凝血（DIC）、肺栓塞、心梗等疾病。

【方法及參考範圍】

酶聯免疫吸附測定；0 ～ 500ng/mL。

參考值範圍與年齡相關，60 歲以上參考值為年齡的十倍以下。

【D-Dimer 檢測影響因素】

（1）溶血、脂血或黃疸的血樣可干擾檢測結果，需採集新的血樣。

（2）檢體採集不當，如採血量不準確、輸液側採血等。

第九節　子宮頸癌前病變及子宮頸癌篩檢的臨床意義解讀

　　子宮頸癌是最常見的婦科惡性腫瘤，近年來其發病有年輕化的趨勢。高度危險險型的人乳頭瘤病毒（HPV）持續感染是子宮頸癌的主要危險因素，90％以上的子宮頸癌伴有高度危險險型 HPV 感染，早期子宮頸癌常無明顯症狀和體徵，隨病情進展，可出現宮頸上皮細胞病變及浸潤，如不早期發現可發展為子宮頸癌。近幾十年來婦科細胞病理的普遍應用使子宮頸癌和癌前病變能夠早期發現和治療，子宮頸癌的發病率和死亡率已有明顯下降。人乳頭瘤病毒核酸檢測（HPV-DNA）和宮頸液基薄層細胞學檢查（TCT）聯合檢測是宮頸病變及子宮頸癌篩檢的最好方法。檢體是否合格與下列因

素密切相關，患者檢查前準備包括：①3天內不使用陰道內藥物或對陰道進行沖洗；②3天內避免性行為；③避免月經期檢查；④短期內避免（<3個月）重複取材。

一、婦科宮頸液基薄層細胞學檢查

【項目簡介】

婦科宮頸液基薄層細胞檢測技術（TCT）是目前應用於婦女子宮頸癌篩檢的常規檢測技術，採用液基薄層細胞檢測系統對宮頸細胞進行細胞學分類診斷，使用美國 Bethesda（TBS）報告系統，根據宮頸上皮細胞形態變化確定病變有無及病變程度。其對子宮頸癌細胞的檢出率為95%，並能發現部分微生物感染如真菌、滴蟲、病毒、衣原體等。TCT 細胞學檢查取樣方便，易於定期複查，可以早期檢出子宮頸癌及癌前病變，及時給予相應的治療，有效降低子宮頸癌的發病率和死亡率，大大提升了婦女的生活品質。

【TCT 檢體採集及注意事項】

1·採樣的操作步驟

（1）準備：

①應避開經期，月經乾淨後採集，檢查的最佳時間是兩次月經的中期。

②檢查前72小時內勿用陰道藥膏，防止因異物造成收集細胞的困難。

③檢查前 72 小時內避免性生活、盆浴和陰道檢查。

（2）採樣：

①取材部位應在宮頸鱗、柱狀上皮交界處，將宮頸刷緩緩伸入，刷頭導入宮頸管內，使宮頸刷對所取部位有一定的壓力，兩邊緊貼頸管外口四周，向前伸。

②沿軸同向緩慢旋轉 5 圈以上，切忌反向旋轉。

③分泌物較多時，要在採樣前用棉簽輕輕擦去，但不可用力擦。

④採樣過程中，宮頸出血明顯時應立即停止採樣。一般情況下盡量避免短期內（<3 個月）重複取材，以避免假陰性結果。

⑤確保樣本和檢驗申請單標記號碼的一一對應，將檢體與檢驗申請單一同送往檢驗室。

⑥ 4℃冰箱保存，2 週內完成檢測，-20℃保存期為 6 個月。

（3）注意事項：

申請單填寫應盡量完整、字跡工整，盡可能提供相關的臨床資訊包括年齡、上次月經時間、既往宮頸相關檢查及疾病病史、聯繫電話等。

【方法及參考範圍】

液基薄層細胞檢測技術（採集宮頸上皮細胞製成脫落細胞薄片，使用巴氏染色，透過人工顯微鏡觀察分析陰道或宮頸的細胞形態）；

【TCT 檢測異常結果解讀】

TBS 報告系統將宮頸上皮細胞報告方式分為：

（1）未見上皮細胞內病變或惡性病變（NILM）：為正常情況，有時會提示輕度、中度、重度炎症。重度炎症有時會干擾報告診斷，必須消炎後重新取材。可提示病原體感染，如真菌、滴蟲、病毒等。

（2）非典型鱗狀上皮細胞

1）不能確認意義（ASC-US）：說明細胞有輕度改變，或者提示可能有 HPV 感染，多數情況下必須進一步檢查，建議每年定期複查。

2）不能排除上皮內高度病變（ASC-H）：顯示宮頸細胞可能發生了癌前病變或癌症，但細胞的異常不能確認診斷，需進行陰道鏡下宮頸活檢，進行病理學進一步診斷。

（3）鱗狀上皮內低度病變（LSIL）：表示宮頸細胞發生了低級別的癌前病變，多數伴有明顯的 HPV 感染細胞形態，需進行陰道鏡下宮頸活檢進行病理學診斷。

（4）鱗狀上皮內高度病變（HSIL）：顯示宮頸細胞可能發生了高級別癌前病變，需進行陰道鏡下宮頸活檢，進行病理學診斷，採取進一步治療方式。

（5）鱗狀細胞癌（SCC）：顯示宮頸細胞已經發生癌變，必須病理學診斷確認。

（6）非典型腺細胞：顯示宮頸管細胞發生了改變，可能與炎症或癌前病變有關。需進行陰道鏡檢查，進一步確診。

（7）頸管原位腺癌及腺癌：顯示宮頸管細胞發生了癌變，必須進行陰道鏡檢查及宮頸管組織病理檢查確診。

未見上皮細胞內病變或惡性病變（NILM）。

【TCT 檢測影響因素】

以下情況可能影響檢測結果或造成假陰性：

（1）3 天內使用陰道內藥物或對陰道進行沖洗。

（2）3 天內有性行為。

（3）月經期進行檢查。

（4）短期內（<3 個月）重複取材。

（5）檢體取材原因導致上皮細胞量少。

（6）嚴重的炎症，導致細胞被遮蓋，難以辨別。

以下情況可能影響檢測結果或造成假陽性：

（1）細胞製片及染色不當，導致某些細胞難以辨別。

（2）製片過程中，因空氣乾燥導致可能出現非典型細胞。

（3）細胞特殊分化異常導致過分判讀。

【TCT 檢測結果的分析及指導建議】

子宮頸癌的發病年齡多見於 30～50 歲之間，90％以上的子宮頸癌與 HPV 持續感染有關，因此 TCT 與 HPV 兩者結合篩檢可顯著提升敏感度和陽性率。與 HPV 檢測相比，單純細胞學（TCT）篩檢對探測子宮頸癌前病變敏感性較低和假陰性率較高，單純細胞學篩檢必須更加頻繁的複查。HPV 與 TCT 聯合檢測被作為 30 歲以上年齡組的優先篩檢辦法。

（1）非典型鱗狀上皮不能確認意義（ASC-US），如 HPV 陰性需每年定期複查，如 HPV 陽性需陰道鏡進一步檢查。

（2）非典型鱗狀上皮細胞不除外高度病變（ASCH）、鱗狀上皮細胞內低度病變（LSIL）、鱗狀上皮細胞內高度病變（HSIL）均屬於癌前病變，需陰道鏡活檢，進一步組織學確診後採取相應的治療方式。

（3）如確診子宮頸癌，需病理學進行組織活檢，進一步確認診斷後進行治療。

二、人乳頭瘤病毒核酸檢測

【項目簡介】

人乳頭瘤病毒（HPV）是一種 DNA 病毒，主要感染生殖系統上皮細胞，人是 HPV 感染的唯一宿主，常見的傳播途徑是直接皮膚接觸，子宮頸癌是目前已知唯一被證實由 HPV 感染直接引起的癌症，即子宮頸癌。目前發現和生殖系統感染有關的 HPV 基因型有 40 個以上。根據致病性將 HPV 分為高度危險險型和低度危險險型。高度危險險型與高級別陰道宮頸上皮病變密切相關，包括 16、18、31、33、35、39、45、51、52、56、58、59、66、68、53、73、82 型，共 17 個型別；低度危險險型包括 6、11、42、43、44、81，主要與生殖器疣及低級別的宮頸上皮病變相關。HPV 檢測是採集

【 HPV 檢測異常結果解讀 】

（1）HPV 低度危險險型：（包括 6、11、42、43、44、81 型）陽性，主要引起尖銳溼疣和低級別宮頸上皮內瘤變（CIN-1）。

（2）HPV 高度危險險型：（包括 16、18、31、33、35、39、45、51、52、56、58、59、66、68、53、73、82 型）陽性，持續同種高度危險險型感染，可引起子宮頸癌前病變至癌變。高度危險險型 HPV 陽性，臨床需採取積極的治療方式，進行陰道鏡檢測，對早期病變的及時治療可避免子宮頸癌的發生發展。

宮頸上皮細胞進行 HPV 基因檢測，如 HPV 基因陽性，必須進一步進行陰道鏡檢查，取宮頸組織進行病理學活檢，確定是否病變。

【 HPV 檢體採集及注意事項 】

（1）準備：

①應避開經期，月經乾淨後採集，檢查的最佳時間是兩次月經期的中期。

②檢查前 72 小時內勿用陰道藥膏，防止因異物造成收集細胞的困難。

③檢查前 72 小時內避免性生活、盆浴和陰道檢查。

（2）檢體採集：

①採樣時將專用無菌棉拭子深入女性宮頸口 2～3cm 鱗、柱狀上皮交界處，輕輕搓動宮頸刷使其順時針轉動 5 圈，同時採集病變部位檢體，放入取樣管中轉緊蓋子送檢。

② 4℃冰箱保存，2 週內完成檢測，-20℃保存期為 6 個月。

（3）注意事項：

① 72 小時內不使用陰道內藥物或對陰道進行沖洗。

② 72 小時內不應有性生活。

③檢查應在非月經期進行。

④一般情況下盡量避免短期內（<3 個月）重複取材，以避免假陰性結果。

【方法及參考範圍】

即時螢光 PCR 法：陰性。

【HPV 檢測影響因素】

以下情況可能影響檢測結果或造成假陰性：

（1）72 小時內使用陰道內藥物或對陰道進行沖洗。

（2）72 小時內有性行為。

（3）月經期進行檢查。

（4）3 個月內重複取材。

（5）檢體取材不佳等原因或病毒感染量少。

（6）含有 0.5%噻康唑對檢測有干擾。

【HPV 檢測結果的分析及指導建議】

90％以上的子宮頸癌與 HPV 持續感染有關，HPV 感染與性活動有關。大部分正常人在 HPV 感染後 1 ～ 2 年內會自動清除，部分免疫功能低下者感染 HPV 後不易自動清除，持續感染 2 年以上者有發生宮頸病變的可能。由於感染 HPV 無明顯症狀，因此定期複查 HPV 是早期發現子宮頸癌的重要手段。最常見的高度危險險型 HPV 感染陽性為 16 型、18 型等，根據感染發展的不同階段，可能伴有或不伴 TCT 細胞學的改變，無論高度危險險或低度危險險型 HPV 感染，均需進行陰道鏡檢，進一步確定病變是否存在，並採取相應的治療方式。

第二章　放射影像

第一節　DR 攝影

　　直接數位化 X 線後前位胸片（DR，Digital Radiography）攝影，指在電腦控制下直接進行數位化 X 線攝影的一種技術，實現了人們由模擬 X 線圖像向數位化 X 線圖像的轉變，與透視、傳統 X 光投照、CR（Computed Radiography）系統比較具有更大的優越性。DR 胸片的優點是檢查時間短，費用低，輻射劑量比 CT 低，是普遍胸部疾病體檢篩檢的首選。

　　DR 胸片可以用來初步篩選呼吸系統常見疾病：肺結核、肺炎、肺間質纖維化、肺膿腫、較大的原發性支氣管肺癌、周圍型肺癌、肺轉移瘤、縱隔腫瘤、肺積水等，並用於心血管系統的肺心病、心肌病變、風溼性心臟病、高血壓性心臟病、心包膜積水等的診斷和鑑別診斷。

　　隨著人們對健康的重視，平時必須關注的是長期吸菸族群，長時間咳嗽、痰多的個體，尤其是痰中帶血，突然出現身體局部不明原因的腫塊，如淋巴結腫、皮膚結節、頭皮腫塊等，一些非典型的肺部疾病症狀，如胸部腫塊、上肢麻木、發熱、肩背疼痛等，出現不明原因的聲音嘶啞或吞嚥困難等，都應考慮到肺部疾病的可能性。但是 DR 胸片多重影像重疊，存在很多盲區，病變太小不能發現等缺陷，例如相關研究顯示，X 線胸片發現早期肺癌只有

6.9%，約 75%肺癌診斷時已屬於晚期，5 年生存率僅為 15.6%，胸片檢查一般只能看到直徑 1cm 以上的肺部病變等。

一、前期準備

　　被檢查者檢查前準備：上衣口袋內勿放硬幣、手機、各種卡；頸部除去項鏈、吉祥物、髮夾等飾品；脫掉帶金屬拉鏈、金屬扣子的衣服，女性患者脫去帶金屬托的胸罩。特殊族群包括嬰幼兒、孕婦（尤其懷孕初期三個月內），應謹慎 X 線檢查，提前告知做好必要的防護。除被檢者外，其他人員不宜在檢查室內久留。

二、主要疾病介紹

（一）支氣管阻塞性病變

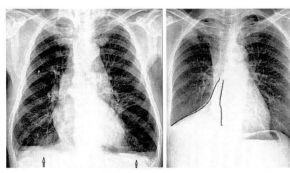

圖 2-1-1　肺氣腫　　　圖 2-1-2　右側氣胸

【胸片影像解讀】

　　支氣管阻塞性病變常見胸片表現為肺氣腫或氣胸。

　　圖 2-1-1 為肺氣腫病例胸片，兩肺透亮度增加，肺紋理變細、稀疏；胸廓像一個大桶的形狀，肋間隙增寬，雙側膈肌向下且平緩，沒有弧度。不同程度的肺氣腫在臨床上診斷分為：局限性阻塞性肺過度充氣、代償性肺過度充氣、瀰漫性阻塞性肺氣腫。

　　圖 2-1-2 為氣胸病例胸片，右側肺相比於另一側明顯縮小，肺野密度上升，肋間隙變窄，膈肌相較於另一側也是明顯升高；而健康的一側因為代償而呈現過度充氣的表現。

【臨床表現】

　　支氣管阻塞性病變最早出現的症狀是慢性咳嗽，但是當呼吸道嚴重阻塞時，則表現為呼

吸困難而不是咳嗽。慢性阻塞性肺疾病患者表現為氣短或呼吸困難，部分患者特別是重度患者或急性加重時出現喘息和胸悶。其他疲乏、消瘦、焦慮等常在慢性阻塞性肺疾病病情嚴重時出現，但並非慢性阻塞性肺疾病的典型表現。

【專家健康指導建議】

（1）慢性阻塞性肺疾病預防：戒菸、減少職業性粉塵和化學物質吸入、減少室內空氣汙染、防治呼吸道感染，鍛鍊呼吸功能、耐寒能力，接種流感疫苗與肺炎疫苗。

（2）良好的心情將有利於患者積極面對疾病、增加治療的順從性，並有利於建立良好的人際關係，這將更有利於疾病的恢復。

（3）多吃水果和蔬菜，可以吃肉、魚、雞蛋、牛奶、豆類、蕎麥。吃飯時少說話，呼吸費力吃的慢些。胖的要減肥，瘦的要加強營養，少食多餐。

（4）如有呼吸衰竭建議長期低流量吸氧，每天超過 15 小時。

（5）現有藥物治療可以減少或消除患者的症狀、提升活動耐力、減少急性發作次數和嚴重程度以改善健康狀態。吸入治療為首選，教育患者正確使用各種吸入器，向患者解釋治療的目的和效果，有助於患者堅持治療。

（二）肺實變

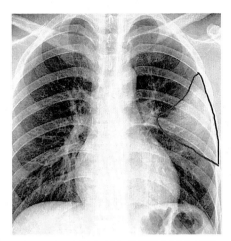

圖 2-1-3　左肺中葉中外帶肺實質化影像

【胸片影像解讀】

　　肺實變是肺小葉、肺段、肺大葉或一側肺的肺泡內氣體被滲出物代替而形成，胸片表現為片狀淡薄的高密度影，邊緣模糊；與肺葉或肺段形態一致的高密度影，邊界清楚，可見支氣管氣像（在實變的高密度影像中可見到含氣的支氣管分支影，稱空氣支氣管像徵）。圖 2-1-3 左肺大片高密度實變影。肺實變影像多見於急性炎症、肺結核、肺出血、肺水腫患者。

【臨床表現】

　　肺實變大多為炎性病變，具有發熱、咳痰等典型症狀，也有少數無症狀或首發症狀為呼吸急促及呼吸困難，嚴重者或有意識障礙、嗜睡、脫水、食慾減退等。

【專家健康指導建議】

　　依據病史及臨床表現、體徵，結合血常規檢查及胸部 X 線檢查診斷，痰培養連續 2 次分離出相同病原菌可確診肺炎治療。

　　需加強老年患者的護理工作，飲食宜清淡，易消化。

（三）結節狀陰影

【臨床表現】

肺結節大多沒有任何症狀，有密切結核病接觸史的可伴有結核症狀，如低熱（午後為著）、乏力、食慾減退、消瘦、咳嗽、咯血、胸痛及女性月經失調等。痰中找到結核菌或痰培養陽性及纖支鏡檢查發現結核病變是診斷肺結核可靠的根據。

【胸片影像解讀】

（1）腺泡結節陰影（圖2-1-4、圖2-1-5）：直徑＜10mm 呈類圓形或花瓣狀高密度影，邊緣較清楚。可能的病因有：慢性炎性肉芽腫（如結核的增殖灶）、腫瘤、血管周圍炎、小的滲出灶等。

（2）粟粒狀結節影（圖2-1-7）：直徑＜4mm，瀰散分布粟粒狀、小點狀高密度影。常見於粟粒型肺結核，癌性淋巴管炎、結節病、轉移瘤、肺泡癌等。

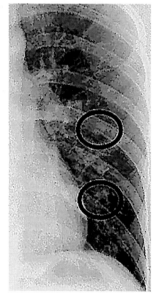 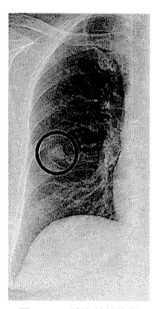

圖 2-1-4　腺泡結節陰影　　圖 2-1-5　腺泡結節陰影

腫瘤患者早期可無症狀；病情發展可表現為咳嗽，特別是刺激性嗆咳，痰中帶血或咯血。肺腺癌常轉移至腦，少數患者常因腦部症狀就診發現肺癌。其他表現：肺癌侵犯胸壁或胸膜，出現胸痛、胸悶等症狀；腫瘤侵犯膈神

經引起膈肌麻痺；侵犯喉返神經引起聲音嘶啞；侵犯上腔靜脈引起上腔靜脈回流受阻症候群；侵犯頸交感神經出現 Horner 症候群；有的肺癌患者可出現內分泌症狀。

【專家健康指導建議】

（1）結節根據大小、形態、邊緣判斷病變的性質，肺結核原發症候群應與淋巴瘤、胸內結節病、中心型肺癌和轉移癌鑑別。多發結節病因有急性血行播散型肺結核、傷寒、腦膜炎、敗血症、塵肺、肺泡細胞癌、含鐵血黃素沉著症等。還要與各類肺真菌病、肺癌、肺轉移癌和其他肺良性病變鑑別。肺結節治療根據結節不同性質可以藥物、手術等治療方式。

（2）如果懷疑是結核患者，必須按照以下原則治療，結核合理化治療是指對活動性結核病堅持早期、聯用、適量、規律和全程使用敏感藥物的原則。作用在於縮短傳染期、降低死亡率、感染率及患病率。對於每個患者，則為達到臨床及生物學治癒的主要對策。

（3）為了防止結核病的擴散，對於結核患者的處理原則是控制傳染源、切斷傳播途徑、保護易感族群，生活中及時發現並治療，家庭如有結核患者注意開窗通風，注意消毒，平時無感染者一定要注意接種卡介苗，鍛鍊身體，提升自身抵抗力。

（4）平時體檢受檢者主要是排除肺癌的可

能，平時生活中加強肺癌的預防極其重要。I 級預防是針對病因，戒菸是預防肺癌最有效的途徑，保護環境、減少大氣汙染是降低肺癌發病率的重要對策，減少職業致癌物的暴露，增加飲食中蔬菜、水果等可以預防肺癌；II 級預防是肺癌的篩檢和早期診斷，達到肺癌的早期治療，早期發現手術治療是關鍵，提倡每年一次的體檢篩檢；III 級預防為康復預防。

（四）腫塊陰影

【胸片影像解讀】

　　報告中描述為實質或囊性團塊（圖 2-1-6），X 線表現為類圓形高密度影，單發或多發。良性邊緣銳利、光滑，多為炎性假瘤、結核瘤、血管瘤、先天肺囊腫、肺膿腫等。惡性邊緣不規則、分葉狀、短毛刺、胸膜凹陷，多為肺癌或轉移瘤或良性病變惡變。

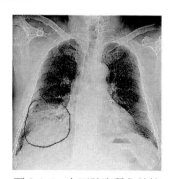

圖 2-1-6　右下肺實質化結節

【臨床表現】

　　良性腫塊大多沒有任何症狀，偶因體檢或合併其他症狀時被發現，如合併感染可伴有相應的發熱、咳嗽等呼吸道症狀。

　　如果是惡性腫瘤臨床表現比較複雜，症狀和體徵的有無、輕重以及出現的早晚，取決於腫瘤發生部位、病理類型、有無轉移及有無併發症，以及患者的反應程度和耐受性的差異。肺內惡性腫瘤早期症狀輕微，可無任何不適。

肺癌的症狀大致分為：局部症狀、全身症狀、肺外症狀、浸潤和轉移症狀。局部症狀咳嗽、痰中帶血或咯血、胸痛、胸悶、氣急、聲音嘶啞等為最常見的臨床症狀。

【專家健康指導建議】

外科治療是腫塊的首選和最主要的治療方法。外科手術治療肺癌的目的是：完全切除肺癌原發病灶及轉移淋巴結，達到臨床治癒；切除腫瘤的絕大部分，為其他治療創造有利條件，例如減瘤手術（或稱減狀手術）；各種腫塊的手術適應症、禁忌症、手術方式的選擇等較為複雜。

平時生活中肺癌的預防極其重要，每年一次的體檢千萬不能遺漏。

（五）空洞與空腔陰影

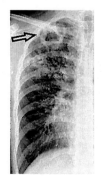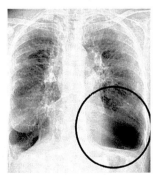

圖 2-1-7　右上肺空洞和粟粒　　圖 2-1-8　左下肺肺氣泡

【臨床表現】

多為肺膿腫、肺曲真菌病、塵肺空洞、肺結核、原發周圍型支氣管肺癌，偶見肺梗塞和

【胸片影像解讀】

空洞（圖 2-1-7）為肺內病變組織發生壞死、液化，壞死組織經引流支氣管排出而形成。空洞分為厚壁空洞和薄壁空洞，厚壁空洞指壁厚 >3mm，X 線表現為空洞形態不規則，周圍有密度高的實變區，內有液平（急性肺膿腫）；空洞內壁凸凹不平，可有壁結節（癌性空洞），亦可空洞內規則。乾酪性肺炎，空洞腔較小，大片壞死區內多發不規則透光區。薄壁空洞壁 <3mm，X 線表現為邊界清晰，內緣光整透亮，多為治療後的淨化空洞。

空腔（圖 2-1-8）多為肺部原有腔隙的病理性擴大，如肺氣泡、肺囊腫。

結節病等。

　　急性肺膿腫起病急驟，患者畏寒、發熱、胸痛、精神不振、乏力、胃納差，體溫可高達 39 ～ 40℃，伴咳嗽、咳黏液痰或黏液膿痰。慢性肺膿腫常呈貧血、消瘦等慢性消耗病態。血源性肺膿腫多先有原發病灶引起的畏寒、高熱等全身膿毒血症的症狀。

　　肺曲真菌病臨床上主要有曲霉腫又稱曲霉球，常繼發於支氣管囊腫、支氣管擴張、肺膿腫和肺結核空洞。主要表現為反覆咯血，甚至大咯血，或伴有刺激性乾咳。

　　結核空洞病灶常有反覆支氣管播散，病程遷延，症狀時有起伏，痰中帶有結核菌，X 線顯示單個或多個厚壁空洞，多伴有支氣管播散病灶及明顯的胸膜增厚。

　　癌性空洞多表現為咳嗽，特別是刺激性嗆咳，痰中帶血或咯血。

　　【專家健康指導建議】

　　（1）肺內空洞性病變，透過各種影像學檢查方法、多種檢驗結果或病理等，確認病變的性質，臨床症狀各個患者不同，一定要諮詢臨床專業醫生。

　　（2）肺膿腫的治療原則為抗炎和引流，在全身用藥的基礎上，加用局部治療，如環甲膜穿刺、鼻導管氣管內或纖維支氣管鏡滴藥。血源性肺膿腫為膿毒血症的併發症，應按膿毒血

症治療。使痰液盡量咳出，痰濃稠者，可用蒸氣吸入、超音波霧化吸入等以利痰液的引流。

（3）結核空洞合理化治療是指對活動性結核病堅持早期、聯用、適量、規律和全程使用敏感藥物的原則。

（4）肺空洞型曲真菌病治療首選氟康唑、伊曲康唑、伏立康唑等，對症治療大咯血時如有條件可行手術治療或支氣管動脈栓塞。必要時根據病情和基礎情況需加用糖皮質素治療。

（5）疑似空洞支氣管阻塞的支氣管肺癌患者需外科手術治療；慢性肺膿腫經內科治療 3 個月，膿腔仍不縮小，感染不能控制；或併發支氣管擴張、膿胸、支氣管胸膜瘻；大咯血有危及生命時，需外科治療。不能手術者根據病情採取放化療等手段。

（六）網狀、細線狀及條索狀陰影（纖維化）

【臨床表現】

主要症狀有：

（1）呼吸困難，勞力性呼吸困難並進行性加重，呼吸淺速，大多沒有端坐呼吸。

（2）早期無咳嗽，以後可有乾咳或少量黏液痰。易有繼發感染，出現黏液膿性痰或膿痰。

（3）全身症狀可有消瘦、乏力、納差、關節痠痛等，急性者可發熱。

【胸片影像解讀】
間質性肺病的胸片表現（圖 2-1-9）：點狀、條索狀、網狀、蜂窩狀陰影；肺紋理增粗，邊緣模糊，支氣管管壁增厚。可見於特發性肺纖維化、慢性支氣管炎、癌性淋巴管炎、結締組織病、塵肺、間質性肺水腫等。

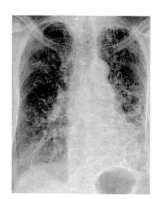

圖 2-1-9　間質性肺病

【專家健康指導建議】

（1）諮詢專業醫生，切不可自我診斷和治療。

（2）首先要確認肺間質纖維化的病因，儘早發現並避免誘發因素。產生肺間質纖維化的環境因素多見於吸入無機粉塵如石棉、煤；有機粉塵如霉草塵、棉塵；還有煙塵、二氧化硫等有毒氣體。病毒、細菌、真菌、寄生蟲等反覆感染，常為此病急性發作和病情加重的誘因。藥物尤其是化療藥物影響及放射性損傷，易繼發系統性紅斑狼瘡等自身免疫性疾病。

（3）早期大部分是肺泡炎和部分纖維化並存，其肺泡炎是完全可以逆轉的。當肺部出現纖維化損害之後儘早進行規範的治療，以免出現不可逆的纖維化組織，造成肺功能的損害。

（4）治療肺間質纖維化的目的：爭取可逆部分和時間、控制病情發展、改善症狀。主要治療手段包括：激素、併發症、抗感染治療，使用支氣管擴張劑，氧療等。

（5）肺間質纖維化的患者一定要注意避寒保暖，防止受涼感冒，避免接觸形成病因的異物，注意飲食營養。

（七）鈣化陰影

【臨床表現】

肺部的鈣化斑只是人體肺細胞壞死之後產生的一些特殊的變異，無特殊臨床症狀。人體每天都在進行新陳代謝，一些細胞壞死是正常現象，壞死之後，因為自身循環不暢，從而在肺部中沉著下來，形成鈣化斑，在胸片下顯示出鈣化的骨質密度影。

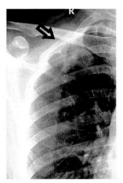

圖 2-1-10　鈣化

【胸片影像解讀】

通常發生於退變或壞死組織內，可見於肺、淋巴結乾酪性結核灶，肺過誤瘤、縱隔畸胎瘤、肺寄生蟲病等。X 線表現（圖 2-1-10）為斑點狀、塊狀邊緣銳利的高密度影，形狀不一。

【專家健康指導建議】

（1）鈣化只是一些壞死組織的沉澱，大多數是良性的，患者大多數沒有什麼症狀。一般不需要任何處理。

（2）根據胸片鈣化的表現形態，判斷鈣化的原因有時候比治療更重要，如果鈣化所占病變的成分很高，可定期複查胸片；如果只是很

少的一部分，或者鈣化的成分在病變的邊緣，必須結合病史進一步檢查，確認鈣化和病變的關係，若出現各種咳嗽、咯血的症狀，保守治療無效時，建議手術治療。

（八）肺積水

【臨床表現】

多表現為胸悶和呼吸困難。積水較少（少於 300mL）時症狀多不明顯，但急性胸膜炎早期積水量少時，伴有明顯的胸痛，吸氣時加重，當積水增多時，胸膜臟層和壁層分開，胸痛可減輕或消失。中、大量肺積水（大於 500mL）時，可出現氣短、胸悶、心悸，呼吸困難，甚至端坐呼吸並伴有發紺。

原發病症狀對診斷非常有幫助，如結核病所致肺積水者可有低熱、乏力、消耗等結核中毒症狀；心力衰竭患者有心功能不全的症狀；肺炎相關性肺積水和膿血胸常有發熱和咳嗽咳痰；肝膿腫引起肺積水者有肝區疼痛。

【胸片影像解讀】

肺積水（圖 2-1-11）的原因主要是感染、腫瘤、外傷、心肝腎疾病，滲出液或漏出液，部位游離積水、局限性積水、包裹性積水、肺下積水、葉間積水等。胸片：積水量 <300mL 時不顯示，肋膈角變鈍，膈面不清，下肺野高密度影，凹面向上。平臥時散開，肺野密度上升。X 線能確認積水存在，難以區分液體性質。

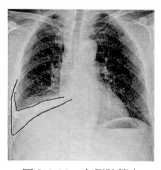

圖 2-1-11　右側肺積水

【專家健康指導建議】

（1）結合超音波和化驗檢查，諮詢專業醫生，切不可自我診斷和治療。

（2）已經診斷確認後就應該針對不同的情況進行治療。如為減輕症狀，必要時抽取一定量的胸水，減輕患者的呼吸困難症狀。

（3）結核性肺積水：經抗結核藥物治療多數患者效果滿意。胸腔穿刺解除肺及心、血管受壓，改善呼吸，防止纖維蛋白沉著與胸膜增厚。糖皮質素可減少身體的變態反應及炎症反應，改善毒性症狀，加速胸液吸收，減少胸膜黏連或胸膜增厚等後遺症。

（4）肺炎相關肺積水和膿胸：控制感染、引流肺積水，以及促使肺泡再擴張，恢復肺功能。慢性膿胸患者有胸膜增厚、胸廓塌陷、慢性消耗、杵狀指（趾）等症狀時，可以考慮採用外科胸膜剝脫術等治療。此外，一般支援治療亦相當重要，應給予高能量、高蛋白及含維生素的食物。糾正水電解質紊亂及維持酸鹼平衡，必要時可予少量多次輸血。

（5）惡性肺積水：治療性胸穿抽液和胸膜固定術是治療惡性肺積水的常用方法。

（6）漏出性肺積水：主要針對原發病進行治療，原發病被控制後，積水通常可自行消失。

（九）氣胸及水氣胸

　　氣胸及水氣胸（圖 2-1-12）發生
的原因：自發性、外傷性、醫源性；
X 線表現為中、外帶無肺紋透亮區，
肺壓縮邊緣可見相對高密度影。

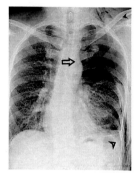

圖 2-1-12　左側水氣胸
（單箭頭為頸部、胸壁軟組織積氣，空心箭頭為胸腔氣體）

【臨床表現】

　　年輕健康人的中等量氣胸很少有不適感，
有時僅在體格檢查或常規胸部透視時才被發
現。氣胸症狀的輕重取決於起病快慢、肺壓縮
程度和肺部原發疾病的情況。典型症狀為突發
性胸痛、胸悶和呼吸困難，可有刺激性咳嗽。
常為針炙樣或刀割樣胸痛，持續時間很短暫。

【專家健康指導建議】

　　（1）氣胸復發率高，氣胸初發 2～4 週後
需在呼吸科就診，複查氣胸吸收情況，患者在
症狀消失後可考慮參加正常工作和活動。但劇
烈運動和身體碰撞運動需在影像學提示氣胸完
全消失後方可進行。戒菸可顯著降低原發性氣
胸的復發。

　　（2）由於潛水等水下活動可增加氣胸復發
率，且在潛水上升過程氣胸量又會加大，增加

張力性氣胸發生風險，對於未行確切方法（如胸膜部分切除術）治療的患者應終生避免潛水。

（3）氣胸患者乘坐飛機可加重氣胸病情，後果嚴重，故對於未行胸腔閉式引流的氣胸患者應避免乘坐飛機。

（4）對於自發性氣胸，積極治療，預防復發是十分重要的。在確定治療方案時，應考慮症狀、體徵、 X 線變化（肺壓縮的程度、有無縱隔移位）、胸膜腔內壓力、有無肺積水、氣胸發生的速度及原有肺功能狀態，血流動力學是否穩定、氣胸量大小、發生原因、初發或復發、初始治療效果等因素選擇的合適治療方法。基本治療原則包括臥床休息、保守觀察治療、排氣療法、胸膜腔穿刺抽氣、胸腔閉式引流、防止復發對策、手術療法及原發病和併發症防治等。

（十）肋膜增厚、黏連、鈣化

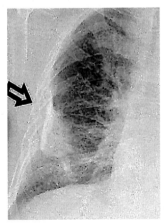

圖 2-1-13　右側肋膜增厚、黏連、鈣化

【胸片影像解讀】
　　多為慢性炎症、結核或手術導致的肺積水所引起，X 線表現為肋膈角模糊、變鈍，膈頂幕狀黏連，葉間裂粗線條狀增厚，大量胸膜增厚表現為片狀高密度影、胸廓塌陷、肋間隙狹窄、橫膈上升、縱隔移位（圖 2-1-13）。

【臨床表現】

臨床大多無任何症狀，偶有呼吸困難，表現為氣短、乾咳、乏力、胸痛等症狀。

【專家健康指導建議】

（1）諮詢專業醫生，切不可自我診斷和治療。

（2）胸膜增厚可為局限性或廣泛性，廣泛的臟層胸膜增厚影響肺的呼吸功能，廣泛的壁層胸膜增厚可使肋間隙變窄，胸廓縮小。多數胸膜增厚不需要治療，有輕微的胸悶，會因代償而逐漸減輕或者消失。加強鍛鍊，經常做擴胸運動，深呼吸是最好的治療方法。胸膜黏連症狀嚴重者，則應進行胸膜剝脫術治療，但手術治療效果可能不能令醫患雙方滿意，患者痛苦大，又容易造成新的胸膜黏連和胸膜鈣化。

三、 X 線檢查影響因素

X 線胸片的局限性和不足：

（1）主要顯示的是重疊影像，細節不足。

（2）有輻射危害，對兒童，孕婦檢查要慎重。

（3）密度解析度不足（辨別不同組織的能力不高）。

（4）X 線得到的圖像有一定的放大並會產生一些伴影。

（5）位於射線邊緣部位的圖像，由於投射

角度傾斜，有一定程度的歪曲和失真。

　　檢查前一定要選擇棉質衣服，盡量不要佩戴首飾、不要穿有金屬托的胸罩、穿有金屬鈕扣、拉鏈的衣物（圖 2-1-14）。

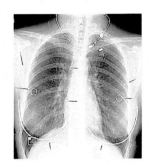

圖 2-1-14　體表的飾物

　　呼吸系統疾病主要臨床症狀有咳嗽、咳痰、咯血、氣促、喘鳴、胸痛等，這些症狀在不同的疾病中各有不同的特點，體檢胸片如發現病變需結合臨床情況及實驗檢查結果綜合判斷。

四、診斷報告結論的解讀

　　診斷報告單由放射科醫生完成，是臨床診斷的重要參考。一般包括以下幾方面內容：患者資訊、檢查資訊、影像所見、診斷意見。

　　診斷意見是本次檢查結果的結論部分，是患者最關心的內容，大致可概括為正常、異常及兩者間的狀態幾類：

　　（1）正常：告訴臨床醫生本次檢查沒什麼問題。

（2）準正常：這類診斷有一些問題，但沒什麼臨床意義，也就是說不需要治療，不會發展，沒有嚴重不良預後。如肺內鈣化灶，肺內纖維索條，主動脈鈣化等。

（3）準異常：確認異常，但目前不好定性，或短期內無須處理。如肺內小結節建議定期複查；

（4）異常：一般必須進行處理或進一步檢查。如懷疑肺結核（III 型），肺內占位性病變建議胸部電腦斷層進一步檢查等。放射診斷報告是醫療文書的重要內容之一，主要是供臨床醫生參考，患者或家屬最好是諮詢影像醫生或臨床醫生，千萬不可單憑一紙報告，一知半解，盲目推斷，徒添煩惱或貽誤病情。

第二節　胸部低劑量螺旋電腦斷層篩檢

肺癌是世界範圍內患病率和病死率最高的惡性腫瘤。儘管近年來在治療方面取得了一定進展，但是目前肺癌 5 年生存率僅為 15%～16%，預後仍無明顯改觀。眾所周知，如果能在早期階段（尤其是 I 期）進行手術切除，則肺癌的預後將顯著改善。因此，多年來醫界一直致力於透過篩檢來實現肺癌的早期診斷和早期治療，並最終降低病死率。西元

1960～1970年開始的大樣本隨機對照研究顯示，X線胸片雖能檢出更多肺癌、提升手術切除率，但並未降低肺癌病死率，故目前不建議X線胸片作為肺癌篩檢工具。

自西元1990年代起，隨著胸部低劑量電腦斷層（low-dose computed tomography，LDCT）技術的發展，肺癌篩檢研究進入LDCT時代，並成為近20年來肺癌篩檢研究的焦點。2011年，美國國家肺癌篩檢試驗（NLST）的隨機對照研究結果顯示，與X線胸片相比，採用LDCT對肺癌高度危險險群進行篩檢可使肺癌病死率下降20％。基於NLST令人振奮的獲益結果，美國多家專業醫學機構陸續推出了肺癌篩檢指南，建議在高度危險險群中進行LDCT肺癌篩檢。近年來，越來越多的醫療機構已開展或擬開展LDCT肺癌篩檢項目。

建議在肺癌高度危險險群中進行LDCT肺癌篩檢。肺癌高度危險險群定義為年齡≥40歲且具有以下任一危險因素者：

（1）吸菸≥20包/年（或400支/年），或曾經吸菸≥20包/年（或400支/年），戒菸時間＜15年。

（2）有環境或高度危險險職業暴露史（如石棉、鈹、鈾、氡等接觸者）。

（3）合併慢阻肺、瀰漫性肺纖維化或既往有肺結核病史者。

（4）既往罹患惡性腫瘤或有肺癌家族史者。

一、掃描前準備

（1）設備準備：檢查室按照各類型設備的要求提供適宜的溫度和溼度。依照電腦斷層設備開機的要求按步驟操作。按設備要求預熱 X 線管，或進行空氣校正。確保有足夠的儲存空間。如果有 PACS 系統，必須確保數據傳輸通暢。

（2）受檢者準備：受檢者檢查前，去除被檢部位的金屬飾品或可能影響 X 線穿透力的物品，囑受檢者在掃描過程中保持體位不動。根據檢查部位做好檢查前相關準備。胸部檢查前進行屏氣訓練，確保掃描時胸部處於靜止狀態。

（3）操作者準備：落實「查對」制度。向受檢者做好解釋工作，消除其顧慮和緊張情緒，檢查時取得患者配合。能夠及時發現檢查過程中受檢者的異常情況。熟練掌握心肺復甦術，在受檢者發生意外時能及時參與搶救。熟悉影像危急值的範圍。

二、如何了解和管理「結節」

（一）了解結節

低劑量螺旋電腦斷層篩檢發現的結節可分為兩大類：

（1）確定良性結節或鈣化性結節（圖 2-2-1

至圖 2-2-2）。

　　（2）不確定結節或非鈣化性結節（圖 2-2-3 至圖 2-2-4），此類結節根據結節性質及大小確定隨訪原則，並根據隨訪中結節的生長特性確定是否進行臨床治療。

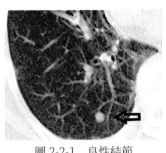
圖 2-2-1　良性結節

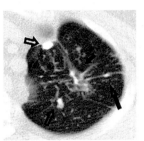
圖 2-2-2　鈣化結節

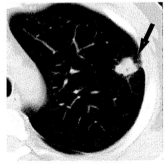
圖 2-2-3　不確定結節

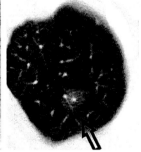
圖 2-2-4　毛玻璃結節（GGO）

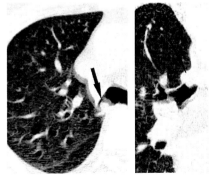
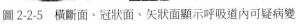
圖 2-2-5　橫斷面、冠狀面、矢狀面顯示呼吸道內可疑病變

若實質結節或部分實質結節直徑≥ 5mm
（圖 2-2-3），或非實質結節直徑≥ 8mm（圖
2-2-4），或發現氣管（或）及支氣管可疑病變
（圖 2-2-5），或低劑量螺旋電腦斷層診斷為肺
癌的肺部單發、多發結節或肺癌腫塊，應該進
入臨床治療程序則定義為陽性。發現新的非鈣
化性結節或呼吸道病變，或發現原有的結節增
大或實質成分增加，則定義為陽性。

（二）基線篩檢結節的管理

基線篩檢發現 <5mm 的實質結節或部分實
質結節（圖 2-2-6），以及 <8mm 的非實質結
節（圖 2-2-7）：12 個月後按計畫進入下一年度
的 LDCT 複查。

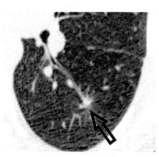 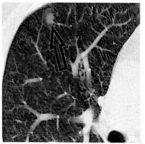

圖 2-2-6　4mm 的實質結節　圖 2-2-7　5mm 的非實質結節

基線篩檢發現 5mm ～ 14mm 的實質結
節或部分實質結節（圖 2-2-8），以及 8mm
～ 14mm 非實質結節（圖 2-2-9），3 個月進行
LDCT 複查。如果結節增大，由多學科高年資
醫生會診，決定是否進入臨床治療；如結節無

變化，可進入下一年度 LDCT 複查。

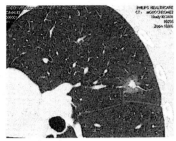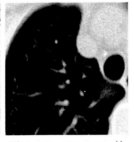

圖 2-2-8　13mm 的　　　圖 2-2-9　9X11mm 的
　部分實質結節　　　　　　非實質結節

　　對於直徑 ≥ 15mm 結節（圖 2-2-10 至圖
2-2-11），有兩種方案：

　　（1）由多學科高年資醫生會診，決定是否
進入臨床治療。

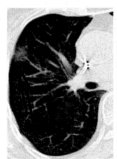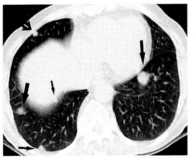

圖 2-2-10　16mm　　　圖 2-2-11　大小不一
的非實質結節　　　　　　的實質結節

　　（2）抗炎治療 5 ～ 7 天，休息 1 個月後複
查，如果病灶完全吸收，進入下一年度 LDCT
複查；如果結節無變化，由多學科高年資醫生
會診，決定是否進入臨床治療；如果結節部分
吸收，3 個月後進行 LDCT 複查，若結節增大

或無變化者，由多學科高年資醫生會診，決定是否進入臨床治療，結節縮小或完全吸收者，進入下一年度 LDCT 複查。

基線篩檢，LDCT 診斷為肺癌的肺部單發、多發結節或肺癌腫塊，應該進入臨床治療程序。LDCT 篩檢如發現氣管（或）及支氣管可疑病變，應進行臨床治療，並行纖維支氣管鏡檢查，並在必要時進一步回診或者臨床治療。

（三）年度篩檢結節的管理

對於年度 LDCT 複查發現新的非鈣化性結節，若結節直徑＞ 3mm，3 個月後 LDCT 複查；若有必要可先進行抗炎治療，如果回診中結節增大，由多學科高年資醫生會診，決定是否進入臨床治療，如果結節完全吸收，則進入下一年度 LDCT 複查；如果結節部分吸收，6 個月後再進行 LDCT 複查；如果結節增大，按計畫進入下一年度 LDCT 複查。

結節直徑＞ 3mm，3 個月後 LDCT 複查，若有必要可先進行抗炎治療，如果回診中結節增大，由多學科高年資醫生會診，決定是否進入臨床治療；如果結節完全吸收，則進入下一年度 LDCT 複查；如果結節部分吸收，於 6 個月後再行 LDCT 複查，如結節增大，由多學科高年資醫生會診，決定是否進入臨床治療，如果結節無增大，進入下一年度 LDCT 複查。

年度 LDCT 複查發現原有的肺部結節明顯增大或實質成分明顯增多時，應進入臨床治療程序。

年度篩檢中發現的氣管（或）及支氣管可疑病變，處理同基線篩檢。

三、專家健康指導建議

結節臨床治療包括以下幾種情況：

（一）低劑量螺旋電腦斷層檢查發現呼吸道病變者

應該施行纖維支氣管鏡檢查。纖維支氣管鏡檢查陽性，且適合於外科手術治療者，應該施行外科手術為主的多學科綜合治療。纖維支氣管鏡檢查陰性者，則進入下一年度 LDCT 複查，或者根據不同情況在 3 個月、6 個月後 LDCT 複查或者纖維支氣管鏡檢查。

（二）低劑量螺旋電腦斷層診斷為肺癌或高度疑似肺癌者

（1）低劑量螺旋電腦斷層篩檢高度懷疑為肺癌的肺部陽性結節者，應該由高年資的胸外科、腫瘤內科、呼吸科和影像醫學科醫生團隊會診，決定是否必須進行臨床治療，以及採取什麼方法進行治療。對於適合於外科手術治療者，一定首選外科治療。

（2）低劑量螺旋電腦斷層診斷為肺癌的肺部單發、多發結節或肺癌腫塊者，應該進入臨床治療程序，經臨床檢查適合外科手術治療者，應進行外科手術為主的多學科綜合治療。

（三）低劑量螺旋電腦斷層診斷為肺癌或高度懷疑為肺癌的肺部單發、多發結節或肺部腫塊無法手術者

由於腫瘤原因、患者心肺功能異常不能耐受外科手術治療，或者患者本人不願意接受外科手術治療者。為確認病變性質應進行經皮肺穿刺活檢檢體送病理檢查及肺癌驅動基因檢測，透過經皮肺穿刺活檢確認診斷為肺癌者，應該給予化療為主的多學科綜合治療。

（四）篩檢與戒菸結合

多項研究顯示，當 LDCT 篩檢發現異常後，肺癌篩檢可以為吸菸者進行戒菸提供機會，應在 LDCT 篩檢中開展戒菸的宣傳教育，將兩者緊密結合。

（五）知情同意與共同決策

雖然 LDCT 篩檢可降低肺癌死亡率，但其仍具有一些潛在的危害，如輻射危險和過高的假陽性結果，進而導致不必要的有創檢查。因此，讓適合參加篩檢的高度危險險個體充分了

解 LDCT 篩檢的益處、局限性及潛在的危害非常重要。在接受 LDCT 篩檢建議前應該與醫生或其他醫療專業人員對這些問題進行討論和共同決策[4]。

第三節　電腦斷層掃描、核磁共振腹部電腦斷層

電腦斷層掃描（CT）電腦斷層是腹部腫瘤最常用的檢查方法，CT 胃腸道造影用於不能做鋇餐的患者，可以同時觀察胃腸道內外的輪廓改變，包括結腸部分。

核磁共振成像（MRI）主要用於腹部注射顯影劑 CT 不能確診的病例，可以多序列觀察病灶的性質，進一步確認診斷。對子宮、卵巢、前列腺病變的觀察，判斷腫瘤的侵犯範圍、與周圍組織結構的關係等都優於腹部注射顯影劑 CT 檢查。

一、前期準備及操作步驟

CT 胃腸道造影檢查：禁食 8 ～ 12 小時，檢查前一天晚上 10 點以後禁食，同時暫停內服藥物。次日早上空腹到放射科接受檢查。如不禁食，胃內容物可影響胃腸形態的觀察；服用某些藥物可能影響胃腸道功能。

常規腹部電腦斷層或MRI檢查：禁食6～8

小時，不管是 CT 或 MRI 不注射顯影劑還是注射顯影劑，都必須空腹至少 4 小時以上，CT 急診不注射顯影劑檢查不需空腹。MRI 腹部無論不注射顯影劑還是注射顯影劑一律空腹，避免食物殘渣對檢查結果的干擾。同時去檢查前最好帶上一定量的水（500～1,000mL），根據檢查必須在醫生的指導下飲用。

注射顯影劑都必須注射顯影劑，空腹是為了避免發生顯影劑過敏反應，對胃腸道的刺激導致嘔吐、窒息等現象影響檢查過程。

（一）腹部注射顯影劑 CT 前期準備及操作步驟

（1）應該仔細閱讀注射顯影劑 CT 檢查知情同意書，了解可能發生的不良反應。對於碘對比劑過敏的患者不能進行此項檢查。

（2）檢查前必須常規禁食 4 小時。

（3）糖尿病患者如果服用二甲雙胍降糖藥，必須在檢查前停藥 48 小時，做完檢查後繼續停藥 48 小時才可以繼續服用。

（4）做完注射顯影劑檢查後必須多飲水，以促進顯影劑的排出。

（二）腹部注射顯影劑 MRI 前期準備及操作步驟

（1）各種術後體內置留有金屬異物或電子裝置者嚴禁做核磁共振檢查。

（2）請勿佩戴飾物及假牙。

（3）危重症患者不適宜做核磁共振檢查。

二、主要疾病介紹

（一）脂肪肝

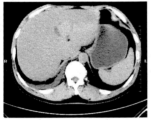 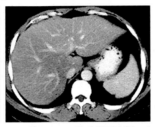

圖 2-3-1　不注射顯影劑　　圖 2-3-2　注射顯影劑
　　　　　檢查脂肪肝　　　　　　　檢查脂肪肝

【脂肪肝影像解讀】
　　CT 顯示肝臟 CT 值低於脾臟及腎臟（圖 2-3-1）。部分患者可以表現為不均勻脂肪肝（圖 2-3-2），在注射顯影劑後進行的注射顯影劑 CT 檢查可予以鑑別。

【臨床表現】

　　脂肪肝是各種原因所致的肝細胞脂肪沉積。由遺傳易感、環境因素與代謝應激相互作用導致，以肝細胞脂肪變為病理特徵的，主要包括酒精性脂肪性肝病（簡稱酒精性肝病）、非酒精性脂肪性肝病以及特殊類型脂肪肝，其中以非酒精性脂肪性肝病最常見。

【專家健康指導建議】

　　除了罕見的急性脂肪肝和重度酒精性脂肪性肝炎，絕大多數脂肪肝患者病情輕、進展慢且治療效果好，通常不影響患者的學習、工作和生活，但是必須及時改變不良生活方式，定期複查超音波或電腦斷層。

（二）肝囊腫

超音波和注射顯影劑 CT 檢查是肝囊腫的最佳影像學檢查方法。注射顯影劑 CT 表現為無強化、邊界清晰的低密度灶（圖 2-3-3）。

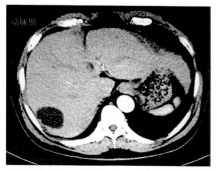

圖 2-3-3　右肝囊腫，強化後無明顯改變

【臨床表現】

單純性的肝囊腫，多為先天性，先天性肝囊腫病因不明，多認為與胚胎時期肝內膽管和淋巴管發育障礙有關，由不與膽道系統相連的膽管形成。獲得性肝囊腫則有明確的病因，如炎症、創傷、腫瘤等。

先天性的肝囊腫生長緩慢，早期無任何不適，絕大部分是在體檢時發現。

【專家健康指導建議】

囊腫直徑＜ 3cm 又無臨床症狀者，不需要處理，但要進行動態觀察囊腫有無進展。直徑＞ 10cm 以上的肝囊腫可引起各種壓迫症狀，比如壓迫胃腸道出現上腹部飽脹感；壓迫膈肌影響呼吸，除手術治療還有其他的非手術治療方法，如囊腫穿刺抽液、無水酒精硬化療法，並應定期做超音波檢查動態觀察囊腫有無發

展，必要時複查 CT 電腦斷層除外其他疾病的
可能。

（三）肝血管瘤

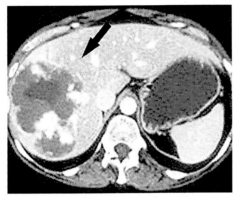

圖 2-3-4　右肝血管瘤邊緣結節樣強化

【肝血管瘤影像解讀】

　　注射顯影劑 CT 由於肝血管瘤典型的強化特徵，可以鑑別大部分典型的血管瘤。

　　（1）CT 表現：不注射顯影劑肝內圓形或類圓形低密度灶，邊界清楚，密度均勻（也可不均勻），單發或多發；電腦斷層病灶強化呈「快進慢出」的特點，延遲掃描整個強化病灶（圖 2-3-4）。

　　（2）MRI 表現：T2WI 病灶呈高訊號，且隨著 TE 時間的延長訊號越來越高，呈燈泡狀；強化呈「快進慢出」的特點，延遲掃描強化保持較長時間。

【臨床表現】

　　肝血管瘤是肝內最常見的良性腫瘤。血管瘤大小不一，1 ～ 10cm 不等，單個或多發者都可見。多無症狀和體徵。女性居多，可見於任何年齡，以 30 ～ 60 歲居多，超音波作為首選方法，但是特異性不高。

【專家健康指導建議】

　　肝血管瘤患者大多無臨床症狀，但必須定期複查，密切回診。如果患者出現腹脹等腹部不適症狀，需受到重視，及時就診。肝血管瘤的患者日常應該注意飲食和雌激素的攝入情況。

【肝癌影像解讀】

圖 2-3-5 注射顯影劑 CT 檢查，典型的肝癌具有「快進快出」的典型注射顯影劑檢查影像，一半以上的肝癌顯示有包膜，注射顯影劑 CT 還可以顯示門靜脈內癌栓的形成。

（1）超音波檢查：可顯示腫瘤的大小、形態、所在部位以及肝靜脈或門靜脈內有無癌栓，其診斷符合率可達 90%。

（2）CT 檢查：具有較高的解析度，對肝癌的診斷符合率可達 90% 以上，可檢出直徑 1.0cm 左右的微小癌灶。

（3）MRI 檢查：診斷價值與 CT 相仿，對良、惡性肝內占位性病變，特別與血管瘤的鑑別優於 CT。

（4）選擇性腹腔動脈或肝動脈造影檢查：對血管豐富的癌腫，其解析度低限約 1cm，對 <2.0cm 的小肝癌其陽性率可達 90%。

（5）肝穿刺行針吸細胞學檢查：在超音波或電腦斷層導引下行細針穿刺，有助於提升陽性率。

（四）肝癌

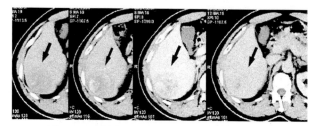

圖 2-3-5　肝癌 CT 注射顯影劑檢查多期影像

【臨床表現】

肝癌病因主要與 B 型肝炎病毒感染、黃曲真菌攝入和飲水汙染關係密切。當然，肝癌的形成和環境因素相當複雜，研究顯示，C 型肝炎、飲酒和吸菸等因素與肝癌的發生也有一定的關係。肝癌缺乏特徵性的早期臨床表現，早期多無症狀，一旦症狀出現，腫瘤往往很大，已屬中晚期。早期肝癌絕大多數無症狀，只有依靠AFP檢查和影像學檢查才能做到早期發現。

【專家健康指導建議】

（1）肝癌患者的預後受腫瘤分期、身體狀況、治療方法等因素影響。

（2）總體上，早期肝癌患者由於可以接受根治性手術，如切除術或肝移植術，預後較好，5 年生存率達 40%～70%。晚期肝癌患者的生存時間往往只有半年到一年半。

（3）另外，肝癌患者的復發率較高，手術切除後 5 年腫瘤復發轉移率高達 40%～70%，

專家建議具有肝癌高度危險險因子的受檢者，如 B 肝病史、肝硬化病史，親屬中有肝癌患者且 40 歲以上、嗜酒等，每年複查一次超音波或電腦斷層，定期化驗檢查相關的腫瘤指標。

（五）膽囊炎

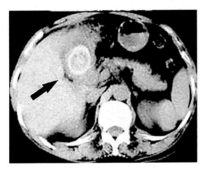

圖 2-3-6　CT 不注射顯影劑檢查膽囊結石併發膽囊炎

【膽囊炎影像解讀】

　　急性膽囊炎主要依靠臨床表現和超音波確診：超音波探及結石結合膽囊觸痛（超音波 Murphy 呈陽性）或膽囊壁增厚＞3mm。CT 可以作為一種輔助性的檢查手段，也已廣泛應用於急腹症患者評估，急性膽囊炎 CT 徵象包括：膽囊壁增厚、漿膜下水腫、膽囊擴張、膽汁密度上升、膽囊窩積水及膽囊周圍脂肪炎性滲出（圖 2-3-6）。

【臨床表現】

　　梗阻、感染及缺血為急性膽囊炎的主要病因。90%的梗阻是由於結石嵌頓於膽囊壺腹部所致。急性膽囊炎多見於 45 歲以下，男女之比為 1：2，常有膽絞痛發作病史，主要症狀為右上腹痛，向右肩胛區放射，嚴重者可疑伴有高熱、畏寒以及輕度黃疸。

【專家健康指導建議】

　　（1）急性膽囊炎應與引起腹痛（特別是右上腹痛）的疾病進行鑑別，主要有：急性胰腺炎、右下肺炎、急性膈胸膜炎、胸腹部帶狀疱疹早期、急性心肌梗塞和急性闌尾炎等。

　　（2）慢性膽囊炎應注意與消化性潰瘍、慢

性胃炎、胃消化不良、慢性病毒性肝炎、胃腸神經官能症和慢性泌尿道感染等鑑別。慢性膽囊炎時，進食油膩食物後常有噁心和右上腹不適或疼痛加劇，此種情況消化道疾病少見。另外，可借助消化道鋇餐造影、纖維胃鏡、肝功能和尿液檢查進行鑑別。

（3）平時應確保均衡的膳食，避免飲食過飽以及食用過於油膩的食物，同時注意控制體重。對於接受了膽囊切除術的患者，易發生消化不良的症狀，可考慮少食多餐、清淡飲食、營養均衡。

（六）膽石症

【膽石症影像解讀】

膽結石的檢查方法比較多，臨床檢查方法包括 X 線片、超音波、電腦斷層或者核磁共振，如核磁共振胰膽管成像（MRCP），其中超音波是臨床常用檢查，價格比較便宜，操作方便，常用於膽囊結石、膽囊炎以及膽囊息肉的檢查。當超音波懷疑或不確定膽囊內病變的性質時，可進一步檢查電腦斷層、核磁共振。多數膽囊結石為含鈣結石，影像學表現為結節樣、同心圓狀、塊狀高密度變化，部分膽固醇、膽色素結石，X 線、電腦斷層難以發現（圖 2-3-7）。

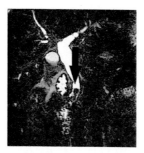

圖 2-3-7　核磁共振胰膽管成像（MRCP）總膽管結石影像

【臨床表現】

膽結石分為膽囊結石和肝膽管結石。

膽囊結石症狀取決於結石的大小和部位，以及有無阻塞和炎症等。部分膽囊結石患者終生無症狀，即所謂隱性結石。較大的膽囊結石可引起中上腹或右上腹悶脹不適，噯氣和厭食油膩食物等消化不良症狀。較小的結石每於飽餐、進食油

膩食物後，或夜間平臥後結石阻塞膽囊管而引起膽絞痛和急性膽囊炎。膽囊結石無感染時，一般無特殊體徵或僅有右上腹輕度壓痛。當有急性感染時，可出現中上腹及右上腹壓痛、肌緊張，有時還可捫及腫大而壓痛明顯的膽囊。

　　肝膽管結石是指肝內膽管系統產生結石，常與肝外膽管結石並存，有人認為肝膽管結石系由膽道蛔蟲、細菌感染致膽管阻塞所致。患者常自幼年即有腹痛、發冷、發熱、黃疸反覆發作的病史。腹痛、黃疸、發熱是主症，但很少發生典型的劇烈絞痛。併發症多且較嚴重，較常見的有化膿性肝內膽管炎、肝膿腫、膽道出血等。

　　【專家健康指導建議】

　　（1）膽結石與人們的飲食方式和生活習慣息息相關。

　　（2）堅持鍛鍊、控制體重、清淡飲食可以有效預防膽結石。如果膽結石反覆發作，應積極治療，避免引起更嚴重的併發症。

（七）胰腺癌（圖 2-3-8）

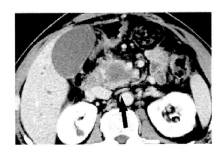

圖 2-3-8　胰頭鉤突胰腺癌 CT 注射顯影劑檢查影像

【胰腺癌影像解讀】

　　胰腺癌是乏血供的腫瘤，注射顯影劑 CT 掃描腫瘤密度低於周圍正常的胰腺組織。MRI 注射顯影劑檢查，T1 序列胰腺占位和周圍正常組織訊號有明顯差異，對於胰腺占位有很好的鑑別診斷意義。

　　（1）胰頭癌胰頭增大呈等、低密度腫塊，腫塊強化不明顯（圖 2-3-8），胰體尾部萎縮，胰管擴張，膽管系統擴張。

　　（2）胰腺體、尾部癌不注射顯影劑胰腺體、尾部局限性增大，呈等、低密度腫塊，強化不明顯，遠端部分胰腺萎縮伴胰管擴張。

　　（3）若腫塊鄰近胰周脂肪層消失，提示腫瘤侵犯胰周。

　　（4）注射顯影劑後胰周血管（腹腔幹、腸繫膜上動靜脈、脾動靜脈、門靜脈、胃十二指腸動脈等）無強化或位於腫塊內，門脈的側支循環開放擴張，提示血管被侵犯包埋。

　　（5）胰腺癌容易發生肝內轉移、肝門和後腹膜淋巴結轉移。

【臨床表現】

長期吸菸是公認的胰腺癌的危險因素，吸菸數量與胰腺癌死亡率成正相關，可能與菸草中含有致癌物質有關。戒菸 20 年後可使患胰腺癌的風險降至與正常人相當。如長期飲酒、高脂肪和高蛋白飲食、長期大量飲用咖啡等，可以透過刺激胰腺分泌，誘發胰腺炎，導致胰腺癌發生風險增加。尤其是體質指數（BMI）$\geq 35kg/m^2$ 時，胰腺癌患病風險增加 50%。

胰腺囊性腫瘤一半分為良性腫瘤和惡性腫瘤兩種。良性腫瘤中，胰腺假性囊腫、真性囊腫以及囊腺瘤，這些腫瘤必須定期複查，沒有特殊治療。如果是惡性腫瘤，如囊腺癌以及胰腺神經內分泌腫瘤基本需求手術治療。

【專家健康指導建議】

胰腺癌患者多因食慾減退、消化不良、腹痛或不明原因的明顯消瘦等症狀而就診，極少數是因體檢發現腫瘤代表物升高後進一步檢查確認原因而就診。因該病起病隱匿，無特殊的早期症狀，一般就診時 80％患者都已處於中晚期。

40 歲以上最近有以下表現者應警惕胰腺癌可能，儘早就診。

（1）持續性上腹不適，進餐後加重伴食慾下降。

（2）不能解釋的進行性消瘦。

（3）新發現糖尿病，或者糖尿病突然加重。

（4）多發性深靜脈血栓，或遊走性靜脈炎。

（5）有胰腺癌家族史，大量吸菸、慢性胰腺炎者。

（八）腎結石（圖2-3-9）

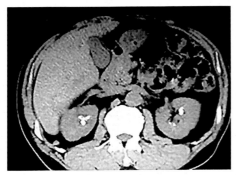

圖 2-3-9　雙側腎盂內高密度結石影像

【臨床表現】

腎結石的症狀取決於結石的大小、形狀、所在部位和有無感染、梗阻等併發症。腎結石的患者大多沒有症狀，除非腎結石從腎臟掉落到輸尿管造成輸尿管的尿液阻塞。常見的症狀有腰腹部絞痛、噁心、嘔吐、煩躁不安、腹脹、血尿等。如果合併尿路感染，也可能出現畏寒發熱等現象。急性腎絞痛常使患者疼痛難忍。

【專家健康指導建議】

腎結石患者應遵循下述原則：日攝水量的標準是將每日尿量保持在 2,000mL 以上，至尿

【腎結石影像像解讀】

腎結石按化學成分和密度大小排列分別為：磷酸鈣和草酸鈣、磷酸鎂銨、胱胺酸、尿酸；90%為磷酸鈣和草酸鈣，屬於陽性結石，尿酸結石為陰性結石。臨床表現為血尿，腰痛。

CT 表現：不注射顯影劑發現腎盂內圓形、卵圓形、鹿角形或點狀高密度影，CT 值 100HU 以上。結石梗阻可造成腎盞腎盂擴張積水。懷疑腎結石的患者 CT 不注射顯影劑就能解決問題（圖 2-3-9）。

MR 表現：腎盂內圓形、卵圓形、鹿角形或點狀無訊號灶。

需與以下疾病鑑別診斷：

（1）腎盂內新鮮血腫：CT 不注射顯影劑也表現為腎盂內高密度影，但其特點是：①形態不規則；②CT 值 40 ～ 60HU；③短期複查病變形態、密度可變，甚至消失；④MRI 上，急性血腫 T1WI 呈等低訊號，T2WI 上呈低訊號，亞急性血腫 T1WI 和 T2WI 上均呈高訊號。

（2）腎盂內腫瘤：CT 不注射顯影劑也表現為腎盂內高密度影，但其 CT 值為 20 ～ 60HU，電腦斷層有強化，MRI 上呈中等訊號。

（3）腎鈣化：一般指腎實質的鈣化。高密度鈣化位於腎實質（腎皮質和腎髓質），而不在腎盂內。

電腦斷層是目前結石診斷的首選。電腦斷層檢查可顯示腎臟大小、輪廓、腎結石、腎積水、腎實質病變及腎實質剩餘情況，還能鑑別腎囊腫或腎積水；可以辨認尿路以外引起梗阻的原因，如腹膜後腫瘤、盆腔腫瘤等；注射顯影劑造影可了解腎臟的功能，有助於診斷結石引起的急性腎功能衰竭。

MRI水成像診斷更加準確全面，對檢測尿路擴張很有效，尤其是對腎功能損害、顯影劑過敏、X線檢查禁忌者、孕婦及兒童。

液清亮為宜。減少高嘌呤食物的攝入，例如動物內臟、豬肉、牛肉、羊肉、貝類、鳳尾魚、沙丁魚、鮪魚等。減少富含草酸的食物的攝入，如菠菜、甜菜、茶、巧克力、草莓、麥麩和各種堅果（松子、核桃、板栗等）。增加新鮮蔬菜水果的攝入，例如柑橘。規律飲食和作息。

（九）腎囊腫

【臨床表現】

腎囊腫是成人腎臟最常見的一種結構異常。可分為單側或雙側。隨著年齡增加，腎囊腫的發生率越來越高，30～40歲間單純腎囊腫的發生率為10%左右。單純腎囊腫不是先天或遺傳性的腎臟疾病，而是後天形成的。

單純腎囊腫一般沒有症狀，但是當囊腫壓迫引起血管阻塞或尿路梗阻時可出現相應表現，如腰腹部及背部間歇性鈍痛。本病常因其他疾病做尿路影像學檢查時發現，近年來越來越多的健康體檢使得單純腎囊腫的檢出率上升。

【腎囊腫影像解讀】

多發生於腎實質中，尤以皮質部多見，大小、數目、部位不等，囊壁由一層扁平上皮細胞組成。多無症狀。

CT表現：

（1）腎實質內囊狀低密度影

CT值-10～10HU，密度均勻邊界清楚，不強化（圖2-3-10）。

（2）腎實質內圓形、類圓形高密度影

CT值50～70HU，密度均勻邊界清楚，不強化，可診斷為高密度腎囊腫。囊腫不注射顯影劑檢查影像為高密度影，主要原因有：

①囊腫內出血；
②囊腫感染；
③囊腫液蛋白含量高；
④小於1cm的小囊腫因部分容積效應所致。

MRI表現：形態學上的改變與CT相同。

鑑別診斷

（1）腎膿腫：
①囊狀病灶邊界模糊，囊壁有環狀強化；
②臨床有發熱、血尿等症狀。
（2）多囊腎：
本病要與多發性腎囊腫鑑別。
①多囊腎有家族遺傳史；
②多囊腎兩側腎臟瀰漫性囊狀改變；
③多囊腎患者有高血壓、腎功能障礙等症狀。
（3）囊性腎臟癌：
①囊壁厚而不規則；
②電腦斷層囊壁有不規則強化；
③有血尿、腰痛等臨床表現。

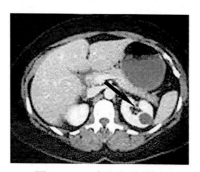

圖2-3-10　左腎上腺囊腫

【專家健康指導建議】

單純腎囊腫多無症狀，對腎功能和周圍組織影響不大，因此不需要治療，只要 6 個月到 1 年回診。如果囊腫直徑較大，超過 5cm 或產生周圍組織壓迫症狀，引起尿路梗阻，則需要行囊液抽吸術並囊內注射硬化劑。

（十）腎血管平滑肌脂肪瘤（腎臟血管肌肉脂肪瘤）

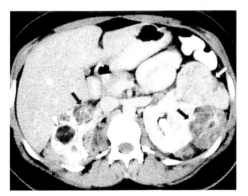

圖 2-3-11　雙腎上極過誤瘤 CT 注射顯影劑檢查影像

【臨床表現】

腎血管平滑肌脂肪瘤（腎臟血管肌肉脂肪瘤）是最常見的腎良性腫瘤，由不同比例的血管、平滑肌和脂肪組成。腎臟血管肌肉脂肪瘤分兩型：合併結節硬化型和不合併結節硬化型，前者多為青少年，發生在兩側，瘤體小，後者則多為中年族群，單側，瘤體較大。

合併結節硬化者，臨床有三大特徵，即面部皮脂腺瘤、癲癇發作、智力遲緩。不合併結

【腎臟血管肌肉脂肪瘤影像解讀】

CT 表現：

（1）為腎實質邊界清楚的混雜密度腫塊，內有脂肪密度（CT值-40～-120HU），電腦斷層內有條索狀等不規則、不均勻強化者即可診斷為腎臟血管肌肉脂肪瘤（瘤內的血管平滑肌強化，而脂肪不強化）（圖 2-3-11）。

（2）當兩腎均有過誤瘤時，應進一步檢查顱腦，以觀察有無結節性硬化，CT 表現為側腦室旁多個散在的鈣化點。

MRI 表現：腎實質內邊界清楚的混雜訊號的腫塊，內有脂肪組織的訊號（T1WI 高訊號，T2WI 中等訊號，STIR 呈低訊號）。

鑑別診斷：

（1）腎脂肪瘤和脂肪肉瘤：腎脂肪瘤內訊號或密度均勻，不強化；脂肪肉瘤表現為不規則的軟組織密度腫塊，有侵蝕性，邊界模糊不清，內可無脂肪密度或訊號。

（2）腎臟癌：腎臟癌內脂肪成分罕見。但要注意腎臟癌和腎臟血管肌肉脂肪瘤可同時發生在同一人身上。

節硬化型者，結節小的無症狀，大的可有腹痛、血尿和腹部腫塊。

【專家健康指導建議】

（1）定期超音波和影像學隨訪非常重要，尤其是逐漸增大的病變。

（2）腫瘤直徑＜4cm，無須治療，定期隨訪即可。有惡變傾向或者直徑≧4cm者，無論有無臨床症狀均應進行外科手術治療，以便消除症狀、保護腎功能和防止自發破裂出血。

【腎細胞癌影像解讀】

腎細胞癌簡稱腎臟癌，是泌尿系統最常見的惡性腫瘤。腎臟癌起源於腎近曲小管的上皮細胞，沒有包膜，但常有纖維組織假包膜。腫塊內常有出血、壞死、囊變、鈣化。臨床表現為血尿、腰痛和腫塊。

CT表現：

（1）腎實質內圓形、類圓形或不規則分葉狀略低密度腫塊，與正常腎組織分界不清，密度不均，電腦斷層腫塊強化不均勻，且強化程度低於正常腎實質，即可考慮為腎臟癌，若同時見到腎門、主動脈旁淋巴結腫大，腎靜脈或下腔靜脈內癌栓形成（血管增粗，電腦斷層血管內有充盈缺損影）則可確認腎臟癌的診斷（圖2-3-12）。

（2）腎臟癌可穿破腎包膜進入腎周間隙，常位於腎筋膜內，也可侵及腎筋膜並直接侵犯鄰近組織。

MRI表現：形態學改變與CT相同。訊號常不均勻，腫塊周圍可見假包膜，在T2WI顯示低訊號環。

（十一）腎細胞癌（腎臟癌）

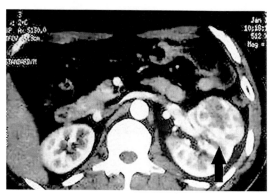

圖2-3-12 左腎中極腎臟癌CT注射顯影劑檢查影像

【臨床表現】

近些年來，大多數腎臟癌患者是由於健康查體時發現的無症狀腎臟癌。有症狀的腎臟癌患者中最常見的症狀是腰痛和血尿，少數患者是以腹部腫塊來院就診。10%～40%的患者出現副瘤症候群，表現為高血壓、貧血、體重減輕、惡病質、發熱、紅血球增多症、肝功能異

常、高鈣血症、高血糖、血沉增快、神經肌肉病變、澱粉樣變性、溢乳症、凝血機制異常等改變。20%～30%的患者可由於腫瘤轉移所致的骨痛、骨折、咳嗽、咯血等症狀就診。

【專家健康指導建議】

（1）腎臟癌患者在治療過程中，經常會發生影響日常生活的不良反應或併發症，此時應積極尋求專業醫學幫助，切勿自行停止或換藥治療。

（2）健康的生活方式是對所有疾病的有效預防對策，平時應做到飲食均衡、堅持適度合理鍛鍊、避免接觸有害化學製劑。

（3）腎臟癌患者在治療後應積極預防復發，做到及時鞏固治療、定期按時複診、合理搭配飲食和保持良好心態。

（十二）腎上腺腺瘤

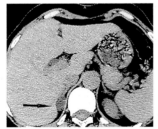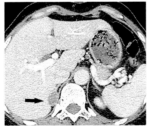

圖 2-3-13　右側腎上腺結合部見結節狀低密度，密度尚均勻，邊界清晰，注射顯影劑檢查後呈輕度強化

【臨床表現】

腎上腺腺瘤可分為功能性腺瘤和無功能性

【腎上腺腺瘤影像解讀】

CT 表現：

（1）腎上腺 Cushing 腺瘤為一側腎上腺圓形或橢圓形腫塊，邊界清楚密度均勻，輕中度強化，腫塊周圍、腹腔內及腹壁脂肪多而明顯。一般 Cushing 腺瘤瘤體較大，常見為 3cm，密度較高，強化明顯。

（2）腎上腺 Cohn 腺瘤為一側腎上腺圓形或橢圓形腫塊，邊界清楚密度較低，均勻，輕度強化，腫塊周圍、腹腔內及腹壁脂肪很少（圖 2-3-13）。一般 Cohn 腺瘤瘤體較小，多小於 2cm，密度較低，強化不明顯。

（3）無功能性腎上腺腺瘤為一側腎上腺圓形或橢圓形腫塊，邊界清楚密度均勻，輕中度強化，結合臨床無症狀及實驗室檢查結果診斷。

MRI 表現：形態學改變與 CT 相同，T1WI 近於或低於肝訊號，T2WI 近於或高於肝訊號。

鑑別診斷：

（1）腎上腺皮質癌：腫塊較大，多大於 5cm，形態不規則，內部密度、訊號不均勻，出血、壞死、鈣化多見，可伴其他部位轉移。

（2）腎上腺囊腫：Cohn 腺瘤為較小的水樣密度的腎上腺腫塊，需與囊腫鑑別，不同點是後者常較大而無任何強化。

腺瘤，功能性腺瘤根據起源部位和分泌激素的不同，可引起 Cushing 症候群和 Cohn 症候群（即原發性醛固酮增多症），無功能性腺瘤患者無臨床表現，多為其他檢查時偶爾發現。

（1）Cushing 症候群：Cushing 症候群是指糖皮質素（皮質醇）分泌增多引起的一類臨床症候群，依病因可分為垂體性、異位性和腎上腺性。垂體性和異位性因分泌過多的促腎上腺皮質激素（ACTH）使雙側腎上腺增生，占全部 Cushing 症候群的 70%～85%。腎上腺性 Cushing 症候群起源於腎上腺皮質束狀帶的 Cushing 腺瘤或皮質癌，占 Cushing 症候群的 15%～30%，是非病變處腎上腺回饋性萎縮。

臨床表現：易發生在中年女性，表現為向心性肥胖，滿月臉、皮膚紫紋、痤瘡、多毛、高血壓及月經不規則等。實驗室檢查中血和尿中 17α- 羥孕酮和 17- 糖皮質素增多。

（2）Cohn 症候群：即原發性醛固酮增多症，是指礦物皮質素（醛固酮）分泌增多引起的一類臨床症候群，Cohn 症候群中，約 65%～95% 由起源於腎上腺皮質球狀帶的 Cohn 腺瘤所致，少數由皮質增生所致。

臨床表現：高血壓、週期性軟癱（肌無力）、消瘦和夜尿增多等。實驗室檢查：低血鉀、高血鈉、血漿和尿中醛固酮數值上升、腎素數值下降。

【專家健康指導建議】

（1）超音波檢查為首選，每年的體檢一定要和檢查醫生溝通，告知原病變的大小和上次的檢查結果，便於超音波醫生對比。

（2）近些年腹腔鏡技術治療腎上腺疾病的優勢已經得到了全國各大醫院的認可，並廣泛開展。必要時，可考慮採用。

（十三）腎上腺嗜鉻細胞瘤

【臨床表現】

嗜鉻細胞瘤主要發生於腎上腺髓質，其次是交感神經節和副交感神經節。好發於單側腎上腺，但約 10% 的腫瘤可異位於腎上腺外，而位於腎門、腸繫膜根部、腹主動脈旁、膀胱和縱隔等部位中約 10% 的腫瘤可以多發，10% 的腫瘤可為惡性。腫瘤細胞可大量分泌腎上腺素和去甲腎上腺素。

臨床表現：陣發性高血壓、高代謝、高血糖（三高症）、心悸、頭痛、出汗（三聯症）等。實驗室檢查：血和尿中的兒茶酚胺升高，尿內兒茶酚胺的代謝產物 VMA 升高。

【專家健康指導建議】

CT、 MRI 對於腫瘤的定位可提供準確資訊，診斷準確率高，定期體檢複查也是一項重要的觀察方法。

【腎上腺嗜鉻細胞瘤影像解讀】

CT 表現：

（1）一側或雙側腎上腺腫塊，密度均勻或不均勻，邊界清楚，電腦斷層明顯均勻或不均勻注射顯影劑。

（2）腎門、腸繫膜根部、腹主動脈旁、膀胱和縱隔等部位腫塊，電腦斷層明顯均勻或不均勻注射顯影劑，結合臨床表現和實驗室檢查結果，可診斷為異位嗜鉻細胞瘤。

（3）上述部位的腫塊若體積較大，大於 5cm，形態不規則，密度不均勻，與周圍結構分界不清楚，則要考慮惡性嗜鉻細胞瘤可能，若有後腹膜淋巴結腫大或肝、肺的轉移，則可確認診斷。

MRI 表現：形態學改變與 CT 相同。由於瘤體內水分含量較多，使瘤體組織的 T1、 T2 值延長，T1WI 瘤體大部分呈低訊號，少數為等訊號，T2WI 強度顯著地注射顯影劑，呈高訊號，整個瘤體的訊號強度接近水，為嗜鉻細胞瘤的 MRI 特點。

CT 診斷腎上腺內嗜鉻細胞瘤的敏感性達到 93%～ 100%，但特異性不高，只有 70%。對於腎上腺外嗜鉻細胞瘤，如腹腔內小而分散的腫瘤不易與腸腔的斷面相區分，因此有可能漏診。

（十四）前列腺癌

【前列腺癌影像解讀】

CT 表現：

（1）前列腺局部密度稍減低，輪廓隆起，包膜粗糙或與周圍結構分界不清，病灶強化不明顯，若有盆腔淋巴結腫大或骨盆、脊柱骨和長骨（尤其是股骨近端）發生骨質改變則診斷確認。

（2）強化的包膜有利於觀察腫瘤侵犯和穿破的徵象。精囊與前列腺間的脂肪線消失，精囊三角變鈍或消失，可診斷前列腺癌向後侵犯精囊。局部膀胱壁不規則增厚可考慮前列腺癌侵犯膀胱，可為直接侵犯或經尿道蔓延。

（3）因為癌結節和正常前列腺的密度差別小，強調使用窗口技術觀察。

MRI 表現：

（1）首選 MRI 檢查，可分辨前列腺腺體的三個帶，位於周邊帶的結節以癌的可能性為大。MRI 確定癌變部位後，可行活檢進一步確診。判斷腫瘤擴散是 MRI 的強項。

（2）MRI 主要靠 T2WI 檢出和顯示前列腺癌，在正常高訊號的周圍帶內出現不規則的低訊號缺損區（圖2-3-14）。

（3）病變側低訊號的包膜影模糊或中斷、不連續，可診斷前列腺癌外侵。

（4）兩側前列腺周圍靜脈叢不對稱，與腫瘤相鄰訊號減低可診斷為前列腺癌，侵犯前列腺周圍靜脈叢。

（5）T1WI 上前列腺周圍的高訊號脂肪內出現低訊號區，可提示前列腺癌周圍脂肪受侵。

（6）前列腺鄰近部位的精囊訊號減低，可提示前列腺癌侵犯精囊。

圖 2-3-14　前列腺信息異常

註：T2WI（a）示前列腺外周帶中斷，提示腫瘤；DWI（b）示前列腺外周帶右側呈明顯高信號；T1WI（c）注射顯影劑後明顯不均勻強化。

【臨床表現】

前列腺癌是發生在前列腺的上皮性惡性腫瘤，是男性泌尿生殖系統最常見的惡性腫瘤。前列腺癌是一種進展非常緩慢的癌症，但是一旦前列腺癌開始快速生長或擴散到前列腺外，病情則比較嚴重。早期前列腺癌多數無明顯的症狀，隨著腫瘤生長，前列腺癌可表現為下尿路梗阻症狀，如尿頻、尿急，排尿費力，甚至尿瀦留和尿失禁等。當發生骨轉移時，可以引起骨痛、脊髓壓迫及病理性骨折等症狀。前列腺癌的患者 PSA 往往會明顯升高。

【專家健康指導建議】

（1）由於前列腺癌生長緩慢，對人體造成損害較小，不易發生遠處轉移，經過規範的治療，前列腺癌的預後一般較好。

（2）早期局限性前列腺癌的患者，5 ～ 10

年生存率可達到 90% ～ 95%；局部進展期的前列腺癌患者，5 ～ 10 年生存率可達到 70%～ 80%；

（3）對於晚期轉移性的前列腺癌患者，透過協調各種治療手段進行治療，仍可獲得較高的生存機率。

第四節　頭顱 CT、 MRI 檢查

頭顱 CT 對顱腦外傷、腦梗塞、腦腫瘤、炎症、變性病、先天畸形等都可清晰顯示。頭顱 CT 是創傷性顱腦急症診斷中常規和首選檢查方法，可清楚顯示腦挫裂傷、急性腦內血腫、硬膜外及硬膜下血腫、顱面骨骨折、顱內金屬異物等，而且比其他任何方法都要敏感。CT 診斷急性腦血管疾病如高血壓腦出血、蛛網膜下腔出血、腦動脈瘤及動靜脈畸形破裂出血、腦梗塞等有很高價值，是急性出血的首選檢查。但是急性腦梗塞發病 6 小時內者，CT 結果不如 MRI 結果敏感。

頭顱 MRI 組織解析度高，對神經系統腫瘤診斷價值非常大。由於沒有後顱窩的亨氏暗區偽影，對顱底病變可以清晰顯示。功能性核磁共振 PWI 和 DWI，對超早期腦梗塞比 CT 更敏感。頭顱 MRI 不打藥就可顯示血管，可以作為常規排查顱腦血管疾病的首選。

一、前期準備／操作步驟

　　CT 頭顱檢查無論是急性還是慢性疾病，沒有時間和空間等的特殊要求，沒有金屬等的禁忌症。CT 存在電離輻射，斷層成像存在有部分容積效應的影響，不能做任意方位直接掃描（不像核磁共振）；單參數成像，軟組織解析度低於核磁共振，對空腔臟器的腫瘤顯示欠佳；不注射顯影劑不能很好顯示腦灰白質對比，在一些必須精細檢查的部位受限，如顱後窩有「亨氏暗區」，影響觀察；CTA 檢查後處理麻煩、耗時，使用對比劑會造成過敏反應，導致腎臟損傷。

　　核磁共振檢查必須到核磁共振室預約登記，並嚴格遵守檢查要求。

　　各種手術後體內留置有金屬異物或電子裝置者嚴禁做核磁共振檢查，如裝有起搏器、人工心臟瓣膜、金屬支架、金屬人工聽骨裝置、人工耳蝸、動脈瘤夾、神經刺激器、電子植入物、人工關節、假肢、過濾器、避孕環、早期妊娠等，檢查前請及時告訴醫生，以免發生意外。

　　核磁共振檢查過程中，患者常有身體發熱現象，檢查前高熱（38℃以上）患者不適宜核磁共振檢查。懷孕 3 月內孕婦不適宜核磁共振檢查。危重症患者不適宜核磁共振檢查。

檢查前日洗頭洗澡，生活習慣照常。請勿噴髮膠、啫喱等物品，請勿化妝。檢查時穿棉質衣服，請勿穿有金屬扣子及拉鏈的衣服。

請勿佩戴飾物（項鏈、耳環、口紅、髮夾）及假牙。請去除被檢部位磁貼、膏藥等。女性患者檢查前請去除胸罩；腰椎及骨盆區的檢查請告知是否有金屬節育環。乳腺檢查患者請穿寬鬆無金屬棉質上衣，應該在月經週期的第 7 ～ 14 天之內檢查。

下列物品請勿帶入核磁檢查室：銀行卡、各類磁卡、手錶、移動電話、能摘下的假牙、硬幣、鑰匙、助聽器、別針、打火機、首飾、頭飾、皮帶、有金屬拉鏈的衣服等。有更衣間、儲物櫃便於存放，請勿攜帶貴重物品。

一般核磁共振檢查時間在 20 分鐘左右，請按照醫生的要求配合檢查，保持平靜不動。腹部檢查時必須憋氣，請按醫生要求配合。需用顯影劑的患者掃描前 4 小時禁食、禁水。核磁共振胰膽管造影（MRICP）檢查需提前 4 小時禁食、禁水。盆腔檢查的患者請提前排尿。膀胱檢查時需提前憋尿。磁共振泌尿系水成像（MRIU）患者請提前準備 1,000mL 水，檢查前 40 分鐘飲水。

危重患者及行動不便者需有醫護人員及家屬陪同。陪同者需與患者同等準備。

顱腦常規掃描操作方位包括橫橫斷面、

正常人腦的退行性變化或老化屬生理性改變範疇，所有不併發血管性、變性性和感染性等疾病的老年人腦部的變化是一個漸進性過程。主要表現為腦重量減少和腦動脈硬化等。具體表現有：

（1）老年性腦萎縮：腦室瀰漫性擴大，腦溝、腦裂和腦池瀰漫性擴大。

（2）血管周圍間隙擴大：又稱Virchow-Robin，V-R 間隙擴大。

（3）側腦室周圍含水量增多：CT 上表現為低密度區，在 MRI 上表現為 T1WI 低訊號，T2WI、T2* WI、 FLAIR 高訊號。

（4）皮質下白質和基底節區小變性灶：T1WI 低訊號，PDW 和T2WI 高訊號，注射顯影劑後不注射顯影劑。

（5）錐體外系核團鐵質沉積增多：由於鐵質的存在，MRI T2WI 成像，特別是在 T2* WI 成像上，這些有鐵質沉積的錐體外系核團將顯示為低訊號（相對於大腦皮質等其他灰質而言）。

矢狀面及冠狀面，常規採用 DWI、 T1WI、T2WI、 T2WI FLAIR 等多種序列進行各個方位掃描。

二、主要疾病介紹

（一）老年性腦改變

【臨床表現】

一般無特殊臨床症狀，部分患者會出現記憶力下降、情緒低落、注意力不集中、言語障礙等症狀。

【專家健康指導建議】

（1）建議平時注意戒菸酒，合理運動，養成健康的生活飲食習慣。

（2）不定期結合臨床複查 MRI，觀察病變的發展非常重要。

（二）腦萎縮

按腦萎縮範圍的不同分為廣泛性和局限性兩類。前者包括大腦皮質、大腦白質及全腦萎縮，後者包括局部、一側大腦半球或小腦、腦幹萎縮[10]。60 歲以上健康老年人，腦池、腦溝與腦室可比正常成人大，屬生理性改變（老年性腦萎縮或老年性腦改變）。CT、 MRI 不注射顯影劑可顯示以下幾種情況（圖 2-4-1）：

（1）大腦皮質萎縮：僅腦表面腦溝增大（＞5mm），蛛網膜下腔間隙增寬及腦池擴大。

（2）大腦白質萎縮：僅腦室擴大（第三腦室橫徑＞5mm），腦溝、腦池大小正常。

（3）全腦萎縮：則腦室、腦溝、

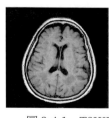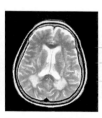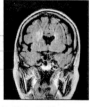

圖 2-4-1　T2WI FLAIR 大腦皮質、大腦白質萎縮

【臨床表現】

分為大腦機能衰退和認知功能減退兩大類，主要與腦萎縮發生的部位及程度有關。瀰

漫性大腦皮層萎縮以痴呆、智慧減退、記憶障礙、性格改變、行為障礙為主。有的伴有偏癱和癲癇發作。局灶性腦萎縮以性格行為改變為主；小腦萎縮以語言障礙、肢體共濟失調和意向性震顫為主。

【專家健康指導建議】

（1）積極防治那些影響血管健康的疾病，如高血壓、糖尿病、高脂血症、動脈硬化等，輕則調整生活方式，改善營養結構，糾正不良生活習慣；重則藥物加以控制，當然用藥應該循序漸進、持之以恆。

（2）定期檢查，早發現、早診斷、早治療，這樣才能延緩和控制病情的發展。

（三）腦梗塞

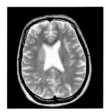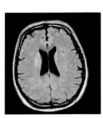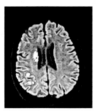

圖 2-4-2　右側側腦室旁病灶 T2WI、 T2WI FLAIR、
DWI 高訊號

【臨床表現】

起病突然，常於安靜休息或睡眠時發病，起病在數小時或 1～2 天內達到高峰。

頭痛、眩暈、耳鳴、半身不遂，可以是單個肢體或一側肢體，可以是上肢比下肢重或下

腦池均擴大。

（4）局限性腦萎縮：腦室局部擴大或局部腦溝、腦池擴大。

（5）一側大腦半球萎縮：一側腦室、腦池擴大，中線結構向病側移位。

（6）腦幹、小腦變性萎縮：表現為基底池明顯擴大、IV室擴大，小腦半球，蚓部腦溝增寬（小腦半球腦溝兩條以上，蚓部腦溝四條以上），且腦溝寬度＞2mm，枕大池擴大。

【腦梗塞影像解讀】

腦梗塞是急性腦血管阻塞引起的腦組織缺血性壞死，病理上分為缺血性，出血性和腔隙性腦梗塞。病理學分型不同，其CT、MRI表現也不同。

（1）缺血性腦梗塞

缺血性腦梗塞主要表現為阻塞血管供應區內低密度病變，電腦斷層可出現腦回狀強化，腦梗塞發生的部位，病變的形態及病變內密度的高低是判定其病理學分型的主要依據。

（2）出血性腦梗塞

出血性腦梗塞是在缺血性腦梗塞基礎上同時發生梗塞區內的出血，因此，其主要 CT 表現為大片狀低密度區內出現斑點狀或斑片狀高密度灶。觀察 CT 不注射顯影劑的這種混雜密度改變是正確診斷的關鍵。

（3）多發腔隙性腦梗塞

腔隙性腦梗塞為腦穿支小動脈阻塞引起的深部腦組織較小面積的缺血性梗塞，表現為基底節區，丘腦及腦乾等部位斑點狀低密度灶，直徑一般＜1cm，應強調病變的部位，大小，數目及密度的高低，以便與正常腦血管腔隙，腦軟化等相鑑別，應著重觀察腦幹及丘腦區有無受累（圖2-4-2）。

必須注意的是，雖然現在在臨床中經常看到「腔隙性腦梗塞」的診斷，但是「腔隙性腦梗塞」名詞已逐漸被「小動脈阻塞性腦梗塞」取代。

脑梗塞 MRI 表现

（1）缺血核心區：DWl（b=1000）和 ADC 參數圖上分別表現為高訊號區和低訊號區；

（2）責任血管評估：重點關注責任病灶供血血管有無阻塞、狹窄。

（3）血腦屏障評估：DWI（b=0）或 T2WI 責任病灶區出現異常高訊號影。

（4）缺血半暗帶：CBF 參數圖異常區域（CBF 或 MTT 參數圖）大於 DWI（b=1000）和 ADC 參數圖中異常區域時稱之為錯配陽性，大於的這部分異常區域為缺血半暗帶。

【腦出血影像解讀】

此處的腦出血主要是指高血壓性腦出血、動脈瘤破裂出血、腦血管畸形出血等，非外傷性出血。年齡較大的兒童和青壯年以腦血管畸形多見，中年以上動脈瘤破裂出血多見，而老年人則以高血壓性腦出血多見。依不同的疾病，出血可發生於腦實質內、腦室內和蛛網膜下腔，也可同時累及上述部位（圖 2-4-3）。

（1）急性高血壓性腦出血：

高血壓性腦出血病因主要是高血壓和動脈硬化，典型易受累的腦小動脈包括外側豆紋動脈，丘腦膝狀體動脈，基底動脈穿支和供應小腦半球、齒狀核的動脈，根據病程可分為急性期，吸收期及囊變期。CT 不注射顯影劑急性期的表現是邊界清楚，密度均勻的團狀高密度灶，CT 值 60 ～ 90HU，血腫周圍有低密度水腫帶圍繞，並產生占位效應。如血腫破入鄰近腦室內，則腦室內出現高密度血液，與低密度腦脊液形成的液 - 液平面，甚至腦室呈高密度鑄型。出血吸收期血腫邊緣密度減低，邊緣變模糊，高密度血腫呈向心性縮小，而周圍低密度帶增寬，出血後第 3 天至 6 個月電腦斷層可於病灶邊緣出現環行強化，囊變期原血腫變為腦脊液密度的囊腔即軟化灶。

（2）動脈瘤破裂出血：

動脈瘤破裂後在附近腦實質內形成血腫，可破入腦室內形成腦室內出血，也是顱內非外傷性蛛網膜下腔出

肢比上肢重，並出現吞嚥困難、說話不清、噁心、嘔吐等多種情況，嚴重者很快昏迷不醒。

【專家健康指導建議】

（1）對所有有此危險因素的腦梗塞患者及家屬均應向其普及健康生活飲食方式，對改善疾病預後和預防再發具有重要意義。

（2）戒菸限酒，調整不良生活飲食方式。控制血壓、血糖和血脂數值的藥物治療。

（四）腦出血

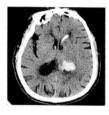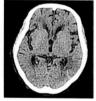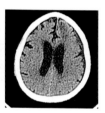

圖 2-4-3　腦出血

【臨床表現】

常發生於 50 ～ 70 歲，男性略多，冬春季易發，通常在活動和情緒激動時發病，出血前多無預兆，半數患者出現頭痛並很劇烈，常見嘔吐，出血後血壓明顯升高，臨床症狀常在數分鐘至數小時達到高峰，臨床症狀體徵因出血部位及出血量不同而異，基底核、丘腦與內囊出血引起輕偏癱是常見的早期症狀；少數病例出現癇性發作，常為局灶性；重症者迅速轉入意識模糊或昏迷。

【專家健康指導建議】

如果確認有高血壓病史，CT 表現典型，則

不必要行 MRI 檢查。MRI 訊號改變是判斷出血時間的主要依據。

（五）脫髓鞘變性

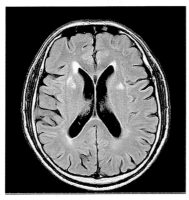

圖 2-4-4　T2WI FLAIR 側腦室旁、側腦室前後角高訊號病灶

【臨床表現】

　　腦白質對各種有害刺激的典型反應是脫髓鞘變化，它可以產生神經系統疾病如感染、中毒、退行性變、外傷、梗塞等繼發性表現。

【專家健康指導建議】

　　（1）脫髓鞘指的是一種直觀的影像學徵象，即顯示腦組織、脊髓白質、視神經有或沒有占位性病灶，只是一種徵象，脫髓鞘病變均需行 MRI 檢查。

　　（2）MRI 能透過注射顯影劑 MRI、DWI、 MRS 檢查區分脫髓鞘病變是急性還是慢性，緊密的結合臨床病史，進而推斷病情發展，根據隨訪進而判斷預後。

血的最常見原因。

　　（3）腦血管畸形出血：

　　腦血管畸形出血常見於動靜脈畸形出血和海綿狀血管瘤出血，動靜脈畸形所導致出血常呈不規則團塊狀不均勻高密度影，位置較表淺，血腫附近有時可見到鈣斑，小的軟化灶或呈混雜密度的畸形血管病變區，血腫周圍有腦水腫和占位表現。海綿狀血管瘤出血呈類圓形高密度灶，瘤體體積較未出血時增大，有占位表現。

　　腦出血 MRI 表現複雜

　　（1）超急性期：紅血球內氧合血紅素階段，氧合血紅素抗磁性，血腫對核磁的影響主要為血腫內含水比較多，所以出現 T1 低，T2 高訊號（類比普通水腫較好）。

　　（2）急性期：兩點決定訊號，首先脫氧血紅素順磁，影響了 T2，T2 較前黑下去了，其次因脫氧血紅素結構所限，對 T1 還沒發揮作用，依舊是黑的，雙黑。

　　（3）亞急性早期：正鐵血紅素依舊順磁，T2 依舊是黑的，T1 卻因被正鐵血紅素（因和脫氧比鐵原子位置變了）轉正而變白。

　　（4）亞急性晚期：細胞膜破了，T2 順磁作用的影響就沒有了，這個階段，血腫內水分增加，T2 也變亮。

　　（5）慢性期：含鐵血黃素不溶於水，且超順磁性，這兩點決定它在 T1 和 T2 都是黑的。

【脫髓鞘變性影像解讀】

　　MRI 主要表現為分布大腦白質不同部位的長 T1 和長 T2 異常訊號，部分病灶瀰漫、對稱，不強化（圖 2-4-4）。

（3）一定要依靠神經內科醫生，根據各方面資訊仔細辨析變性性質，盡量在病因層面對患者作出正確的診斷！神經影像學醫生不能直接決定臨床，但可提供參考。

（六）腦小血管病

【臨床表現】

（1）中風症狀：腦小血管病（CSVD）的急性神經功能損害表現為（缺血性和出血性）中風。腔隙性腦梗塞最常見的臨床表現為腔隙症候群，包括純運動性偏癱、純感覺性中風、感覺運動性中風、共濟失調性輕偏癱及構音困難手笨拙症候群等。但腔隙症候群並非與病損類型及部位一致，也不能提示發病機制，必須與其他病因導致的梗塞相鑑別。

CSVD 導致者易伴隨多發腔隙和較重的 WML，而動脈粥狀硬化疾導致者多為單個較大病灶且不伴明顯的 WML。與大的腦梗塞及皮質腦梗塞相比，腔隙性腦梗塞（Lacunar Infarct，LI）的神經功能缺損相對較輕，預後較好。

（2）認知和情感表現：CSVD 患者表現有慢性或隱匿進展的認知、人格、情感及行為障礙。CSVD 是血管性認知功能障礙（Vascular Cognitive Impairment，VCI）的主要原因，不僅導致未達痴呆嚴重程度的

【腦小血管病影像解讀】

腦小血管病是引發痴呆的第二常見病因，臨床上最常見的神經退行性疾病，如阿爾茨海默病（Alzheimer』s Disease，AD），CSVD 與 AD 有著共同的危險因素，且均可導致認知障礙和痴呆，臨床上難以鑑別血管性認知障礙與 AD。

CSVD 習慣上多指腦的小動脈（arteriole）或穿支動脈病變導致的臨床上和影像學上的異常表現。CTVR 圖像顯示延長擴張血管的走行和長度。

MRI 表現為近期皮質下小梗塞、假定血管源性的腔隙灶、假定血管源性的白質高訊號、血管周圍間隙（Perivascular Space，PVS）、腦微出血（Cerebral Microbleeds，CMBs）、腦萎縮。

血管性輕度認知功能損害（Vascular Mild Cognitive Impairment，VaMCI），也可占血管性痴呆（Vascular Dementia，VaD）的 36%～ 67%。注意執行功能障礙是其主要的認知損害特徵，符合典型的皮質下損害表現，而記憶功能受累相對較輕且再認功能相對保留。

【專家健康指導建議】

（1）CSVD 主要依靠神經影像學來進行診斷，突出表現為腔隙狀態、腦白質病變或者腦微出血。臨床缺乏特異性表現，可以沒有症狀。60%隱匿起病，80%呈進展病程。

（2）CSVD 可以引起認知功能下降，CSVD 造成的皮質下型血管性認知功能損害（s-VCI），是最常見且具同質性的 VCI。認知功能損害以執行和注意功能下降為主要特徵，記憶功能相對完整。近年來一些研究認為 CSVD 也是引起老年性痴呆的原因之一。

（3）除認知受損外，還表現上運動神經元受累、步態不穩或跌倒、吞嚥和尿失禁、假性球麻痺及帕金森病樣等症狀，易伴發憂鬱等情感障礙。

（4）CSVD 急性發作表現為腔隙性腦梗塞或者腦實質出血。同時，CSVD 患者的缺血性腦中風復發風險增加，腦出血血腫容易擴大。

（七）動脈瘤

【動脈瘤影像解讀】

　　腦動脈瘤是腦動脈的局限性擴張，發病率較高。動脈瘤在 MRI 呈邊界清楚的高訊號，與動脈相連（圖 2-4-5）。瘤腔多位於動脈瘤的中央，呈低訊號。血栓形成後，動脈瘤呈不同訊號強度。

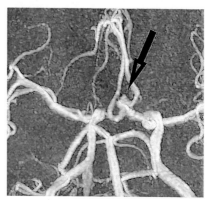

圖 2-4-5　MRA 左側前交通動脈起始段瘤樣凸起

【臨床表現】

　　主要症狀有出血、局灶性神經功能障礙，動脈瘤破裂時常伴有蛛網膜下腔出血。

【專家健康指導建議】

　　動脈瘤破裂危險因素包括瘤體大小、部位、形狀、年齡等。瘤體大小是最主要因素，基底動脈末端動脈瘤最易出血，高血壓、吸菸、飲酒增加破裂危險性。

（八）多發性硬化

【多發性硬化影像解讀】

　　CT 表現：側腦室周圍、皮質下邊界不清楚、散在多發、大小不一的低密度斑，急性期低密度斑均有強化，大部分呈均勻強化，少數可為環形強化（圖 2-4-6）。靜止期和經荷爾蒙治療後，低密度病變仍可顯示但無強化。

　　MRI 診斷標準：

　　（1）空間多發性：腦室周圍、幕下、脊髓、視神經、皮質／近皮質部位病灶，上述 5 個中樞神經系統部位中至少 2 個部位受累。

　　（2）時間多發性：與基線 MRI 相比，出現至少一個新的 T2 或釓強化病灶，或在任一時間點出現釓強化和不強化病灶。

　　結合臨床表現，電腦斷層病灶有強化，則為急性期（新鮮病灶）；若病灶無強化，則為穩定期（陳舊病灶），若同一患者新舊不一的病灶同時存在，則診斷正確。

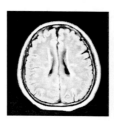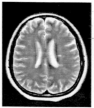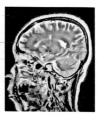

圖 2-4-6　多發性硬化

【臨床表現】

多發性硬化是以中樞神經系統白質脫髓鞘病變為特點，與遺傳易感個體與環境因素作用的自身免疫反應有關；根據病程分為復發緩解型和進展型；臨床特徵為發作性視神經、脊髓和腦部的局灶性障礙，這些神經障礙可有不同程度的緩解、復發。

臨床表現：

（1）多見於 20 ～ 40 歲，女性為多。

（2）起病急性或亞急性，可有感覺或運動障礙、癲癇等表現，反覆發作。

【專家健康指導建議】

抑制炎性脫髓鞘病變進展，防止急性期病變惡化及緩解期復發，晚期採取對症和支援療法，減輕神經功能障礙帶來的痛苦。

（九）腦膜瘤

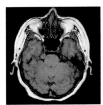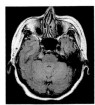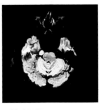

圖 2-4-7　右側橋腦小腦角病灶 T1WI 等訊號，T2WI FLAIR 略高訊號，DWI 略高訊號

【臨床表現】

良性腫瘤，生長慢，病程長。因腫瘤呈膨脹性生長，患者往往以頭痛和癲癇為首發症

【腦膜瘤影像解讀】

腦膜瘤是最常見的顱內腦外腫瘤。絕大多數為良性，少數為惡性腦膜瘤。組織學分類：WHO 將腦膜瘤分為腦膜皮瘤型（內皮瘤型、合體細胞型、蛛網膜皮瘤型）、纖維型（纖維母細胞型）、過度型（混合型）、砂樣瘤型、血管瘤型、血管母細胞型、血管外皮細胞型、乳突狀型、間變型（惡性腦膜瘤）。

好發部位：矢狀竇旁、半球凸面、大腦鐮、蝶骨嵴；其次嗅溝、鞍結節、中顱窩、天幕及岩骨背側橋腦小腦角區；少見部位有三叉神經節、松果體區、側腦室三角區和三、四腦室。

CT 表現：略高或等密度的圓形或卵圓形病灶，與顱骨內板或硬膜廣基底相連，有占位表現，腫瘤局部有白質塌陷徵象（白質受壓變平，與顱骨內板之間距離增大），電腦斷層病灶呈明顯均一強化，邊界清晰銳利，即可診斷為腦膜瘤；若鄰近顱骨內板有骨質增生或破壞則診斷更加確定。

MRI 表現：顱內圓形、類圓形或分葉狀病灶，在 T1WI 和 T2WI 上呈等訊號，與顱骨內板或硬膜廣基底相連，有占位表現，腫瘤局部有白質塌陷徵象，電腦斷層病灶呈明顯均一強化，邊界清晰銳利，可見腦膜尾（腫瘤附著處及周邊硬膜呈線樣強化），即可診斷為腦膜瘤（圖 2-4-7）。

鑑別診斷：腦膜瘤作為最常見的腦外腫瘤，必須與腦內腫瘤鑑別。

下列徵象提示腦外腫瘤：

（1）腫塊與顱骨內板或硬膜廣基底相連；

（2）局部有白質塌陷徵象；

（3）局部顱骨骨質改變；

（4）鄰近的蛛網膜下腔增寬。

狀。根據腫瘤位置不同，還可以出現視力、嗅覺或聽覺障礙及肢體運動障礙等。在老年人，尤以癲癇發作為首發症狀多見。顱壓上升症狀多不明顯，尤其在高齡患者。在 CT 檢查日益普及的情況下，許多患者僅有輕微頭痛，甚至經 CT 掃描偶然發現為腦膜瘤。

【專家健康指導建議】

成年人較常見，手術切除腦膜瘤是最有效的治療手段。隨著顯微手術技術的發展，腦膜瘤的手術效果不斷提升，使大多數患者得以治癒。

（十）腦膠質瘤

【臨床表現】

膠質瘤是顱內最常見的原發性腫瘤，按其細胞類型又可分為星形細胞瘤、少突膠質細胞瘤、室管膜瘤、髓母細胞瘤等。各種腫瘤臨床表現特異性不強：頭暈、頭痛、嘔吐、視物不清、癲癇等。

（1）星形細胞瘤是最常見的膠質瘤，可發生於任何年齡，好發於青壯年；根據腫瘤的組織學表現，將腫瘤的惡性程度分為 I ～ IV 級：I 級、II 級屬良性腫瘤，III 級（間變性星形細胞瘤）、IV 級（膠質母細胞瘤）為惡性腫瘤。

（2）少突膠質細胞瘤約占膠質瘤的 5%～ 10%。多見於成人，好發年齡在 30 ～ 50 歲，以額葉最多見，其次位於頂葉和顳葉。少

【腦膠質瘤影像解讀】

（1）腦內出現一圓形、類圓形的病灶，無明顯水腫和占位表現，電腦斷層病灶不強化，結合臨床病史可考慮星形細胞瘤（I 級）。

（2）腦內低、等或混合密度病灶 T1WI 呈低、等或混合訊號病灶，T2WI 呈高或混雜訊號，邊界不清，有瘤周水腫和占位表現，電腦斷層病灶呈環狀強化，有壁結節，結合臨床病史可考慮星形細胞瘤（II-IV 級）。

（3）腦內 T1WI 呈低、等或混合密度或訊號病灶，T2WI 呈高或混雜訊號，邊界不清，有明顯瘤周水腫和占位表現，電腦斷層病灶呈不規則斑狀強化，結合臨床病史可考慮星形細胞瘤（IV 級）。

（4）額葉或其他腦葉異常密度或訊號灶，T1WI 呈低訊號，T2WI 呈高訊號，內有 T1WI、 T2WI 均呈低訊號的條帶狀鈣化，腫瘤周圍無水腫或僅有輕度的水腫，電腦斷層病灶無強化或僅有輕度的強化，結合臨床病史可考慮少突膠質細胞瘤。

（5）四腦室內等密度或略高密度腫塊，T1WI 呈等低訊號，T2WI 呈高訊號，電腦斷層呈均勻或不均勻強化，側腦室和三腦室擴張積水，結合臨床病史首先考慮室管膜瘤。若電腦斷層環繞側腦室周圍出現帶狀強化影，提示腫瘤發生了室管膜下轉移。

（6）兒童後顱窩中線部位類圓形腫塊，T1WI 呈低訊號，T2WI 呈高訊號，周圍有腦水腫，第四腦室受壓變形移位，側腦室和三腦室擴張積水，電腦斷層腫塊明顯強化，結合臨床表現可診斷為髓母細胞瘤。若電腦斷層環繞側腦室周圍出現帶狀強化影，提示腫瘤發生了室管膜下轉移。

突膠質細胞瘤生長緩慢，病程較長，瘤內鈣化較其他腫瘤多見。

（3）室管膜瘤約占膠質瘤的 16%，多見於小兒及青少年，多數位於四腦室內，其次為側腦室三角區。室管膜瘤是起源於腦室內或脊髓中央管內的室管膜上皮或腦室周圍室管膜巢的腫瘤，腫瘤可突入腦室內或向腦室外跨越腦室和腦實質生長，常伴發梗阻性腦積水。

（4）髓母細胞瘤約占膠質瘤的 4%～8%，是兒童最常見的後顱窩腫瘤，其惡性程度高，主要發生在小腦蚓部，容易沿腦脊液種植轉移。本病對放療敏感。

【專家健康指導建議】

（1）目前對於膠質瘤的治療，包括手術、放療、化療、靶向治療等手段。

（2）具體的治療，要綜合考慮患者的功能狀態、對治療的預期結果以及腫瘤所處的腦區部位、惡性程度級別等多種因素，進行綜合考慮判斷，從而制訂個體化綜合治療方案。

第五節　超音波骨質密度檢查

超音波骨質密度（Ultrasonic bone mineral density）是利用聲波傳導速度和振幅衰減來反映骨礦含量多少、骨結構及骨強度的檢查。超音波骨質密度檢查的優點是操作簡便、安全無害、價格便

宜、無創、快速、無輻射、可對比,與雙能 X 線骨
質密度檢查(DXA)相關性良好,是目前體檢最常
用的骨質密度檢查方法。因超音波骨質密度檢查無
輻射,所以特別適合孕婦及嬰幼兒的體檢。

　　當超音波透過骨組織時,音速(Speed of
Sound,SOS)降低、能量衰減(Broadband
Ultrasound Attenuation BUA)。超音波骨質
密度儀由超音波發生器、超音波探頭和電腦組
成。工作時探頭發出超音波,透過耦合劑,穿
過骨組織,由接收探頭接收訊號,由電腦計算
音速(SOS)和(或)振幅衰減係數(BUA)。

一、前期準備／操作步驟

　　檢查前注意事項:超音波骨質密度檢查部
位通常選左腕(左撇子檢查部位為右腕)。手
腕處袖子捲起,摘下手錶、運動手環、飾物,
露出皮膚。如左腕有陳舊骨折或皮膚外傷,請
提前告訴醫生,改為測右腕骨質密度,否則會
影響結果的準確性。兒童骨質密度測量需由家
長陪同。

　　檢查步驟:超音波探頭塗耦合劑,將探頭
置於受試者腕部橈骨遠端 1/3 的位置,輕推耦
合劑使之與皮膚均勻接觸,自左向右輕輕推動
探頭,扇形掃描整個橈骨遠端採集數據,直至
測量進度為 100 %(圖 2-5-1)。電腦分析接
收訊號並自動生成骨質密度數據於電腦顯示器

上。若體檢者較胖、腕部脂肪過多，可多掃描
幾次取骨質密度平均值，亦可選擇脛骨中段為
掃描部位。每次檢查完，用柔軟的紙巾擦去受
試者皮膚及探頭上殘留的耦合劑。

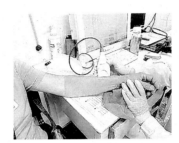

圖 2-5-1　超音波骨質密度檢查體位

二、主要檢查結果介紹

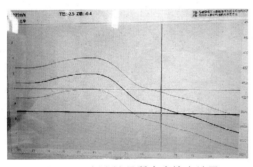

圖 2-5-2　超音波骨質密度檢查結果

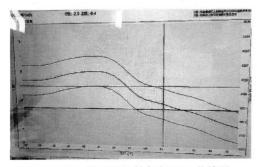

圖 2-5-3　超音波骨質密度 SOS 曲線圖

【超音波骨質密度檢查影像解讀】
　　與雙能 X 線骨質密度（DXA）
檢查部分參數一致，T 值是受檢者的
骨量與 25 歲同性別、同種族年輕人
峰值骨量相比較的數值。T 值 ≥ -1
認為是正常，-2.5 ＜ T ＜ -1 判定為
骨量減少 T ≤ -2.5 判定為骨質疏鬆。
在骨質密度報告圖上，灰色區域認為
是正常骨質密度，白色區域代表骨量
減少，黑色區域提示骨質疏鬆。Z 值
是受檢者的掃描結果與同齡、同性
別、同種族的群體參考值相比較的數
據。Z ≥ -2 判定為正常，Z ＜ -2 認
為是骨量減少或骨質疏鬆。停經前婦
女、小於 50 歲男性和青少年適用於
Z 值（圖 2-5-2）。
　　與 DXA 不同之處在於，超音
波骨質密度多了個參數——音速
（SOS）。該參數是超音波在骨組織中
的傳播速度，不僅反映了骨骼的礦物
質密度，也反映了骨骼的個體結構。
SOS ＞ 4,000m/s 為骨質密度正常，
SOS ＜ 4,000m/s 為骨量減少或骨質
疏鬆（圖 2-5-3）。

橫坐標：年齡（歲）

(1) 左側縱坐標：T 值。

(2) 右側縱坐標：SOS（公尺／秒）。

(3) 三條曲線：中間為健康人 SOS 平均值，上下分別為 ±1 倍標準差。

(4) 標記點：檢測結果。

(5) 灰色粗實線：骨量正常與骨量減少的分界線，T=-1。

(6) 黑色粗實線：骨量減少與骨質疏鬆的分界線，T=-2.5。

(7) 灰色區域：骨量正常。

(8) 白色區域：骨量減少。

(9) 黑色區域：骨質疏鬆。

【臨床表現】

（見 2～6 節 DXA 檢查）

【專家健康指導建議】

（見 2～6 節 DXA 檢查）

三、醫院骨質密度檢查報告中的英文縮寫的意義

（1）T 值：指受檢者的掃描結果與年輕人的參考值相比較的數據。

（2）Z 值：指受檢者的掃描結果與同齡、同性別的群體參考值相比較的數據。

（3）SOS：音速，即超音波在骨組織中的傳播速度。

第六節　雙能 X 線骨質密度檢查

雙能 X 線骨質密度檢查（Dual energy X-ray Absorptiometry，DXA），雙能 X 光骨

質密度儀是透過 X 光管球經過一定的裝置，獲得兩種能量即低能和高能光子峰。此種光子峰穿透身體後，掃描系統將所接受的訊號送至電腦進行數據處理，得出骨礦物質含量。該儀器可測量全身任何部位的骨量，精確度高，對人體危害較小，檢測一個部位的放射劑量相等於一張胸片 1/30，QCT 的 1%。不存在放射源衰變的問題。

常規體檢中骨質密度檢查的優點是骨礦含量測量準確，是骨質疏鬆測量的金標準，輻射劑量極低，是一般人體檢篩檢的首選。

部分體檢機構使用其他方法測量骨質密度，速度快，平均 1 分鐘做一個體檢者，但檢查結果準確度略低，與實際骨質密度誤差較大；不同操作者手法不同，人為誤差較大；且探頭接觸人體後重複消毒有困難，容易反覆使用，也可能埋下隱患。校醫院雙能 X 光骨質密度儀（DXA）為無接觸掃描，掃描時間為 6～8 分鐘，但檢查結果非常精確；該掃描為固定模式掃描，杜絕了操作者誤差，可作為回診依據。

一、前期準備／操作步驟

（1）檢查前注意事項：全身口袋內勿放硬幣、手機、鑰匙、各種卡；頭部不戴髮夾等飾品，摘除眼鏡；頸部除去項鏈、玉墜、吉祥物等掛件；手腕不戴手錶、運動手環、玉鐲等

飾物，盡量去除耳釘、戒指等小飾品。去除腰帶、外貼膏藥，去除腰圍、護膝、護踝等護具，有骨折病史及體內固定物存留的患者，請提前告知醫生相關病史。女性患者不穿塑身衣，最好穿全棉無燙印的衣物。6 歲以下兒童骨齡測量，建議家長同室 1 公尺線外陪同。

（2）骨質密度檢查：受檢者脫鞋平躺於檢查床上，按醫生要求擺放不同的體位，對腰椎、髖關節進行依次掃描，時間約為 10 分鐘，如圖 2-6-1。

（3）身體組成檢查：受檢者脫鞋平躺於掃描床上，身體自然放鬆，雙手放於身體兩側，自頭頂至腳底連續掃描，時間約為 6 分鐘。

（4）兒童骨齡測量：受檢者坐於檢查床旁，將非利手（左撇子為右手，其餘人為左手）放置於檢查床固定位置，自指尖至手腕連續掃描，時間約為 3 分鐘，如圖 2-6-2 所示。

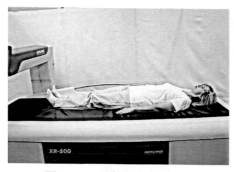

圖 2-6-1　骨質密度檢查體位

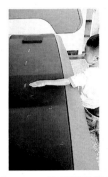

圖 2-6-2　骨齡測量體位

二、主要檢查結果介紹

(一) 骨質疏鬆

【臨床表現】

骨質疏鬆症是一種常見、多發性疾病，是骨量減少、骨強度下降，致使骨的脆性增加以及易於發生骨折的一種全身性骨骼疾病。它嚴重地威脅著中、老年人，尤其是停經後女性的身體健康，由此引起的骨折等併發症除了給患者本人造成極大的痛苦外，也對社會和家庭帶來了沉重的經濟和生活負擔。骨質疏鬆分為原發性骨質疏鬆、繼發性骨質疏鬆、特發性骨質疏鬆。

骨質疏鬆主要表現為全身疼痛，身高縮短，駝背，易骨折及呼吸受限等。尤其是短期內身高明顯縮短，例如三年內身高縮短 2cm，就一定要高度警惕骨質疏鬆的發生。持續使用荷爾蒙治療超過 3 個月、女性哺乳期、停經早

期須特別注意骨質密度值。

　　骨質疏鬆與多種因素有關，主要以缺乏運動、吸菸、嗜酒、濃茶、咖啡、碳酸飲料攝入、長期素食、低鈣飲食、減肥、較少戶外活動等有關。女性骨質疏鬆還與遺傳因素密切相關，如果家族當中母親和姐妹得了骨質疏鬆，那麼本人得骨質疏鬆的機率可達正常人的 3～4 倍。

【骨質疏鬆影像解讀】

　　T 值是受檢者的骨量（BMD）與 25 歲同性別、同種族年輕人峰值骨量相比較的數值。（圖 2-6-3）正位腰椎及髖部的 T 值≥ -1 認為是正常，-2.5＜T＜-1 判定為骨量減少，T ≤ -2.5 判定為骨質疏鬆。在骨質密度報告圖上，灰色區域認為是正常骨質密度（低度骨折風險），白色區域代表骨量減少（中度骨折風險），黑色區域提示骨質疏鬆（重度骨折風險）。但停經前婦女、小於 50 歲男性和青少年不適用 T 值，而適用於 Z 值。Z 值是受檢者的掃描結果（BMD）與同齡、同性別、同種族的群體參考值相比較的數據。Z≥-2 判定為正常，Z＜-2 認為是骨量減少或骨質疏鬆。下圖中小白點表示 T 值或 Z 值所處的位置。如果受試者在校醫院 DXA 機器上做過不止一次骨質密度檢查，則圖中小白點代表本次檢查 T 值或 Z 值所處的位置，小黑點代表以往各次檢查 T 值或 Z 值所處的位置；受試者骨質密度隨時間的變化顯示非常直觀，一目瞭然。骨質密度的具體變化量可以透過短期骨質密度變化百分比、長期骨質密度變化百分比及年化百分比來觀察（圖 2-6-3）。

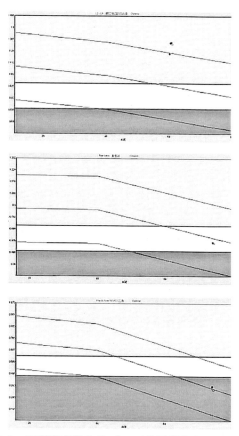

圖 2-6-3　骨質密度變化量（a. 正常骨質密度； b. 骨量減少； c. 骨質疏鬆）

注意事項：

（1）採用就重不就輕的原則。也就是說，患者測量了兩個或兩個以上部位得到的多個 T 值，應該採用 T 值最小的數據來進行診斷。比如，腰椎正位測量T值為-2.93，股骨頸T值為-2.11，那麼，採用-2.93診斷為骨質疏鬆症。

（2）高齡老人的 DXA 正位腰椎 T 值只做參考，多採用股骨頸和前臂遠端的測量數據，因為高齡老人的腰椎骨質增生嚴重，腹主動脈鈣化嚴重，影響測量骨質密度。

【專家健康指導建議】

（1）骨質疏鬆早期診斷、早期治療非常重要，對症處理可以有效減緩骨量丟失或增加骨量，預防骨折的發生。對乳癌荷爾蒙治療、內分泌相關疾病（例如糖尿病、紅斑狼瘡、硬皮病等）的患者，早期治療意義更大。治療方法包括戒除不良的生活習慣、均衡飲食、增加戶外運動、合理選用治療藥物、促進骨礦化及骨形成、抑制骨吸收。目前校醫院有鈣片、骨化三醇、硫酸氨基葡萄糖、雙磷酸鹽、降鈣素等多類治療骨質疏鬆的藥物，建議選擇骨科或骨質疏鬆門診就診，諮詢專業的臨床醫生，選用適合自己的藥物提升骨質密度。

（2）50 歲以上成年人、更年期前後的女性，建議每年做一次骨質密度檢查；正在進行骨質疏鬆治療的患者，建議每年做一到兩次骨質密度檢查，評估治療效果；目前骨質密度正常的低度骨折風險的受檢者，可以 3 ～ 5 年做一次骨質密度檢查。

（3）目前臨床上是以正位腰椎及髖部作為

隨訪部位，觀察 DXA 的骨質密度變化情況。一般而言，正位腰椎及髖部必須 1 ～ 2 年才能看出骨質密度的變化，這是由於目前的醫療水準所限而造成的。如果想短期內觀察藥物療效，建議選用下顎骨或髖部 Words 區作為觀察部位，3 ～ 6 個月就可以觀察到骨質密度的變化。

（4）雙能 X 光骨質密度儀（DXA）使用的是雙能 X 線（筆束式），劑量極低。做人體一個部位檢查所接受的劑量，僅為每次胸片劑量的 1/30，約合每日天然本底的 1/3，美國 FDA 亦認為筆束式雙能 X 線骨質密度檢查對人體無確切傷害。

（5）其他醫院所使用的機器多為扇形束掃描雙能 X 線骨質密度儀，檢查時間短但劑量較大；校醫院 Norland 骨質密度儀為筆束式掃描，雖然掃描時間稍長但輻射劑量明顯減小，約為外院骨質密度檢查劑量的 1/80。扇形束和筆形束的 DXA 診斷價值相當，數據經標準化參數校正可互認。兩相比較，校醫院的骨質密度儀使受檢者收益最大。

（二）成人身體組成評估

【專家健康指導建議】

（1）體脂處於白色區域的受試者，一般都伴有輕度脂肪肝。

（2）體脂處於黑色區域的受試者，百分之百伴有中重度脂肪肝。

（3）建議體脂過高的族群控制飲食、加強運動，也就是我們常說的「管住嘴，邁開腿」，3 個月後複測身體組成。

（4）脂肪含量下降的同時會伴有肌肉及骨礦鹽量的提升，對於想減脂增肌的族群有意義。

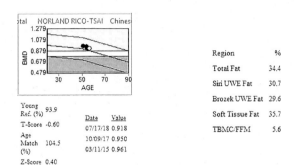

圖 2-6-4　全身 DXA 身體組成

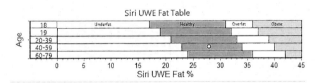

圖 2-6-5　DXA 體脂率（siri 水中秤重法）

（三）兒童骨齡分析

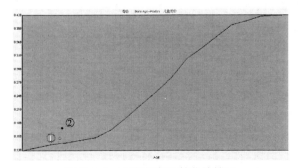

圖 2-6-6　正常兒童骨齡曲線範圍

【成人身體組成評估影像解讀】

透過 DXA 檢查，可以精確測量人體的骨礦鹽量、肌肉、脂肪含量（精確到克），準確測量體脂比，對潛在體脂過高者及時預警。圖 2-6-4 至圖 2-6-5 所示，自左向右的區域分別是表示體脂過低、體脂正常、體脂偏高、肥胖。依據身體組成情況可以全面判定身體的健康狀態。

全身檢查可測量全身骨礦含量與肌肉的百分比（% TBMC/FFM），其正常值為 5%～7%，處於該區間的成年受試者可以透過運動來增加骨質密度，防治骨質疏鬆。該比值＜5%，表示骨的健康狀況較差，破骨細胞異常活躍，需使用成骨藥物提升骨質密度；該比值＞7%，表示成骨細胞異常活躍，需使用破骨藥物調節骨質密度。

【兒童骨齡分析影像解讀】

正常兒童的骨齡應位於 -2SD 至 +2SD 骨齡曲線範圍內（圖 2-6-6）。位於骨齡曲線上方的數值表示孩子骨齡大於生理年齡，超過 2SD 區間有性早熟的風險；位於骨齡曲線下方的數值表示孩子骨齡小於生理年齡，低於 -2SD 區間有發育遲緩的可能。

【專家健康指導建議】

（1）兒童骨齡分析是依據正常兒童骨齡大數據曲線，透過測量腕骨的骨質密度來判斷孩子的骨齡，繼而預測孩子的成年身高，不僅可以給兒童保健提供有力支撐，還可用於體育賽事的骨齡分析及運動員選材。

（2）相對於普通 X 光腕部照片而言，DXA 的 X 光劑量非常低，只有普通骨齡片的 1/30 或 1/50，非常適合做孩子的體檢。

（四）兒童身體組成評估

【兒童身體組成評估影像解讀】

正常兒童的骨質密度應位於 -2SD 至 +2SD 曲線範圍內（圖 2-6-7），低於 -2SD 則預示孩子骨質密度過低，生長發育遲緩。高於 2SD 則預示孩子有性早熟的風險。Age Match（%）反映了受試者與同性別、同齡人骨量對比的比值。兒童骨質密度分析僅適用於 Z 值。

特別注意 :% TBMC/FFM 這一指標不適用於兒童。

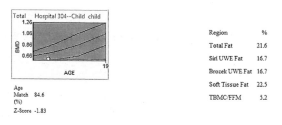

圖 2-6-7　正常兒童骨質密度曲線範圍

【專家健康指導建議】

DXA 可以對未成年人做全身掃描來評估身體的發育狀況，判定其脂肪、肌肉、骨礦鹽含量範圍，為體質分析提供重要參考。DXA 身體組成測量與核磁共振掃描具有高度的一致性，測量結果非常準確，且 DXA 操作簡單、價格便宜。

三、醫院骨質密度檢查報告中的英文縮寫的意義

以正位腰椎的 DXA 檢查為例：

（1）Young Ref.（%）：與 25 歲年輕人骨量（也就是峰值骨量）對比的比值。

（2）T-Score：T 評分，指受檢者的掃描結果（BMD）與年輕人的參考值相比較的數據。

（3）Age Match（%）：與同性別、同齡人骨量對比的比值。

（4）Z-Score：Z 評分，指受檢者的掃描結果（BMD）與同齡、同性別的群體參考值相比較的數據。

（5）Region：掃描部位。

（6）BMD（g/cm^2）：每平方公分的平均骨量。

（7）BMC（g）：骨礦鹽總量。

（8）Area（cm^2）：掃描面積。

（9）Length（cm）：掃描長度。

（10）Width（cm）：掃描寬度。

（11）ST Change（%）：Short Term Change（%）短期骨質密度變化百分比（最後一次測量的骨質密度值與最近一次測量的骨質密度值變化的百分比，可了解患者近期骨質密度的變化）。

（12）ST Change（%/yr）：Short Term Change（% /year）：短期骨質密度年化變化百分比（最後一次測量的骨質密度值與最近一次測量的骨質密度值變化的年化百分比，可了解患者近期骨質密度的變化）。

（13）LT Change（%）：Long Term Change（%）長期骨質密度變化百分比（最後一次測量的骨質密度值與最初測量的骨質密度值變化的百分比，可了解患者自測量骨質密度以來長期骨質密度的變化）。

（14）LT Change（% /yr）：Long Term Change（% /year）：長期骨質密度年化變化百分比（最後一次測量的骨質密度值與最初測量的骨質密度值變化的年化百分比，可了解患者長期骨質密度的變化）。

以全身 DXA 掃描為例：

（1）Total BMC：全身骨礦含量（g）。

（2）Total Lean Mass：全身肌肉含量（g）。

（3）Total Fat Mass：全身脂肪含量，包括內臟脂肪及皮下脂肪（g）。

（4）Total Fat（%）：全身脂肪量的百分比。

（5）Siri UWE Fat：全稱為 Siri Underwater Fat，Siri 水下脂肪測量百分比。

（6）Brozek UWE Fat：全稱為 Brozek Underwater Fat，Brozek 水下脂肪測量百分

比，多用於健美運動員、專業運動員。

（7）Soft Tissue Fat：軟組織脂肪，主要指皮下脂肪。

（8）％ TBMC/FFM：全身骨礦含量與肌肉的百分比，正常值為 5%～ 7%，處於該區間的成年受試者可以透過運動來增加骨質密度，防治骨質疏鬆；該比值＜ 5%，表示骨的健康狀況較差，破骨細胞異常活躍，需使用成骨藥物提升骨質密度；該比值＞ 7%，表示成骨細胞異常活躍，需使用破骨藥物調節骨質密度。該指標未成年人不適用。

（1）Underfat：體脂過低。

（2）Healthy：體脂正常。

（3）Overfat：體脂過高。

（4）Obese：肥胖。

（5）Lean Mass（g）：瘦體重總量。

（6）Fat Mass（g）：脂肪總量。

（7）BMC（g）+Lean Mass（g）+Fat Mass（g）：人體體重。

第三章　超音波檢查

【項目介紹】

超音波檢查是以超音波在人體內所產生的各種回音訊號為基礎，並以不同的可視模式如二維灰階超音波、彩色都卜勒超音波（Color Doppler Flow Imaging，CDFI）、頻譜及組織都卜勒超音波等顯示人體臟器、組織結構和血流資訊，來分析這些臟器的位置、解剖結構、血流動力學及功能變化。

醫生有了超音波檢查，就如同增加了一雙具有特殊功能的「透視」眼，透過淺表皮膚及皮下組織看到腹部臟器，如肝、膽、胰、脾、腎，了解肝臟有無瀰漫性病變、有無結節及腫塊；膽囊有無結石及息肉；胰腺有無腫瘤；脾臟大小及有無結節；腎臟有無積水、結石及腫塊等；看到前列腺，了解有無前列腺增生、前列腺結節；看到乳腺、甲狀腺可以排查有無腫瘤；看到頸動脈可以了解管壁有無斑塊、管腔有無狹窄或阻塞等。透過超音波檢查了解這些臟器正常與異常病變的資訊，為臨床診斷及治療提供可靠的依據。由於超音波檢查無創、無痛、無輻射，且操作簡便、價格低廉，得到很多機構及大眾的認可，成為定期體檢、篩檢疾病必選的檢查項目。

【前期準備及操作步驟】

1・前期準備

（1）腹部超音波檢查膽囊、胰腺等，前一天晚上宜清淡飲食，20 點以後禁食水，次日晨起空腹檢查。一些體檢者因某些疾病必須晨起空腹服藥，可以提前三小時白開水送服後再去檢查。

（2）胃腸鏡及消化道造影檢查 3 天後，方可進行腹部超音波檢查。

（3）經腹壁探測前列腺，要適度充盈膀胱，充盈太多反而不利於探測，尤其前列腺增生患者，避免膀胱過度充盈。

（4）檢查甲狀腺、乳腺、頸血管及心臟無須空腹及特殊準備。腦血管超音波建議飲食後再檢查。

（5）建議穿著分體式、可解扣上衣及內衣，便於更好地暴露檢查部位。

2・操作步驟

（1）被檢者躺於檢查床上，檢查醫生將超音波耦合劑塗抹於檢查部位，透過移動超音波探頭獲取所查臟器各切面的超音波圖像，檢查過程中，被檢者可能必須配合呼氣、吸氣、改變體位等動作完成檢查項目。

（2）檢查完畢，將塗抹的超音波耦合劑擦拭乾淨即可。

第一節　肝膽脾胰胰腎及相關組織器官的超音波

一、肝臟超音波

肝臟大部分位於右上腹部，部分延伸至正中線偏左。平穩呼吸時，肝臟幾乎全部位於肋骨後方，當深呼吸時，肝臟可達到肋緣下 1.5cm 甚至更多，因此超音波檢查時為了避免肋骨對肝臟的遮擋，需要檢查者深吸氣（鼓肚子），以便獲得肝臟的完整圖像。正常值：肝左葉前後徑 4.0～7.0cm，上下徑 4.0～8.0cm，肝右葉最大斜徑 10.0～14.0cm。正常門靜脈主幹內徑 0.8～1.3cm，平均流速 20cm/s。脾門處脾靜脈內徑 0.3～0.8cm。

（一）肝臟實質瀰漫性病變

指各種病因所致肝臟實質的瀰漫性病變，多見於脂肪肝、病毒性或藥物性肝炎、肝硬化、血吸蟲肝病、淤血肝、肝內膽汁淤積等。除少數典型病例外，各種肝臟瀰漫性病變通常具有相似的超音波聲像圖，由於缺乏特異性，需結合病史、臨床表現、實驗室檢查、其他影像學檢查等進行鑑別診斷。建議查找病因，積極控制及治療原發病。

1・脂肪肝

【影響因素及臨床表現】

脂肪肝在肝臟實質瀰漫性病變中最常見，是指肝細胞內脂肪沉積異常增多超過生理含量所引起的可逆性改變。常見原因為脂代謝異常、肥胖、長期營養不良、慢性感染或中毒等。

檢查者多無明顯症狀，部分有肝區脹痛，可合併高血脂、肝功能異常等。

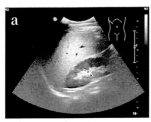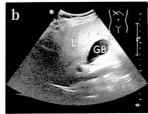

圖 3-1-1　脂肪肝

註：a、　b顯示肝臟實質回音注射顯影劑。L：肝臟，RK：右腎，GB：膽囊

【專家健康指導建議】

（1）脂肪肝為可逆性病變，可完全恢復正常。建議找出病因，有的放矢採取治療對策。對於長期大量飲酒者應戒酒；

（2）營養過剩、肥胖者應嚴格控制飲食，適當增加運動；

（3）營養不良性脂肪肝患者應適當增加營養，調整飲食結構，提倡高蛋白質、高維生素、低糖、低脂肪飲食等。

【脂肪肝報告解讀】

脂肪肝可分為均勻性和非均勻性脂肪肝。均勻性脂肪肝，超音波顯示肝內均勻分布的密集細小點狀強回音，重度脂肪肝肝內管道紋理不清，肝靜脈及門靜脈分支回音減弱（圖3-1-1）。非均勻性脂肪肝，超音波顯示肝內局限性高或低回音區，邊緣尚清晰，有時需與肝血管瘤或其他肝臟占位性病變進行鑑別。

2・肝硬化

病因不同，肝硬化的超音波表現也有很大差別。典型超音波表現為肝臟右葉縮小、左葉可縮小也可代償性增大；肝表面凹凸不平呈鋸齒狀、結節狀，肝邊緣鈍；肝實質回音瀰漫性上升，可見粗細不均點狀、顆粒樣、斑片樣等改變。因肝臟纖維化導致肝內外血管顯示粗細不均，可伴隨門靜脈高壓、脾腫大、腹水及膽囊壁水腫等（圖3-1-2）。

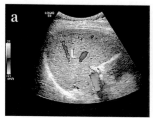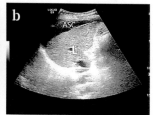

圖 3-1-2　肝硬化

註：a、肝臟實質回音呈粗細不均顆粒樣改變；b、肝臟右葉縮小，肝周見腹水。L：肝臟，ASC：腹水

【影響因素及臨床表現】

肝硬化是一種常見的慢性、進行性、瀰漫性肝病，由一種或幾種病因長期或反覆作用引起肝細胞受損、變性壞死，導致肝細胞結節狀再生及纖維組織增生。

早期無症狀，後期以肝功能損害和門脈高壓為主要表現，晚期常出現消化道出血、肝性腦病、繼發感染等嚴重併發症。

【專家健康指導建議】

（1）找出病因，首先治療原發病。

（2）對症治療，可到肝病科或消化科就診。

3・淤血肝

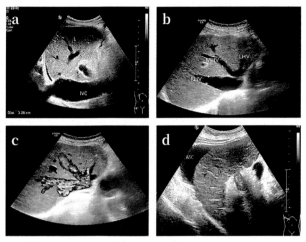

【淤血肝報告解讀】

探頭掃查肝臟區有明顯壓痛,肝包膜尚光滑,肝實質回音可稍低或上升,分布均勻;下腔靜脈內徑增寬(＞2.4cm),肝靜脈內徑增寬(＞0.8cm),生理性搏動減弱或消失;可有腹腔積水及脾腫大(圖3-1-3)。

圖3-1-3　淤血肝

註：a、下腔靜脈擴張；b、肝靜脈左、中、右三支均擴張；c、肝靜脈血流通暢；d、肝周腹腔積水。L：肝臟,IVC：下腔靜脈,LHV：肝左靜脈,MHV：肝中靜脈,RHV：肝右靜脈,ASC：腹水

【影響因素及臨床表現】

下腔靜脈血流回心受阻的疾病都可導致肝臟淤血。表現為肝臟腫大,肋下緣可觸及,可伴有脾腫大,腹水。常有心臟病等病史。

【專家健康指導建議】

(1) 淤血性肝腫大,結合下腔靜脈及肝靜脈擴張,要考慮心臟病變的可能,需進一步檢查,如做心臟彩色都卜勒超音波等。

(2) 建議到心血管內科就診。

4‧肝血吸蟲病

【肝血吸蟲病報告解讀】

　　超音波所見的典型圖像多為晚期血吸蟲病，肝臟可縮小或左葉增大，肝內回音不均質，呈密集點狀、條索樣、粗網狀及鱗片狀注射顯影劑，其間見小的低回音，使肝臟回音高低不均勻（圖3-1-4），部分呈「地圖樣」改變。門脈管壁增厚、回音注射顯影劑，可有脾腫大，腹腔積水。

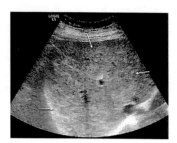

圖 3-1-4　肝血吸蟲病
註：肝實質回音呈高低不均質改變

【影響因素及臨床表現】

　　血吸蟲病主要流行於長江流域及其以南地區。肝血吸蟲病的病因是日本血吸蟲成蟲寄生在門靜脈系統，引起的肝臟疾病，由皮膚接觸含尾蚴的疫水而感染。有疫區接觸史。

　　早期有發熱、腹痛、肝脾腫大。慢性期以血吸蟲性肝硬化、門靜脈高壓及脾腫大、腹水為主。

【專家健康指導建議】

　　結合流行區疫水接觸史對於該病診斷甚為重要，建議肝病科就診。

（二）肝臟囊性病變

　　常見有肝囊腫、多囊肝病、肝血腫、肝膿腫、皮樣囊腫、黏液瘤、囊腺瘤等，超音波影像是首選的檢查方法，有一定的診斷和鑑別診斷意義。

1．肝囊腫

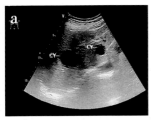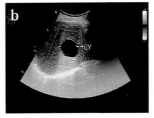

圖 3-1-5　單純性肝囊腫

註：a、肝內兩個類圓形無回音，邊界清晰；b、囊腫內無血流訊號。CY：囊腫

【肝囊腫報告解讀】

超音波圖像上肝囊腫顯示為圓形、橢圓形無回音，壁薄，邊界清，前後壁回音注射顯影劑，有側方聲影，單純性肝囊腫其內及周邊無血流訊號（圖 3-1-5）。

【影響因素及臨床表現】

肝囊腫是肝內最常見的一種生長緩慢、病程長的良性病變，可單發，也可多發。小囊腫一般無症狀，大囊腫可致肝區不適、飽脹、疼痛等症狀。

【專家健康指導建議】

肝囊腫較小的不需處理，較大的必須到外科就診，也可在超音波引導下行囊腫穿刺介入治療。

2．多囊肝病

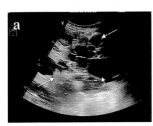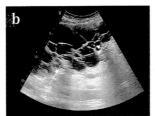

圖 3-1-6　多囊肝病

註：a、 b肝臟內大小不等的囊腫，肝臟形態及結構失常

【多囊肝病報告解讀】

多囊肝病超音波圖像顯示肝臟形態失常，肝臟實質內布滿大小不等的無回音囊腫，部分囊腫互相融合，可見多房分隔（圖 3-1-6）。部分病例同時伴有腎臟、胰腺、脾臟等器官的多囊性改變。

【影響因素及臨床表現】

多囊肝病是一種先天性具有家族遺傳性的

疾病。肝臟呈多囊樣表現。隨著年齡的增加，肝臟體積的增大，逐漸出現腹痛、肝功異常等。

【專家健康指導建議】

建議定期複查，排除肝臟其他病變存在。

(三) 肝臟實質占位性病變

肝臟實質占位性病變可分為良性和惡性病變。超音波對典型血管瘤可以明確判定，其餘腫瘤及不典型血管瘤超音波圖像均無法提供確認診斷，需結合實驗室檢查、其他影像學檢查、穿刺病理活檢等綜合診斷。

1 · 肝血管瘤

【肝血管瘤報告解讀】

超音波圖像顯示肝內可見實質結節，以高回音結節最多見。較小血管瘤的直徑一般在 1～3cm，內部可觀察到細小無回音區，形成「篩狀」結構，影像呈「浮雕感」（圖 3-1-7）。較大的血管瘤形狀可不規則，有的邊界不清，病變內部回音強弱不一，呈條索狀或蜂窩狀，並有大小不一、形狀不規則的無回音區。CDFI 顯示大多數血管瘤內無血流顯示，部分病灶見少許點狀血流。

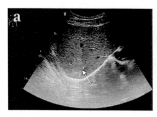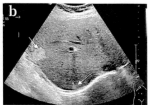

圖 3-1-7　肝血管瘤

註：a、b 箭頭所示肝臟實質偏高回音結節，邊界清晰

【影響因素及臨床表現】

肝血管瘤是最常見的肝臟良性腫瘤，病因不清，可以單發或多發。

一般無明顯症狀，常為查體或其他檢查時發現。部分較大的血管瘤可有上腹部不適、疼痛，飯後飽脹感等。

【專家健康指導建議】

肝臟血管瘤小的可定期複查，不用特殊處

理，大的血管瘤建議到肝膽外科就診。

2‧肝臟局部結節性增生增生

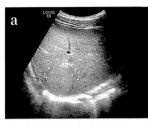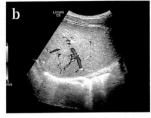

圖 3-1-8　肝臟局部結節性增生

註：a、肝內邊界欠清的等回音結節；b、結節內可見較豐富血流訊號

【影響因素及臨床表現】

此病為良性病變，病因不明，多為單發。大部分患者無症狀，多為體檢時意外發現，較大病變有右上腹隱痛、腹脹等症狀。

【專家健康指導建議】

（1）彩色都卜勒超音波是優選的診斷方法，同時結合其他影像學檢查及穿刺活檢來確診。

（2）無症狀者，可以保守治療。

（3）體積較大，回診觀察，若腫瘤逐漸增大者需外科手術治療。

3‧原發性肝癌

【影響因素及臨床表現】

原發性肝癌是常見的惡性腫瘤，以男性發病率高。多有病毒性肝炎、肝硬化等病史。

早期多無症狀。隨著病情進展可出現上腹脹痛、隱痛、上腹腫塊、消瘦、乏力、便血等症狀。

【肝臟局部結節性增生增生報告解讀】

超音波圖像顯示肝內邊界欠清的等回音、低回音或稍低回音結節；有些周邊見稍低回音「暈帶」；部分見中心強回音及其向周圍延伸的隔帶，無包膜。彩色都卜勒超音波顯示病灶內血流豐富，由病灶中央出現星狀血流訊號，呈輻射狀排列至周圍（圖3-1-8）。

【原發性肝癌報告解讀】

常見類型有：低回音型，病變區回音低於周圍肝組織，較均質，邊界清，常呈圓形；高回音型，病變區回音明顯高於周圍肝組織，境界清晰，病變大小不一（圖3-1-9），可呈「鑲嵌狀」圖像，或「塊中塊」，團塊周圍環以聲暈；等回音型，病變區回音數值及分布密度與周圍肝組織相似，普通探頭不宜分辨，需要高頻探頭對病變境界進行辨認；瀰漫型，肝區回音強弱不均，不易與結節型肝硬化鑑別；混合型，病變區高回音內有液化壞死時出現有不規則的無回音或低回音區。CDFI 癌灶內及周邊動脈血供豐富。

原發性肝癌周圍組織的繼發聲像圖表現：較大原發灶周圍的散在小結節狀回音；病變周圍的肝靜脈和門靜脈可被擠壓變形或移位、中斷；門靜脈、肝靜脈、下腔靜脈血管內出現癌栓。

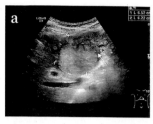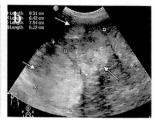

圖 3-1-9　原發性肝癌

　　註：a、b肝內實質團塊狀腫塊回音；b、顯示「塊中塊」

【專家健康指導建議】

（1）建議病毒性肝炎、肝硬化患者定期複查，積極治療，以降低惡性腫瘤的發病率。

（2）一旦確診可根據肝癌不同階段選擇適宜的治療方法。

（3）可到外科、腫瘤科及消化科等科室就診，超音波動態觀察腫瘤治療後的變化及效果。

4‧肝轉移癌

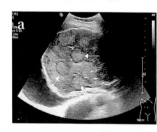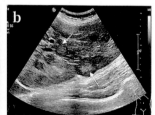

圖 3-1-10　轉移性肝癌

　　註：a、b結腸癌的肝轉移，肝內多發類圓形結節呈「靶環」

【影響因素及臨床表現】

　　轉移性肝癌可來自肺、胃、腸、乳腺、卵巢等多個器官的惡性腫瘤，無肝硬化背景。有原發腫瘤症狀，可出現肝區疼痛，上腹不適、

乏力、消瘦、黃疸等。

【專家健康指導建議】

（1）建議到腫瘤科、內科等綜合治療。

（2）超音波動態觀察腫瘤治療後的變化及效果。

（四）肝內鈣化灶

超音波圖像顯示肝內圓形或不規則形強回音，境界清晰，可伴明顯聲影（圖 3-1-11）。無症狀，多為常規超音波檢查時發現，不需特殊關注。

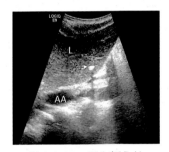

圖 3-1-11　肝內鈣化灶

註：箭頭所示肝內強回音後伴聲影。L：肝臟，AA：腹主動脈

二、膽道系統超音波

膽囊位於右上腹部肝右葉下面膽囊窩內，為中空器官，呈梨形囊袋狀，內為透聲良好的無回音。正常值：膽囊長徑＜9.0cm，橫徑＜4.0cm。空腹狀態下膽囊壁厚度＜0.3cm，肝外膽管內徑0.4～0.8cm，若內徑＞0.8cm即為擴張。

（一）膽囊疾病

1・膽囊壁增厚

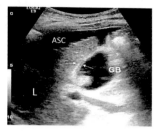

圖 3-1-12　膽囊壁增厚

　　註：肝硬化引起的膽囊壁增厚，箭頭示呈「雙邊」。L：肝臟，GB：膽囊，ASC：腹水

【影響因素及臨床表現】

　　膽囊壁增厚多見於膽囊炎、肝硬化腹水、低蛋白血症、肝功能異常、膽囊腺肌增生症、膽囊癌等。

【專家健康指導建議】

　　建議根據病因到消化科、肝病科或外科就診。

2・膽囊結石

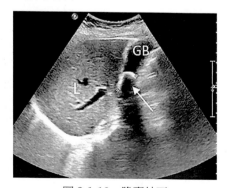

圖 3-1-13　膽囊結石

註：箭頭示膽囊內強回音團塊伴聲影。L：肝臟，
GB：膽囊

【影響因素及臨床表現】

膽囊內膽汁的某些成分如膽色素、膽固
醇、黏液物質及鈣離子等在各種因素的作用下
析出，凝集形成結石。

大部分膽囊結石患者無明顯症狀，發作時
典型症狀是膽絞痛，可突然發作又突然消失。
疼痛開始於右上腹部，放射至後背和肩胛下
角，每次發作可持續數分鐘或數小時。也有厭
油膩、腹脹、消化不良、上腹部燒灼感、嘔吐
等症狀。

【專家健康指導建議】

（1）建議定期複查。少部分膽囊結石長期
反覆誘發膽囊炎發作，且反覆摩擦膽囊壁，有
癌變的可能。

（2）建議到肝膽外科診治。

3·慢性膽囊炎

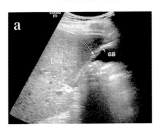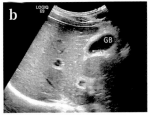

【慢性膽囊炎報告解讀】
　　超音波圖像顯示膽囊壁增厚
≧ 0.4cm，膽囊縮小，膽囊腔內常見
結石及膽泥沉積物等（圖 3-1-14）。

圖 3-1-14　膽囊多發性結石併發慢性膽囊炎
註：a、b膽囊縮小，箭頭示膽囊壁不均勻增厚，膽
囊腔內見多發沙礫樣結石。L：肝臟，GB：膽囊，ST：結石

【影響因素及臨床表現】

慢性膽囊炎是常見的膽囊疾病，常見於膽囊急性炎症反覆發作遷延而來，多伴有膽囊結石。

檢查者可無症狀或進油膩食物後有右上腹疼痛及不適史。

【專家健康指導建議】

建議定期複查，長期慢性膽囊炎合併膽囊結石者有癌變可能。建議到肝膽外科診治。

4·急性膽囊炎

【急性膽囊炎報告解讀】

超音波圖像顯示膽囊腫大，前後徑 ≥ 4.0cm，壁厚呈「雙邊」；囊腔內見沉積物或見結石影像像；穿孔時，膽囊壁連續性中斷，膽囊周圍見局限性積水；膽囊區壓痛，探頭加壓「墨菲氏病癥」呈陽性（圖 3-1-15）。

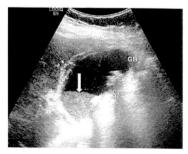

圖 3-1-15　急性膽囊炎

註：膽囊增大，細箭頭示膽囊壁增厚呈「雙邊」；粗箭頭示膽囊腔內見沉積物；「+」膽囊腔內強回音結石。GB：膽囊，ST：結石

【影響因素及臨床表現】

主要病因是細菌感染、膽石梗阻、缺血和胰液逆流。

臨床主要特徵是右上腹持續性疼痛，伴陣發性加劇，並有右上腹壓痛和肌緊張。

【專家健康指導建議】

建議急診到肝膽外科診治。

5・膽囊息肉樣病變

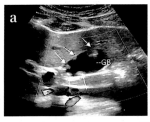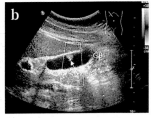

圖 3-1-16　膽囊息肉樣病變

　　註：a、 b 箭頭所示膽囊壁向膽囊腔內隆起的中等回音結節； b. 彩色都卜勒超音波顯示結節未見血流訊號。 GB：膽囊

【膽囊息肉樣病變報告解讀】

　　超音波圖像顯示自膽囊壁向膽囊腔內隆起的高回音或中等回音，部分呈乳突狀或結節狀，無聲影，不移動（圖 3-1-16）。若病灶基底部較寬或直徑大於 1cm，用彩色都卜勒超音波觀察其內若有血流訊號，應警惕惡變可能。

【影響因素及臨床表現】

　　此病多見膽固醇性息肉、腺瘤樣息肉等，一般無症狀。

【專家健康指導建議】

　　建議定期複查，膽囊息肉可疑癌變者需外科就診，必要時手術治療。

6・膽囊壁膽固醇沉積症

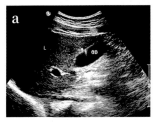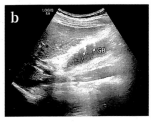

圖 3-1-17　膽囊壁膽固醇沉積

　　註：a、 b 箭頭示膽囊壁點狀強回音後伴「彗星尾」。 L：肝臟，GB：膽囊

【膽囊壁膽固醇沉積症報告解讀】

　　超音波圖像顯示膽囊壁內見點狀偏強回音，或膽囊壁內見小的隆起性強回音＜ 1cm，無聲影，後方伴「彗星尾」，不移動（圖 3-1-17）。

【影響因素及臨床表現】

　　由於膽固醇代謝紊亂，造成膽汁中膽固醇含量上升，而沉積於膽囊黏膜固有層內，並逐

漸向黏膜表面隆起而形成。屬於良性病變，一般無症狀。

【專家健康指導建議】

建議定期複查，部分膽固醇沉積可從膽囊壁脫落隨膽汁排出。

7．膽囊腺肌增生症

【膽囊腺肌增生症報告解讀】

　　超音波圖像顯示膽囊壁節段型、局限型或瀰漫型增厚，增厚的膽囊壁內見小的液性囊腔，其內可合併帶「彗星尾」的膽固醇結晶（圖3-1-18）。

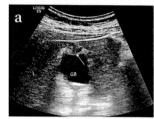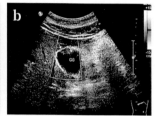

圖3-1-18　膽囊腺肌增生症

　　註：a、膽囊底部膽囊壁局限性增厚，內見小的液性囊腔；b、膽囊壁局限性增厚區未見血流訊號。L：肝臟，GB：膽囊

【影響因素及臨床表現】

　　本病是膽囊黏膜上皮增生、肌層肥厚，黏膜上皮陷入增厚的肌層形成膽囊壁內許多細小的竇狀間隙，導致膽汁淤滯、感染，或形成膽固醇結晶。

　　通常無明顯症狀，也有人出現右上腹不適、疼痛等。

【專家健康指導建議】

　　超音波是該病首選的檢查方法，屬良性病變。建議到外科就診，定期複查。

8．膽囊癌

【影響因素及臨床表現】

膽囊癌是一種惡性程度較高的腫瘤，多伴有慢性膽囊炎和膽囊結石病史。

臨床症狀有右上腹持續性隱痛、食慾減退、噁心嘔吐、黃疸等。

【專家健康指導建議】

超音波發現膽囊實質占位並可疑膽囊癌者，建議到肝膽外科就診，進一步檢查以確認診斷、早期治療。

【膽囊癌報告解讀】

超音波圖像顯示膽囊內可見結節型、息肉型、厚壁型、混合型、實塊型等不同類型病灶。膽囊壁上結節或腫塊基底寬，病灶＞1cm，膽囊壁增厚不規則；大塊狀腫塊常與肝臟分界不清；膽囊底部與頸部好發，低回音多見；結節或腫塊內血供豐富；膽囊腔內多合併結石。

（二）膽管疾病

1．膽管結石

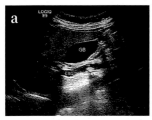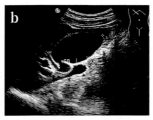

圖 3-1-19　肝外膽管結石及膽囊腫大

註：a、箭頭所示肝外膽管中高回音團塊；b、膽囊腫大。GB：膽囊，CBD：總膽管

【膽管結石報告解讀】

超音波圖像顯示：膽管內可見單個或多個中高回音或強回音後伴聲影，其周圍有液性暗區（圖 3-1-19a）。由於結石造成膽管梗阻，引起結石以上部位的膽管擴張、膽囊增大（圖 3-1-19b）。合併化膿性膽管炎時，膽管內部有低回音至中等回音，可部分或全部充滿管腔，後方無聲影。

【影響因素及臨床表現】

（1）膽管結石是指膽管內膽汁的某些成分如膽色素、膽固醇、黏液物質及鈣等在各種因素的作用下析出凝集而形成，分為肝外膽管結石和肝內膽管結石。

（2）肝外膽管結石：結石在膽管內移動，

發生嵌頓致急性發作時可引起阻塞性黃疸和化膿性膽管炎，嚴重可導致休克。

（3）肝內膽管結石：平時有上腹部不適等消化不良症狀。急性發作時肝區有脹痛和相應部位的後腰背疼痛，有寒戰、高熱、全身感染、黃疸等。

【專家健康指導建議】

建議肝膽外科就診，超音波定期複查。

2·肝外膽管擴張

超音波圖像顯示肝外膽管增寬，多見於膽囊切除術後的代償性輕度增寬，其次可見於遠段肝外膽管結石梗阻造成的近段膽管擴張，還可見於肝外膽管的惡性占位如肝外膽管癌、壺腹周圍癌等所致的近段膽管擴張。

3·膽管癌

【膽管癌報告解讀】

超音波圖像顯示腫塊自膽管管壁突至管腔或占據該段管腔，內部回音分布不均，後方無聲影；實質腫塊與管壁緊密相連，無液性暗區環繞，高位膽管與周圍擴張膽管形成「蝴蝶」狀；浸潤型、硬化型膽管癌常不顯示腫塊圖像，而僅顯示擴張的膽道至病變部位突然截斷或略呈錐狀後截斷。腫塊造成膽管梗阻，梗阻以上部位肝內及肝外膽管均明顯擴張。此病好發於肝門部左右肝管匯合處、膽囊管與肝總管匯合處及壺腹部（圖3-1-20）。

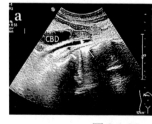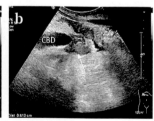

圖 3-1-20　總膽管壺腹癌

註：a、b 總膽管擴張延續到壺腹部探及實質中等回音腫塊。CBD：總膽管，箭頭所示腫塊

【影響因素及臨床表現】

膽管癌原因不明。起病隱匿，早期即出現黃疸，並進行性加重，持續性腰背部隱痛等。

【專家健康指導建議】

建議肝膽外科就診，確認診斷、積極治療。

三、脾臟超音波

脾臟位於左上腹腔，橫膈之下，左腎前上方，是人體最大的淋巴器官，在身體防禦和免疫功能方面起著非常重要的作用。正常脾臟長徑＜12cm，厚度：男＜4.0cm，女＜3.8cm。

（一）脾腫大

【影響因素及臨床表現】

脾腫大的原因很多，常為全身性疾病所致，腫塊急性、亞急性和慢性感染性疾病、淤血性疾病、血液病、代謝性疾病、自身免疫性疾病及瘧疾等寄生蟲性疾病等。原發疾病決定患者的臨床症狀。

【脾腫大報告解讀】

超音波測量男性脾厚≧4.0cm，女性≧3.8cm，脾下緣超過肋緣線，或者脾長徑超過12cm則診斷為脾腫大，可伴有脾靜脈擴張（圖3-1-21）。

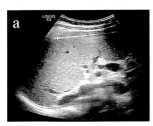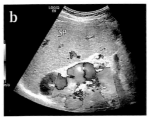

圖3-1-21　脾腫大

註：a、脾臟增大；b、脾門區脾靜脈迂曲擴張。
SP：脾，箭頭所示脾靜脈

【專家健康指導建議】

需內科門診就診，臨床綜合分析以確認病因，並採取針對性的治療。

（二）脾囊性病變

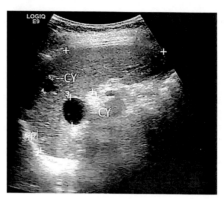

圖 3-1-22　脾囊腫

註：脾內見兩個類圓形無回音，邊界清，壁光滑。
SP：脾，CY：囊腫

【影響因素及臨床表現】

多種原因可導致脾囊性病變。單純性脾囊腫多見，一般無自覺症狀。假性脾囊腫常有外傷史和左季肋部脹痛不適。表皮樣囊腫、脾包蟲囊腫多表現為上腹部腫塊。

【專家健康指導建議】

單純性脾囊腫無須處理，其他類別脾囊腫需門診進一步診治。

（三）脾實質病變

脾實質病變有原發性良性、惡性腫瘤，還有轉移性腫瘤。原發性良性腫瘤以脾臟血管瘤相對多見，惡性者以惡性淋巴瘤和急性、慢性白血病相對多見。

1・脾臟血管瘤

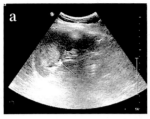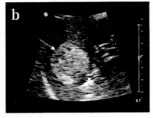

圖 3-1-23　脾臟血管瘤

註：a、 b 箭頭所示脾實質內見實質偏高回音結節，邊界清

【影響因素及臨床表現】

　　脾臟血管瘤病因不明，是脾臟最常見的良性腫瘤，一般無明顯臨床症狀，常在體檢時偶然發現。

【專家健康指導建議】

　　建議外科就診，確認診斷後定期複查。

2・淋巴性脾臟瘤

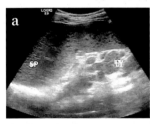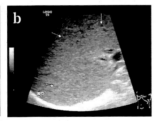

圖 3-1-24　淋巴性脾臟瘤

註：a、脾臟增大，脾門區多發異常腫大淋巴結；b、脾實質呈瀰漫性粗顆粒樣改變。SP：脾，LY：淋巴結

【影響因素及臨床表現】

　　淋巴瘤累及脾臟可伴有左上腹痛，可觸及左上腹腫塊。有淋巴瘤病史。

【專家健康指導建議】

建議到血液科及腫瘤科治療。

3·脾臟轉移性腫瘤

【影響因素及臨床表現】

有原發腫瘤病史及臨床症狀。

【專家健康指導建議】

建議腫瘤科綜合治療。

【脾臟轉移性腫瘤報告解讀】

　　脾臟轉移性腫瘤的聲像圖與原發腫瘤病理結構有關，多呈低回音、高回音及混合回音，病灶多發，形態多樣，較大的可相互融合（圖3-1-25）。

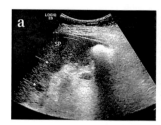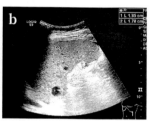

圖 3-1-25　脾臟轉移性腫瘤

註：a、箭頭所示脾臟的多發轉移灶（卵巢癌病史）；b、囊性結節表現為卵巢癌的超音波圖像特點

（四）副脾

【副脾報告解讀】

　　副脾超音波顯示位於脾周區與脾實質回音一致的類圓形結節，其邊界清晰、包膜完整（圖3-1-26）。

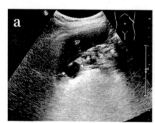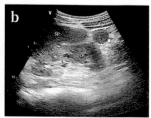

圖 3-1-26　副脾

註：a、b箭頭所示類圓形結節為位於脾周不同位置的副脾，與脾臟實質回音一致。SP：脾，LK：左腎

　　副脾是脾臟的先天性變異。屬正常結構，不需特殊關注。

四、胰腺超音波

正常胰腺位於上腹部，胃的後方，在十二指腸降部與脾門之間橫位於腹後壁。胰腺回音為密集細小光點，分布均勻，老年人回音較強。胰腺易受胃腸氣體的干擾，是超音波檢查較困難的腹腔臟器之一。

胰腺超音波測值：

（1）正常：胰頭厚＜2.0cm，胰體厚＜1.5cm，尾部厚＜1.2cm，胰管寬度＜0.2cm。

（2）可疑腫大：胰頭厚2.1～2.5cm，胰體厚1.6～2.0cm，胰尾厚1.2～2.3cm，胰管寬度0.2～0.3cm。

（3）異常腫大：胰頭厚＞2.6cm，胰體厚＞2.1cm，胰尾厚＞2.3cm；胰管寬度＞0.3cm。

（一）胰腺增大

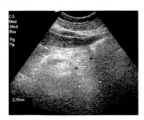

圖 3-1-27　胰腺增大

註：膽囊炎引發的胰腺炎，胰腺增大，箭頭示胰尾明顯增厚。P：胰腺

【胰腺增大報告解讀】
胰腺超音波測量值增大，原發病決定超音波表現形式不同（圖3-1-27）。

【影響因素及臨床表現】

胰腺增大可有多種病因，如瀰漫性腫大多

267

見於急性胰腺炎、瀰漫性胰腺癌；局限性腫大可見於局限性胰腺炎、胰腺腫瘤、胰腺癌等。

【專家健康指導建議】

需結合臨床表現，血、尿澱粉酶等實驗室檢查及其他影像學檢查以確認診斷，積極治療。

（二）胰腺非均質改變

【影響因素及臨床表現】

病因多為胰腺反覆發生或持續進行性的炎症。臨床表現有反覆發作的程度不等的上腹疼痛，飲酒及暴飲暴食是常見誘因。

【胰腺非均質改變報告解讀】
超音波圖像顯示胰腺回音強弱不均，部分伴有大小不等的假性囊腫，胰管擴張、胰管鈣化或結石等。

【專家健康指導建議】

出現腹痛症狀可到普外科及消化科就診。

（三）胰腺囊性病變

胰腺囊性病變可有多種病因，多為良性，少部分惡性。

1‧胰腺真性囊腫

【胰腺真性囊腫報告解讀】
超音波圖像顯示胰腺內見單發或多發的無回音、圓形或橢圓形、壁薄光滑、囊液透聲好的結節（圖3-1-28）。經常是體檢時偶然發現。

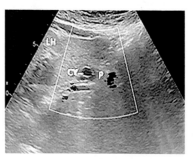

圖3-1-28　胰腺真性囊腫
註：胰腺囊性結節，邊界清晰光滑，彩色都卜勒示其內無血流訊號。LL：肝左葉，P：胰腺，CY：囊腫

【影響因素及臨床表現】

發生在胰腺組織內的囊腫，囊腫內層為腺管或腺泡上皮細胞。多無症狀和體徵，少數有腹部不適及腹部腫塊。

【專家健康指導建議】

建議回診觀察。

2．胰腺假性囊腫

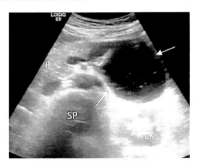

圖 3-1-29　胰腺假性囊腫

註：箭頭示胰腺旁囊性腫塊，邊界清，內見弱點狀回音。P：胰腺，SP：脊柱，LK：左腎

【影響因素及臨床表現】

常發生於外傷、手術、急慢性胰腺炎後，由外滲胰液、滲出液與血液混合包裹而形成。有病史，無症狀或有上腹不適、疼痛等症狀。

【專家健康指導建議】

建議外科就診，需結合病史綜合診斷。部分假性囊腫能自行消退，超音波可隨訪觀察。

【胰腺假性囊腫報告解讀】

超音波圖像顯示胰腺旁一個或數個無回音，壁厚、薄不均，可有分隔，其內可有中等回音或低回音團（圖 3-1-29）。

3·胰臟囊狀腫瘤和囊腺癌

【胰臟囊狀腫瘤和囊腺癌報告解讀】

超音波圖像顯示多房囊性病灶，囊壁厚薄不均，其內也可見似實質腫塊的低回音或高回音團（圖3-1-30）。

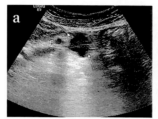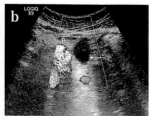

圖 3-1-30　胰臟囊狀腫瘤

註：a、箭頭示胰腺囊性結節，內見細小分隔； b、結節內未探及血流訊號。P：胰腺

【影響因素及臨床表現】

本病是由胰腺導管上皮細胞發生的腫瘤，好發於女性。胰臟囊狀腫瘤可發展成囊腺癌，腫瘤較小時一般無症狀，逐漸發展可出現上腹不適、疼痛及腹部腫塊、黃疸等。

【專家健康指導建議】

需到外科就診。

（四）胰腺實質病變

1·胰腺癌

【胰腺癌報告解讀】

超音波圖像顯示腫瘤較小時多為較均勻低回音，與正常胰腺組織無明顯界限，無包膜；隨腫瘤增大內部回音不均，可有鈣化、液化或高回音，腫瘤形態不規則，邊界不清（圖3-1-31）；全胰腺癌超音波顯示胰腺正常大小或瀰漫性增大，回音均勻或不均勻性減低；胰頭部癌腫可導致胰管擴張。

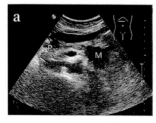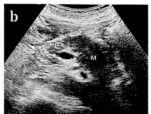

圖 3-1-31　胰腺癌

註：a、 b 顯示胰腺體尾部實質低回音腫塊。P：胰腺，M：腫塊

【影響因素及臨床表現】

胰腺癌是來自於胰腺導管上皮和腺泡細胞的消化道常見惡性腫瘤。

早期無症狀或症狀不典型，晚期可有上腹部疼痛、食慾減退、乏力、體重減輕等症狀，胰腺頭部腫瘤可導致黃疸等。

【專家健康指導建議】

由於胰腺位置較深且受胃腸氣體干擾較大，早期病灶超音波很難發現。建議結合實驗室腫瘤代表物等結果及多種影像學檢查進行綜合診斷，早期發現、早期治療。

2·胰腺實質假乳突狀瘤

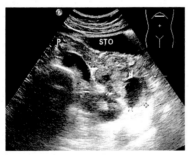

圖 3-1 32　胰腺實質假乳突狀瘤

註：箭頭所示胰腺尾部混合回音腫塊。P：胰腺，STO：胃，M：腫塊

【胰腺實質假乳突狀瘤報告解讀】

超音波圖像顯示腫瘤小者多為實質，呈低回音，有包膜，向外凸，腫瘤大者，多呈囊實質（圖 3-1-32），低回音區內可見無回音，超音波難以定性。腫瘤內較少血流訊號。

【影響因素及臨床表現】

此病屬於具有惡性潛能的良性腫瘤或低度惡性腫瘤。年輕女性多見。多數無症狀，體檢時偶然發現。腫瘤較大時可有腹部腫塊、上腹脹痛等症狀及體徵。

【專家健康指導建議】

建議外科手術治療。

（五）胰腺囊實質病變

【影響因素及臨床表現】

　　胰腺囊實質病變多見於囊腺瘤、囊腺癌、無功能胰島細胞瘤、胰腺實質假乳突狀瘤等。可有腹部腫塊、腹痛、腰背痛等症狀及體徵。

【專家健康指導建議】

　　建議外科綜合檢查確認診斷，必要時手術治療。

五、腎臟超音波

　　正常腎臟位於腹膜後橫膈下脊柱兩側腰大肌旁。腎臟分為腎實質和腎竇兩部分，腎內緣凹陷處為腎門，內有腎動脈、腎靜脈、輸尿管及神經和淋巴管出入。超音波測量正常成人腎臟長約 10.0～12.0cm，寬 4.0～5.0cm，厚 3.0～5.0cm，腎實質厚度 1.0～2.0cm。

　　（1）腎臟增大：常見原因包括腎積水、腎臟腫瘤、多囊腎、急性腎炎、腎盂腎炎等。

　　（2）腎柱肥大：腎柱肥大為腎臟的正常變異，無臨床意義。

　　（3）腎臟萎縮：超音波顯示腎臟縮小或萎縮，常見於先天性腎發育不全、慢性腎小球腎炎、慢性腎功能衰竭、腎動脈狹窄等。一側腎

萎縮或切除後，對側腎臟體積會代償性增大。

（一）腎臟囊性病變

1・腎囊腫

【影響因素及臨床表現】

腎囊腫臨床常見，以中老年人居多，病因不明，多無症狀。有的囊腫為單純性囊腫，有的囊腫可合併出血、感染、囊腫壁鈣化；也有的囊腫內含有較多細小結石或鈣乳堆積；還有的來源於腎盂旁的囊腫等。

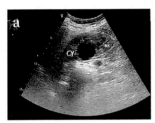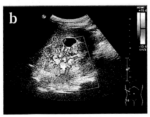

圖 3-1-33　腎囊腫

註：a、右腎內類圓形孤立性無回音，囊壁光滑；b、腎囊腫內無血流訊號。RK：右腎，CY：囊腫

【專家健康指導建議】

到泌尿外科就診。

2・多囊腎

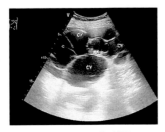

圖 3-1-34　多囊腎

【腎囊腫報告解讀】

（1）孤立性腎囊腫：超音波顯示腎內單個圓形或橢圓形無回音區，壁薄且光滑，後壁回音注射顯影劑，囊腫兩側可有側方聲影。囊腫較大時，可壓迫鄰近臟器。囊腫內無血流訊號（圖 3-1-33）。

（2）多發性腎囊腫：超音波顯示腎內可見多個大小不等的無回音區，集中或散在分布於腎內，囊腫較多時互相重疊擠壓、變形。殘存的腎實質回音正常，囊腫向內生長者，可壓迫集合系統使其移位變形，但與腎盂腎盞不相通。囊腫向外生長者，可見腎被膜局部隆突。

（3）複雜性腎囊腫：少部分囊腫呈分葉或多房狀，內有細線樣分隔，伴有囊壁強回音（鈣化），囊內合併出血或感染時出現瀰漫低回音或沉渣狀低回音。複雜性腎囊腫也稱為不典型腎囊腫，此型必須結合其他影像學檢查，與腎臟癌進行鑑別診斷。

【多囊腎報告解讀】

成年多囊腎的腎體積常顯著增大，形態失常，表面呈多囊狀隆起，腎內布滿多發大小不等的無回音，部分相通（圖 3-1-34）。腎實質及腎竇區受壓常顯示不清。多囊腎常伴有其他實質性臟器多囊性病變。

註：腎體積增大，形態失常，正常結構消失，呈多囊性改變。RK：右腎，CY：囊腫

【影響因素及臨床表現】

多囊腎是一種先天性、遺傳性、雙腎發育異常性疾病。分為成人型和嬰兒型兩類，體檢中成人型多見。本病多為雙側性，單側極為少見。有腹部脹痛、腰痛、腹部腫塊、高血壓、血尿及蛋白尿等表現。

【專家健康指導建議】

建議定期複查超音波及腎功能。有症狀可到泌尿外科就診。

（二）腎臟實質病變

腎臟實質病變包括良性腎腫瘤和惡性腎腫瘤，但以惡性占大多數。腎惡性腫瘤又分為腎實質性腫瘤和腎盂腫瘤兩類，腎實質性腫瘤在成人中多數是腎細胞癌（簡稱腎臟癌），腎盂腫瘤較腎實質性腫瘤少見。腎臟良性腫瘤中常見的是腎血管平滑肌脂肪瘤（過誤瘤），血管瘤、纖維瘤、腺瘤等少見。腎惡性淋巴瘤和轉移性腫瘤也比較少見，後者僅見於原發腫瘤的晚期。

1·腎臟癌

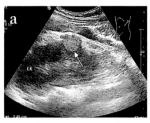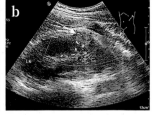

圖 3-1-35　腎臟癌

註： a、箭頭示腎實質內實質稍高回音結節，邊界清，結節部分突向腎外； b、結節內顯示少量點條狀血流訊號。LK：左腎

【影響因素及臨床表現】

腎臟癌為起源於腎小管上皮的惡性腫瘤，多見於 50 歲以上的成人。多發生於一側腎臟，少數為雙側。

早期無症狀，逐漸出現腰痛、血尿、腹部腫塊等。

【專家健康指導建議】

早期腎臟癌手術治療效果極好，就診泌尿外科、腫瘤科等。

2·腎盂癌

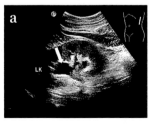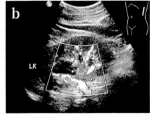

圖 3-1-36　腎盂癌

註： a、粗箭頭示腎盂積水，細箭頭示腎盂內不規則中低回音結節； b、結節內顯示少許血流訊號。LK：左腎

【腎臟癌報告解讀】

超音波圖像顯示腎內出現占位性病灶，有球體感，病灶部位的腎結構不清，內部回音有較多變化。腎臟癌突向腎外破壞腎臟外形（圖 3-1-35）；向內使腎盂受壓或缺損。腎臟癌具有沿腎靜脈擴散引起腎靜脈、下腔靜脈癌栓和阻塞的傾向，亦可引起腎門淋巴結和腹膜後淋巴結腫大。

【腎盂癌報告解讀】

（1）腎盂癌達到 1cm 以上時，腎竇回音分離，出現低回音區。腫瘤越大，顯示越清楚。小於 1cm 的腫瘤不易被檢出。

（2）腎盂癌合併腎積水者，容易顯示腫瘤，有利於超音波診斷（圖 3-1-36a）。但對於小而平坦的腫瘤超音波不易顯示容易漏診。

（3）彩色都卜勒顯示腫瘤內無血流或少許血流訊號（圖 3-1-36b）。

（4）腎盂癌合併腎積水，由於尿液呈血性，常致聲像圖模糊。

（5）腎盂癌的癌細胞可種植到輸尿管和膀胱。

【影響因素及臨床表現】

腎盂癌主要是移行上皮細胞癌，發病率遠低於腎臟癌，多發生於 40 ～ 60 歲。腎盂癌較早出現血尿，以間歇性無痛血尿為主。

【專家健康指導建議】

（1）超音波對小而平坦的腫瘤不易顯示容易漏診。有血尿者建議到泌尿外科綜合檢查。

（2）一旦診斷腎盂癌，建議及時外科治療。

3·腎血管平滑肌脂肪瘤（腎臟血管肌肉脂肪瘤）

【腎臟血管肌肉脂肪瘤報告解讀】

超音波圖像顯示腎內一個或數個邊界清晰的類圓形高回音結節，回音較均勻，瘤體較大的後方回音可有衰減。過誤瘤常位於腎的表面或接近腎的表面（圖 3-1-37）。

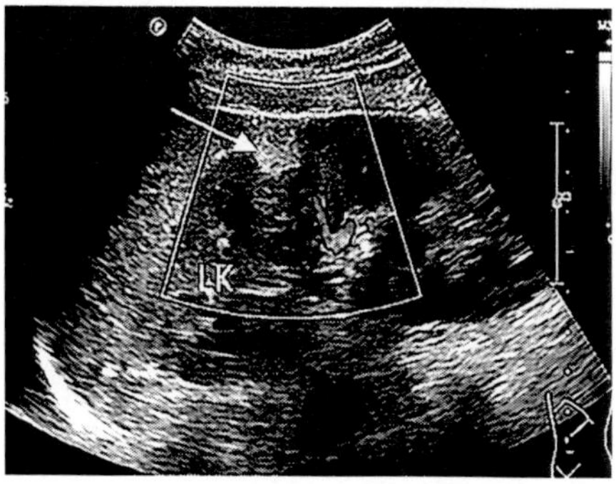

圖 3-1-37　腎臟血管肌肉脂肪瘤

註：箭頭所示左腎中部實質區見邊界清晰的偏高回音結節，彩色都卜勒顯示其內未探及血流訊號。LK：左腎

【影響因素及臨床表現】

腎臟血管肌肉脂肪瘤為腎臟最多見的一種良性腫瘤，由成熟的血管、平滑肌和脂肪組織交織構成。

一般無症狀，瘤內出血時瘤體迅速增大，有腰腹部疼痛、血尿等表現。

【專家健康指導建議】

（1）腎臟血管肌肉脂肪瘤常常是超音波檢

查時偶然發現，有時與小腎臟癌聲像圖相似，必須結合其他檢查予以鑑別。

（2）腎臟血管肌肉脂肪瘤建議泌尿外科就診，定期複查超音波。

（三）腎結石

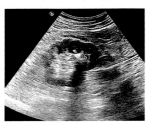

圖 3-1-38　腎結石
註：左腎內強回音。ST：結石，LK：左腎

【腎結石報告解讀】
　　超音波圖像因結石的大小、組成成分、形態及部位而表現不同。典型表現是腎盂或腎盞內的強回音，後方伴有聲影（圖 3-1-38），若結石造成腎盞或腎盂梗阻，可探及梗阻的腎盞或腎盂擴張伴結石周圍積水。

【影響因素及臨床表現】

腎結石為常見的腎臟疾病，主要分布在腎集合系統內，位於腎盂者居多，腎盞次之。

單純腎結石一般不產生疼痛。結石引起尿路阻塞或引起腎盂、輸尿管平滑肌強烈收縮則產生腰腹部脹痛或絞痛等症狀，多伴有血尿。

【專家健康指導建議】

超音波是無痛無創性檢查腎結石的重要手段。建議日常多飲水，調整飲食結構，若有症狀及時到泌尿外科就診。

（四）腎積水

超音波圖像顯示腎盂、腎盞擴張，內為無回音液性暗區（圖3-1-39）。

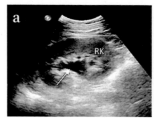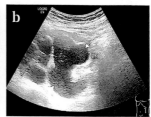

圖 3-1-39　腎積水

註： a、右腎腎盂擴張； b、左腎腎盂及腎盞明顯擴張。RK：右腎，LK：左腎，箭頭所示積水區

【影響因素及臨床表現】

輸尿管結石、輸尿管腫瘤、輸尿管囊腫、輸尿管局部狹窄等均可導致輸尿管局部梗阻，尿液排出不暢瀦留於腎盂、腎盞內，即形成腎積水。根據病因不同表現為相應的臨床症狀。

【專家健康指導建議】

（1）建議查明病因，對症治療。

（2）中 - 重度腎積水必須及時治療，以免損傷腎臟功能。

（五）腎先天性發育異常

常見的有融合腎（馬蹄腎最多見）、異位腎、先天性腎缺如和一側腎發育不全等。建議定期複查，監測腎功能。

（六）腎病症候群

【影響因素及臨床表現】

腎病症候群常見於急性腎小球腎炎、慢性腎病、慢性腎小球腎炎、糖尿病腎病和腎小管壞死等。臨床上有相應的泌尿系症狀及化驗指標異常。

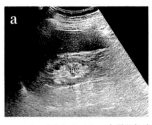 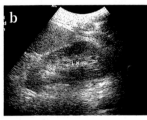

圖 3-1-40　右腎病症候群與左腎圖像對比

註：a、右腎萎縮（右腎動脈狹窄病史）；b、左腎代償性增大。RK：右腎，LK：左腎

【專家健康指導建議】

（1）建議結合實驗室檢查，腎內科就診。

（2）超音波引導下穿刺活檢多用於慢性腎病的確診和分型。

六、腹部超音波相關組織器官疾病

（一）輸尿管

正常輸尿管較細，位置深在，超音波圖像一般不易顯示。當輸尿管梗阻時可顯示相關疾病圖像特徵。

【腎病症候群報告解讀】

（1）雙側腎皮質回音注射顯影劑、腎臟萎縮，皮髓質分界不清、實質變薄，常提示有慢性腎功能不全，當一側腎臟出現以上表現要考慮有腎動脈狹窄的可能（圖 3-1-40）。

（2）雙腎增大、皮質增厚、回音注射顯影劑，腎錐體腫大呈球形、回音減低，要考慮急性腎功能衰竭。需結合臨床綜合診斷。

1・輸尿管結石

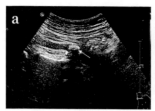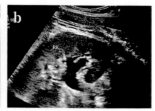

圖 3-1-41　輸尿管結石伴腎積水

註：a、箭頭所示輸尿管上段強回音團，後伴聲影；b、梗阻段以上輸尿管擴張及右腎盂積水。U：輸尿管，RK：右腎

【輸尿管結石報告解讀】

輸尿管結石是在擴張積水的輸尿管的遠端出現一枚或數枚強回音團，後方伴有聲影（圖 3-1-41）。

【影響因素及臨床表現】

腎結石隨尿液排入輸尿管後，停留在輸尿管某段內不能繼續下行，即稱為輸尿管結石。可出現腎絞痛，血尿等症狀。

【專家健康指導建議】

建議多喝水，到泌尿外科就診。

2・輸尿管腫瘤

【輸尿管腫瘤報告解讀】

超音波圖像顯示腎盂及輸尿管擴張，沿擴張輸尿管走行可探查到管腔內實質腫塊，發生在上段的腫瘤可與腎盂腫瘤病變延續，發生在下段的腫瘤可浸潤輸尿管口或突入膀胱腔內。CDFI 腫瘤內探及少許血流訊號（圖 3-1-42）。

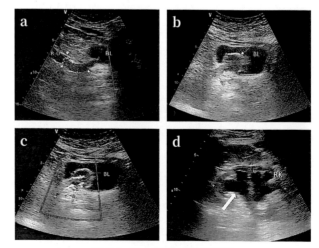

圖 3-1-42　右輸尿管末端癌

註：a、b、c 細箭頭所示右輸尿管末端實質腫塊；

b、腫塊突向膀胱腔內； c、腫塊內可見較豐富血流訊號；
d、粗箭頭示輸尿管末端梗阻後導致右腎積水。RU：右輸
尿管，BL：膀胱，RK：右腎

【影響因素及臨床表現】

輸尿管腫瘤導致該側腎盂及近段輸尿管積
水，可出現為血尿、腎區脹痛等症狀。

【專家健康指導建議】

建議泌尿外科治療。

3.輸尿管狹窄

【影響因素及臨床表現】

先天性腎盂和輸尿管連接部狹窄最多見；
後天性輸尿管狹窄常繼發於結核、炎症、腫
瘤、輸尿管扭曲及折疊等，常繼發腎結石。

【專家健康指導建議】

建議泌尿科就診。因超音波診斷特異性較
差，必須結合其他影像學檢查。

（二）腎上腺腫瘤

正常腎上腺位於腹膜後脊柱兩旁，由於受
到胃腸道氣體等影響，成人正常腎上腺顯示率
偏低，體檢時偶爾會探及到腎上腺區腫塊，常
見的有腎上腺皮質腺瘤、腺癌、嗜鉻細胞瘤等。

【輸尿管狹窄報告解讀】
　　輸尿管狹窄超音波圖像顯示同側
腎盂及近段輸尿管擴張積水。

【腎上腺腫瘤報告解讀】
　　（1）腎上腺皮質腺瘤。
　　腎上腺皮質腺瘤90%單側生長，
直徑多在 1.0 ～ 2.0cm。瘤體呈圓球
狀或橢圓球狀低回音結節，邊界清楚
（圖 3-1-43）。
　　（2）腎上腺嗜鉻細胞瘤。
　　腫塊呈圓形或橢圓形，邊界清
晰，邊緣呈高回音，內為中等或低回
音，有時發生囊性病變時可見無回
音區。異位嗜鉻細胞瘤常見於腎門、
腹主動脈或下腔靜脈及其他臟器內；
惡性嗜鉻細胞瘤可伴發肝或淋巴結
轉移。

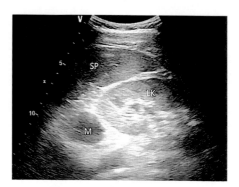

圖 3-1-43　腎上腺皮質腺瘤

註：左腎上腺及脾內側類圓形實質低回音結節，邊界清晰。SP：脾，LK：左腎，M：結節

【影響因素及臨床表現】

腎上腺腫瘤可發生在腎上腺皮質及髓質，有功能的腎上腺腫瘤可導致腎上腺分泌的糖皮質素、腎上腺素等激素數值異常，並產生相應症狀，血壓高尤為常見。無功能的腎上腺腫瘤沒有明顯症狀，常在體檢時偶然發現。

【專家健康指導建議】

腎上腺腫瘤需到泌尿科就診。

（三）肺積水

【肺積水報告解讀】
超音波圖像顯示胸腔內見無回音暗區，大多數透聲性好，少部分透聲差，可出現渾濁沉積物及纖維網格狀結構。

正常成人胸腔液少於 20mL，主要起潤滑作用，一般超音波不易探及。當超音波探到肺積水時，則要到臨床進一步檢查，確認病因。

【影響因素及臨床表現】

常見原因有結核、炎症、腫瘤、外傷、手術、肝、腎疾病及心功能不全等，可出現胸悶、氣短、胸痛、發熱等症狀。

【專家健康指導建議】

建議針對病因到相關科室治療。

（四）腹腔積水

正常成人腹腔液少於 50mL，主要起潤滑作用，一般超音波體檢不易探及。當超音波探到腹腔積水時，則要到臨床進一步檢查，確認病因。

【影響因素及臨床表現】

常見原因有肝源性、心源性、腎源性、靜脈阻塞性、營養缺乏性、腹膜炎性、胰源性、膽汁性、結核性及癌性等；還有宮外孕、腫瘤及血管破裂、外傷等病因。

【專家健康指導建議】

建議針對病因到相關科室治療。

（五）腹主動脈瘤

正常成人腹主動脈近段（近膈肌處）內徑 1.5～2.8cm，中段（胰腺數值）內徑 1.1～2.5cm，遠段（近分叉處）內徑＜2cm。體檢常見為真性腹主動脈瘤，其診斷標準為：①腹主動脈最寬處外徑較相鄰正常段外徑增大 1.5 倍以上；②最大徑（外徑）大於 3.0cm。符合以上兩標準之一即可診斷。

【腹腔積水報告解讀】

　　超音波圖像顯示在雙側膈下、小網膜囊、各臟器間隙和隱窩部位、腹腔、盆腔探及無回音區。

【腹主動脈瘤報告解讀】

　　超音波圖像顯示腹主動脈呈囊狀或梭形局限性擴張，兩端和正常腹主動脈管腔連通。橫切面見腹主動脈瘤處管腔明顯擴大，呈圓形或非對稱性膨大。腹主動脈瘤合併血栓時，可見腹主動脈瘤瘤壁處低回音附著，有時表現為壁上向腔內突出的實質中等回音或混合回音（圖 3-1-44）。

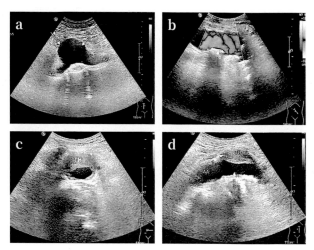

圖 3-1-44 腹主動脈瘤

　　註： a、腹主動脈局部呈囊狀擴張（箭頭所示），其近段及遠段腹主動脈管徑正常； b、腹主動脈瘤內血流呈「五彩」血流； c、 d 分別在橫斷面、縱斷面上顯示腹主動脈瘤前方管壁附著的血栓。AA：腹主動脈，TH：血栓

【影響因素及臨床表現】

　　腹主動脈管腔異常擴張或膨大形成動脈瘤，腹部可觸及搏動性腫塊。該病較凶險，瘤體一旦破裂，危及生命。

【專家健康指導建議】

　　腹主動脈瘤建議血管外科就診。

第二節　乳腺超音波

　　乳腺超音波診斷目前以國際通用標準──乳腺影像報告與數據系統（Breast Imaging Reporting and Data System，BI-RADS）分類診斷乳房疾病，使用其目的是在超音波診斷

中用標準化的語言及術語，對病灶聲像圖的特點進行一致、規範的描述。乳腺 BI-RADS 分類有利於超音波與體檢、臨床、影像醫生間的溝通，有助於臨床醫生對病變處理做出合理的選擇，有利於乳腺腫瘤的早期篩檢及乳腺超音波的隨訪監測。共分 0 ～ 6 類：

（1）BI-RADS 0 類：檢查不滿意或不完全，需要其他影像檢查。多數情況下超音波可以提供滿意的分析效果，但對於手術後的瘢痕，或腫瘤復發鑑別困難時，需要鉬靶 X 線或 MRI 檢查；對於乳腺局部有傷口、異物等影響超音波分析效果的，建議其他檢查分析。此類診斷超音波檢查甚少用到。

（2）BI-RADS 1 類：陰性結果，指超音波檢查沒有發現可疑病變，需要常規隨訪。

（3）BI-RADS 2 類：具有良性表現，無惡性特徵的病變。主要是指單純性囊腫、乳腺假體、乳腺內淋巴結、穩定的術後改變及動態隨訪 2 年以上無變化的纖維腺瘤，這些病變需要常規隨訪。

（4）BI-RADS 3 類：良性可能性大，乳腺內實質結節或腫塊惡性機率 ≤ 2%。此類病變應短期隨訪，包括 3 個月、6 個月、12 個月、18 個月及 24 個月的回診，至少 2 年病變穩定，之後病變可歸類於 BI-RADS 2 類。

（5）BI-RADS 4 類：可疑惡性病變，惡性

的可能性約為 3%～ 96%之間。此類主要惡性
特徵：毛刺狀邊緣，不平行於皮膚，微鈣化。
次要惡性特徵：形態不規則，邊緣模糊，微小
分葉，邊緣成角，混合回音，導管擴張，後方
回音衰減等。以上特徵需綜合評估，根據惡性
機率程度再分為三個亞類：4a、4b、4c。此類
病灶可考慮穿刺活檢，病理檢查結果即使良性
者，也建議定期隨訪複查。

BI-RADS 4a 類：指惡性可能性較低
(3%～ 8%)，有 1 項次要惡性特徵，如邊緣模
糊等，則評估為 4a 類；導管內乳突狀瘤和膿腫
一般也歸為 4a 類。

BI-RADS 4b 類：指惡性可能性中等 (9%
～ 49%)，比如有 1 項主要惡性特徵和 2 項次
要惡性特徵則評為 4b 類。

BI-RADS 4c 類：惡性可能性較高
(50%～ 96%)，有多項惡性特徵，但又不是最
典型惡性的則評為 4c 類。

(6) BI-RADS 5 類：高度可疑惡性病變
(97%～ 100%)。具有顯著惡性徵象：形態不
規則，邊緣模糊、微小分葉、成角、毛刺；與
皮膚不平行 (少部分平行)；高回音暈征；明
顯低回音；後方回音衰減 (部分無變化或注射
顯影劑)；周圍組織改變 (Cooper 氏韌帶變直
和增厚，皮膚增厚或凹陷，正常結構級別中斷
或消失)；微鈣化；可伴發典型淋巴結轉移。

在治療前必須穿刺活檢，獲得確認的病理診斷。

（7）BI-RADS 6 類：經穿刺活檢病理證實的 100％惡性病灶，主要是術前評估或其他治療的監測。

一、正常乳腺

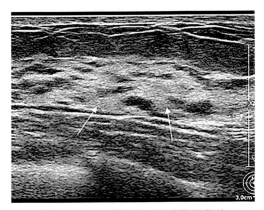

圖 3-2-1　24 歲女性　性成熟期乳腺

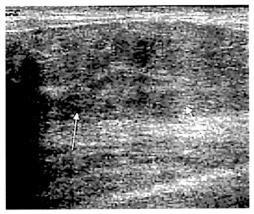

圖 3-2-2　29 歲女性　哺乳期乳腺

【正常乳腺報告解讀】

　　正常乳腺超音波顯示由淺層至深層，依次為：皮膚層、皮下脂肪組織及纖維組織筋膜層、乳腺腺體區即腺葉及其導管層、腺體後脂肪組織、胸大肌及肋骨層。

　　正常乳腺受內分泌影響有青春期、性成熟期（圖 3-2-1）、妊娠期、哺乳期（圖 3-2-2）、老年萎縮期等生理變化。

二、乳腺增生症

又稱乳腺囊性增生症、囊性乳腺病、乳腺小葉增生症、乳腺腺病等，統稱為乳腺結構不良，現仍延續習慣稱乳腺增生症。

【乳腺增生症報告解讀】

超音波圖像：

（1）可見單發或多發的圓形、橢圓形及不規則結節，邊界清晰光滑，內部為無回音，有時可見分隔，後壁回音注射顯影劑（圖 3-2-3 至圖 3-2-4）。此類屬於囊性增生，較大的形成囊腫，這也是乳腺結節常見類型，具有良性表現沒有惡性特徵，符合 BI-RADS 2 類。

（2）乳腺瀰漫或局部異常實質中等或是偏低回音，邊界清晰，規則或不規則，內部回音可以均勻，也可以結構紊亂回音不均（圖 3-2-5 至圖3-2-7）。

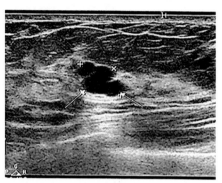

圖 3-2-3　52 歲女性　乳腺囊性病變：符合 BI-RADS 2 類
註：箭頭示乳腺局限性無回音，欠規則，邊界清晰

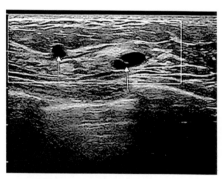

圖 3-2-4　29 歲女性　多發性乳腺囊腫：符合 BI-RADS 2 類
註：箭頭示乳腺內兩個局限性無回音，規則，邊界清晰

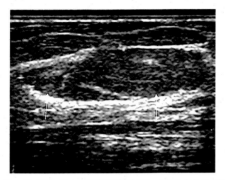

圖 3-2-5　43 歲女性　乳腺實質結節：符合 BI-RADS 3 類
　　註：箭頭示乳腺內實質橢圓形低回音，規則，邊界清晰（病理結果為乳腺腺病伴大汗腺化生）

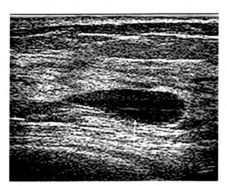

圖 3-2-6　36 歲女性　乳腺內低無回音結節：符合 BI-RADS3 類
　　註：箭頭示乳腺內實質低無回音，邊界清晰光滑（病理結果為間質性乳腺炎伴乳腺腺病）

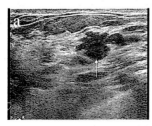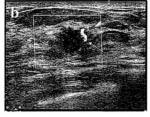

圖 3-2-7　37 歲女性　乳腺實質結節：符合 BI-RADS 4 類
　　註：a、乳腺實質不規則分葉狀結節；b、彩色都卜勒超音波顯示結節周邊血流訊號（病理結果為乳腺腺病）

【影響因素及臨床表現】

乳腺增生症無論是乳腺囊性還是實質結節樣改變，都是增生的不同表現形式。由於卵巢內分泌失調，在雌激素的作用下，乳腺組織增生和修復不全導致結構不良。症狀是月經來潮前幾天乳房出現間歇性脹痛，逐漸加劇，捫之結節感，壓痛。月經過後，症狀減輕或消失。

【專家健康指導建議】

乳腺增生症超音波表現形式多樣，對於分類在 BI-RADS 4 類及以上者，有潛在惡性可能，必須進一步檢查； BI-RADS 3 類每 3～6 個月複查一次； BI-RADS 2 類及以下，每年定期體檢。平時注意自我檢查，如發現腫塊迅速增大，質地變硬或乳頭有溢液，需及時到醫院乳腺外科或普外科就診。

三、乳腺纖維腺瘤

【乳腺纖維腺瘤報告解讀】

超音波圖像顯示病灶呈圓形、橢圓形或分葉狀，邊界清晰，包膜完整，內部為較均勻低回音（低回音是指比周圍脂肪回音減弱），部分病灶有側方聲影。病灶與皮膚及周圍組織沒有黏連。病灶內可有粗大強回音（鈣化）、也可有液性暗區（即液化）。彩色都卜勒超音波顯示病灶內無或少血供（圖 3-2-8 至圖 3-2-9）。

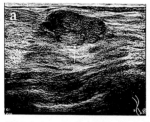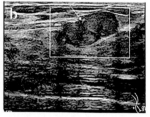

圖 3-2-8　34 歲女性　右乳實質結節：符合 BI-RADS 3 類
　　註： a、乳腺實質不規則分葉狀偏低回音結節； b、結節周邊少許血流訊號（病理結果為分葉狀乳腺纖維腺瘤）

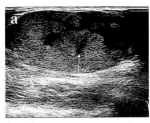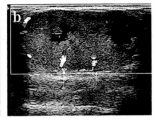

圖 3-2-9　20 歲女性　左乳混合回音腫塊：符合 BI-RADS 4a 類
　　註：　a、左側乳腺實質為主混合回音腫塊； b、腫塊
內血流豐富（病理結果為乳腺纖維腺瘤部分液化）

【影響因素及臨床表現】

乳腺纖維腺瘤多見於中年婦女，與女性雌激素過多刺激有關。常無明顯症狀，多在無意中或查體時被發現。

【專家健康指導建議】

乳腺纖維腺瘤是良性病變，較小的可定期複查，較大的纖維腺瘤建議到乳腺外科及普外科就診，必要時行手術切除。

四、乳腺導管內乳突狀瘤

【影響因素及臨床表現】

乳腺導管內乳突狀瘤可能原因是雌激素過度刺激引起乳腺導管擴張，上皮細胞增生形成導管內乳突狀腫瘤。腫瘤多發生於乳暈下方的較大輸乳管內，單發多見。雖然是乳腺良性腫瘤，但部分可惡變，被認為是癌前病變。主要表現有無痛性乳頭紅色、淡黃色溢液，部分人在乳暈下可捫及腫塊。

【專家健康指導建議】

較小的病灶及時到乳腺外科行乳導管鏡等

進一步檢查及切除，較大的結節或腫塊需穿刺活檢。由於導管內乳突狀瘤屬癌前病變，所以，臨床確診後多行手術切除。

【乳腺導管內乳突狀瘤報告解讀】

超音波圖像顯示病灶多位於大導管內，導管擴張伴管腔內實質結節或腫塊，邊界清晰、規則，內部回音較均質，相鄰導管壁完整，部分可見導管內液性暗區（圖 3-2-10 至圖 3-2-11）。惡變者侵犯導管向腺體內進展，管壁不完整。

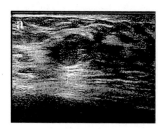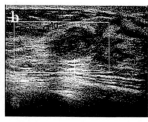

圖 3-2-10　56 歲女性　左側乳腺實質結節：符合 BI-RADS 4a 類
　　　　註：　a、左側乳腺乳頭下方實質低回音結節；b、結節內未探及血流訊號（病理結果為左乳導管內乳突狀瘤）

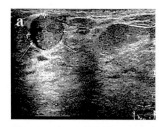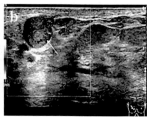

圖 3-2-11　41 歲女性　右乳囊實質結節：符合 BI-RADS 4 類
　　　　註：　a、右乳乳暈處邊界清晰囊實質結節；b、結節內可見豐富血流訊號（病理結果為右乳導管內乳突狀瘤）

【乳癌報告解讀】

乳癌超音波圖像表現形式多種多樣（原因是腫瘤類型多，如原位癌、浸潤性導管癌、小葉癌、髓樣癌、黏液癌、乳突癌等）。多數情況是乳腺內可見局限性低回音區，多呈結節或腫塊樣，無包膜，形態多不規則（部分也可規則），呈毛刺樣或蟹足樣及微小分葉狀改變；部分病灶縱橫比大於 1；部分病灶內部可見簇狀微鈣化灶；腫塊後方回音可有衰減，也可注射顯影劑或無變化；彩色都卜勒顯示腫塊內及周邊較多血流訊號，血流阻力指數≧ 0.7。

超音波診斷 BI-RADS 分類中乳癌病灶多在 4 類及 4 類以上，可疑乳癌分布在 BI-RADS 4a、BI-RADS 4b、BI-RADS 4c 類；基本確定乳癌在 BI-RADS 5 類；有確認病理診斷則歸為 BI-RADS 6 類（圖 3-2-12 至圖 3-2-19）。

五、乳癌

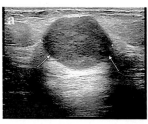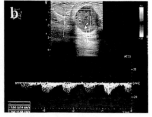

圖 3-2-12　64 歲女性　右乳囊實質腫塊：符合 BI-RADS 4 類
　　　　註：　a、箭頭示右乳圓形囊實質腫塊；b、腫塊內探及動脈樣血流頻譜（病理結果為右乳導管乳突狀癌）

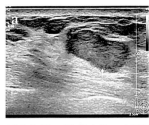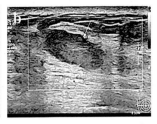

圖 3-2-13　80 歲女性　右乳實質結節：符合 BI-RADS 4a 類
　　　 註： a、右乳實質低回音結節； b、結節周邊少許點
狀血流（病理結果為右乳腺黏液腺癌）

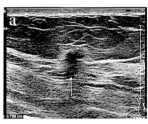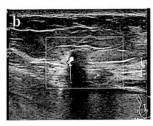

圖 3-2-14　74 歲女性　右乳實質結節：符合 BI-RADS 4b 類
　　　 註： a、右乳腺體邊緣處實質低回音結節，周邊不規
則回音注射顯影劑； b、結節內探及少許血流訊號（病理
結果為浸潤性乳癌）

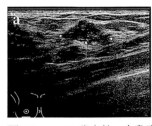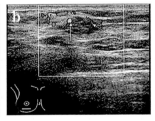

圖 3-2-15　44 歲女性　右乳實質結節：符合 BI-RADS 4b 類
　　　 註： a、右乳實質低回音不規則結節； b、病灶內血
流訊號豐富（病理結果為乳癌）

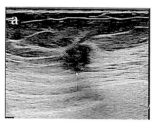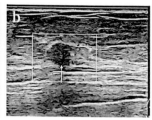

圖 3-2-16　79 歲女性　右乳實質結節：符合 BI-RADS 4c 類
　　　註： a、右乳實質低回音結節，可見細小「毛刺」徵
象，周邊不規則回音注射顯影劑，縱橫比大於 1； b、結
節內可見少許點狀血流訊號（病理結果為乳癌）

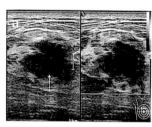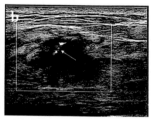

圖 3-2-17　50 歲女性　右乳實質腫塊：符合 BI-RADS 5 類
　　　註： a、右乳實質低回音腫塊，形態極不規則，無包
膜，彈性成像顯示腫塊質硬； b、腫塊內可見血流訊號
（病理結果為乳癌）

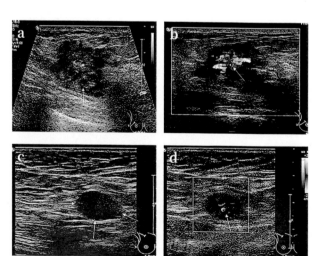

圖 3-2-18　56 歲女性　右側乳腺實質腫塊：符合 BI-
RADS 5 類

註：a、右側乳腺實質低回音腫塊，形態不規則，內見多發點狀強回音；b、腫塊內探及豐富的血流訊號，血流走行及分布不規則；c、右側腋下結構異常腫大淋巴結；d、腫大淋巴結內較豐富血流訊號（病理結果為乳癌伴腋窩淋巴結轉移）

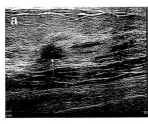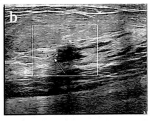

圖 3-2-19　84 歲女性　右側乳腺實質結節 - 乳癌：符合 BI-RADS 6 類（已穿刺活檢病理證實）

註：a、右側乳腺實質低回音結節，不規則，邊緣呈細小毛刺狀；b、結節周邊可見少許點狀血流訊號

【影響因素及臨床表現】

乳癌是發生於乳腺導管上皮與末梢導管上皮的惡性腫瘤，位居女性惡性腫瘤發病率的第一位。一般早期無症狀，常偶然發現。最初為一側乳房無痛性腫塊，質硬，邊界不清，隨著病情發展出現皮膚橘皮樣改變、乳頭凹陷、淋巴結轉移、血液轉移等。

【專家健康指導建議】

及時到乳腺外科或普外科就診，綜合超音波、鉬靶、核磁共振檢查和穿刺活檢等結果，確認診斷後製訂相應治療方案及對策。

第三節　甲狀腺超音波

一、正常甲狀腺

【正常甲狀腺報告解讀】

甲狀腺側葉厚徑 1.5～2.0cm，峽部厚徑 0.2～0.4cm，被膜為薄而規整的高回音帶，實質為分布均勻細小而密集的中等回音（圖 3-3-1）。CDFI 顯示甲狀腺內可見線狀或斑點狀血流訊號，甲狀腺上動脈峰值流速 20～40cm/s。

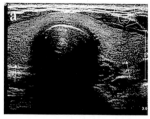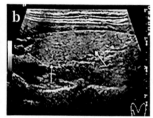

圖 3-3-1　29 歲女性　正常甲狀腺
註：a、正常甲狀腺橫切圖像；b、正常甲狀腺縱切圖像

二、瀰漫性毒性甲狀腺腫

【影響因素及臨床表現】

瀰漫性毒性甲狀腺腫簡稱甲狀腺功能亢進症，因各種原因導致甲狀腺素分泌過多的特異性自身免疫性疾病。多見於女性，有心悸、怕熱、多汗、多食、消瘦、脾氣暴躁、雙手細微顫抖等症狀，約有 1/3 的患者伴有眼球突出。

【專家健康指導建議】

結合相關實驗室檢查，到內分泌科就診指導用藥，定期隨訪、觀察治療效果。

【瀰漫性毒性甲狀腺腫報告解讀】

超音波圖像顯示甲狀腺瀰漫性、對稱性增大，實質回音不均勻，可見局灶性高回音及低回音區，反覆發作者出現回音不均勻注射顯影劑，出現類似「網格樣」改變。彩色都卜勒超音波顯示甲狀腺內血流訊號極為豐富，甲狀腺上、下動脈流速增快，心率增加（圖 3-3-2）。

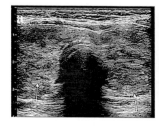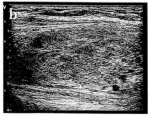

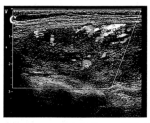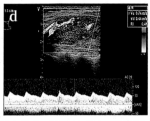

圖3-3-2　25歲女性　甲狀腺功能亢進症 - 瀰漫性毒性甲狀腺腫
　　註：a、甲狀腺橫切圖像顯示甲狀腺左、右葉對稱性增大；b、甲狀腺縱切圖像顯示回音瀰漫性不均；c、甲狀腺血流豐富；d、甲狀腺上動脈血流頻譜顯示流速增快

三、甲狀腺機能低下

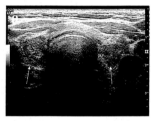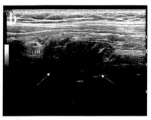
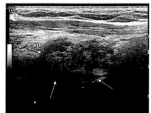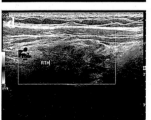

圖3-3-3　59歲女性　甲狀腺機能低下
　　註：a、甲狀腺橫切圖像顯示甲狀腺左、右葉對稱性縮小；b、　c甲狀腺縱切圖像顯示回音瀰漫性不均減低；d、甲狀腺內血流訊號明顯減少。LTH：甲狀腺左葉、RTH：甲狀腺右葉

【甲狀腺機能低下報告解讀】
　　超音波圖像示早期甲狀腺體積可無變化，晚期體積縮小。原發病不同，圖像表現就不同，腺體內部回音多不均勻減低，部分呈「網格樣」改變。彩色都卜勒超音波顯示多數甲狀腺內血流訊號減少（圖3-3-3）。

【影響因素及臨床表現】

　　原發性甲狀腺機能低下（簡稱甲狀腺機能低下症），是指由先天的或後天的甲狀腺疾病導致甲狀腺素合成不足或缺如所產生的一種病理狀

態。甲狀腺腺泡大部分被纖維組織代替，膠質含量極少，腺泡上皮萎縮導致甲狀腺縮小。多見於女性，有軟弱無力、怕冷、黏液水腫等症狀。

【專家健康指導建議】

患者到內分泌科就診，結合相關實驗室指標指導用藥。

四、橋本氏甲狀腺炎

【橋本氏甲狀腺炎報告解讀】

超音波圖像多表現為甲狀腺瀰漫性增大，回音減低，內可見細線樣高回音，典型者形成不規則的「網格樣」改變，還可表現為局限型及結節型病變。彩色都卜勒超音波顯示甲狀腺內血流較豐富，甲狀腺上動脈流速正常或偏高，但低於甲狀腺功能亢進症（圖 3-3-4）。

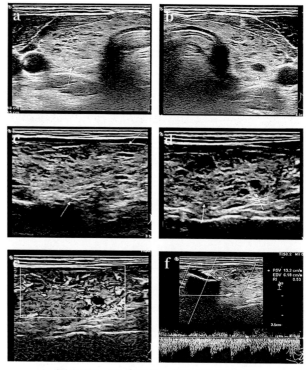

圖 3-3-4　25 歲男性　橋本氏甲狀腺炎

註：a、甲狀腺橫切圖像顯示右葉；b、甲狀腺橫切圖像顯示左葉，左右葉對稱性增大伴回音不均；c、甲狀腺縱切圖像顯示右葉；d、甲狀腺縱切圖像顯示左葉，左右葉對稱性增大伴回音不均，內呈「網格樣」改變；e、甲狀腺左葉血流較豐富；f、顯示左側甲狀腺上動脈血流頻譜

【影響因素及臨床表現】

橋本氏甲狀腺炎是一種慢性自身免疫性疾病，通常是遺傳因素與環境因素共同作用的結果。好發於青中年女性，多無臨床症狀，部分表現為甲狀腺功能亢進症狀，晚期多出現甲狀腺功能減低。

【專家健康指導建議】

超音波診斷結合相關實驗室檢查結果，如抗甲狀腺過氧化物酶抗體（TPOAb）、抗甲狀腺球蛋白抗體（TgAb）等綜合診斷，建議到內分泌科就診，定期複查超音波。

五、亞急性甲狀腺炎

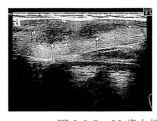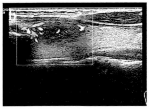

圖 3-3-5　29 歲女性　亞急性甲狀腺炎

註：a、箭頭示甲狀腺實質內低回音病灶，「+」顯示病灶範圍；b、甲狀腺病灶內部及周邊血流訊號

【亞急性甲狀腺炎報告解讀】

超音波圖像顯示甲狀腺實質內出現單發或多發局灶性低回音區，邊緣不規則、模糊，探頭局部加壓時有壓痛。隨著病變的發展，恢復期病灶可逐漸縮小並和周圍組織趨於一致。彩色都卜勒顯示病灶內部血流訊號輕度或無明顯增加，部分病灶周圍血流較內部豐富（圖 3-3-5）。

【影響因素及臨床表現】

亞急性甲狀腺炎（簡稱亞急性甲狀腺炎），一般認為與病毒感染有關，是一種自限性疾病，女性多見。臨床表現為甲狀腺腫大、疼痛，可伴有上呼吸道感染、發熱、咽痛等臨床表現，病程 6 週到 6 個月，可自行緩解或自癒。

【專家健康指導建議】

到內分泌科治療，定期複查甲狀腺超音

波，隨著時間的推移病灶逐漸縮小至消失。

六、甲狀腺膠質囊腫

【影響因素及臨床表現】

甲狀腺膠質囊腫是甲狀腺常見的一種良性病變，可能與甲狀腺素分泌不足相關。一般無任何症狀。

【甲狀腺膠質囊腫報告解讀】

超音波圖像顯示甲狀腺腺體內有一個或者多個無回音區，一般直徑＜1 cm，內見微小強回音伴有「彗星尾」。CDFI 顯示無回音區內沒有血流訊號（圖 3-3-6）。

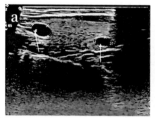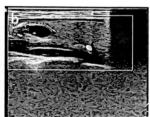

圖 3-3-6　24 歲女性　甲狀腺膠質囊腫

註：a、甲狀腺內探及兩個無回音，內見點狀強回音；b、無回音內部沒有血流訊號

【專家健康指導建議】

患者一般可回診觀察，也可去內分泌科諮詢。

七、結節性甲狀腺腫

【結節性甲狀腺腫報告解讀】

超音波圖像顯示甲狀腺大小可正常或兩側葉呈不對稱性增大，內可見多個大小不等的結節，多數無包膜，邊界清晰，形態規則；結節融合時邊界模糊；結節較大時形成假包膜。內部可呈囊性、實質及囊實混合性等多種回音表現，部分結節內可有粗大鈣化。結節周邊的血流訊號多於內部，較小的結節內常無血流訊號顯示（圖 3-3-7 至圖 3-3-8）。

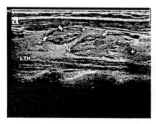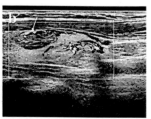

圖 3-3-7　49 歲女性　結節性甲狀腺腫

註：a、「+」甲狀腺結節範圍；b、結節內部及周圍探及血流訊號。LTH：甲狀腺左葉

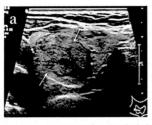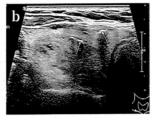

圖 3-3-8　70 歲女性　結節性甲狀腺腫

註：a、甲狀腺右葉實質低回音結節；b、結節內伴強回音鈣化

【影響因素及臨床表現】

結節性甲狀腺腫多因長時間的缺碘或補碘，導致甲狀腺組織反覆增生與不均勻的復原交替進行，從而形成結節和纖維組織增生。結節內可出血、囊性病變、纖維組織增生、鈣化、壞死等表現。該類結節屬增生性結節，一般無任何症狀，常偶然發現頸部腫塊，甲狀腺功能多正常。

【專家健康指導建議】

結節性甲狀腺腫可繼發甲狀腺功能亢進症，也可發生惡變，建議到內分泌科或外科就診。

八、甲狀腺腺瘤

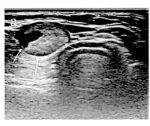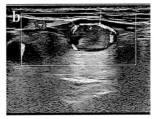

圖 3-3-9　71 歲女性　甲狀腺腺瘤囊性病變

註：a、甲狀腺囊實混合回音腫塊；b、腫塊周邊可見環繞血流

【甲狀腺腺瘤報告解讀】

超音波圖像顯示甲狀腺腺瘤單發多見，呈圓形或橢圓形，邊界清晰，有完整的包膜，周邊見低回音暈環。內部回音較均質，可呈低回音、等回音或高回音；合併囊性病變時，內部出現不規則無回音區；內部也可見粗大鈣化。彩色都卜勒超音波顯示腫瘤周邊低回音帶內有環繞血流（圖 3-3-9）。

【影響因素及臨床表現】

甲狀腺腺瘤是來自甲狀腺上皮的一種常見的良性腫瘤，分為濾泡型腺瘤、乳突狀腺瘤和非典型腺瘤三種。病因不明。好發於中年女性，無症狀，常偶然發現頸部腫塊。10%的腺瘤有癌變可能；部分腺瘤可引起甲狀腺功能亢進。腺瘤生長緩慢，若突然內部出血可引起腫塊迅速增大和疼痛症狀。

【專家健康指導建議】

甲狀腺腺瘤較大者建議外科就診，必要時手術治療。如不手術則需定期複查。

九、甲狀腺癌

【影響因素及臨床表現】

甲狀腺癌是內分泌系統最常見的惡性腫瘤，主要有乳突狀癌、濾泡狀癌、未分化癌和髓樣癌等類型，以惡性程度低的乳突狀癌最多見。女性發病較男性多。臨床表現各不相同，分化好的甲狀腺癌發展慢，尤其是乳突狀癌，可多年緩慢生長而無臨床症狀，常在體檢時或由他人偶然發現。

【甲狀腺癌報告解讀】
超音波圖像顯示甲狀腺實質內見結節或腫塊，單發多見，也可多發，以實質低回音多見。結節或腫塊形態不規則，邊界不規整，輪廓不清晰；多數腫塊縱橫比≥1；結節內部可見簇狀微小鈣化灶；腫塊後方回音多無變化或有衰減。腫塊可破壞甲狀腺被膜致部分被膜中斷、腫塊外凸。CDFI：腫塊內部血供較豐富雜亂，部分可出現周邊環繞血流（圖3-3-10）。可伴發甲狀腺引流區淋巴結轉移，超音波表現為淋巴結腫大，結構不清，與甲狀腺病灶回音相似，轉移淋巴結病灶內血流雜亂（圖3-3-11）。

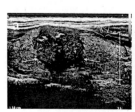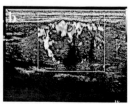

圖3-3-10　33歲女性　乳突型甲狀腺癌
註：　a、甲狀腺右葉實質不規則病灶，內部為不均質低回音；b、病灶內血流豐富

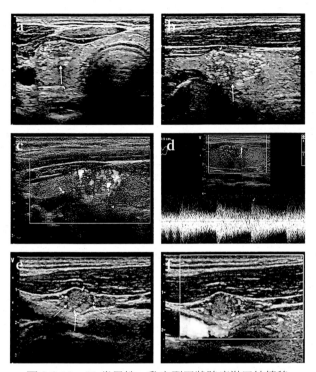

圖 3-3-11　31 歲男性　乳突型甲狀腺癌淋巴結轉移

　　註：a、甲狀腺橫切圖像箭頭示右葉實質不均質腫塊；
b、甲狀腺縱切圖像顯示腫塊形態不規則，邊界不清，內
見瀰漫砂粒樣點狀強回音，向前破壞甲狀腺被膜；　c、病
灶內血流豐富，走行較雜亂；　d、病灶內探及動脈樣血流
頻譜；　e、甲狀腺旁淋巴結轉移灶；　f、淋巴結轉移灶內
血流雜亂

【專家健康指導建議】

　　甲狀腺結節或腫塊建議及時外科就診，高
度可疑甲狀腺癌者，建議穿刺活檢及手術治療。

第四節 前列腺超音波

一、正常前列腺

【正常前列腺報告解讀】

(1) 正常前列腺在盆腔正中線，橫切面呈左右對稱的栗子形，包膜完整呈高回音，內部為均勻的細小點狀回音，尿道周圍的組織呈低回音；縱切面常見尿道內口向下呈「V」字型，前列腺底部寬大與膀胱底部連接（圖3-4-1）。

(2) 正常成人前列腺經腹壁測量：前列腺寬徑（橫徑）、長徑（上下徑）、厚徑（前後徑）大致分別為4.0cm、3.0cm、2.0cm左右。內腺平均寬度 (1.5±0.2) cm；內、外腺的前後徑比例接近1：1，一般不超過2：1；內腺寬度與全腺寬度比值為 (0.33±0.04) cm；內腺前後徑與全腺前後徑比值為 (0.57±0.1) cm。

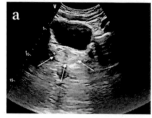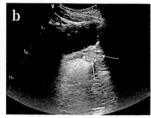

圖 3-4-1 39歲男性 正常前列腺

註： a、正常前列腺橫切圖像；b、正常前列腺縱切圖像。箭頭顯示前列腺

二、前列腺增生症

【前列腺增生症報告解讀】

從超音波圖像可以看出，超音波測量前列腺寬徑、長徑、厚徑均增大；內腺值也增大，寬徑＞2cm，內腺與外腺比值＞2.5：1。前列腺增生，形態會發生改變，增大明顯時呈橢圓形或球形，內部回音不均，增大以內腺為主，可向膀胱內凸出；內腺中可見多發高回音或等回音結節樣改變，內腺增大使外腺受壓變薄；內外腺交界區可見細點狀或斑片狀強回音；前列腺增生可致膀胱排尿受限，逐漸加重致膀胱壁小梁小房甚至憩室形成（圖3-4-2）。

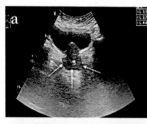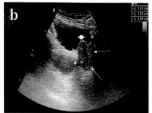
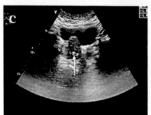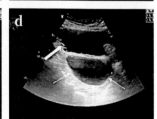

圖 3-4-2 80歲男性 前列腺增生

註： a、橫切圖像顯示前列腺增大，橫徑4.4cm，內腺 3.1cm×2.7cm；b、縱切圖像顯示前列腺上下徑4.9cm，前後徑3.9cm（細箭頭所示），向膀胱內突出1.2cm（粗箭頭所示）；c、內外腺境界整齊、清晰，可見粗點狀強回音（箭頭所示）；d、膀胱壁欠光滑，可見膀胱小梁（粗箭頭所示）及膀胱憩室（細箭頭所示）

【影響因素及臨床表現】

前列腺增生症也稱為良性前列腺增生，病因至今仍未能闡明。目前公認老齡和有功能的睪丸是前列腺增生發病的兩個重要的因素。多發生在 45 歲以上，50 歲以後可出現下尿路梗阻症狀，早期出現夜尿增多、尿頻、尿急，嚴重時出現排尿困難和尿瀦留等症狀。

【專家健康指導建議】

超音波診斷前列腺增生症後，可到泌尿外科就診，必要時藥物或手術治療。

三、前列腺囊腫

【影響因素及臨床表現】

前列腺囊腫因先天性腺體生長受阻致前列腺內分泌物瀦留或後天性前列腺炎所致。通常患者無明顯症狀。較大的可出現排尿困難、尿瀦留，壓迫精管導致男性不育症。

【專家健康指導建議】

屬於良性病變，每年複查即可，如果囊腫較大出現排尿困難、精道梗阻等症狀必須到泌尿外科治療。

【前列腺囊腫報告解讀】

超音波圖像顯示前列腺內出現圓形或橢圓形無回音區，內壁光滑，界限清晰，CDFI 其內無血流訊號。

四、前列腺結石（或鈣化）

　　超音波圖像顯示前列腺實質內或內外腺之間見散在、成堆、弧狀排列的強回音（圖3-4-3）。

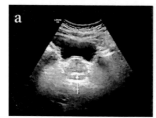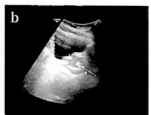

圖 3-4-3　69 歲男性　前列腺增生伴鈣化
註：a、前列腺橫切圖像顯示內外腺之間強回音鈣化；
b、縱切圖像顯示前列腺鈣化

【影響因素及臨床表現】

　　前列腺結石（或鈣化）是發生在前列腺腺管或腺泡內的鈣鹽沉積。可能與前列腺增生、慢性前列腺炎、前列腺液瀦留等多種因素有關。前列腺結石（或鈣化）本身無明顯症狀和體徵，當伴有前列腺增生、前列腺炎時出現尿頻、尿急、尿痛、排尿困難等症狀。

【專家健康指導建議】

　　對於無明顯臨床症狀的前列腺結石（或鈣化），一般無須進行治療。如果有其他前列腺病變，根據具體情況到泌尿外科治療。

【前列腺癌報告解讀】
　　超音波圖像顯示前列腺內部出現邊界模糊、不整齊的實質不均質低回音區，尤以外腺為多見，結節可向外隆起，較大的結節鄰近組織出現受壓及受侵情況。部分病例在前列腺內部出現點狀、斑狀或團狀形態不規則強回音。彩色都卜勒超音波顯示癌灶內血流豐富。

　　經腹部超音波很難探測到小的前列腺癌結節（圖3-4-4），被檢者經腹前列腺超音波未見結節，但總前列腺特異性抗原（TPSA）上升到7.16ng/mL（正常值在 0.00 ～ 4.00ng/mL 之間），改經直腸前列腺超音波，發現結節，穿刺活檢確認前列腺癌。所以對於經腹前列腺超音波未見異常者，須結合前列腺腫瘤代表物（如 PSA 等），如代表物測值異常，建議改經直腸前列腺超音波或其他影像學檢查，如發現結節，建議穿刺活檢。

五、前列腺癌

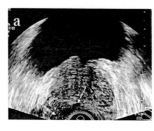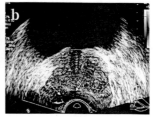

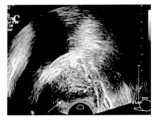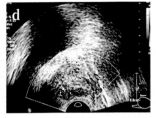

圖 3-4-4　85 歲男性　前列腺癌

註：　a、經直腸前列腺超音波橫切圖像顯示前列腺右側外腺低回音結節，邊界欠清；　b、橫切圖像顯示病灶內血流訊號；　c、經直腸前列腺超音波縱切圖像顯示前列腺內低回音結節；　d、縱切圖像顯示癌灶內豐富血流訊號

【影響因素及臨床表現】

前列腺癌是指發生在前列腺的上皮性惡性腫瘤，是老年男性泌尿系惡性腫瘤中最常見的一種。病因可能與年齡、遺傳、飲食、種族及性激素數值有關。早期無明顯臨床症狀，晚期出現下尿路梗阻症狀，可轉移至骨骼、肺、脾等臟器。

【專家健康指導建議】

前列腺體檢一般都是經腹超音波檢查，但是經腹對前列腺癌的檢出率僅在 30%，經直腸超音波的檢出率可達 80%。所以，對於臨床直腸指診陽性、前列腺腫瘤代表物異常（如 PSA ＞ 4ng/mL），經腹超音波未探及異常病灶，建議經直腸前列腺超音波檢查或者經 MRI 及 CT 等其他影像學檢查。發現可疑病灶，經直腸前列腺超音波引導穿刺活檢，可大大提升前列腺癌的檢出率。

六、射精管囊腫

超音波圖像顯示前列腺內靠近底部射精管走行區可見無回音區呈「水滴狀」，尖端向下延伸到精阜，邊緣整齊，界限清晰，囊腫可合併結石，CDFI 其內無血流訊號（圖 3-4-5）。

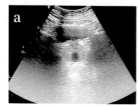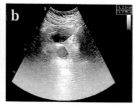

圖 3-4-5　49 歲男性　射精管囊腫

註：　a、橫切圖像示前列腺內射精管走行區無回音；b、縱切圖像示射精管走行區無回音約 2.7cmx2.3cm

【影響因素及臨床表現】

由於精路梗阻，射精管擴張、膨大形成射精管囊腫，囊腫與精囊、輸精管和後尿道相通。可無任何臨床症狀，也可繼發不孕、血精症等。

【專家健康指導建議】

根據囊腫的大小、臨床症狀及有無併發症來選擇治療的方法，可到泌尿科就診。

第五節　頸腦動脈超音波

一、頸動脈超音波

（一）正常頸動脈

【正常頸動脈報告解讀】

正常頸動脈血管壁包括內膜、中膜和外膜三層。頸動脈超音波常規測量頸動脈內中膜厚度，即血管壁內膜與中膜的聯合厚度（Intima-Media Thickness，IMT），正常 IMT 小於 1.0mm。正常頸動脈管壁光滑、管腔內無異常回音，彩色都卜勒影像提示管腔內血流通暢，頻譜都卜勒超音波顯示血流速度正常（圖 3-5-1）。

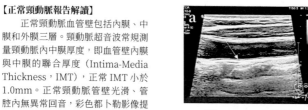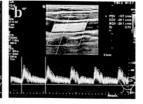

圖 3-5-1　正常總頸動脈二維和頻譜都卜勒

註：a、總頸動脈正常管徑，箭頭所示 IMT；b、總頸動脈正常流速及頻譜形態

（二）頸動脈粥狀硬化疾性病變

頸動脈最常見的病變是動脈粥狀硬化疾性病變，主要包括頸動脈內中膜增厚，斑塊形成、管腔狹窄和阻塞等。

1.頸動脈內中膜增厚

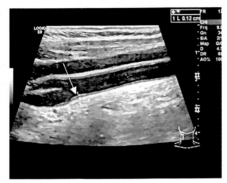

圖 3-5-2　右側總頸動脈遠端內中膜增厚，IMT=1.2mm

【頸動脈內中膜增厚報告解讀】

超音波圖像：頸動脈內中膜增厚診斷標準為 1.0mm ≤ IMT < 1.5mm，內膜回音連續性中斷，但未出現向管腔突出的特徵（圖 3-5-2）。

【影響因素和臨床表現】

頸動脈內中膜增厚是頸動脈粥狀硬化疾的早期表現，其病理原因主要是血液中的脂質沉積於血管內膜下形成脂紋，引起內中膜增厚。IMT 會隨著年齡的增加而逐漸增厚，它反映了血管的年齡及老化程度，就像皮膚會隨著年齡的增加而長皺紋一樣。內中膜增厚一般無明顯臨床症狀。

【專家健康指導建議】

（1）積極控制各種相關的危險因素如高血壓、高血脂、高血糖等。

（2）必要時至內科就診在醫生指導下服藥。

（3）每年複查一次頸動脈超音波。

2·頸動脈斑塊形成

【影響因素和臨床表現】

頸動脈斑塊是頸動脈粥狀硬化疾的主要表現之一，是由於血流在分叉處形成漩渦衝擊而使內皮損傷，低切應力區域血流緩慢，血液與受損內皮接觸時間長從而導致粥狀硬化疾斑塊形成。斑塊的結構、形態與缺血性腦血管病的發生、發展密切相關。頸動脈硬化斑塊沒有引起管腔明顯狹窄時一般無臨床症狀（潰瘍斑塊除外）；明顯狹窄時可導致腦缺血症狀，如視覺異常、頭暈頭痛、暈厥、語言障礙、肢體麻木、嚴重者出現意識障礙等症狀。

【頸動脈斑塊報告解讀】

超音波圖像：斑塊的超音波定義為 IMT ≥ 1.5mm 或局限性內中膜增厚大於周圍正常 IMT 值50%以上，且凸向管腔的局部結構變化稱為動脈粥狀硬化疾斑塊。超音波可以顯示斑塊的部位、數量、大小、形狀、回音特性等。頸動脈斑塊的超音波分類可分三種：形態學分類、聲學特徵分類和綜合分類（圖3-5-3）。

（1）形態學分類：根據斑塊表面纖維帽的完整性、表面光滑性等形態學特徵，將動脈粥狀硬化疾斑塊區分為規則型、不規則型和潰瘍型。

①規則型：以扁平型多見，表面光滑，呈弧形突出於管腔。

②不規則型：斑塊形態不規則，表面不光滑，纖維帽不完整，表面回音不連續。

③潰瘍型：斑塊表面纖維帽破裂，局部組織缺損，出現「火山口」特徵，彩色血流影像表現為血流向斑塊內灌注的特徵。

（2）聲學特徵分類：根據斑塊對聲波吸收和反射所表現出的聲學特徵可分為：均質回音（低、等、強回音）和不均質回音（斑塊內部大於20%的面積出現聲學特徵不一致，表現為強弱不等的回音改變）。

（3）綜合分類：根據斑塊形態學和聲學特徵的綜合分類分為穩定斑塊、不穩定斑塊。不穩定斑塊也稱之為易損斑塊，它具有薄的纖維帽和大的脂質核心，在血流動力學的影響下易發生纖維帽斷裂，斑塊脂質成分容易向管腔遠端流動，導致遠端血管堵塞。

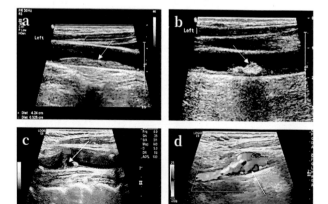

圖3-5-3　頸動脈斑塊不同類型圖像表現

註：a、左側總頸動脈扁平規則型斑塊；b、不均回音不規則斑塊；c、潰瘍型斑塊呈「火山口」；d、彩色都卜勒超音波示血流向潰瘍斑塊內灌注

【專家健康指導建議】

（1）在內科醫生指導下，養成健康的飲食及生活習慣；配合藥物治療，積極控制危險因素，包括控制血壓、血脂、血糖等。

（2）潰瘍斑塊容易發生血栓脫落導致遠端栓塞，可到外科就診。

（3）定期複查頸動脈超音波，觀察斑塊的動態變化。

3·頸動脈狹窄和阻塞

頸動脈狹窄和阻塞是頸動脈粥狀硬化疾病變發展的嚴重階段，狹窄程度分級見表3-5-1。

表3-5-1　頸動脈中重度狹窄的鑑別

狹窄程度	PSV cm/s	EDV cm/s	PSV狹窄端/PSV狹窄遠端
輕度 < 50%	< 155	< 60	< 1.6
中度 50%~69%	155~ < 220	60~ < 100	2.0~ < 3.5
重度 70%~99%	≥ 220	≥ 100	≥ 3.5
阻塞	無血流信號	無血流信號	無血流信號

註：PSV（Peak Systolic Velocity）為收縮期最高流速，EDV（End Diastolic Velocity）為舒張期最低流速

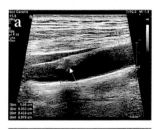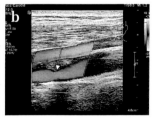
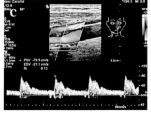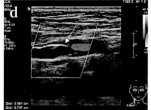

【頸動脈狹窄和阻塞報告解讀】

從超音波圖像分析狹窄程度主要是透過測量內徑、血流速度、阻力指數及頻譜形態綜合判定（圖3-5-4）。

（1）小於50％　狹窄（輕度狹窄）：二維超音波顯示管腔內局部斑塊形成，管徑相對減少，血流無明顯變化，血流頻譜正常。

（2）50％～69％　狹窄（中度狹窄）：狹窄處血流出現加速度，狹窄遠段病理性渦流形成，無典型低搏動性血流動力學改變。

（3）70％～99％　狹窄（重度狹窄）：狹窄段管徑明顯變細，流速升高，狹窄近端流速相對減低，遠段阻力指數明顯減低，血流頻譜呈低搏動性改變。

（4）頸動脈阻塞二維超音波顯示頸動脈管腔內充填均質或不均質回音，彩色都卜勒超音波顯示阻塞近端「開關」血流狀。

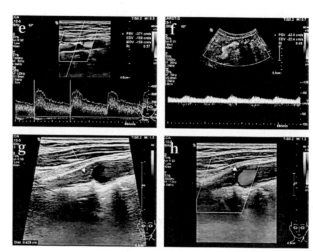

圖 3-5-4　頸動脈不同程度的狹窄和阻塞

　　註：a、右側頸動脈球部前壁可見等回音扁平斑塊導致管徑變細；b、輕度狹窄後右側頸動脈球部正常的低流速渦流特徵消失；c、右側頸動脈球部輕度狹窄處血流頻譜；d、右側內頸動脈前後壁斑塊導致管徑明顯變細，管腔重度狹窄（70%～99%）；e、右側內頸動脈重度狹窄時，狹窄處流速明顯增快，高達 371/159cm/s；f、右側內頸動脈狹窄遠段流速明顯減低伴低搏動改變；g、左側內頸動脈管腔內充填等回音導致內頸動脈阻塞；h、內頸動脈阻塞後，彩色都卜勒超音波顯示頸動脈球部呈現一個「開關」血流症。

【影響因素和臨床表現】

　　多種原因可導致動脈狹窄和阻塞，動脈粥狀硬化疾是其最常見的病因，是病變發展的嚴重階段，另外動脈阻塞也可見於近端血栓脫落堵塞遠端管腔。輕度狹窄一般無明顯臨床症狀，中度、重度狹窄和阻塞患者會出現不同程度的腦缺血症狀，如頭暈、乏力、記憶力衰退、認知能力下降、肢體無力等。斑塊脫落形成栓子，會導致顱內動脈堵塞，輕者為暫時性

腦缺血發作，表現為暫時性單側肢體感覺、運動障礙，單眼失明、失語等，一般僅持續數分鐘，發病後 24 小時內完全恢復；重症者上述症狀不緩解甚至出現昏迷、死亡。

【專家健康指導建議】

（1）積極控制與本病相關的一些危險因素：包括高血壓、糖尿病、高脂血症、肥胖症及戒菸酒等。

（2）一旦出現腦部缺血症狀，如耳鳴、視物模糊、頭暈、頭痛、記憶力減退、眩暈等，應馬上到神經內科就診。

（3）定期體檢，如果體檢發現頸動脈中、重度狹窄，也要及時到專科就醫，如符合手術適應症，可行球囊擴張術、支架置入術或頸動脈內膜剝脫術治療。治療後 3 個月、6 個月、1 年複查頸動脈超音波。

（三）頸動脈高安氏動脈炎性改變

高安氏動脈炎又稱為無脈症、動脈炎症候群或縮窄性主動脈炎等，是一種好發於年輕女性的動脈非特異性炎性病變，主要累及主動脈及其分支。

【高安氏動脈炎報告解讀】

超音波圖像：動脈血管壁瀰漫性增厚，呈「被縟狀」改變，血管壁結構分界不清，致血管腔內徑相對均勻性減小，嚴重時伴明顯狹窄，都卜勒超音波顯示病變動脈的血流形態及頻譜相應改變（圖3-5-5）。

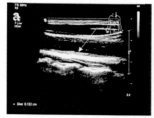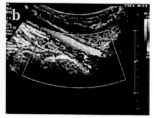

圖3-5-5　高安氏動脈炎二維和彩色都卜勒超音波影像

註：a、總頸動脈管壁增厚、結構模糊不清；b、左側鎖骨下動脈管壁明顯增厚，管徑縮窄，CDFI顯示，血流充盈不全。LCCA：左側總頸動脈，LSA：左側鎖骨下動脈

【影響因素和臨床表現】

多數學者認為這是一種自身免疫反應性疾病，具有遺傳易感性，常累及育齡期女性。患者可出現頭痛、頭暈、視力減退等症狀。缺血嚴重的手臂麻木無力、視物模糊或複視、暫時性黑矇、中風、癲癇、偏癱、暈厥等。頸動脈、橈動脈和肱動脈可出現搏動減弱或消失（無脈症）。

【專家健康指導建議】

內科醫生指導下用藥，定期超音波檢查，隨訪病情變化。

（四）頸部動脈走行迂曲

【頸部動脈走行迂曲報告解讀】

二維及彩色都卜勒超音波顯示動脈走行呈「S」「C」或「U」型等扭曲（圖3-5-6），部分合併血管狹窄。彩色都卜勒超音波見血管扭曲處出現渦流或湍流，扭曲處血流速度加快。

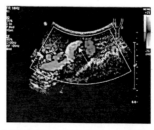

圖3-5-6　內頸動脈走行呈「S」型彎曲（箭頭所示）

【影響因素和臨床表現】

頸部動脈扭曲常見於頸總、頸內、頸外及椎動脈起始段過度彎曲。可能因先天發育異常，也可能後天某些因素導致血管迂曲。大部分無明顯臨床症狀，有些因頸部搏動性腫塊就診。少部分有頭痛、頭暈等症狀。

【專家健康指導建議】

頸部動脈扭曲一般無臨床症狀者，不需擔心，有狹窄並引起明顯症狀者外科就診。

（五）椎部動脈狹窄和阻塞

椎動脈狹窄和阻塞是引起後循環缺血性腦血管病的重要原因之一，20％～30％的缺血性腦中風發生在椎 - 基底動脈系統（後循環缺血），其病死率、致殘率顯著高於內頸動脈系統。在後循環中風的致病因素中，椎動脈起始段狹窄性病變所致者占首位，狹窄程度分級見表 3-5-2。

表 3-5-2　椎動脈狹窄血流參數標準

狹窄程度	PSV	EDV	PSV_{OR}/PSV_{IV}
	cm／s		
輕度 < 50%	85~ < 140	27~ < 35	1.3~ < 2.1
中度 50%~69%	140~ < 220	35~ < 50	2.1~ < 4.0
重度 70%~99%	≥ 220	≥ 50	≥ 4.0
阻塞	無血流信號	無血流信號	無血流信號

註：PSV 為收縮期最高流速，EDV 為舒張期最低流速，OR（Origin）為起始段（V_1 段），IV（intervertebral）為椎間隙段（V_2 段）

【椎動脈狹窄和阻塞報告解讀】

超音波圖像分析狹窄程度是透過測量內徑、血流速度、阻力指數及頻譜形態綜合判定（圖 3-5-7）：

（1）< 50％ 狹窄（輕度狹窄）：二維超音波顯示管徑相對減少，血流速度相對增快，血流頻譜尚正常。

（2）50％～69％ 狹窄（中度狹窄）：狹窄處血流出現加速度，狹窄遠段流速減低但無明顯低搏動性血流動力學改變。

（3）70％～99％ 狹窄（重度狹窄）：狹窄段管徑明顯變細，流速升高，狹窄近端流速相對減低，遠段流速明顯減低，血流頻譜呈低搏動性改變。

（4）椎動脈阻塞：二維超音波顯示椎動脈管腔內充填均質或不均質回音，可見周邊側支向遠端供血。

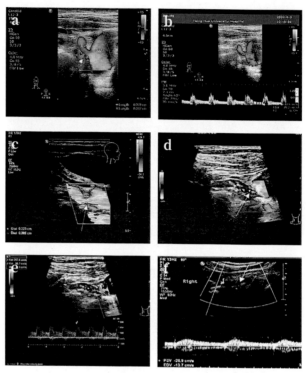

圖 3-5-7　椎動脈不同程度的狹窄和阻塞

註：a、椎動脈起始段管徑相對變細，管腔狹窄小於50％；b、頻譜都卜勒超音波提示局部狹窄處流速相對增快；c、彩色都卜勒超音波提示椎動脈起始段管徑變細，管腔狹窄；d、彩色都卜勒超音波提示椎動脈起始段管腔重度狹窄，局部呈「五彩」血流；e、頻譜都卜勒超音波提示重度狹窄處峰值流速明顯升高達 268cm/s；f、箭頭示右側椎動脈近段阻塞，可見周邊側枝向遠端供血

【影響因素和臨床表現】

多種原因可導致椎動脈狹窄和阻塞，最常見的病因是動脈粥狀硬化疾。輕度和中度狹窄一般無明顯臨床症狀，重度狹窄和阻塞，會導致不同程度的缺血症狀，常見有頭暈、走路不穩等後循環缺血症狀。

【專家健康指導建議】

（1）在內科醫生指導下，養成健康的飲食及生活習慣；配合藥物治療，積極控制危險因素，包括控制血壓、血脂、血糖等。

（2）重度狹窄時，可至外科就診，必要時行球囊擴張術或支架置入術等。

（3）手術治療後 3 個月、6 個月、1 年複查頸動脈超音波。

（六）椎動脈生理變異

椎動脈生理變異比較多，最常見的就是發育不對稱（一側椎動脈發育不良）和走行變異。

1·椎動脈發育不對稱
【影響因素和臨床表現】

椎動脈發育不對稱是一種先天發育異常。大部分無明顯臨床症狀，少部分可出現頭暈等缺血症狀。

【專家健康指導建議】

椎動脈發育不對稱無須治療。

2·椎動脈走行變異

正常情況下，椎動脈在前斜角肌內側方起源於鎖骨下動脈上緣，垂直進入第六頸椎橫突孔上行。但由於胚胎發育異常等原因往往會存在一定的解剖變異，其中最常見的是走行變異。

【椎動脈發育不對稱報告解讀】
超音波圖像：椎動脈發育不良的診斷標準是一側椎動脈管徑均勻性偏細，管徑小於對側 50％以上或管徑 ≤ 2.5mm 者為雙側椎動脈發育不對稱。

【椎動脈走行變異報告解讀】
超音波圖像：椎動脈未從第 6 頸椎橫突孔上行入顱，而是透過其他頸椎橫突孔上行入顱（圖 3-5-8）。

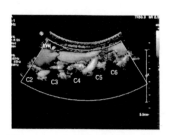

圖 3-5-8　右側椎動脈走行變異

註：右側椎動脈未經第六頸椎橫突孔上行，而是經 C4～C5 入頸椎橫突孔上行

【影響因素和臨床表現】

椎動脈走行變異是一種先天發育異常。一般無明顯臨床症狀，部分患者可出現頭暈等缺血症狀。

【專家健康指導建議】

椎動脈走行變異無須治療，但是要注意避免猛轉頭或頸部按摩，避免壓迫或牽拉椎動脈導致椎動脈損傷引起頭暈等缺血症狀。

（七）鎖骨下動脈狹窄和阻塞

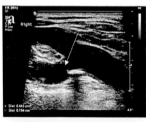
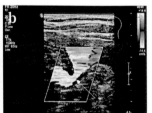
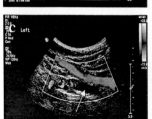
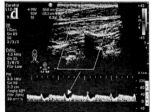

【鎖骨下動脈狹窄和阻塞報告解讀】

超音波圖像顯示斑塊導致鎖骨下動脈管腔不同程度變窄至阻塞（圖 3-5-9a～c），中、重度狹窄及阻塞病變可導致同側椎動脈出現不同程度的鎖骨下竊血症候群（正常椎動脈的血流方向與同側總頸動脈是一致的，當鎖骨下動脈出現嚴重狹窄或阻塞時患側上肢動脈和椎動脈的血供受阻，血流灌注來源於健側椎動脈，即鎖骨下竊血）。臨床分類有 3 型（圖 3-5-9d～f），分別為：

（1）隱匿型竊血（I 級）：患側椎動脈血流頻譜顯示收縮期「切跡」。

（2）部分型竊血（II 級）：患側椎動脈收縮期血流方向逆轉，舒張期血液方向正常，呈現雙向「震盪」血流頻譜。

（3）完全型竊血（III 級）：患側椎動脈血流方向完全逆轉，與同側總頸動脈血流方向完全相反。

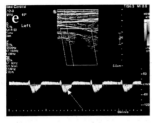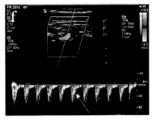

圖 3-5-9　鎖骨下動脈不同程度的狹窄和阻塞及不同類型
竊血圖像

註：a、右側鎖骨下動脈開口處前後壁動脈硬化斑塊
形成，導致管徑變細，管腔狹窄；b、CDFI 顯示鎖骨下
動脈狹窄後血流充盈呈「五彩」；c、鎖骨下動脈起始段
阻塞，管腔內充填低回音，彩色卜勒未探及血流訊號；
d、鎖骨下動脈 50%～ 69%狹窄，同側椎動脈血流頻譜改
變，收縮期可見「小切跡」形成；e、鎖骨下動脈 70%～
99%狹窄，同側椎動脈血流頻譜改變，收縮期折返呈「震
盪」血流頻譜；f、鎖骨下動脈起始段阻塞同側椎動脈血
流方向完全逆轉

鎖骨下動脈狹窄和阻塞是鎖骨下動脈粥狀
硬化疾病變發展的嚴重階段，狹窄程度分級見
表 3-5-3。

表 3-5-3　鎖骨下動脈狹窄的診斷標準

狹窄程度	PSV	PSV	PSV_{OR}/PSV_{IV}	椎動脈頻譜
	cm / s			
輕度 < 50%	–	–	–	無改變
中度 50%~69%	–	–	–	切跡（部分逆轉）隱匿型（部分型竊血）
重度 70%~99%	≥343	≥60	≥4.0	部分逆轉（部分型竊血）
阻塞	無血流信息	無血流信息	無血流信息	完全逆轉（完全型竊血）

註：PSV 為收縮期最高流速，EDV 為舒張期最低流
速，OR 為起始段（V_1 段），IV 為椎間隙段（V_2 段）「-」
表示無數據

【影響因素和臨床表現】

動脈粥狀硬化疾是鎖骨下動脈狹窄和阻塞

最常見的病因，其次是高安氏動脈炎等炎性病
變。輕度和中度狹窄一般無明顯臨床症狀，重
度狹窄和阻塞會出現不同程度的缺血症狀，常
見的表現是上肢運動後疼痛或乏力，也可出現
眩暈、複視、眼球震顫、耳鳴甚至是聽力損失
等椎基底動脈血供不足的表現。測量雙側上肢
血壓不對稱，患側血壓較健側低。

【專家健康指導建議】

（1）在內科醫生指導下，養成健康的飲食
及生活習慣；配合藥物治療，積極控制危險因
素，包括控制血壓、血脂、血糖等。

（2）重度狹窄時建議外科就診，必要時行
球囊擴張術、支架置入術或人造血管搭橋術。

（3）手術治療後 3 個月、6 個月、1 年複
查頸動脈超音波。

二、腦動脈超音波

腦動脈超音波包括兩種檢查方式：經顱彩
色都卜勒超音波（Transcranial Color-duplex
Sonography，TCCS）和經顱都卜勒超音波
（Transcranial Doppler，TCD），這兩種超
音波可以無創的檢測顱內動脈的血流速度、方
向、頻譜及音頻，互為補充，能較準確地反映
腦動脈狹窄、痙攣等病理狀態，對分析腦血管
狹窄等疾病具有良好的應用價值。

（一）正常腦動脈超音波報告解讀

正常聲像圖及報告：透過檢查腦血管的血流速度、頻譜形態及血管搏動指數（Pulsatility Index，PI，反映血管順應性或彈性等），綜合反映血管狀況。

（二）顱內動脈狹窄和阻塞性病變

顱內動脈狹窄和阻塞是造成缺血性腦血管病的一個重要病因，而大腦中動脈狹窄是最常見的顱內動脈狹窄。

【病因和臨床表現】

動脈粥狀硬化疾是最常見的病因，其次是見於非特異性血管內膜炎、鉤端螺旋體病、先天性腦底動脈環發育異常等。不同程度的狹窄會造成不同的臨床體徵，如肢體偏癱、語言障礙、頭暈、耳鳴、行走不穩等。

【專家健康指導建議】

（1）積極控制危險因素，控制血壓、血脂、血糖等。

（2）在內科醫生指導下藥物治療。

（3）中、重度狹窄患者建議 6 個月、1 年複查超音波。

【顱內動脈狹窄和阻塞性病變報告解讀】

根據顱內動脈各段血流速度、都卜勒頻譜、血流聲頻、PI 等綜合分析，判定血管正常與否，異常者可分為輕度、中度及重度狹窄和阻塞。隨著狹窄程度的加重，血流速度增快、聲頻粗糙伴渦流；嚴重狹窄處檢查時可聞及樂性雜音、遠端流速減低伴低搏動改變；部分血管阻塞可出現周邊側支血流代償。

（三）高阻型腦血流頻譜改變

【影響因素及臨床表現】

高阻型腦血流頻譜改變常見於老年人腦血管阻力增加、腦灌注下降、腦血流量減少等腦血管病理生理改變，常見於被檢者脈壓差增大。可無症狀或出現頭暈等腦缺血表現。

【專家健康指導建議】

請患者到內科就診諮詢。

（四）頸部動脈顱外段病變

【影響因素及臨床表現】

頸部動脈顱外段的病變最常見於動脈粥狀硬化疾，臨床症狀與血管狹窄程度及側支循環代償相關。頸部動脈重度狹窄時，顱內側支循環代償良好，可以無特殊的臨床症狀或體徵；當側支建立不完善時，常常出現反覆腦缺血症狀，表現為暫時性黑矇、頭痛、頭暈、行走不穩、偏癱等臨床表現。

【專家健康指導建議】

建議行頸動脈超音波檢查，判斷頸動脈病變程度，至內科就診。

（五）鎖骨下竊血（隱匿型、部分型、完全型）

【影響因素及臨床表現】

鎖骨下動脈狹窄或阻塞性病變，常見於動

【高阻型腦血流頻譜改變報告解讀】
顱內動脈峰值血流速度正常，舒張期最低流速相對減低，頻譜形態改變，血流音頻未聞異常，血管搏動指數升高。腦動脈超音波檢查 PI 值上升大於 1.10（正常 PI 值 0.65～1.10）。

【頸部動脈顱外段病變報告解讀】
顱外頸動脈或椎動脈重度狹窄時，同側的顱內動脈會出現流速減低，頻譜形態改變，血管搏動指數減低，側支循環開放代償等改變。TCCS 和 TCD 可以很好地提示顱外段病變。

【鎖骨下竊血報告解讀】
當鎖骨下動脈中、重度狹窄至阻塞時，同側顱內椎動脈血流頻譜形態也會改變，出現不同程度的竊血頻譜徵象（隱匿型、部分型、完全型），間接提示顱外段鎖骨下動脈狹窄病變的程度。

脈粥狀硬化疾病變或高安氏動脈炎性病變。常見的臨床表現有頭暈、眩暈、肌力減退、共濟失調等後循環缺血症狀，尤其在上肢活動增加時，後循環缺血症狀更明顯。

【專家健康指導建議】

建議行頸動脈超音波檢查，判斷鎖骨下動脈病變程度，至內科就診。

第六節　超音波心跳圖

一、超音波心跳圖檢查項目

透過二維超音波、M型（M-mode）、彩色都卜勒、頻譜都卜勒、組織都卜勒等超音波檢查模式綜合分析心臟的結構、功能及血流動力學表現，判斷心臟是否正常或存在異常病變。

（一）成人超音波心跳圖測值

1.胸骨旁左心室長軸切面二維及M型

左心室舒張末徑：男 45～55mm，女 35～50mm

左心室收縮末徑：男 23～37mm，女 20～35mm

左心室後壁舒張末厚度：7～11mm，左心室後壁運動幅度：7～14mm

心室中膈舒張末厚度：7～11mm，心室

中膈運動幅度：5～8mm

右心室前後徑：12～29mm，右心室前壁厚度：3～5mm

左心房前後徑：男30～40mm，女27～38mm

主動脈瓣環徑：17～26mm

主動脈竇內徑：24～37mm

升主動脈內徑：22～37mm

2·胸骨旁大動脈短軸切面

主肺動脈內徑：17～27mm

右肺動脈內徑：9～18mm

左肺動脈內徑：9～18mm

3·心尖四腔心切面

左心房左右徑：26～45mm；左心室左右徑：34～52mm

右心房左右徑：25～42mm；右心室左右徑：22～40mm

下腔靜脈內徑：11～22mm

（二）觀察瓣膜形態、結構，血流資訊，頻譜分析，左心功能測量

1·二尖瓣、三尖瓣、主動脈瓣、肺動脈瓣瓣葉結構

正常、增厚、鈣化、畸形。

2·二尖瓣、三尖瓣、主動脈瓣、肺動脈瓣彩色都卜勒血流顯示

正常及逆流兩類。逆流又分為：生理性逆流（微量）；病理性逆流：少量（輕度）、中量（中度）、大量（重度）。

3.都卜勒頻譜分析

舒張期正常二尖瓣口血流最大瞬時速度為 60 ～ 130cm/s，三尖瓣口血流最大瞬時速度為 30 ～ 70cm/s；收縮期主動脈瓣口血流最大瞬時速度及左心室流出道口血流最大瞬時速度為 100 ～ 170cm/s；肺動脈瓣口血流最大瞬時速度為 60 ～ 90cm/s。

4.心功能測量

（1）左心室收縮功能正常：左心室射血分數 EF ≥ 50%；左心室短軸縮短率 FS ≥ 27%（當 EF < 50%，則認為左心室收縮功能減低：EF 40%～ 49%為輕度減低；EF 30%～ 39%為中度減低；EF < 30%為重度減低。FS < 25%為減低）。

（2）左心室舒張功能正常：左心房內徑正常；二尖瓣口都卜勒血流頻譜舒張早期的（E 峰）最大流速：平均 73cm/s，舒張晚期的（A 峰）最大流速：平均 40cm/s，1 < E/A < 2。E 峰減速時間在 160 ～ 240ms。四腔心切面用組織都卜勒測量二尖瓣環速率頻譜正常：舒張早期 e' 峰＞舒張晚期 a' 峰；e' ≥ 10cm/s，a' > 8cm/s。肺靜脈血流頻譜舒張晚期的反向波 Ar 流速 < 35cm/s。（註：體檢超音波心跳圖測

值僅供參考，臨床需綜合分析）

（三）正常超音波心跳圖報告解讀

超音波心跳圖測量各房室腔內徑大小正常，房、心室中膈連續性完整，心室中膈及左、右心室壁厚度正常，運動協調，運動幅度正常。各瓣膜形態、結構，啟閉運動未見明顯異常。主動脈、肺動脈關係及內徑正常。心包腔未見積水。左心室射血分數正常。CDFI：各瓣膜血流訊號及頻譜正常（圖 3-6-1）。

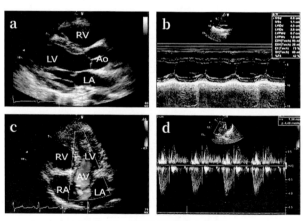

圖 3-6-1　正常超音波心跳圖

註：a、主動脈前壁與心室中膈延續，主動脈瓣及二尖瓣、左心房、左心室及右心室正常；b、M型測量左、右心室腔大小、左心功能及室壁運動幅度正常；c、心尖五腔心切面顯示主動脈瓣血流；d、主動脈瓣口血流頻譜及血流速度正常。AO：主動脈；LA：左心房；LV：左心室；RV：右心室；RA：右心房；AV：主動脈瓣

二、心臟常見瓣膜病

　　心臟瓣膜病以瓣膜狹窄、閉鎖不全最多見，其中以二尖瓣及主動脈瓣病變尤為常見。超音波心跳圖是各類瓣膜病檢查的首選方法。瓣膜病治療原則：內科強心、利尿、調整心功能，外科行瓣膜置換術或瓣膜成形術。

（一）二尖瓣狹窄

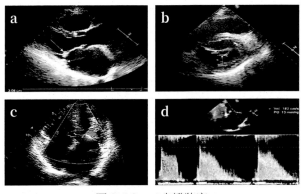

圖 3-6-2　二尖瓣狹窄

　　註： a、箭頭所示二尖瓣前、後葉瓣緣增厚，回音注射顯影劑，可見鈣化斑； b、二尖瓣瓣口面積縮小； c、二尖瓣狹窄瓣口「五彩」射流束； d、二尖瓣狹窄瓣口流速增快達 182cm/s

【二尖瓣狹窄報告解讀】

　　（1）二尖瓣前、後葉增厚，回音注射顯影劑，可見鈣化斑，瓣葉活動受限，瓣口縮小；左心房肥大。當二尖瓣前、後葉黏連，交界處融合，前葉舒張期開放呈圓隆狀則考慮風溼性病變；當二尖瓣瓣環增厚或鈣化則考慮老年性瓣膜退行性病變。M 型超音波前後葉曲線呈「城牆樣」改變。二尖瓣狹窄，可從二維圖像測定瓣口面積；也可透過連續都卜勒壓力減半時間法測定瓣口面積。都卜勒超音波顯示舒張期二尖瓣瓣口「五彩」射流束，前向血流速度增快（圖 3-6-2）。

　　（2）二尖瓣口面積正常約 4cm^2，輕度狹窄 1.5～2.0cm^2，中度狹窄 1.0～1.5cm^2，重度狹窄＜1.0cm^2。

（二）二尖瓣閉鎖不全

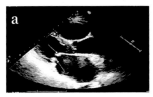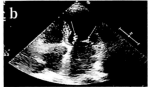

【二尖瓣閉鎖不全報告解讀】

（1）二尖瓣瓣葉或瓣環增厚、回音注射顯影劑，關閉時可見兩瓣葉不能合攏。二尖瓣脫垂時，前葉或後葉瓣環收縮期超過二尖瓣環連線脫入左心房。腱索斷裂時可見二尖瓣呈「連枷樣」運動，左心房及左心室擴大等。都卜勒超音波顯示收縮期二尖瓣口至左心房的異常「五彩」鑲嵌的逆流訊號及逆流頻譜（圖 3-6-3）。

（2）二尖瓣逆流分為生理性逆流及病理性逆流。生理性逆流：逆流訊號微弱，在瓣環上10mm的範圍內，占時短暫；二尖瓣病理性逆流程度見表 3-6-1。

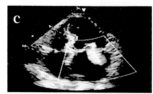
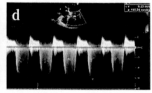

圖 3-6-3　二尖瓣閉鎖不全

註：a、b箭頭示二尖瓣前、後葉瓣尖瓣緣增厚，回音注射顯影劑，瓣葉活動受限，關閉有裂隙；c、二尖瓣少 - 中量逆流；d、二尖瓣逆流頻譜，逆流速度達623cm/s

表 3-6-1　二尖瓣病理性逆流程度評估

評估指標	輕度	中度	重度
逆流束範圍	局限在瓣環附近	達左心房中部	達左心房頂部或肺靜脈
逆流束長度／左心房長度	< 1/3	1/3~2/3	> 2/3
逆流束面積／左心房面積	< 20%	20%~40%	> 40%

（三）主動脈瓣狹窄

【主動脈瓣狹窄報告解讀】

（1）主動脈瓣膜形態學改變，包括瓣葉數量異常、瓣葉增厚、回音注射顯影劑、活動受限、瓣口縮小等。當主動脈瓣增厚伴交界處融合則考慮為風溼性病變；當瓣環增厚或鈣化則考慮為老年性瓣膜退行性病變；當主動脈瓣形態異常或瓣葉數目異常時，則考慮先天性主動脈瓣畸形。主動脈瓣狹窄常伴有左心室壁肥厚、左心室增大、升主動脈擴張等結構改變。都卜勒超音波可探及收縮期主動脈瓣口「五彩」射流束，前向血流速度明顯增快（圖 3-6-4）。

（2）正常主動脈瓣口面積約3.0cm²。當主動脈瓣口的最大瞬時速度＞200cm/s，主動脈瓣瓣口面積＜ 2.0cm² 時診斷主動脈瓣狹窄，狹窄程度見表 3-6-2。

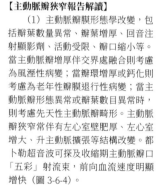
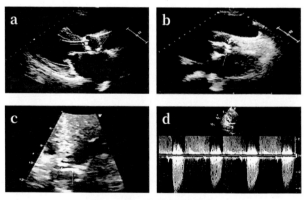

圖 3-6-4　主動脈瓣狹窄

註：a、左心室長軸顯示主動脈瓣瓣葉增厚及斑點狀強回音；b、大動脈短軸顯示主動脈瓣斑點狀強回音；c、放大主動脈瓣，顯示瓣膜增厚，回音注射顯影劑；d、主動脈瓣狹窄，瓣口前向流速增快達 423cm/s

表 3-6-2　主動脈瓣狹窄程度評估

評估指標	輕度	中度	重度
最大瞬時速度 (cm / s)	< 300	300~400	> 400
氣壓梯度力 (mmHg)	< 25	25~50	> 50
主動脈瓣瓣口面積 (cm²)	> 1.5	1.0~1.5	< 1.0

（四）主動脈瓣閉鎖不全

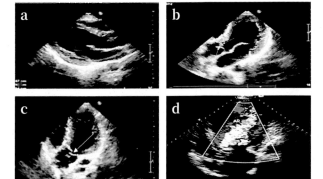

圖 3-6-5　心室間隔缺損修補 + 主動脈瓣膜置換手術後，
主動脈瓣脫垂導致主動脈瓣閉鎖不全

註：a、左心室增大； b、 c 箭頭示主動脈瓣增厚、
主動脈瓣脫垂閉合不全； d、主動脈瓣重度逆流

表 3-6-3　病理性主動脈瓣逆流程度評估

評估指標	輕度	中度	重度
逆流束寬度 (mm)	< 3	3~6	> 6
逆流束寬度 ／ 左心室流出道寬度	< 1/3	1/3~2/3	> 2/3

（五）三尖瓣閉鎖不全

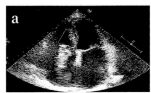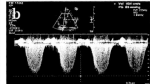

圖 3-6-6　三尖瓣閉鎖不全

【主動脈瓣閉鎖不全報告解讀】

　　（1）主動脈瓣瓣葉增厚或鈣化，呈團狀或粗線狀回音，瓣膜活動受限，瓣葉數目可能異常，瓣葉關閉時有裂隙。如果舒張期主動脈瓣向左心室流出道膨出超過主動脈瓣環連線，則說明有主動脈瓣脫垂。主動脈瓣閉鎖不全導致左心室增大、左心室流出道增寬、左心室壁活動注射顯影劑。彩色及頻譜都卜勒顯示源於主動脈瓣的「五彩」血流逆流入左心室流出道並探及高速逆流頻譜（圖3-6-5）。

　　（2）主動脈瓣逆流分為生理性逆流及病理性逆流。生理性逆流：超音波顯示心臟房室腔、瓣膜及大血管形態正常；逆流面積 < 1.5cm²，最大逆流速度 < 150cm/s。病理性主動脈瓣逆流程度見表 3-6-3。

【三尖瓣閉鎖不全報告解讀】

　　（1）病因不同，超音波圖像不同。風溼性心臟病三尖瓣瓣葉增厚，活動受限，關閉時有裂隙。三尖瓣脫垂，瓣葉於收縮期向右心房膨出並超出瓣環附著點連線。繼發性三尖瓣閉鎖不全，瓣膜形態正常，瓣環擴大，右心房、右心室增大。都卜勒超音波顯示收縮期三尖瓣口至右心房的異常逆流訊號及頻譜（圖3-6-6）。

　　（2）三尖瓣逆流有生理性逆流和病理性逆流。生理性三尖瓣逆流 35％～ 95％正常人可檢出，特點是逆流訊號微弱、範圍局限、占時短暫，逆流時間小於全收縮期，逆流速度小於 250cm/s。病理性三尖瓣逆流程度見表 3-6-4。

註：a、三尖瓣重度逆流，逆流束達右心房頂部；b、三尖瓣逆流頻譜，逆流速度達 404cm/s

表 3-6-4　病理性三尖瓣逆流程度評估

評估指標	輕度	中度	重度
逆流束長度／右心房長度	< 1/3	1/3~2/3	> 2/3, 返回下腔靜脈
逆流束的面積／右心房面積	< 20%	20%~40%	> 40%

（六）肺動脈瓣狹窄

【肺動脈瓣狹窄報告解讀】

（1）肺動脈瓣狹窄顯示瓣葉增厚、開放受限、瓣口狹小、瓣葉呈圓頂形突起；肺動脈瓣下狹窄顯示右心室流出道肥厚、變窄；肺動脈瓣上狹窄可見瓣上隔膜，主肺動脈變細等。心室中膈及右心室前壁增厚。都卜勒超音波顯示收縮期狹窄處「五彩」鑲嵌射流血流訊號，狹窄處流速明顯增快（圖 3-6-7）。

（2）據肺動脈瓣最大流速估測狹窄程度：輕度 < 200cm/s；中度 200cm/s ～ 400cm/s；重度 > 400cm/s。

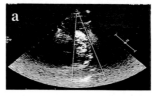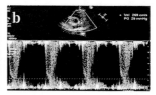

圖 3-6-7　肺動脈瓣狹窄

註：a、肺動脈瓣狹窄處「五彩」血流；b、狹窄處最大流速 269cm/s

（七）肺動脈瓣閉鎖不全

【肺動脈瓣閉鎖不全報告解讀】

（1）肺動脈瓣瓣葉增厚、回音注射顯影劑，活動正常或輕度受限，開放幅度增大，舒張期瓣葉閉合不攏。肺動脈增寬，右心室增大，右心室壁活動注射顯影劑。彩色及頻譜都卜勒顯示舒張期源於肺動脈瓣的「五彩」血流逆流入右心室流出道及逆流頻譜（圖 3-6-8）。

（2）肺動脈瓣有生理性逆流和病理性逆流。生理性逆流：彩色都卜勒超音波在 35% 正常人中檢出肺動脈瓣逆流，特點是範圍局限，流速較低，< 120cm/s，逆流束小於肺動脈瓣下 10mm。病理性逆流：肺動脈瓣逆流速度 > 150cm/s，逆流束長度 > 15mm。

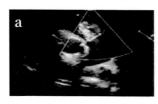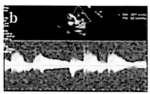

圖 3-6-8　肺動脈瓣閉鎖不全

註：a、肺動脈瓣逆流呈「五彩」血流訊號；b、肺動脈瓣逆流頻譜，逆流速度 281cm/s

【影響因素及臨床表現】

（1）瓣膜狹窄：①主要見於風溼性心臟病、老年性瓣膜退行性病變，以二尖瓣及主動脈瓣病變多見；②先天性瓣膜發育異常，以肺動脈瓣及主動脈瓣病變多見。臨床表現：勞力

性呼吸困難，咳嗽、咯血、咳粉紅色泡沫痰；暈厥、心絞痛等。體格檢查聞及舒張期及（或）收縮期雜音。

（2）二、三尖瓣閉鎖不全：凡是導致二、三尖瓣瓣環、瓣葉、腱索、乳頭肌及心室結構和功能任一異常的因素均可致二、三尖瓣閉鎖不全。常見的原因有風溼性心臟病二、三尖瓣閉鎖不全，老年性二、三尖瓣瓣環和瓣下部鈣化，二、三尖瓣脫垂，腱索斷裂，乳頭肌功能不全，左、右心室擴大等。臨床表現：輕度閉鎖不全無症狀，逐漸加重可出現乏力、呼吸困難，三尖瓣閉鎖不全合併肺動脈高壓時可出現腹水、下肢水腫、肝臟腫大等症狀。體格檢查聞及收縮期雜音。

（3）主動脈瓣閉鎖不全：由於主動脈瓣、瓣環及升主動脈疾病使主動脈瓣在左心室舒張時不能閉合，導致血液由主動脈逆流回左心室。常見原因有風溼性心臟病主動脈瓣病變、老年性主動脈瓣病變、先天性主動脈瓣畸形、馬凡氏症候群、感染性心內膜炎、升主動脈粥狀硬化疾、嚴重高血壓、升主動脈夾層等。臨床表現：輕度主動脈瓣閉鎖不全可以持續多年沒有症狀，當逆流逐漸發展並加重，出現心悸、氣短、呼吸困難、胸痛、頭部強烈波動感、頭暈等表現。體格檢查主動脈瓣聽診區聞及舒張期雜音。

（4）肺動脈瓣閉鎖不全：肺動脈瓣膜病變及引起肺動脈瓣環擴張的疾病均可導致肺動脈瓣閉鎖不全。常見有風溼性心臟病肺動脈瓣閉鎖不全、肺動脈瓣退行性病變、肺動脈瓣黏液性變、肺動脈瘤、肺動脈高壓等。臨床表現：有心悸、氣促、呼吸困難、水腫等，有原發病的以原發病臨床表現為主。體格檢查聞及舒張早期嘆氣性雜音，肺動脈高壓時可聞及收縮期噴射性雜音。

【專家健康指導建議】

根據瓣膜病變狹窄和（或）閉鎖不全的程度、結合患者的臨床症狀及心功能，輕者可行內科治療，嚴重者心外科行瓣膜修補或瓣膜置換術。

三、心臟人工瓣膜

【心臟人工瓣膜報告解讀】

常見的心臟人工瓣膜是二尖瓣位、主動脈瓣位置換（圖 3-6-9），除了常規項目檢查，重點是檢查人工瓣膜有無血栓、贅生物及瓣周漏等，透過彩色都卜勒觀察人工瓣膜與瓣環間是否有逆流可確認有無瓣周漏。

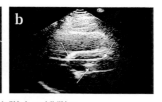

圖 3-6-9 心臟人工瓣膜

註： a、二尖瓣位機械瓣； b、主動脈瓣位機械瓣

【影響因素及臨床表現】

因自身心臟瓣膜病變嚴重而不能用瓣膜分離手術或修補手術時，則須採用人工心臟瓣膜置換術。人工瓣膜一類是全部用人造材料製成的機械瓣；另一類是全部或部分用生物組織製

成的生物瓣。換瓣者常見有風溼性心臟病、先天性心臟瓣膜病、馬凡症候群等。臨床表現：人工瓣膜置換後，如出現瓣周漏、贅生物、機械瓣狹窄、機械瓣啟閉失靈等，可出現相應臨床表現。

【專家健康指導建議】

適量服用抗凝藥物，預防感染，適當活動，保持精神愉快，增加營養，補充蛋白質和維生素。定期到醫院複查。

四、心肌病變

【影響因素及臨床表現】

心肌病變是一組由心肌功能障礙引起的疾病，表現為心室壁異常肥厚或心腔擴張，包括擴張型心肌病變、肥厚型心肌病變、限制型心肌病變、致心律不整性右心室心肌病變等，其發病原因不明；另有已知原因或者是發生在其他疾病之後的心肌繼發性改變，主要與感染、缺血、內分泌及代謝疾病等因素有關。臨床表現心悸、乏力、呼吸困難、水腫、肝大、心前區悶痛、暈厥甚至猝死。體格檢查心前區聞及收縮期及（或）舒張期雜音。

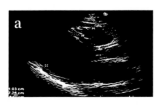
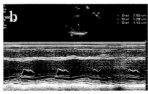

【心肌病變報告解讀】

常見心肌病變有擴張型心肌病變和肥厚型心肌病變，圖像特點：

（1）擴張型心肌病變超音波心跳圖顯示心腔擴大，左心室明顯（左心室舒張末徑 ≥ 60mm）；室壁變薄、運動普遍減低（心室中膈運動幅度 ≤ 3mm，左心室後壁運動幅度 ≤ 7mm），收縮期增厚率減低；各瓣膜開放幅度減小，形成「大心腔，小開口」；左心室射血分數及縮短分數均明顯減低（圖 3-6-10）。都卜勒顯示以二尖瓣為主的多瓣膜逆流訊號及頻譜。

（2）肥厚型心肌病變超音波心跳圖顯示：心室中膈增厚，室壁也可以增厚，厚度 ≥ 15mm。

①肥厚型非梗阻性心肌病變：膜部心室中膈不厚，而從肌部心室中膈至心尖部明顯肥厚，左心室流出道無狹窄；左心室後壁增厚程度較心室中膈輕。

②肥厚型梗阻性心肌病變：對稱性左心室壁增厚，造成左心室流出道狹窄，心腔變小，收縮期二尖瓣前葉或腱索向左心室流出道運動，都卜勒測量左心室流出道狹窄處高速血流頻譜。

③心尖肥厚：僅心尖部室壁對稱性肥厚，收縮期心尖部室腔消失。肥厚心肌呈斑點樣回音注射顯影劑（圖 3-6-11）。

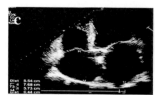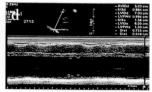

圖 3-6-10　擴張型心肌病變

註：a、心室腔擴大，左心室舒張末徑 72mm；b、M 型顯示左心室擴大呈「大心腔」，二尖瓣開放幅度減低呈「小開口」，室壁運動普遍減低；c、心尖四腔心切面顯示全心擴大；d、 M 型測量左心收縮功能減低，EF 27%、 FS 13%

【冠心病報告解讀】

冠心病超音波心跳圖有多種表現形式：暫時性心絞痛可很快緩解，心臟結構及功能可以完全正常。

心肌梗塞導致心肌缺血後改變，超音波圖像顯示：節段性的室壁運動異常、心腔擴大、瓣膜逆流、射血分數減低等指標異常。對主動脈瘤、心腔內血栓、心室中膈穿孔、心室壁破裂、乳頭肌功能不全等超音波都有重要的診斷價值（圖 3-6-12）。

M 型：正常心室中膈收縮期心內膜向心運動幅度 5～8mm，＜5mm 為減低；左心室後壁收縮末期心內膜向心運動幅度 7～14mm，小於 7mm 為減低。室壁增厚率：左心室壁收縮末期厚度與舒張末期厚度之差占舒張末期厚度的百分比，正常值 27%～33%，平均 30% 左右。

臨床上判斷收縮期室壁向心運動異常多以目測與幅度測量相結合：

（1）運動正常：心內膜運動幅度 ≧ 5mm，收縮期室壁增厚率 ≧ 25%。

（2）運動減弱：心內膜運動幅度 ＜ 5mm，室壁收縮期增厚率 ＜ 25%。

（3）運動消失：心內膜運動和室壁收縮期增厚率消失。

（4）反常運動：矛盾運動。

（5）主動脈瘤：室壁變薄，向外膨出，主動脈瘤處心肌收縮期與正常心肌呈明顯矛盾運動。

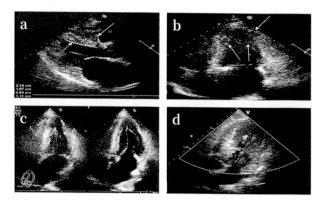

圖 3-6-11　肥厚型心肌病變

註：a、心室中膈明顯增厚約 19mm，左心室後壁厚約 11mm；b、心室中膈及心尖部室壁肥厚；c、心尖部心肌肥厚；d、收縮期心尖肥厚處心腔消失。箭頭示心肌肥厚

【專家健康指導建議】

不同種類心肌病變治療方案不同，有病因者首先到門診治療其原發病，其次對症治療，必要時手術治療。

五、冠狀動脈粥狀硬化疾性心臟病

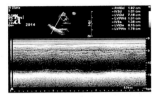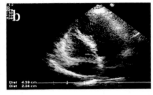

圖 3-6-12　心肌梗塞心室血管瘤形成

註：a、 M 型顯示左心擴大，室壁運動幅度瀰漫減低，心功能下降，EF29%、 FS14%； b、左心室心尖部主動脈瘤 44mm×22mm

【影響因素及臨床表現】

冠狀動脈粥狀硬化疾性心臟病（簡稱冠心病）是冠狀動脈發生病變而引起血管痙攣、管腔狹窄或阻塞，造成心肌缺血、缺氧或壞死而導致的心臟病。了解冠心病的危險因素與誘因，可預防冠心病發生。

(1) 冠心病可改變的危險因素有：高血壓、高血脂（總膽固醇過高或低密度脂蛋白膽固醇過高、甘油三酯過高、高密度脂蛋白膽固醇過低）、超重及肥胖、高血糖、不良生活方式以及社會心理因素。

(2) 冠心病不可改變的危險因素有：性別、年齡、家族史。

冠心病的發作誘因常常與季節變化、情緒激動、體力活動增加、飽食、大量吸菸和飲酒等有關。

(3) 臨床表現：①典型症狀：突感心前

區疼痛，因體力活動、情緒激動等誘發，多為發作性絞痛或壓榨痛，可放射到周圍如左臂和肩、頸部等，也可為悶痛、憋悶感。嚴重時胸痛劇烈，含服硝酸甘油不能緩解，持續時間常超過半小時，並可有噁心、嘔吐、出汗、發熱、心悸、呼吸困難、血壓下降、休克等。②不典型症狀：一部分患者僅僅心前區不適、心悸、乏力，或以胃腸道症狀為主。體格檢查：心肌梗塞併發心室中膈穿孔、乳頭肌功能不全時，可於相應部位聽到雜音。心律不整時聽診心律不規則。

【專家健康指導建議】

（1）培養健康的生活習慣：戒菸限酒，低脂低鹽飲食，適當體育鍛鍊，控制體重等。

（2）藥物治療：抗血栓，減輕心肌氧耗，緩解心絞痛，調脂穩定斑塊。

（3）血管重建：包括介入治療。

（4）超音波心跳圖是目前最常用的檢查手段之一，可以定期複查。

六、心包膜積水

【心包膜積水報告解讀】

正常人心包腔可以有積水，一般＜50mL，超音波不能探及。心包腔內探及積水無回音則為異常。超音波檢查可以估計心包膜積水量：少量＜200mL，胸骨旁左心室長軸切面左心房室溝處及後心包有5mm左右的積水，前心包無積水；中量200～500mL，該切面前心包膜積水10mm左右，後心包及心尖部積水呈帶狀；大量＞500mL，該切面前、後心包及心尖部積水均＞20mm，心臟出現明顯的「搖擺」現象（圖3-6-13）。

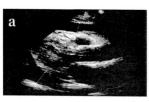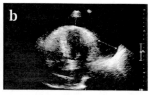

圖3-6-13　大量的心包膜積水

註：a、左心室後壁及右心室前壁心包腔積水；b、

左心室側壁及心尖部心包腔積水呈帶狀圍繞心臟，使心臟出現「搖擺」現象

【影響因素及臨床表現】

心包膜積水是指由於各種原因引起的心包腔內液體積聚。常見有結核性、細菌性感染、自身免疫病、外傷、手術、腫瘤等。臨床表現：常見症狀有胸骨後、心前區疼痛，呼吸困難。大量心包膜積水造成心臟壓塞的臨床體徵有低血壓、心音低弱、頸靜脈怒張等。

【專家健康指導建議】

（1）建議到心內科就診。心包膜積水病因診斷可根據臨床表現、實驗室檢查、心包穿刺液檢查以及是否存在其他疾病而確定。

（2）針對病因，對症治療。

七、心臟腫瘤

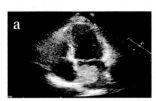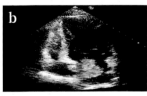

圖 3-6-14　心臟腫瘤：左心房黏液瘤

註：a、左心房腔內緻密均勻團塊回音；b、團塊形態不規則，連於心房中膈。「+」區域為左心房腫瘤

【影響因素及臨床表現】

病因：原發性心臟腫瘤分為良性和惡性，繼發性心臟腫瘤均為惡性。心臟良性腫瘤多見於黏液瘤。惡性腫瘤中最多見的為未分化肉瘤。

【心臟腫瘤報告解讀】

心臟房、室腔內可見異常回音團塊，邊緣清晰，部分腫瘤可阻塞左心室流入道、流出道等導致狹窄。常見的是心臟黏液瘤，超音波對黏液瘤有特異性診斷價值，在心腔內出現緻密均勻團塊回音，心房尤為多見，有蒂連於房壁，該異常回音團隨心臟舒張及收縮和房室瓣開閉而規律性擺動（圖 3-6-14）。體檢心肌腫瘤及心包腫瘤極少見。

臨床表現：胸痛、心悸、乏力、呼吸困難、咯血、端坐呼吸、腹水、下肢水腫、肝臟腫大、頸靜脈怒張、心律不整、暈厥甚至猝死。

【專家健康指導建議】

手術切除是治療心臟腫瘤的首選治療方法。術後定期複查。

八、高血壓性心臟病

【影響因素及臨床表現】

高血壓性心臟病是長期動脈血壓升高並控制不佳引起心臟結構和功能的改變。臨床表現與患者病程、分期及有無併發症有關，有些人無明顯自覺症狀，有些人則出現在額部及兩側顳部的頭痛，胸悶不適等。高血壓危象出現頭痛、煩躁、噁心、嘔吐、氣急以及視物模糊等。

【高血壓性心臟病報告解讀】

（1）左心室壁肥厚：心室中膈與左心室後壁呈對稱性增厚≥12mm，以向心性肥厚多見，室壁運動幅度注射顯影劑。左心房增大，逐漸左心室擴大。主動脈根部擴張、主動脈瓣鈣化、二尖瓣環鈣化（圖3-6-15a～f）。早期左心室舒張功能受損，晚期出現心功能衰竭。

（2）左心室舒張功能異常：脈衝都卜勒超音波顯示舒張期二尖瓣最大瞬時速度E峰/A峰＜0.8或＞2.0均為舒張功能減低。組織都卜勒超音波測量二尖瓣環舒張早期速度e』＜舒張晚期速度a』；e』＜8cm/s e』降低是舒張功能不全的早期表現之一（圖3-6-15g～h）。

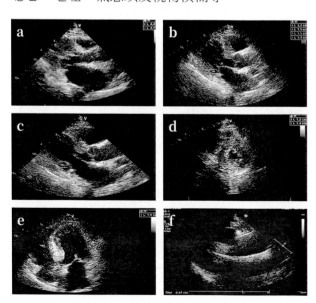

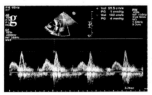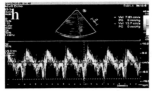

圖 3-6-15　高血壓性心臟病

註：a、「+」測量左心房肥大；b、「+」心室中膈及左心室後壁對稱性肥厚；c、箭頭示二尖瓣後葉瓣環斑點狀鈣化；d、左心室向心性肥厚；e、左心房輕度增大，心室中膈增厚；f、升主動脈擴張；g、舒張期二尖瓣最大瞬時速度 E 峰＜ A 峰；h、組織都卜勒超音波測量二尖瓣環舒張早期速度 e』/ 舒張晚期速度 a』＜ 1，e』流速為 7.8cm/s

【專家健康指導建議】

（1）長期、正規的抗高血壓治療能改善肥厚心肌的損害程度。

（2）保持健康的生活習慣。

（3）定期體檢，預防並控制高血壓併發症。

九、肺動脈高壓和肺源性心臟病

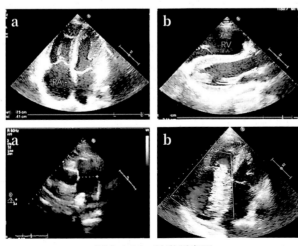

圖 3-6-16　肺動脈高壓

註：a、右心房（RA）增大；b、右心室（RV）增大，左心室輕度受壓；c、肺動脈主幹擴張；d、右心擴大，三尖瓣大量逆流

【肺動脈高壓和肺源性心臟病報告解讀】

（1）右心室、右心房內徑增大，右心室流出道內徑增寬，右心室游離壁增厚＞ 5mm；肺動脈主幹及右、左肺動脈內徑增寬，部分可探及肺動脈內出現不規則團塊狀回音；三尖瓣瓣葉合不佳；肺動脈瓣 M 型曲線呈「W」形或「V」形；下腔靜脈擴張及吸氣塌陷減低。都卜勒超音波探及三尖瓣及肺動脈瓣反向血流訊號，根據逆流頻譜評估肺動脈壓（圖 3-6-16）。

（2）據三尖瓣逆流法估測肺動脈收縮壓上升程度：輕度 30 ～ 50mmHg；中度 50 ～ 70mmHg；重度＞ 70mmHg。

【影響因素及臨床表現】

肺動脈高壓是指由於心臟、肺及肺血管疾病導致的肺動脈壓力升高超過一定界值的一種血流動力學和病理生理狀態。可以是一種獨立的疾病，也可以是併發症。常見病因有肺源性心臟病（簡稱肺心病），主要是由於支氣管 - 肺組織或肺血管病變等所致肺循環阻力增加引起的心臟病，分為急性和慢性兩種，急性肺心病指急性肺動脈高壓所導致的右心負荷過重，多系大面積肺動脈栓塞所致。慢性肺源性心臟病是慢性支氣管炎、肺氣腫、其他肺胸部疾病或肺血管病變引起的心臟病，有肺動脈高壓、右心室增大或右心功能不全。

臨床表現：①肺動脈高壓通常沒有特異性，有疲勞、乏力、呼吸困難、運動耐量減低，運動時頭暈、暈厥，心絞痛或胸痛，偶爾有咳嗽、咯血、聲音嘶啞；②急性肺心病導致肺動脈高壓，常常伴有深靜脈血栓、心腔附壁血栓及手術史。有下肢局部腫脹、疼痛、壓痛等症狀。肺動脈栓塞嚴重者出現呼吸困難、胸痛、發紺甚至猝死；③慢性肺心病常常出現反覆發作的咳嗽、咳痰及不同程度的呼吸困難，多伴有哮喘、氣短且活動後症狀加重。右心衰竭時出現食慾缺乏、噁心、嘔吐、上腹脹痛、下肢水腫、胸腹水、口唇發紺等。體格檢查有肺氣腫徵象，聽診呼吸音減弱，有乾、濕性囉音，頸靜脈怒張、肝腫大有

壓痛、雙下肢水腫等。

【專家健康指導建議】

(1) 建議到呼吸科、心內科就診，控制感染、控制心力衰竭。針對肺動脈高壓及臨床症狀予以相應藥物治療。

(2) 提倡健康的生活方式，注意防寒保暖、戒菸等，防治呼吸道感染、防止過敏原及有害氣體吸入等。

(3) 改善預後，避免懷孕、感冒、重體力活動等加重肺動脈高壓病情的因素。

十、成人常見的先天性心臟病

(一) 動脈導管閉鎖不全

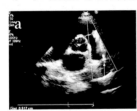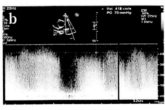

圖 3-6-17　先天性心臟病：動脈導管閉鎖不全
　　註：a、由降主動脈經異常通道射流入肺動脈的「五彩」血流訊號；b、異常通道內探及連續性分流頻譜

【影響因素及臨床表現】

動脈導管原本系胎兒時期肺動脈與主動脈間的正常血流通道，為胚胎時期特殊循環方式所必要。出生後 1 年內未閉合即稱為動脈導管閉鎖不全。常見的症狀有勞累後心悸、氣急、乏力，易患呼吸道感染和生長發育遲緩。晚期

【動脈導管閉鎖不全報告解讀】
　　左心房、左心室增大，在降主動脈與肺動脈分叉之間可見動脈導管未關閉或閉鎖不全；如存在肺動脈高壓，可顯示右心室增大，肺動脈增寬；都卜勒超音波顯示降主動脈至肺動脈的通道內異常分流性血流訊號及雙期連續高速血流頻譜（圖3-6-17）。

出現嚴重肺動脈高壓。體格檢查於胸骨左緣第
2 肋間聞及響亮的連續性機器樣雜音。

【專家健康指導建議】

動脈導管閉鎖不全診斷確認後，建議到心
外科行手術治療。

（二）心房中膈缺損

【心房中膈缺損報告解讀】
　　圖像顯示心房中膈連續性中斷，中斷處可測量缺損大小。右心負荷過重表現右心房和右心室增大，心室中膈與左心室後壁呈同向運動等；都卜勒超音波可以確認心房數值過隔血流方向及血流頻譜（圖 3-6-18）。對於靜脈竇型心房中膈缺損超音波成像困難。

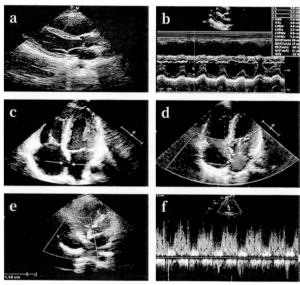

圖 3-6-18　先天性心臟病：心房中膈缺損

　　註：a、左心室長軸切面顯示右心室擴大；b、M
型顯示心室中膈與左心室後壁部分同向運動；c、四腔心
切面顯示心房中膈中部連續性中斷；d、CDFI 顯示由
左心房經心房中膈中斷處進入右心房的分流訊號；e、劍
突下四腔心切面 CDFI 顯示心房中膈中斷處過隔血流束寬
11.8mm；f、心房中膈中斷處過隔血流頻譜

【影響因素及臨床表現】

　　心房中膈缺損是原始心房中膈在胚胎發育
過程中出現異常，致左、右心房之間遺留孔

隙。原始心房中膈下緣不能與心內膜墊接觸，形成原發孔心房中膈缺損。原始心房中膈上部吸收過多、繼發孔過大或繼發隔生長發育障礙，則出現繼發孔心房中膈缺損。心房中膈缺損是常見的先天性心臟病，可無症狀，也可表現為活動後氣急、心悸、乏力。嚴重者出現充血性心力衰竭，頸靜脈怒張、肝大、腹水、發紺等。體格檢查有第二心音固定分裂；胸骨左緣第2、3肋間聞及Ⅱ～Ⅲ級收縮期吹風樣雜音。

【專家健康指導建議】

　　超音波檢查一般可確立診斷，成年人如缺損＜5mm、無右心房室增大者可臨床觀察。成年人如存在右心房室增大，可到心外科就診，並進行傘封堵或外科縫合手術治療。

（三）心室中膈缺損

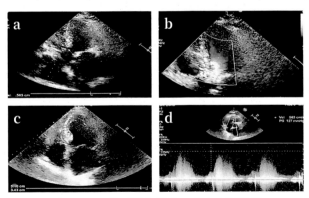

【心心室中膈缺損報告解讀】

　　超音波心跳圖顯示：心心室中膈缺損較小者心臟大小可正常，缺損較大者可有左心房、左心室內徑增大，缺損處心室中膈回音連續中斷，超音波可確認心室中膈膜部、動脈下型及肌部等部位的缺損。都卜勒超音波由缺損處右心室面向左心室面追蹤可探測到過隔的高速血流及湍流頻譜（圖3-6-19）。

圖 3-6-19　先天性心臟病：心室中膈缺損

　　註：a、箭頭示心室中膈膜部連續性中斷；b、心室中膈膜部缺損左向右分流，呈「五彩」血流訊號；c、左心擴大；d、缺損處左向右分流頻譜，流速高達563cm/s

【影響因素及臨床表現】

在胚胎時期心室中膈發育不全，在心室數值產生左向右分流。心心室中膈缺損是常見的先天性心臟病，若缺損＜5mm，則分流量較小，多無臨床症狀；若缺損較大，有氣促、呼吸困難、乏力和反覆肺部感染等表現，嚴重時可發生心力衰竭，有明顯肺動脈高壓時出現發绀。體格檢查胸骨左緣Ⅲ～Ⅳ肋間聞及響亮粗糙收縮期雜音。

【專家健康指導建議】

建議心外科就診，並行手術治療。

第四章　心電圖檢查

【項目介紹】

臨床心電圖記錄的是心臟激發電場中的電位變化，而不是直接記錄心肌本身活動。心電圖是記錄心臟電活動的唯一有效工具。經過一個世紀的實踐，人們了解到心電圖在一定範圍內，可以用來辨別包括解剖、代謝、離子和血流動力學等方面的心臟改變，是某些心臟疾病的獨立診斷指標，偶爾也是某些病理過程的唯一指標，常可直接用於指導治療。

【注意事項】

不要空腹做心電圖，以免出現低血糖或者心跳加速的症狀，這樣會影響心電圖的結果。

進行心電圖檢查時，必須暴露胸部，四肢的末端，所以首先要穿著容易脫的衣服。女性朋友，最好不要穿連衣裙，連褲襪。如身上有手錶、手機等物品，最好先取下來放在一邊。

做心電圖之前一天最好不熬夜。檢查前最好先休息 5 ～ 10 分鐘。做心電圖期間不要緊張，不要說話，要保持心平氣和的狀態，否則可能會影響檢查的結果。

第一節　竇性心律及心律不整

一、竇性心搏過速

【專家健康指導建議】

應針對病因進行治療，去除誘發因素，治療心力衰竭，糾正貧血，控制甲狀腺功能亢進症等，必要時單用或聯合使用β受體阻滯劑（如倍他樂克）、非二氫吡啶類鈣離子通道阻滯劑（如地爾硫卓），若上述藥物無效或不能耐受，需進一步去心血管內科就診。

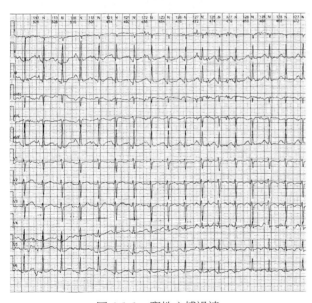

圖 4-1-1　竇性心搏過速

【竇性心搏過速報告解讀】

竇性心搏過速：成人的竇性心率>100次／分時為竇性心搏過速，常見於吸菸、飲茶、飲咖啡、飲酒，體力活動及情緒激動時，也可以見於某些病理狀態，如發熱、甲狀腺功能亢進症、貧血、休克、心肌缺血，心力衰竭以及使用某些藥物者（圖 4-1-1）。

二、竇性心搏過緩

【竇性心搏過緩報告解讀】

　　竇性心搏過緩常見於健康的年輕人，運動員及睡眠狀態，其他原因包括顱內疾病、嚴重缺氧、低溫、甲狀腺機能低下、阻塞性黃疸和血管迷走性暈厥、竇房結病變、急性下壁心肌梗塞等，以及使用某些藥物時如：胺碘酮，β受體阻滯劑，非二氫吡啶類鈣通道阻滯劑或洋地黃等藥物（圖4-1-2）。

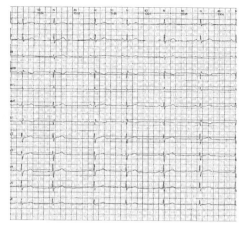

圖 4-1-2　竇性心跳過緩

【專家健康指導建議】

　　無症狀竇性心跳過緩，常無須治療，如因心率過慢出現心排血量不足症狀，如暈厥，黑矇等，應考慮心臟起搏治療，建議心血管內科儘快就診。

三、竇性心律不整

【竇性心律不整報告解讀】

　　竇性心律不整多見於健康人和年輕人，臨床上分為：①呼吸性竇性心律不整，最常見，無病理意義；②非呼吸性竇性心律不整，較少見（圖4-1-3）。

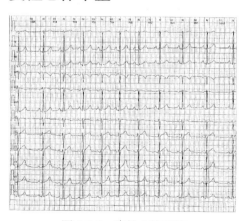

圖 4-1-3　竇性心律不整

【專家健康指導建議】

多數不需要治療，如伴有心臟其他疾病者請到心血管內科進一步診治。

(一) 竇性閉止

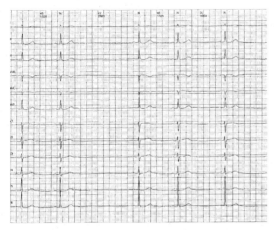

圖 4-1-4　竇性閉止

【竇性閉止報告解讀】

竇性閉止是指竇房結在一個或多個心跳週期中不產生衝動，以致不能激動心房或整個心臟，又稱為竇性靜止。年輕人多由於強烈的迷走神經反射所致，其他原因如炎症、缺血、藥物因素也會致竇性閉止（圖 4-1-4）。

【專家健康指導建議】

竇性閉止大於 3 秒，可出現黑矇，短暫意識障礙或暈厥，若伴有反覆暈厥，抽搐，或心電圖多次檢查有竇性閉止，請儘快到心血管內科諮詢，查清病因進行治療，必要時安裝人工心臟起搏器。

（二）二度房室傳導阻滯

【二度房室傳導阻滯報告解讀】
　　二度房室傳導阻滯多為間歇性，常見於迷走神經亢進或頸動脈竇過敏者。持續性竇房阻滯多見於器質性心臟病患者，此外高血鉀及使用洋地黃、奎尼丁、β受體阻滯劑也可引起竇房阻滯（圖 4-1-5）。

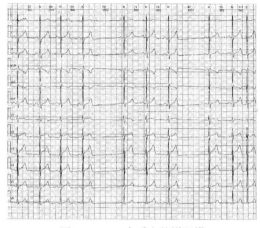

圖 4-1-5　二度房室傳導阻滯

【專家健康指導建議】

建議到內科門診就診，可進一步檢查動態心電圖。

第二節　室上性心律不整

一、心房早期收縮

【專家健康指導建議】

心房早期收縮通常無須治療，但有明顯症狀或心房早期收縮觸發室上性心搏過速時應給予治療，去除誘因：如戒菸，不喝濃茶或咖啡。治療藥物包括 β 受體阻滯劑，非二氫吡啶類鈣通道阻滯劑，普羅帕酮和胺碘酮。

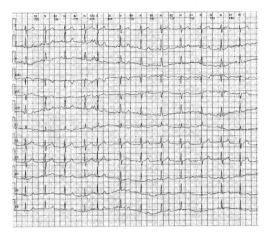

圖 4-2-1　心房早期收縮

【心房早期收縮報告解讀】

　　心房早期收縮主要表現為心悸，一些患者有胸悶乏力，症狀自覺有停跳感，有些患者可能無任何症狀。多為功能性改變，正常成人 24 小時心電監測大約 60% 會發生房早，也可以發生在各種器質性心臟病中，如冠心病，肺心病，心肌病變等，並可引起其他快速性竇性心律不整（圖4-2-1）。

二、房室交界處期外收縮

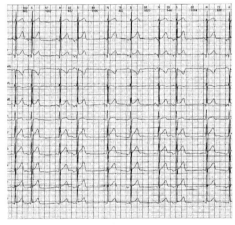

圖 4-2-2　房室交界處期外收縮

【房室交界處期外收縮報告解讀】

　　房室交界處期外收縮（簡稱交界處早期收縮）可見於正常健康人和無心臟病患者，也可見於器質性心臟病患者。可表現為心悸、心慌、有間歇（圖 4-2-2）。

【專家健康指導建議】

　　若為偶發則一般症狀比較輕微，透過休息，注意飲食，不喝咖啡和濃茶，不服用刺激性食物，大多數可自行緩解。如為頻發性早期收縮建議心血管內科就診，進行動態心電圖檢查。

三、交界處逃脫性節律

【交界處逃脫性節律報告解讀】
　　交界處逃脫性節律是一種常見的被動性異位搏動。與迷走神經張力上升、顯著的竇性心跳過緩或房室傳導阻滯有關，並作為防止心室停頓的生理性保護機制（圖 4-2-3）。

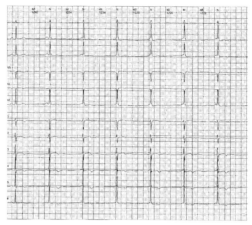

圖 4-2-3　交界處逃脫性節律

【專家健康指導建議】

　　建議到心血管內科就診，進行動態心電圖檢查。

四、非陣發性交界處心搏過速

【非陣發性交界處心搏過速報告解讀】
　　非陣發性交界處心搏過速或加速性交界處心搏過速，是由於交界區起搏點自律性上升引起的一種心律不整。頻率 70～130 次／分，多數在 100 次／分，發作及終止無突然性。多見於有器質性心臟病，如洋地黃過量、風溼熱、急性心肌梗塞等。其他疾病和無明顯疾病者也偶爾發生（圖 4-2-4）。

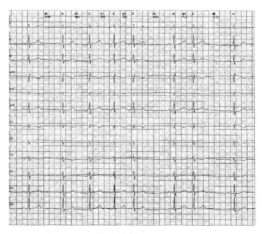

圖 4-2-4　非陣發性交界處心搏過速

【專家健康指導建議】

（1）避免喝濃茶、濃咖啡或喝酒，避免情緒激動。

（2）建議為確認病因，可以到心血管內科進一步檢查。

第三節　室上性心搏過速

一、心房撲動

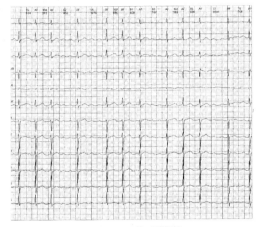

圖 4-3-1　心房撲動

【專家健康指導建議】

（1）治療藥物包括控制心室率的藥物和預防心房撲動復發的藥物。導管消融可根治心房撲動，對於症狀明顯或引起血流動力學不穩定的心房撲動應選導管消融治療。

（2）持續性心房撲動的患者發生血栓栓塞的風險明顯上升，應給予抗凝治療。

【心房撲動報告解讀】

心房撲動多見於器質性心臟病，如風溼性心臟病、冠心病、高血壓性心臟病、心肌病變等，另外肺栓塞、慢性充血性心力衰竭、二三尖瓣狹窄與逆流導致心房擴大、甲狀腺功能亢進、酒精中毒、心包炎等也可以出現心房撲動，少部分人可無明顯病因（圖 4-3-1）。

二、心房顫動

【專家健康指導建議】

（1）無論哪種心房顫動（簡稱房顫）都應去心血管內科就診。必須在長期綜合管理，治療原發疾病和誘發因素的基礎上，預防血栓栓塞、轉復並維持竇性心律及控制性心室率，這是治療房顫的基本原則。

（2）房顫血栓栓塞發生率較高，因此抗凝治療是房顫治療的重要內容，對於合併有瓣膜病的患者，需使用華法林抗凝血劑，對於非瓣膜病患者必須進行血栓栓塞的危險評分決定是否需要抗凝治療。房顫轉復為竇性心律的方法，包括藥物復律，電復律和導管消融治療。持續性房顫的患者應選擇藥物控制心室率並結合抗凝治療，此方法尤其適用於老年患者。

【心房顫動報告解讀】

心房顫動常發生於器質性心臟病，多見於高血壓性心臟病，冠心病，風溼性心臟病，二尖瓣狹窄，心肌病變以及甲狀腺功能亢進。房顫也可見於正常人在情緒激動，外科手術後運動或大量飲酒時。若發生在無結構性心臟病的青壯年，則稱為孤立性房顫或特發性房顫。房顫分為以下幾種類型：首診房顫，陣發性房顫，持續性房顫，長期持續性房顫和永久性房顫（圖4-3-2）。

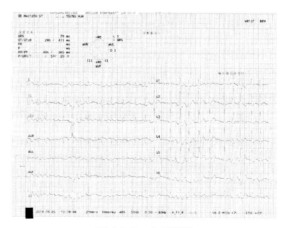

圖4-3-2　心房顫動

三、竇性心搏過速

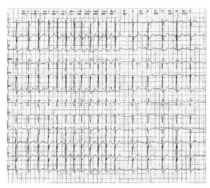

圖 4-3-3　竇性心搏過速

【竇性心搏過速報告解讀】

　　冠心病、慢性肺部疾病、洋地黃中毒、大量飲酒、代謝障礙、外科手術或導管消融術後所導致的手術瘢痕，都可以引發竇性心搏過速，在部分心臟結構正常的人中也能見到。通常表現為心悸、頭暈、胸痛、憋氣，乏力等症狀，也有無症狀者。有器質性心臟病的患者，可表現為暈厥，心肌缺血或肺水腫等症狀，發作短暫，可間歇或持續發作（圖 4-3-3）。

【專家健康指導建議】

　　竇性心搏過速的處理，主要取決於心室率的快慢及血流動力學情況，如心室率不太快，且無嚴重的血流動力學障礙，不必緊急處理，洋地黃中毒或臨床上有嚴重充血性心力衰竭或休克徵象，心率達到 140 次／分以上，需要患者配合進行積極治療。

四、陣發性室上性心搏過速

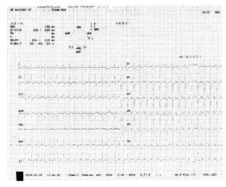

圖 4-3-4　陣發性室上性心搏過速

【陣發性室上性心搏過速報告解讀】

　　陣發性室上性心搏過速多見於無器質性心臟病的正常人，也可見於先天性心臟病，沃夫巴金森懷特症候群，心肌炎等基礎疾病。感染為常見誘因，也可見於疲勞，精神緊張，過度換氣，心臟手術後（圖 4-3-4）。

【專家健康指導建議】

陣發性室上性心搏過速一般採取射頻消融術。建議及時去心血管內科就診。

第四節　心室心律不整及心搏過速

一、心室期外收縮

【專家健康指導建議】

（1）無器質性心臟病，心室期外收縮（簡稱心室早期收縮）不會增加發生心臟性死亡的危險性，因此無明顯症狀或症狀輕微者不必藥物治療，症狀明顯者治療以消除症狀為目的，減輕焦慮，不安，避免誘發因素，如吸菸，咖啡等，藥物宜選用β受體阻滯劑（如倍他樂克），非二氫吡啶類鈣通道阻滯劑（如地爾硫卓）和普羅帕酮等具有減少早期收縮和減輕症狀的作用。

（2）器質性心臟病合併心功能不全者，原則上只處理心臟本身疾病，不必服用單獨治療心室早期收縮的藥物。

（3）少部分起源於右心室流出道或左心室後間隔的頻發心室早期收縮，若症狀明顯，抗心律不整，藥物療效不佳，或不能耐受藥物治療，且無明顯器質性心臟病，可考慮經導管射頻消融治療，成功率較高。建議到心血管內科

進一步診治。

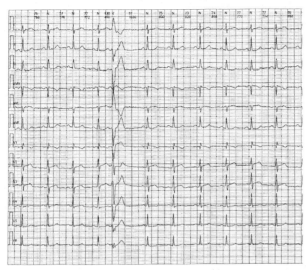

圖 4-4-1　期前收縮

【期前收縮報告解讀】

　　正常人與各種心臟病患者均可發生心室早期收縮，早期收縮次數隨年齡的增加而增加。常見誘因有精神不安、過量菸酒、咖啡、缺血缺氧、麻醉、手術、某些藥物中毒（如洋地黃、奎尼丁、三環類抗憂鬱藥）、電解質紊亂（如低鉀低鎂）等，還常見於高血壓，冠心病，心肌病變，風溼性心臟病，二尖瓣脫垂等疾病。心室早期收縮，通常無特異性症狀，且是否有症狀或症狀的輕重程度與心室早期收縮的頻發程度無直接相關，一般表現為心悸，心跳或停跳感，可伴有頭暈、乏力，胸悶等症狀（圖4-4-1）。

二、非陣發性心室心搏過速

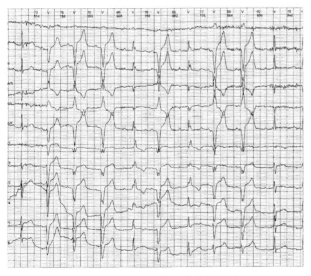

圖 4-4-2　非陣發性心室心搏過速

【非陣發性心室心搏過速報告解讀】

　　非陣發性心室心搏過速又稱加速性心室自主節律，是由於心室自律性輕度上升，產生一系列較其固有頻率快的心搏所組成的心律。多發生於器質性心臟病，洋地黃過量、急性心肌梗塞、心肌炎、高血鉀、外科手術（特別是心臟手術後）、完全性房室阻滯、心室逃脫性節律、使用異丙腎上腺素後等。少數患者無器質性病因，也偶見於正常人（圖4-4-2）。

【專家健康指導建議】

建議儘早去心血管內科進一步診治。

【陣發性心室心搏過速報告解讀】
　　常發生於各種器質性心臟病，常見為冠心病，其次是心肌病變、心力衰竭、二尖瓣脫垂，心瓣膜病等，其他原因包括代謝障礙、電解質紊亂、長 QT 間期症候群等，室速可能發生在無器質性心臟病者成為陣發性心室上性心搏過速（圖 4-4-3）。

三、陣發性心室心搏過速（簡稱室速）

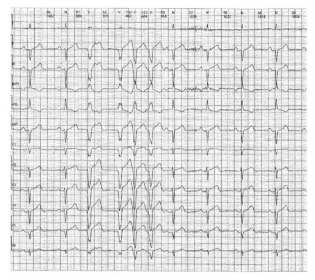

圖 4-4-3　陣發性心室心搏過速

【專家健康指導建議】

　　無器質性心臟病患者發生非持續性室速，如無症狀或血流動力學障礙，處理原則與心室早期收縮相同，器質性心臟病或有確認誘因者，應給予針對性治療，持續性室速發作，無論有無器質性心臟病均應給予治療。

第五節　房室阻滯及沃夫巴金森懷特症候群

一、短 P-R 症候群

【專家健康指導建議】

如果單純的 P-R 間期縮短，沒有快速心律不整發生，可以定期複查心電圖，必要時完善 24 小時動態心電圖檢查。如果 P-R 間期縮短，伴有快速心律不整發生，最好到三級醫院做電生理檢查，可予以射頻消融根治。

【短 P-R 症候群報告解讀】

心電圖 P-R 間期（正常範圍是 0.12 秒到 0.20 秒）比正常縮短，常見於沃夫巴金森懷特症候群（圖4-5-1）。

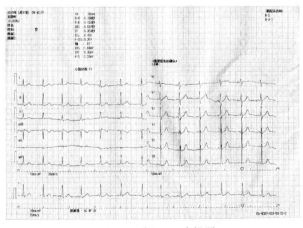

圖 4-5-1　短 P-R 症候群

二、第一度房室傳導阻滯

　　第一度房室傳導阻滯可見於無器質性心臟病的人，尤其是運動員；也可見於急性心肌梗塞、病毒性心肌炎、冠狀動脈痙攣等心臟病；某些藥物作用（如洋地黃，鹽酸維拉帕米，普萘洛爾等）也可導致（圖4-5-2）。

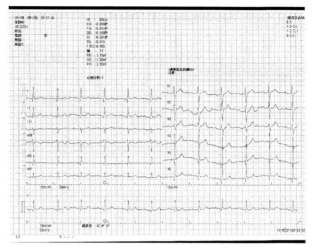

圖 4-5-2　第一度房室傳導阻滯

【專家健康指導建議】

　　心室率不過慢者不需治療，心室率過慢者建議去心血管內科診治。

三、第二度莫氏 I 型房室傳導阻滯

【專家健康指導建議】

　　心室率不過慢者不需治療，心室率過慢或伴有心悸、心前區不適者請及時去心血管內科診治。一般預後好，建議定期複查心電圖。

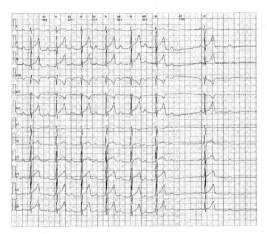

圖 4-5-3　第二度莫氏 I 型房室傳導阻滯

【第二度莫氏 I 型房室傳導阻滯報告解讀】

第二度莫氏 I 型房室傳導阻滯可見正常人或運動員，也可見於急性心肌梗塞、病毒性心肌炎、冠狀動脈痙攣等心臟病；某些藥物作用（如洋地黃，鹽酸維拉帕米，普萘洛爾等）也可導致（圖 4-5-3）。

四、第二度莫氏 II 型房室傳導阻滯

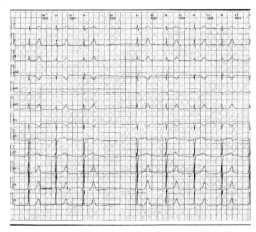

圖 4-5-4　第二度莫氏 II 型房室傳導阻滯

【第二度莫氏 II 型房室傳導阻滯報告解讀】

第二度莫氏 II 型房室傳導阻滯多為病理性，可見於急性心肌梗塞、病毒性心肌炎、冠心病、風溼性心臟病等心臟病（圖 4-5-4）。

【專家健康指導建議】

心室率不過慢者不需治療，心室率較慢或伴有心悸、心前區不適者請及時去心血管內科診治。

五、第三度房室傳導阻滯

【專家健康指導建議】

可出現暫時性意識喪失，甚至阿斯症候群，預後不良，請立即去心血管內科診斷治療。

【第三度房室傳導阻滯報告解讀】

第三度房室傳導阻滯是由於房室傳導系統某部分的傳導能力異常降低，所有來自心房的激動都不能下傳至心室而引起完全性房室分離。第三度房室傳導阻滯在 50 歲以上較多見。男性患者較女性多。見於冠心病、心肌梗塞、心肌炎、風溼性心臟病、洋地黃過量等（圖 4-5-5）。

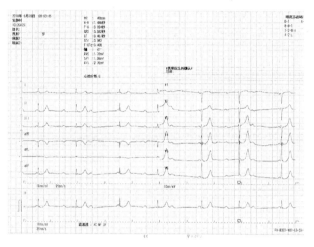

圖 4-5-5　第三度房室傳導阻滯

六、沃夫巴金森懷特症候群

【沃夫巴金森懷特症候群報告解讀】

沃夫巴金森懷特症候群為一種先天性異常，是心房激動由異常傳導束──旁路提前激動心室，使心電圖上有心室預激表現。沃夫巴金森懷特症候群大多無其他心臟異常徵象，男性多發，也可見於先天性心血管病、三尖瓣下移畸形、二尖瓣脫垂、各類心肌病變，冠心病併發沃夫巴金森懷特症候群，40％～65％的沃夫巴金森懷特症候群患者為無症狀者。具有心室預激表現者，其快速型心律不整的發生率為1.8％，並隨年齡增加而增加，主要表現為陣發性心悸（圖 4-5-6）。

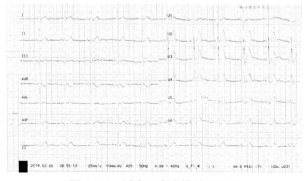

圖 4-5-6　沃夫巴金森懷特症候群

【專家健康指導建議】

（1）未有心搏過速發作或偶有發作，但症狀輕微的沃夫巴金森懷特症候群，並不需要治療；若心搏過速發作頻繁，伴有明顯症狀，應給予治療。治療方法，包括藥物和導管消融術。消融旁路可根治沃夫巴金森懷特症候群。對於心搏過速，發作頻繁或伴發房顫或房撲的沃夫巴金森懷特症候群，患者應儘早行導管消融治療。

（2）暫無條件消融者，為有效預防心搏過速的復發，可選用 β 受體阻滯劑，維拉帕米，普羅帕酮或胺碘酮藥物進行治療。

第六節　心室內傳導阻滯

一、左前分支傳導阻滯

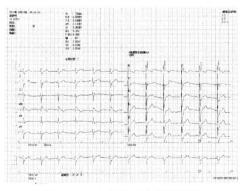

圖 4-6-1　左前分束支傳導阻滯

【左前分支傳導阻滯報告解讀】
　　左前分支傳導阻滯以病理性原因居多，最常見的有：充血性心力衰竭、冠心病，心肌梗塞，其次是高血壓，風溼性心臟病，先天性心臟病等。少數見於健康人（圖4-6-1）。

【專家健康指導建議】
　　若不合併其他傳導阻滯或器質性心臟病，則預後良好。建議定期去心血管內科複查。

二、左後分支傳導阻滯

左後分支傳導阻滯是一種比較少見的心律不整。在心電圖上表現為電軸右偏，多數電軸在 120° 左右，呈 SIQ III 型、主要常見於健康人，也可能見於長期的冠心病、心肌梗塞的患者。有些急性心肌梗塞，比如下壁和右心室的心肌梗塞可能會出現左後分支傳導阻滯，有些長期的肺氣腫導致肺心病也有傳導阻滯的情況發生（圖 4-6-2）。

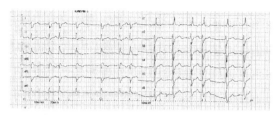

圖 4-6-2　左後分支傳導阻滯

【專家健康指導建議】

若不合併其他傳導阻滯或器質性心臟病，則預後良好，建議定期去心血管內科複查。

三、完全性左束支傳導阻滯

【專家健康指導建議】

若不合併其他傳導阻滯或器質性心臟病，則預後良好，建議定期去心血管內科複查。

【完全性左束支傳導阻滯報告解讀】

完全性左束支傳導阻滯最常見於高血壓和冠心病，其次為心肌病變、心肌炎、瓣膜性心臟病（尤其是主動脈瓣病變），罕見於高鉀血症、細菌性心內膜炎、地高辛中毒等。完全性左束支阻滯極少見於健康人（圖 4-6-3）。

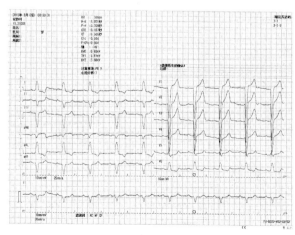

圖 4-6-3　完全性左束支傳導阻滯

四、不完全性右束支傳導阻滯

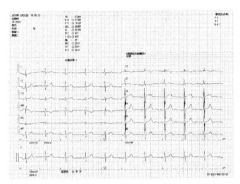

圖 4-6-4 不完全性右束支傳導阻滯

【不完全性右束支傳導阻滯報告解讀】

這種心電圖多見於正常人。也可見於各種器質性心臟病，如冠心病、心肌梗塞、心肌炎等（圖 4-6-4）。

【專家健康指導建議】

無須治療。請定期複查心電圖。但若有症狀，如胸悶、心前區不適時，請到心血管內科就診。

五、完全性右束支傳導阻滯

【專家健康指導建議】

請定期複查心電圖。若有症狀，如胸悶、心悸、氣短時，請到心血管內科進一步診治。

【完全性右束支傳導阻滯報告解讀】

完全性右束支傳導阻滯心電圖可見於部分正常人，也可見於風溼性心臟病、高血壓性心臟病、冠心病、心肌病變、先天性心臟病等（圖 4-6-5）。

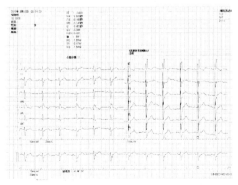

圖 4-6-5 完全性右束支傳導阻滯

第七節　電軸與電壓

一、心電圖心軸左移

【心電圖心軸左移報告解讀】

正常人心電圖心軸不是固定的。受年齡、體形、心臟在胸腔內解剖位置等因素有關；心臟某些疾病也會造成心電圖心軸改變（如若左前分支阻滯，左心室肥厚等），如有心前區不適，請去心血管內科檢查（圖4-7-1）。

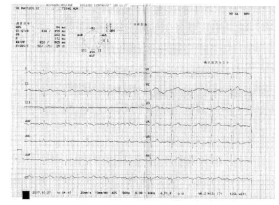

圖 4-7-1　心電圖心軸左移

【專家健康指導建議】

（1）心電圖心軸代表心臟心電活動綜合的方向，一般為偏左下方向，即位於-30°～+90°，當位於-30°～-90°時稱為心電圖心軸左移。生理情況下的心電圖心軸左移，如矮胖、嬰幼兒、心臟先天位置偏左的人，這屬於正常現象。

（2）病理情況下心電圖心軸左移，是患有某些疾病時，會出現心電圖心軸左移，如左心室肥大、冠心病、心肌炎、高血壓等心血管疾病時，損害左前分支，出現心電圖心軸左移。所以心電圖心軸對這些疾病有幫助診斷的功能，一旦出現應積極治療，但心電圖心軸變化本身通常不需特殊治療。

（3）同樣，如果只有心電圖心軸變化而沒

有其他證據時，此時心電圖心軸無診斷意義，也不需要特殊處置。

二、心電圖心軸右移

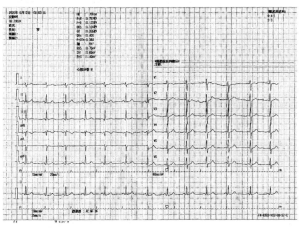

圖 4-7-2　心電圖心軸右移

【心電圖心軸右移報告解讀】

正常人心電圖心軸不是固定的。與年齡、體形、心臟在胸腔內解剖位置等因素有關；心臟某些疾病也會造成心電圖心軸改變（如左後分支阻滯、右心室肥厚等），如出現中度以上電軸右偏，請到心內科檢查諮詢（圖 4-7-2）。

【專家健康指導建議】

（1）心電圖心軸右移，如果是輕度的，一般範圍是在 90°～ 120°之間，一般的見於正常的青少年兒童，沒有明顯的臨床意義。若心電圖心軸是顯著的右偏，是指在 +120°～ +180°之間或者是重度的右偏 +180°～ +270°之間。無論是顯著的還是重度的右偏，大都是病理狀態的情況，可見於右心室肥大，左後分支傳導阻滯等。

（2）對於右心室肥大，可有多種原因引起，比如常見的肺源性心臟病，例如慢性支氣管炎、哮喘、結核或者胸膜炎等。現在臨床比較常見的慢性栓塞性肺動脈高壓也可以引起右

心室肥厚，引起心電圖心軸顯著或明顯的重度右偏。

（3）對於透過心電圖判斷有顯著或明顯的重度右偏則應該給予進一步的積極檢查，比如心臟彩色都卜勒超音波進一步確認心臟累及的形態和功能是否受損，或者積極確認病因，針對病因治療。

三、左心室肥大

【左心室肥大報告解讀】
　　左心室肥大可見於正常人，也可見於左心室肥厚的患者（圖 4-7-3）。

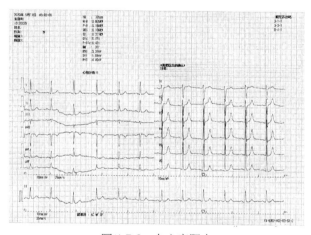

圖 4-7-3　左心室肥大

【專家健康指導建議】

請定期複查心電圖，必要時做超音波心跳圖檢查，以確認診斷；平時若有胸悶，心前區不適，氣短，請到心內科就診。

四、順時針心軸轉位

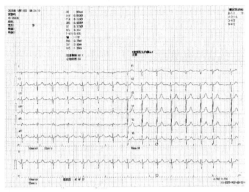

圖 4-7-4　順時針心軸轉位

【順時針心軸轉位報告解讀】

　　輕度順時針心軸轉位是一種正常變異。重度順時針心軸轉位見於右心室肥大（圖 4-7-4）。

【專家健康指導建議】

　　重度順時針心軸轉位請到心血管內科進一步診治，行心臟彩色都卜勒超音波檢查。

五、心軸逆時針偏轉

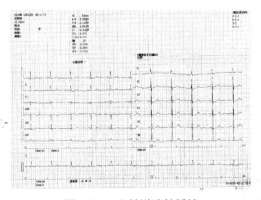

圖 4-7-5　心軸逆時針偏轉

【心軸逆時針偏轉報告解讀】

　　輕度心軸逆時針偏轉多屬正常變異。中、重度心軸逆時針偏轉常見於左心室肥大（圖 4-7-5）。

【專家健康指導建議】

　　重度心軸逆時針偏轉請到心血管內科進一步診治，行心臟彩色都卜勒超音波檢查。

六、肢體導程低電位

【肢體導程低電位報告解讀】

【肢體導程低電位報告解讀】

　　正常人有10％出現肢體導程低電位。造成低電位的心外因素有：肺積水、肺氣腫、全身水腫、氣胸、過度肥胖等，造成低電位的心臟疾患有：肺心病、心包膜積水、廣泛前壁心肌梗塞等（圖 4-7-6）。

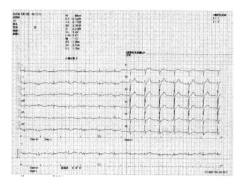

圖 4-7-6　肢體導程低電位

【專家健康指導建議】

　　如伴有心臟疾患，或所有導程普遍低電位，建議到心血管內科進一步診治。

第八節　心室肥厚

一、左心室肥厚

【左心室肥厚報告解讀】

　　左心室肥厚是器質性心臟病的常見後果，常見於高血壓性心臟病（圖 4-8-1）。

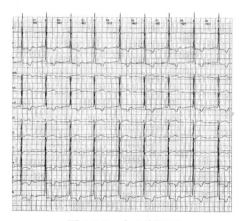

圖 4-8-1　左心室肥厚

【專家健康指導建議】

建議做超音波心跳圖檢查，確認是否左心室肥厚。如確定左心室肥厚，請到心血管內科進行治療。

二、右心室肥厚

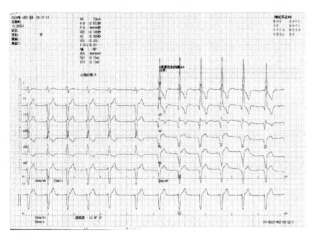

圖 4-8-2　右心室肥厚

【右心室肥厚報告解讀】

右心室肥厚是因右心室超負荷所引起的，常見的病因有先天性心臟病、肺心病、原發性肺動脈高壓等（圖 4-8-2）。

【專家健康指導建議】

（1）建議做超音波心跳圖檢查，確認是否右心室肥厚。如確定右心室肥厚，請到心血管內科或呼吸內科進一步檢查，發現原發病，並且積極治療。

（2）平時要注意合理安排作息時間，參加有氧運動鍛鍊，戒菸戒酒。

第九節　ST 段、 T 波、 Q 波

一、異常 Q 波

【異常 Q 波報告解讀】

異常 Q 波是指時間大於 0.04 秒，深度大於同導程 R 波 1/4 的 Q 波。異常 Q 波主要見於發生過心肌梗塞的心電圖，是心肌壞死的代表。另外，在一些疾病也會使心電圖出現異常 Q 波，如肥厚型心肌病變、沃夫巴金森懷特症候群、心肌炎，還有其他一些少見的疾病也會出現異常 Q 波（圖 4-9-1）。

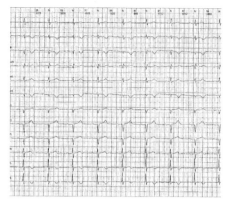

圖 4-9-1　異常 Q 波

【專家健康指導建議】

請到心血管內科諮詢，並定期複查心電圖。

二、 S-T T 波型異常

【S-T T 波型異常報告解讀】

心電圖檢查中 S-T T 波型異常可能由於冠心病、瓣膜病、心包炎、心肌炎等疾病導致，還可能由於藥物使用，心率快、低鉀等因素引起（圖 4-9-2）。

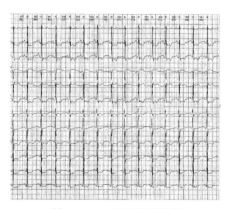

圖 4-9-2　S-T T 波型異常

【專家健康指導建議】

若伴有胸悶、氣短、心前區不適者，請到

心血管內科門診診斷治療。無症狀者，建議定期複查心電圖。

三、 QT 間期延長綜合症 /Q-Tc 值增大

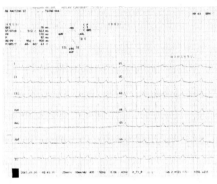

圖 4-9-3　QT 間期延長綜合症

【專家健康指導建議】

目前長 QT 症候群治療一方面要避免誘因；另一方面可採用藥物治療，必要時可考慮安裝埋藏式自動復律除顫器。

四、早期再極化

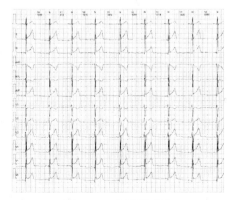

圖 4-9-4　早期再極化

【QT 間期延長綜合症報告解讀】

　　分為先天遺傳性長 QT 症候群和後天獲得性長 QT 症候群，先天遺傳性長 QT 症候群，臨床上多表現為暈厥、猝死的一組症候群。後天獲得性長 QT 症候群常見因素為電解質紊亂和藥物影響，也可見於飢餓、中樞神經系統損傷、嚴重心跳過緩、心臟神經節炎和二尖瓣脫垂等（圖 4-9-3）。

【早期再極化報告解讀】

　　早期再極化是部分心室肌提前再極化，由於再極化不均勻而形成的一種心電圖綜合征，屬於良性的先天性心臟傳導或電生理異常。患者常無器質性心臟病徵象，多數無任何症狀，而在查體時被發現（圖 4-9-4）。

【專家健康指導建議】

不需要特殊治療，若患者感到胸悶、心悸、氣短時，請到心血管內科進一步診治，並定期複查心電圖。

五、心肌梗塞

【心肌梗塞報告解讀】

　　體檢心電圖見到的心肌梗塞一般為陳舊性心肌梗塞。陳舊性心肌梗塞患者既往可有急性心肌梗塞病史，也可因急性期症狀輕或完全無症狀而自癒。患者已經沒有急性心肌梗塞的臨床表現及血清心肌酶學改變，心電圖僅有持久不變的異常 Q 波或 QS 波，ST-T 波可提示正常或呈慢性心肌供血不足，是心肌梗塞後修復後纖維化變的一種殘留的心電圖改變。（圖 4-9-5）。

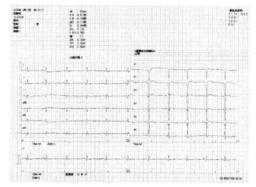

圖 4-9-5　陳舊性前壁心肌梗塞、陳舊性下壁心肌梗塞、陳舊性前間壁心肌梗塞

【專家健康指導建議】

（1）請定期到心血管內科複診。平時忌菸、酒；飲食以低鹽、低動物脂肪及易消化食物為主。

（2）避免過度勞累、受涼、過飽、情緒激動等誘發因素。

（3）勞逸結合，適當體育鍛鍊；在醫生指導下服用藥物；病情變化隨時就診。

第十節　起搏心律

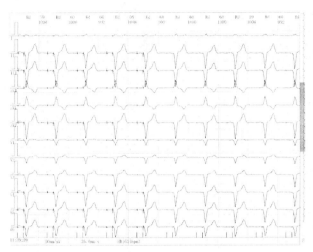

圖 4-10-1　起搏心律

【起搏心律報告解讀】

　　起搏心律是起搏器的時間間期、特殊功能以及各種參數設置，作用於起搏器患者的自身心律之上所形成的心電圖表現（圖 4-10-1）。

【專家健康指導建議】

（1）定期複查起博器並到心血管內科複診，如有心臟的不適及時就診。

（2）生活上避免不良情緒、保持身心愉悅，並且避免過勞。避免食用生冷辛辣等不良刺激的食物。

第五章 內科專科檢查

第一節　高血壓

【項目介紹】

當我們看體檢報告時會有一項提示血壓：收縮壓／舒張壓 mmHg。若血壓高於 140/90mmHg，考慮血壓偏高，建議內科門診就診。下面詳細介紹血壓是什麼？正常範圍是多少？什麼是高血壓？高血壓會有什麼危害和後果？有低血壓嗎？我們該如何處理？

血壓：血管內血液對血管壁的側壓力，這個壓力就是血壓。由於血管包括動脈、靜脈和毛細血管，所以，也就有動脈壓、靜脈血壓和毛細血管壓。通常所說的血壓是指動脈血壓。收縮壓與舒張壓的差值稱為脈搏壓，簡稱脈壓。動脈血壓在靠近心臟的地方最高，並沿著動脈向遠端走行而逐漸降低。一般血壓測量是肘關節上方（此處的動脈稱為肱動脈），這是目前世界上公認的血壓測量位置。

【影響因素】

①血液進入管道的速度：心臟以不同的速度將血液泵入動脈，這取決於正在進行的動作和思考活動；②管道的直徑：小動脈有不同的直徑，這取決於包繞在動脈周圍的肌肉的緊張度，而這種肌肉的緊張度主要由大腦的指令，以及從其他器官中釋放的各種化學物質（激素）所決定；③管道壁的摩擦力：動脈血管壁的摩

擦力隨著血管老化以及粥樣斑塊（由凝血和膽固醇混合而成）的出現而逐漸增加，造成血壓升高，而升高的血壓又會加重血管的老化過程，最終形成惡性循環；④血液的黏稠度和容量：血液黏稠度和容量的變化主要取決於鹽的攝入量、腎臟的工作效率，以及由缺鐵或是血中酒精含量上升而造成的紅血球的變化。

【前期檢查注意事項】

高血壓防治指南相關內容對測量血壓提出建議：①要求受試者坐位安靜休息 5 分鐘後測量；②選擇定期校準的水銀柱血壓計，或者經過驗證的電子血壓計，大多數的使用氣囊長 22 ～ 26cm，寬 12cm 的標準規格袖帶；③以檢查者聽到的第一個聲音和最後一個聲音（少數受檢者以突然變弱的那個聲音確定）來確定收縮壓和舒張壓數值。連續測量 2 次，每次至少間隔 2 分鐘，若 2 次測量結果差別比較大（5mmHg 以上），應再次測量；④首診時要測量雙手臂血壓，此後通常測量較高讀數一側的血壓；⑤對疑有體位性低血壓者，應測量直立位後的血壓；⑥在測量血壓的同時應測量脈率。

【高血壓報告解讀】

血液在體內流動有賴於心臟和血壓，血壓會隨著情緒、環境和膳食等波動，調控是必要的。緊張或運動時，血壓應該調高，以利於打鬥或逃生。而一般人正常血壓範圍為收縮壓 90 ～ 140mmHg，舒張壓 60 ～ 90mmHg。血壓 > 140/90 mmHg 高血壓；反之血壓 < 90/60mmHg 是低血壓。

目前國際上採用的高血壓診斷標準，是指未服抗高血壓藥物的情況下，收縮壓≥ 140mmHg 和（或）舒張壓≥ 90mmHg，既往有高血壓史，目前正在使用抗高血壓藥物，現血壓雖未達到上述數值，也應診斷高血壓（表 5-1-1）。

表 5-1-1　高血壓分級

分類	收縮壓（mmHg）	舒張壓（mmHg）
理想血壓	< 120	< 80
正常偏高血壓	130~139	85~89
高血壓1級	140~159	90~99
高血壓2級	160~179	100~109
高血壓3級	≥ 180	≥ 110
單純收縮期高血壓	≥ 140	< 90
次組（臨界）	140~149	< 90

【臨床表現】

高血壓常悄然起病，早期可無明顯的臨床症狀，部分人可表現為頭暈、頭痛、心悸、胸悶、乏力、頸部僵硬，少數人血壓很高也沒有不適症狀。

血壓過高會對動脈血管壁造成損害。如果這種損害長期存在，會增加冠心病、心力衰竭、中風、視網膜出血或脫落、腎功能衰竭等疾病發生的危險。高血壓本身並不是一種疾病，而是上述嚴重疾病的一大病因，這是一種可以治療的，並且可以在一定程度上預防的病症。如果您患有糖尿病或有吸菸史者，上述危險因素也會相應上升，及時發現靶器官的問題，需進一步檢查。

血壓上升或降低都具有一定的危險性，低血壓多有頭暈、乏力、心悸等症狀，體位突然變化時可發生暈厥、摔倒，甚至發生意外傷害。有很多年輕女性血壓偏低，但只要生活、

工作、正常活動無大礙，可以不去管它，因為
有一部分人生來就是如此。

【專家健康指導建議】

（1）單純一次的血壓升高不代表高血壓，
情緒激動、勞累、運動等因素也可引起血壓升
高，若多次升高，應到醫院就診。第一次體檢
懷疑高血壓，如需確診，應進一步複查血壓或
行 24 小時動態血壓監測，確認診斷高血壓後，
進一步檢查尿蛋白、腎功能、血鉀、腎動脈彩
色都卜勒超音波、腎上腺彩色都卜勒超音波等
來判斷是原發性高血壓還是繼發性高血壓，尤
其年齡小於 40 歲或血壓波動很大的受檢者更必
須警惕繼發性高血壓的發生，因為原發性高血
壓和繼發性高血壓的治療有很大的差別。原發
性高血壓透過改善生活方式及降壓藥治療，血
壓可得到控制但不能完全治癒。繼發性高血壓
是由其他疾病所引發的血壓升高，原發病治好
了血壓就會降下來。

（2）確定為原發性高血壓後，必須結合年
齡、性別、體質指數、吸菸飲酒情況、缺乏運
動、長期精神緊張壓力大、動脈硬化、高血壓
家族史、尿蛋白、腎功能、頸動脈彩色都卜勒
超音波、心電圖、心臟彩色都卜勒超音波等情
況，對高血壓做出全面評估及危險級別，便於
醫生為受檢者制訂出合適的治療方案。

對於高血壓患者，建議：

（1）良好的生活方式很重要，包括：戒菸限酒，堅持合理膳食及適量體力活動，保持正常體重，適當限制鈉鹽及脂肪攝入，增加蔬菜與水果的攝入，保持健康心態。

（2）家中常備體重計和血壓計，經常監測血壓。

（3）若收縮壓 ≧ 180 mmHg 和（或）舒張壓 ≧ 110 mmHg，建議立即就診。

（4）醫生為受檢者制訂了合理的治療方案後，受檢者必須長期堅持、規律服用治療高血壓藥物，並且必須定期進行門診複查，建議每月一次，最長時間不超過 3 個月，千萬不要輕信不正當的廣告宣傳。

第二節　糖尿病及糖代謝異常

【項目介紹】

糖尿病是以血糖上升為特點的常見疾病，可損害眼、腎、神經、心臟、血管等組織器官，是導致心腦血管疾病、死亡、截肢、失明、腎功能衰竭和心力衰竭等嚴重疾病的重要原因，從而降低了糖尿病患者的生活品質，嚴重時可威脅生命安全，並帶來嚴重的家庭和社會經濟負擔。

確定受檢者是否患有糖尿病或者已經患了

【報告解讀】

成人血糖正常範圍：空腹血糖：3.9 ～ 6.1mmol/L；餐後 2 小時血糖：3.9 ～ 7.8mmol/L；糖化白蛋白：11% ～ 17%；糖化血紅素：4% ～ 6%。如果受檢者體檢時的檢查結果不在上述範圍，就必須加強警惕了，可能是糖尿病前期，或者已經患有糖尿病，也可以是糖尿病沒有得到很好的控制。

（1）空腹血糖低於 3.9mmol/L 為低血糖，體檢時很少見到，因為低血糖通常會有明顯症狀，如頭暈、心悸、出汗、手抖、飢餓、嚴重者還可出現精神不集中、躁動、易怒、精神症狀甚至昏迷。但是老年人有時反應不敏感，也可能症狀不明顯。

（2）空腹血糖 6.1 ～ 7.0mmol/L、餐後血糖 7.8 ～ 11.1mmol/L：如果以前沒有糖尿病，則提示處於糖尿病前期或者已經患了輕度的糖尿病，如果以前有糖尿病，提示血糖控制不是十分的滿意。血糖在這個範圍的初次受檢者可以分為表 5-2-1 中的三類情況。

（3）空腹血糖超過 7.0mmol/L、餐後血糖超過 11.1mmol/L：如果是第一次發現這種情況，提示可能患了糖尿病，如果以前已經患有糖尿病，提示血糖控制不滿意。

（4）糖化血紅素超過 6%、糖化白蛋白超過 17%，分別提示血糖上升已經持續 2 ～ 3 個月和 2 ～ 3 個星期。

糖尿病，必須關注以下檢查項目：

（1）空腹血糖：是指在隔夜空腹（至少 8～10 小時未進食任何食物，飲水除外）後，早餐前採的血所檢測的血糖值，為糖尿病最常用的檢測指標，反映胰島 β 細胞功能，一般表示基礎胰島素的分泌功能。

（2）餐後血糖：餐後血糖一般是指早、中、晚餐後 2 小時（以吃第一口飯為起點）測定的血糖。餐後血糖代表葡萄糖負荷後的血糖數值，餐後血糖是早期診斷糖尿病的重要指標。

（3）糖化白蛋白：反映過去 2～3 個星期血糖平均數值的一項指標。

（4）糖化血紅素：反映人體過去 2～3 個月內血糖平均數值。

表 5-2-1　糖代謝異常分類

糖代謝分類	靜脈血糖（mmol/L）	
	血糖	OGTT2h
空腹血糖異常	6.1~7.0	< 7.8
葡萄糖耐受不良	< 6.1	7.8~11.1
空腹血糖異常＋葡萄糖耐受不良	6.1~7.0	7.8~11.1

【注意事項】

人體的血糖濃度隨著飲食、運動、情緒、氣候以及某些疾病等情況不斷變化。因此檢查血糖時請注意以下幾點。

（1）測空腹血糖最好在清晨 6:00～8:00 取血。

（2）採血前不用降糖藥、不吃早餐、不運動。

（3）保證前一日晚餐至當日檢查在 8 ～ 12 小時之間。

（4）檢查前一晚要清淡飲食，不刻意挨餓節食，更不要暴飲暴食，不飲酒，不喝咖啡、濃茶，保證充足的睡眠。

因此，如果受檢者體檢的血糖相關指標超過上述正常範圍，請首先回憶一下體檢前晚 10 點以後有沒有進食（除白水以外）、有沒有聚餐和（或）進食較油膩的食物、飲酒、飲用咖啡或濃茶、熬夜等情況，如有上述情況，請排除上述情況後再複查空腹血糖、糖化血紅素。

【臨床表現】

（1）糖尿病的常見症狀為多飲、多食、多尿、體重下降、乏力、視力模糊或下降、反覆皮膚或泌尿道感染、傷口不易痊癒、皮膚搔癢等，如果有這些不適，體檢又發現空腹血糖高於 7.0mmol/L，和（或）餐後血糖高於11.1mmol/L，則提示得了糖尿病。

（2）糖尿病前期和輕度糖尿病常常沒有明顯症狀，這也是為什麼糖尿病常常不能被及時發現的主要原因。如果受檢者沒有第一點所描述的不適症狀，一次血糖值達到糖尿病診斷標準者必須在另一天複查。

（3）急性感染、受傷、手術或身體出現其

他嚴重疾病時可出現暫時血糖上升，不能依據這時候的血糖指標診斷為糖尿病，須在過後複查。檢測糖化血紅素（HbA1c）有助於診斷。

【專家健康指導建議】

1・就診時機

（1）空腹血糖在 5.6 ～ 7.0mmol/L 之間，除外上述影響因素，建議擇期去醫院進行葡萄糖耐受試驗。

（2）空腹血糖 7.0 ～ 11.1mmol/L 之間，除外上述影響因素，應儘快到內科或內分泌科門診就診，複查空腹血糖，進一步查糖化血紅素、餐後2小時血糖，以及胰島素和C肽數值。

（3）空腹血糖在 11.1 ～ 13.9mmol/L 之間，建議立即到內科或內分泌專科就診。

（4）空腹血糖在 13.9mmol/L 以上，建議立即到內科急診就診，複查血糖、尿酮體、急診生化，必要時行動脈血氣檢查。

2・糖尿病和糖尿病前期的指導

無論是糖尿病還是糖尿病前期都必須重視、綜合管理，只有這樣才能完善地預防糖尿病，防止糖尿病漸漸加重損害受檢者的重要器官。血糖控制通常從五個方面實施，俗稱「五駕馬車」。

（1）糖尿病飲食：關鍵是控制好總熱量，在控制總熱量的同時延緩飢餓感。飲食種類盡量多樣化以保證營養全面均衡，飲食要定時定量，高熱量飲食及升糖指數高的飲食盡量少吃

或不吃，比如甜點、含糖飲料、油炸食品、肥肉、粥或湯。下面是飲食總熱卡的計算方法：

第一步計算理想體重，計算理想體重有 2 種方法：

方法 1：理想體重（kg）＝身高（cm）－105。在此值 ±10%以內均屬正常範圍，低於此值 20%為消瘦，超過 20%為肥胖。

方法 2：計算體質指數，體質指數＝體重/（身高）^{2}，體質指數 18.5 ～ 23.9kg/m^2 為正常，<18.5kg/m^2 屬於消瘦，≥ 24.0kg/m^2 屬於超重，≥ 28.0kg/m^2 為肥胖。

第二步計算總熱量：根據理想體重和參與體力勞動的情況計算，每日所需的總熱量＝理想體重 × 每公斤體重必須的熱量（表 5-2-2）。

表 5-2-2　不同活動量的熱量需求表（kcal/kg/d）

活動強度	舉例	體重過輕	體重正常	體重肥胖
臥床休息		20~25	15~20	15
輕度工作	一般上班族、教師、銷售員、簡單家務或與其相當的活動量	35	30	20~25
中度工作	學生、司機、外科醫生、體育老師、一般農耕，或與其相當的活動量	40	35	30
重度工作	建築、搬家工人、重度使用體力之農務、運動員、舞者，或與其相當的活動量	45	40	35

（2）糖尿病運動：運動鍛鍊在 2 型糖尿病患者的綜合管理中占重要地位。規律運動有

助於控制血糖，減少心血管危險因素，減輕體重，提升幸福感，而且對糖尿病高度危險險群的一級預防效果顯著。

1）運動治療的禁忌症

FPG>16.7mmol/L、反覆低血糖或血糖波動較大、有糖尿病酮症酸中毒等急性代謝併發症，合併急性感染、增殖性視網膜病變、嚴重腎病、嚴重心腦血管疾病（不穩定性心絞痛、嚴重心律不整、暫時性腦缺血發作）等情況下禁忌運動，病情控制穩定後方可逐步恢復運動。

2）運動中的注意事項

①運動的選擇應簡單和安全。運動的時間和強度相對固定，切忌運動量忽大忽小。

②注射胰島素的患者，最好將胰島素注射在身體的非運動區。因為肢體的活動使胰島素吸收加快、作用加強，易發生低血糖。

③有條件者最好在運動前和運動後各測一次血糖，以掌握運動強度與血糖變化的規律，還應重視運動後的遲發低血糖。

④在正式運動前應先做低強度熱身運動5～10分鐘。

⑤運動過程中注意心率變化及感覺，如輕微喘息、出汗等，以掌握運動強度。若出現乏力、頭暈、心慌、胸悶、憋氣、出虛汗，以及腿痛等不適，應立即停止運動，原地休息。若休息後仍不能緩解，應及時到醫院就診。

⑥運動時要及時補充水分，以補充汗液的丟失。

⑦運動即將結束時，再做 5～10 分鐘的恢復整理運動，並逐漸使心率降至運動前數值，而不要突然停止運動。

⑧運動後仔細檢查雙腳，發現紅腫、青紫、水疱、血疱、感染等，應及時請專業人員協助處理。

（3）糖尿病藥物治療：此外需戒菸、限酒、定期複查血糖相關指標，當透過上述飲食、運動等改善生活方式不能控制血糖時，務必及時就診，在醫生的指導下選擇合適的藥物治療方案。

糖尿病是甜蜜的慢性健康殺手，我們要在策略上藐視它、戰術上重視它，如果體檢時發現了血糖異常，請一定要重視，及時就醫，未病防病、遇病早治、已病治病。

第三節 冠狀動脈粥狀硬化疾性心臟病

【項目介紹】

冠狀動脈粥狀硬化疾性心臟病（簡稱冠心病）是由於冠狀動脈粥狀硬化疾使管腔狹窄或阻塞，或者因冠狀動脈功能性改變（痙攣）導致心肌缺血、缺氧或壞死而引起的心臟病。冠

心病分型包括隱匿性或無症狀性心肌缺血、心絞痛、心肌梗塞、缺血性心臟病變、猝死，近年來趨於分為急性冠狀動脈症候群（包括不穩定心絞痛、急性心肌梗塞）和慢性冠狀動脈病。

一、實驗室檢查

（1）穩定性心絞痛患者請在醫生指導下定期監測血脂、血壓、血糖、肝腎功能、血常規、尿常規、便常規等。

（2）急性冠狀動脈症候群實驗室檢查數據包括血常規、心肌酶、肌鈣蛋白、腦鈉肽、凝血功能、 D- 二聚體等相關指標。

二、心電圖檢查

（1）穩定型心絞痛患者需要完善心電圖檢查。靜息心電圖可作為病情發生變化的心電參照，亦為既往存在心肌梗塞提供證據。

（2）急性冠狀動脈症候群患者不僅需要完善心電圖檢查，而且要在醫生指導下動態監測心電圖變化，心電圖可以為正在發生的心肌梗塞提供證據。

注意事項：充分暴露前胸、手腕、腳踝部；平穩呼吸；放鬆肌肉；避免寒冷；建議穿著寬鬆上衣，不要穿連褲襪。

【冠狀動脈 CTA 及造影報告解讀】

一、實驗室檢查

（1）穩定性心絞痛：實驗室檢查可以完全正常，主要監測血脂、血糖、血壓達標，不同族群達標標準不同，請心內科就診。

（2）急性心肌梗塞：肌酸激酶（CK）、肌酸激酶同工酶（CK-MB）、肌鈣蛋白（TNT、TNI）的升高最有意義。

CK ≥ 310IU/L，CK-MB ≥ 24IU/L，提示心肌酶升高。

影響因素：CK-MB 在急性心肌梗塞發生後 3 ～ 6 小時開始升高，且有動態演變過程，24 小時達到峰值；其他疾病如腎病、腦血管病、腸梗阻、手術等均可導致 CK 升高。

二、心電圖檢查

（1）穩定性心絞痛靜心心電圖可以完全正常也可以有不同程度的 ST 段壓低。

（2）急性冠狀動脈症候群時心電圖可呈現心肌缺血的表現。典型表現為 ST 段水平型、下斜性壓低，急性心肌梗塞時可出現 ST 段上升、壓低等表現，且有動態變化。當心絞痛緩解後上述異常也常隨著改善或者消失。

影響因素：很多正常人可以有 ST-T 的輕度改變，某些藥物和體內代謝的改變也會引起上述變化，如，洋地黃類藥物，另外一些疾病會引起心電圖出現繼發性的改變，如心律不整、心包炎、心肌炎等。

三、心臟彩色都卜勒超音波

（1）穩定性心絞痛患者心臟彩色都卜勒超音波可以無特殊表現，有部分患者可以看到局部室壁活動異常。

（2）急性冠狀動脈症候群患者心臟彩色都卜勒超音波可表現出室壁活動異常、心功能下降，以及是否出現機械併發症。

影響因素：心臟彩色都卜勒超音波不能診斷冠心病，一些心肌病變也可以表現出室壁活動異常。

四、冠狀動脈 CTA 或者冠狀動脈造影

該項檢查需要心內科專科評估。

影響因素：本檢查必須使用含碘顯影劑，請務必提供是否有過敏史。

三、超音波檢查

靜息經胸超音波心跳圖可幫助了解心臟結構和功能。尤其是有陳舊心肌梗塞患者建議至少每年檢查一次心臟彩色都卜勒超音波。

四、冠狀動脈 CTA、冠狀動脈造影

如果上述檢查有問題，結合臨床症狀，醫生會建議完善冠狀動脈 CTA 或者冠狀動脈造影，進一步確認血管病變，冠狀動脈造影是診斷冠心病的「金指標」。

【臨床表現】

1・冠心病中最常見的一大類型就是心絞痛

以下介紹心絞痛發生的特點：

（1）疼痛的部位和時間。典型的心絞痛疼痛的部位在胸部正中胸骨後，疼痛可以放射到左手臂、背部、下顎、頸部及上腹部、胃部。疼痛有緊縮感和壓迫感。患者胸前區疼痛或不適可持續 3 ～ 5 分鐘，但很少超過 15 分鐘。

（2）誘發因素，如運動、情緒激動、飽餐後、用力大便等。

（3）緩解方式，停止活動或舌下含服硝酸甘油可迅速緩解。

2・急性心肌梗塞是冠心病最為凶險的一類

以下介紹心肌梗塞的臨床特點：

（1）前驅症狀，最常見的是心絞痛症狀

加重。

（2）疼痛特點，突然發作的劇烈而持久的胸骨後或心前區壓榨樣疼痛，常伴有煩躁、大汗、噁心、嘔吐、恐懼或瀕死感。有些心肌梗塞患者可表現為腹脹、噁心、嘔吐等。高齡患者可出現精神障礙。有些患者可表現為意識喪失、休克等。

（3）緩解方式：含服硝酸甘油無效。

【專家健康指導建議】

冠心病治療主要包括藥物治療、手術治療和生活方式改變。

（1）穩定性心絞痛患者治療目的是減少心絞痛的發作，避免出現急性心肌梗塞，所以長期口服藥物治療，定期監測各項指標達標。

（2）不穩定心絞痛、急性心肌梗塞患者要及時到有能力介入治療的醫院就診，「時間就是心肌，心肌就是生命」，心肌梗塞發生後 6 小時，是黃金搶救期。

1．藥物治療

藥物治療是冠心病病情控制的基礎。

（1）減輕症狀，改善缺血的藥物：

例如： β 受體阻斷劑、硝酸酯類藥物、鈣離子通道阻滯劑等。

（2）預防心肌梗塞、改善預後的藥物：

例如：抗血小板藥物、 β 受體阻斷劑、他汀類藥物等。

注意事項：冠心病是不能治癒的疾病，一旦診斷確認，必須長期用藥，而且在疾病的不同時期，需要不同種類藥物以及調整劑量。請到心內科就診，定期複查。

2・手術治療

手術治療主要為了冠狀動脈血管重建，包括經皮冠狀動脈介入（支架植入）和冠狀動脈旁路移植術（搭橋術）。

注意事項：術後遵醫囑，按時服藥，定期複查。

如果出現劇烈胸痛，疑似急性缺血性胸痛應立即停止活動，休息，並立即向急救中心呼救。無禁忌症的患者應立即舌下含服硝酸甘油 0.3 ～ 0.6mg。每 5 分鐘重複一次，總量不超過 1.5mg。

注意事項：不是所有的胸痛都是心絞痛或者心肌梗塞，頻繁大量含服硝酸甘油有低血壓風險。

3・生活方式治療

（1）冠心病的飲食：冠心病患者在選擇食物時，避免或減少精加工碳水化合物、紅肉、乳製品和飽和脂肪攝入，應以水果、蔬菜、豆類、纖維、多不飽和脂肪、堅果、魚類為主。每週攝入酒精需小於 100g 或每天 15g。飲食多樣、葷素搭配，保持健康食譜。最重要的是每餐不要過飽。

（2）冠心病的運動：運動對冠心病患者有

好處，可以減少心臟病的發病率和死亡率。但運動不當，也會帶來危害。建議在完成心肺功能試驗後確認運動強度，在心臟康復門診由專業醫生指導下安全運動。冠心病患者在參加運動時，必須注意以下問題：

1）運動前後避免情緒激動，對於心絞痛發作 3 天之內，心肌梗塞半年內，不宜做比較劇烈的運動。

2）運動前不宜飽餐。

3）運動規律，運動要循序漸進，持之以恆，平時不運動者，不要突然從事劇烈運動。

4）運動後避免馬上洗熱水澡。

5）有氧運動與抗阻運動相結合，每次運動時都應進行 5 ～ 10 分鐘的熱身和整理活動，必須注意所有動作不能憋氣。每週至少 5 天保持 30 ～ 60 分鐘中等強度有氧運動。

第四節　中風

【項目介紹】

中風俗稱腦中風，是一種突然發生的，因各種因素引起的腦血管破裂或堵塞後而發生的一系列腦功能障礙的疾病，分為缺血性和出血性兩大類，包括腦梗塞、腦出血、蛛網膜下腔出血等。主要病因為動脈粥狀硬化疾，此外還包括心臟病、先天性腦動脈畸形、動脈瘤、動

脈炎、腫瘤、外傷、血液病等。除了單一的危險因素是來自嚴重的遺傳缺陷外，一般認為中風主要是多種危險因素相互加乘或作用的結果，有高度危險險因子和家族史應高度重視，早篩檢、早預防尤為重要。

　　如果有意篩檢中風，醫生會詢問受檢者的性別、年齡、生活習慣（飲食偏好、運動、吸菸、酗酒等情況），有無中風家族史、既往病史；測體重、身高計算體質指數，測血壓、問話同時觀察言語是否流利、面紋及雙側肢體活動是否對稱、有無平衡障礙等；聽診心臟有無雜音、心律是否規整、頸部血管是否有雜音；化驗血常規、血脂、血糖、凝血功能、同半胱胺酸（HCY）是否異常；心電圖檢查是否竇性心律、有無房顫、頸部血管超音波是否有斑塊及狹窄等。

　　以上如有異常，醫生可能會建議進一步至專科醫生處就診篩檢，如心臟彩色都卜勒超音波觀察心臟瓣膜結構有無附壁血栓，腦 CT/MRI 不注射顯影劑觀察腦組織病變，進一步觀察腦血管有無病變：經顱都卜勒超音波（TCD）、CT 腦血管成像（CTA）或核磁共振腦血管成像（MRA），必要時做數位剪影腦血管成像（DSA），以及腦血流的評估：CT 灌注成像（CTP）、核磁共振灌注成像、PET、SPECT等。

【前期準備】

受檢者檢查前一天要避免劇烈運動及情緒

激動、忌酒及油膩飲食，必須禁食 10 小時以上（檢查前一晚的 22 時後不要進食）；當日不要穿高領緊身套頭衣服，最好寬鬆便於解脫挽袖的服裝；到達醫院時必須平靜休息 10 分鐘以上再開始逐項檢查；測血壓前避免憋尿。

表 5-4-1　CHA2DS2-VASc 評分量表

CHA2DS2-VASc	分值 / 分
心力衰竭	1
高血壓	1
年齡≧75歲	2
糖尿病	1
過往中風史 / TIA病史	2
周邊血管疾病	1
年齡65~74歲	1
女性	1

【臨床表現】

（1）請先對照下表作一下自我評估，如果屬於高度危險險群，請注意閱讀完體檢報告後至醫生處就診（見表 5-4-2）。

表 5-4-2　中風風險評估表

腦中風危險因素	指標情況
血壓	≧140/90mmHg
血脂異常	四項中任何一項異常
糖尿病	有
心臟病	房顫或瓣膜性心臟病
吸菸	有
體育活動	很少
體重	超重或肥胖
中風家族史	有

【中風報告解讀】

（1）年齡和性別：年齡是動脈粥狀硬化疾的重要危險因素，粥狀硬化疾程度隨年齡上升而上升，中風發病率、患病率、死亡率隨年齡增加而增加。女性中風發病率低於男性，兩者為不可控因素。

（2）肥胖和超重：兩者均為缺血性腦中風的危險因素，與出血性中風無關，體質指數（BMI）＝體重（kg）/ 身高（m^2），正常（18.5～23.9kg/m^2），BMI ≧ 24kg/m^2 是超重，≧ 28kg/m^2 是肥胖，腹圍男性>90cm，女性 >85cm，稱之為腹型肥胖，缺血性腦中風和肥胖之間存在等級正相關。所以如果屬於超重或肥胖族群應減輕體重，腹圍達標，有利於控制血壓、糖尿病、代謝症候群等可減少缺血性腦中風風險。

（3）遺傳因素：遺傳因素是中風發病的獨立危險因素，家族史有助於辨別中風風險高的個體，如果有罕見的中風遺傳病因，可以考慮進行遺傳諮詢。一級親屬有≧ 2 例蛛網膜下腔出血或顱內動脈瘤、≧ 1 名親屬患常染色體顯性遺傳多囊腎並蛛網膜下腔出血或並顱內動脈瘤患者，建議進一步至有條件醫院行 CTA 或 MRA 篩檢是否有未破裂顱內動脈瘤可能。如果確定顱內有未破裂動脈瘤，則要到腦外科或介入科，請醫生評估給出下一步治療意見。有家族史也不要過分悲觀，中風是多個危險因素共同作用的結果。

（4）口服避孕藥：如果您是一位育齡女性受檢者，並且在口服避孕藥或準備口服避孕藥，必須了解口服避孕藥是女性獨有的中風危險因素，應在用藥前測量血壓，並請醫生來充分評估中風危險因素，如高血壓、糖尿病、高脂血症、肥胖、偏頭痛等。有這些情況會明顯增加中風風險，不建議 35 歲以上、有吸菸、高血壓、糖尿病、偏頭痛或高凝狀態等危險因素女性使用口服避孕藥。

（5）睡眠呼吸中止症候群（OSAS）：如果有夜間打鼾（家人甚至發現有呼吸中止）、白日睏倦嗜睡，有頑固性高血壓、血糖控制不佳，建議進行睡眠監測篩檢，因為 OSAS 是中風的獨立危險因素。

（6）偏頭痛：在年輕女性中，偏頭痛尤其先兆偏頭痛與缺血性腦中風具有相關性，偏頭痛在老年族群中不增加中風風險，但在吸菸老年族群中，偏頭痛與中風風險有相關性，故建議有先兆頭痛的女性和老年患者戒菸，進行先兆偏頭痛的治療可減少中風風險。

（7）高血壓：高血壓是中風最重要的危險因素，大約 1/3 的中風歸因於高血壓。如果本次體檢發現血壓 ≥ 140/90mmHg，建議家庭自測血壓（上臂式血壓計）有利於依從性及血壓控制。診斷高血壓後，使用降壓藥使血壓達標 <140/90mmHg，伴糖尿病或腎功能不全患者依其耐受性可進一步降低。65 歲以上老年人建議血壓為 <150/90 mmHg，若能耐受可至 140/90mmHg，選用特定藥物成功降壓以降低中風風險很重要，是預防缺血與出血性中風的重點，應基於患者特點和藥物耐受性在心內科或全科醫生指導下進行個體化治療。

（8）頸動脈狹窄：如果體檢報告提示有頸動脈雜音，必須進行頸動脈彩色都卜勒超音波檢查（目前 40 歲以上族群基本均建議檢查），如果發現有頸動脈狹窄，且有中風症狀（可能是反覆發作可以緩解的表現），必須馬上至神經內科或介入科醫生處就診，由醫生判斷進行 MRA、CTA 甚至 DSA 等檢查，決定下一步的治療方案，如果目前無以上症狀則屬於無症狀頸動脈狹窄，建議無症狀頸動脈狹窄（≥ 50%）服用阿斯匹靈及他汀藥物治療，狹窄 60%～99% 預期壽命 >5 年情況下，必須去有條件醫院（圍手術期中風和死亡發生率 <3% 的醫院）行頸動脈內膜剝脫術或頸動脈支架植入治療。

（9）糖尿病：糖尿病和糖尿病前期是中風發病的獨立危險因素，糖尿病發生中風年齡較為年輕，缺血性腦中風更常見，反覆發作，進行性加重，預後差。血糖正常值範圍：空腹血糖：3.9～6.1mmol/L；餐後 2 小時血糖 3.9～7.8mmol/L；如果血糖不在以上區間，請及時到醫院就診確認糖尿病診斷，便於早期控制血糖，預防中風。

（10）血脂異常：對於動脈粥狀

每一個風險因素為 1 分，≥ 3 分即是高度危險險，發生過中風或 TIA 患者均屬高度危險險。

（2）急性中風臨床可能會有頭痛、頭暈（或眩暈）、言語不清（或說不出話）、肢體麻木無力、口角麻木、口眼歪斜、流口水、記憶力下降、暈倒、嗜睡或昏睡、看東西重影、走路不穩等一系列症狀。

（3）初步判斷急性中風「120」簡單三步法：

1 看，看一張臉，請對著鏡子微笑，觀察是否一側面部僵硬，或眼瞼口角下垂。

2 查，請將雙臂抬高平舉，觀察兩隻手臂是否一側無力而下落。

0 聽，家人「聆聽」說話是否流利、內容是否可以理解。

如果出現上面任何一個症狀，請立即撥打「120」急救電話，記住發作的準確時間，告知接診的醫護人員。

【專家健康指導建議】

健康「四大基石」：合理膳食，適量運動，戒菸限酒，心理平衡。

（1）飲食和營養：飲食清淡有節制，增加水果、蔬菜和奶製品攝入，減少飽和脂肪酸和反式脂肪酸攝入。建議降低鈉攝入量和增加鉀攝入量，有益於降低血壓，從而降低中風風險，建議的食鹽攝入量 ≤ 6g/d。

建議 40 歲以上中年人掌握膳食結構與數量的「十個網球」原則：每天不超過 1 個網球大小的肉類，相當於 2 個網球大小的主食，要保證 3 個網球大小的水果，不少於 4 個網球大小的蔬菜。「四個一」：每天 1 個雞蛋、1 斤牛奶、1 小把堅果、1 塊撲克牌大小的豆腐。

（2）戒菸：若屬於吸菸族群，缺血性腦中風的風險要增加 90％，蛛網膜下腔出血的風險增加近 2 倍，被動吸菸同樣會增加中風的風險，吸菸是中風的獨立危險因素，吸菸者應戒菸，不吸菸者應避免被動吸菸。

（3）限酒：飲酒與中風危險存在確定的劑量反應關係。飲酒者應減少酒精攝入量或戒酒，男性每日飲酒精含量不應超過 25g，女性減半。

（4）堅持規律鍛鍊身體：規律的日常身體活動可降低中風風險，不受性別和年齡影響，健康成人每週應至少運動 3 ～ 4 次、每次至少持續 40 分鐘中等或以上強度的有氧運動，包括耐力型（消耗性）：快走、慢跑、游泳、舞蹈、太極拳、「模擬」跳繩；力量型：器械、啞鈴、拉力器、俯臥撐、仰臥起坐等。重要的是養成習慣很重要：堅持 3 週就能形成初步習慣，堅持 3 個月就能形成穩定習慣，堅持半年就能形成牢固習慣。

（5）心理平衡：控制情緒，避免激動，心

硬化疾腦血管病風險高度危險險或極高度危險險患者，除治療性生活方式的改變外，建議他汀類藥物一級預防中風。血脂以 LDL-C 為治療靶點：極高度危險險者 <1.8mmol/L，高度危險險者 <2.6mmol/L，基線值較高不能達標者，至少降低 50％，極高度危險險基線值在目標值以內者，仍應降低 30％左右。

（11）高同半胱胺酸血症（HHCY）：高同半胱胺酸血症是中風的危險因素，空腹血漿總 HCY 成人正常值：0 ～ 15μmol/L，理想值 <10μmol/L，> 15μmol/L 為高同半胱胺酸血症，採用小劑量葉酸或聯合維生素 B₆、維生素 B₁₂ 預防 HHCY 患者中風很可能有效。

（12）心房顫動：沒有治療的房顫首次發生中風的風險為 5％，單純房顫中風年發生率 4.5％，隨著年齡增加發生率越來越高，合併高血壓和糖尿病發生率上升至 8％～ 9％，房顫患者終生的中風風險為 30％，建議 65 歲以上老人應行積極的房顫篩檢，建議脈診加心電圖檢查，高度危險險患者建議長程心電監測。CHA2DS2-VASc 評分量表評分 ≧ 2 分且出血風險較低的非瓣膜病心房顫動患者，建議口服藥物抗凝治療。因此如果體檢報告中出現心房顫動（房顫）字眼時，可能患中風的風險是正常人的 5 倍，請及時至心內科醫生處就診，根據合併症情況由醫生評估是否啟動抗凝治療（表 5-4-1）。

平氣和，遇事要想開，不要總鑽「牛角尖」，避免不必要的後果。

　　總結中風綜合預防要點：飲食清淡，戒菸限酒，防止便祕、堅持體育鍛鍊、注意氣候變化、保持情緒平穩，控制高血壓、防治糖尿病、定期體檢最重要！

第五節　高尿酸血症和痛風

【項目介紹】

　　高尿酸血症是嘌呤代謝紊亂引起的尿酸在血液中集聚過多的一種代謝性疾病，當血尿酸超過其在血液或組織液中的飽和度會在關節處沉積，引起炎症反應和組織破壞，就會形成痛風。此外尿酸還可以在腎中沉積，引起腎結石和腎損害。高尿酸血症和痛風的檢查方法包括：

　　（1）空腹血尿酸濃度：空腹血尿酸濃度是生化檢驗中的一項重要指標，空腹血尿酸濃度上升是高尿酸血症診斷的唯一依據。

　　（2）24小時尿酸排泄量：是指受檢者24小時排出的尿液中所含的尿酸的總量，這項檢查並不是常規的體檢項目，只有在確認有高尿酸血症後用於判斷高尿酸血症的原因，對於高尿酸血症的治療有著重要的指導意義。

　　（3）腎臟尿酸排泄分數：是尿酸清除率與肌酐清除率的比值，不屬於常規檢查項目，如

何計算這裡不詳細介紹，它也是用於判斷高尿酸血症的原因從而指導治療。

（4）關節超音波檢查：這項檢查用於判定關節或關節周圍有沒有尿酸鹽沉積，是痛風尤其是沒有症狀的亞臨床痛風的非常重要的診斷方法。

（5）雙能 CT 或 X 線：這項檢查的意義和關節超音波檢查相同。

【影響因素】

（1）飲食結構（特別是食用高嘌呤飲食）、飲酒、禁水、利尿或飲用大量含有果糖的飲料、處於應激狀態等，血清尿酸數值可能升高。

（2）藥物：很多藥物如抗結核藥物中的吡嗪醯胺，利尿藥氫氯噻嗪、呋塞米等；喹諾酮類抗生素左氧氟沙星、環丙沙星；水楊酸類阿斯匹靈；抗腫瘤藥物中的羥基脲、門冬醯胺酶、巰嘌呤；降糖藥格列苯脲，菸鹼酸以及維生素 C 等可以影響血清尿酸濃度。

（3）尿酸偏低的常見原因：測評因素、環境因素；患者自身因素：如消耗性疾病、營養不良等均有尿酸偏低的現象。其中營養不良是最常見的，因此，尿酸偏低患者可優化飲食結構，適當增加飲食中蛋白類食物比例。

【臨床表現】

（1）單純的高尿酸血症和亞臨床痛風，患

者沒有不適症狀。

（2）痛風常表現為突然發生的一個或多個關節的劇烈疼痛，疼痛的關節紅腫、發熱，最初常只有一個關節發病，可以在 2 週內自行緩解，但如果病情加重且不積極治療，會發展成多個關節，病程延長，甚至發展成慢性，關節變形不能活動，此外痛風石是痛風的典型表現，耳廓最常見，也可出現在關節周圍。

（3）高尿酸血症是一種慢性、全身性疾病，可導致多個靶器官的損傷，如腎結石、慢性腎病，而且是心腦血管疾病、糖尿病等疾病的獨立危險因素。

【高尿酸血症和痛風報告解讀】
無論男性受檢者還是女性受檢者，空腹血尿酸濃度超過 420μmol/L，就提示可能患有高尿酸血症，如果另選一天複查，仍然高於 420μmol/L 就可以確定受檢者患有高尿酸血症。

【專家健康指導建議】

1·體檢發現尿酸異常的就診時機

（1）無症狀高尿酸血症患者以下情況需擇期門診就診：血尿酸數值 420 ～ 540 μmol/L 或血尿酸數值 360 ～ 480 μmol/L 且有下列情形之一的：高血壓、脂代謝異常、糖尿病、肥胖、中風、冠心病、心功能不全、尿酸性腎石病、腎功能損害（≧ CKD2 期）。

（2）無症狀高尿酸血症患者出現下列情況時儘快門診就診：血尿酸數值≧ 540 μmol/L 或血尿酸數值≧ 480 μmol/L 且有下列情形之一：高血壓、脂代謝異常、糖尿病、肥胖、中風、冠心病、心功能不全、尿酸性腎石病、腎功能損害（≧ CKD2 期）。

（3）痛風患者以下情況需擇期門診就診：血尿酸數值 360 ～ 480μmol/L 或血尿酸數值 300 ～ 420 μmol/L 且有下列情形之一：高血壓、脂代謝異常、糖尿病、肥胖、中風、冠心病、心功能不全、尿酸性腎石病、腎功能損害（≥ CKD2 期）。

（4）痛風患者以下情況需儘快門診就診：血尿酸數值 ≥ 480μmol/L 或血尿酸數值 ≥ 420 μmol/L 且有下列情形之一：高血壓、脂代謝異常、糖尿病、肥胖、中風、冠心病、心功能不全、尿酸性腎石病、腎功能損害（≥ CKD2 期）。

2．高尿酸血症的健康指導

建議所有高尿酸血症與痛風患者保持健康的生活方式：

（1）控制體重、規律運動，痛風急性期禁止運動。

（2）限制酒精及高嘌呤、高果糖食物的攝入。

（3）適量飲水：每日 2,000 ～ 2,500mL。

（4）鼓勵奶製品和新鮮蔬菜的攝入。

（5）不建議也不限制豆製品（如豆腐）的攝入。

（6）無症狀患者治療後 1 個月複查血尿酸，達標後 3 ～ 6 個月複查；有症狀患者 2 週複查，達標後 1 ～ 3 個月複查，穩定後可 6 個

月複查。

3・藥物治療

透過優化生活方式控制 3 個月，若不達標請到內科或內分泌代謝科就診。

4・低嘌呤飲食

科學的飲食應該符合能量守恆定律且營養全面，碳水化合物、蛋白類、油脂類、纖維素類均需按比例攝入，而酒精不在必要營養之列，尤其是啤酒對高尿酸血症和痛風的危害很大，因此建議戒酒。在其他食物中選擇嘌呤含量低的種類，食物嘌呤含量表見附錄 2。

第六節　甲狀腺機能低下和甲狀腺功能亢進

【項目介紹】

甲狀腺的功能檢測通常包括甲狀腺激素及甲狀腺相關抗體兩部分，甲狀腺激素包括總甲狀腺素（TT4）、游離甲狀腺素（FT4）、總三碘甲狀腺原氨酸（TT3）、游離三碘甲狀腺原氨酸（FT3）、促甲狀腺激素（TSH）；甲狀腺素相關抗體包括抗甲狀腺球蛋白抗體（TG-Ab）、抗甲狀腺過氧化物酶抗體（TPO-Ab）或抗甲狀腺微粒體抗體（TM-Ab）、促甲狀腺素受體抗體（TR-Ab），甲狀腺激素反映了甲狀腺的功能，甲狀腺素相關抗體數值則反映甲狀腺

的病因。

【操作準備和注意事項】

甲狀腺功能檢查不需空腹，但通常體檢時有血糖、血脂、肝功等生化項目必須空腹檢查，因此甲狀腺功能檢查對是否進食無特殊要求。但少數甲狀腺機能低下（簡稱甲狀腺機能低下症）必須服用左甲狀腺素鈉片者，建議檢查前不要服用，採血後再服。

【影響因素和臨床表現】

1．甲狀腺機能低下症的常見原因和臨床表現

（1）甲狀腺機能低下症常見原因：甲狀腺機能低下症病因複雜，以甲狀腺自身疾病（也就是原發性甲狀腺機能低下症）最多見，包括橋本氏甲狀腺炎、甲狀腺手術後和甲狀腺功能亢進症 I131 治療。其次可見於下視丘和垂體病變引起的中樞性甲狀腺機能低下症或繼發性甲狀腺機能低下症，垂體外照射、垂體大腺瘤、顱咽管瘤及垂體缺血性壞死是中樞性甲狀腺機能低下症的較常見原因。

（2）甲狀腺機能低下症臨床表現：甲狀腺機能低下症發病隱匿，病情輕的早期患者可以沒有症狀，病情加重後症狀和體徵也常常不典型，可以表現為怕冷、乏力、手足腫脹感、嗜睡、記憶力減退、少汗、關節疼痛、體重增加、便祕、女性月經紊亂或者月經過多、不

【甲狀腺機能低下和亢進報告解讀】

（1）甲狀腺功能正常範圍：

① TT4：64 ～ 154nmol/L（5 ～ 12μg/dL）；

② FT4：9 ～ 25pmol/L（0.7 ～ 1.9 ng/dL）

③ TT3：1.2 ～ 2.9nmol/L（80 ～ 190ng/dL）；

④ FT3：2.1 ～ 5.4pmol/L（0.14 ～ 0.35ng/dL）

⑤ TSH：0.3 ～ 4.8mIU/L

（2）甲狀腺相關抗體正常範圍：

① TPO-Ab：0 ～ 12IU/mL

② TG-Ab：0 ～ 34IU/mL

③ TM-Ab：0 ～ 50IU/mL

④ TR-Ab：0 ～ 1.75μIU/mL

（3）由於不同的實驗室採用的檢測方法或試劑不同，甲狀腺功能的正常範圍在不同的實驗室可能會存在差異，因此以每張檢驗報告中標註的參考範圍為準。

（4）促甲狀腺素數值上升和（或）甲狀腺素數值低於正常提示甲狀腺合成的甲狀腺激素少，稱為甲狀腺機能低下。TT4、FT4、TT3、FT3正常、TSH上升稱為亞臨床甲狀腺機能低下症，其中TSH不超過10mIU/L稱為輕度亞臨床甲狀腺機能低下症；TSH ≧ 10mIU/L稱為重度亞臨床甲狀腺機能低下症。TT4、FT4、TT3、FT3低於正常且TSH上升稱為臨床甲狀腺機能低下症。

（5）相反，促甲狀腺素數值降低和（或）甲狀腺素數值上升提示甲狀腺合成的甲狀腺激素過多，稱為甲狀腺功能亢進。TT4、FT4、TT3、FT3正常、TSH減低稱為亞臨床甲狀腺功能亢進症。TT4、FT4、TT3、FT3上升且TSH減低稱為臨床甲狀腺功能亢進症。

（6）甲狀腺機能低下和甲狀腺功能亢進是完全不同的情況，但是兩者都可出現甲狀腺腫大，有時可在頸前部看到或外科體檢時觸診到。甲狀腺彩色都卜勒超音波常常可見「瀰漫性病變」。

孕，典型患者可有表情呆滯、反應遲鈍、聲音嘶啞、聽力障礙，面色蒼白、顏面和（或）眼瞼水腫、唇厚舌大、常有齒痕，皮膚乾燥、粗糙、脫皮屑、皮膚溫度低、水腫、手腳掌皮膚可呈薑黃色，毛髮稀疏乾燥，跟腱反射時間延長，脈率緩慢。少數病例出現脛前黏液性水腫。本病累及心臟可以出現心包膜積水和心力衰竭。重症患者可以發生黏液性水腫昏迷。

2・甲狀腺功能亢進症的常見原因和臨床表現

（1）甲狀腺功能亢進症（簡稱甲狀腺功能亢進症）。常見原因：Graves 病是甲狀腺功能亢進症最常見的原因，Graves 病為自身免疫性疾病，在具有遺傳易感的族群（特別是女性）中，環境因素如吸菸、高碘飲食、應激、感染、妊娠等可促進發病。其次多結節性毒性甲狀腺腫、甲狀腺自主高功能腺瘤、長期大量攝碘或使用含碘藥物（如胺碘酮）、垂體 TSH 腺瘤都可引起甲狀腺功能亢進症。此外，橋本氏甲狀腺炎、亞急性甲狀腺炎早期可出現甲狀腺激素數值上升及 TSH 降低的類似甲狀腺功能亢進症的表現。

（2）甲狀腺功能亢進症臨床表現：包括乏力、怕熱、多汗、皮膚溫暖、潮溼、低熱、食慾亢進、大便次數增多或腹瀉、心悸、氣促、心率增快、體重下降、易怒、失眠、緊張、焦慮、煩躁、注意力不集中，伸舌或雙手平舉可

見震顫、突眼，眼部可有異物感、脹痛、畏光、流淚、複視、視力下降、眼瞼腫脹、結膜充血水腫、眼球活動受限，嚴重者眼球固定、眼瞼閉合不全、角膜外露而形成角膜潰瘍、全眼炎，甚至失明。嚴重者可發生心肌缺血、心臟增大、心力衰竭。部分患者有輕度貧血，外周血白血球和血小板計數可有輕度降低。女性常表現為月經量減少、週期延長，甚至閉經。男性可出現乳房發育、陽痿等症狀。由於骨代謝轉換加速，可引起低骨量或骨質疏鬆症，少數患者可表現為反覆發作的四肢對稱性癱瘓，以下肢癱瘓更為常見。補鉀即能緩解症狀。嚴重低鉀血症可造成呼吸肌麻痺，引起呼吸困難。

【專家健康指導建議】

甲狀腺功能異常的症狀不典型，容易被忽視。但甲狀腺功能異常不及時治療可能給患者帶來嚴重的不良影響。嚴重的甲狀腺功能亢進症可以導致甲狀腺功能亢進症性心臟病、甲狀腺功能亢進症危象；甲狀腺機能低下症可以引起脂代謝紊亂，是冠心病的獨立危險因素，此外可引起不孕不育、胎停、流產，嬰幼兒、兒童及青少年的生長發育遲緩。因此體檢發現甲狀腺功能異常的受檢者建議到內分泌內科就診。

1・就診時機

（1）TSH 降低或 TSH 2.5 ～ 10mIU/L，已經妊娠的受檢者或有上述甲狀腺機能低下

症、甲狀腺功能亢進症狀者立即到內分泌內科就診。

（2）TSH ≧ 10mIU/L 的受檢者儘快到內分泌內科就診。

（3）TSH 4 ～ 10mIU/L 無妊娠計畫且無上述甲狀腺機能低下症、甲狀腺功能亢進症狀的受檢者擇期到內分泌內科就診。

（4）TSH 降低的受檢者，請儘快到內分泌科就診。

2．生活方式指導

（1）飲食：甲狀腺功能異常的患者首先應重視含碘食物的攝入，甲狀腺功能亢進症患者必須禁止碘的攝入：必須使用無碘鹽，進食不含碘的食物、藥物；原發性甲狀腺機能低下症患者必須低碘飲食，不吃海產植物（海帶、紫菜、海苔）、海產乾貨（如海產的蝦米、蝦皮、魚干、貝干）以及海鮮自助餐，此外甲狀腺疾病患者需戒菸且注意避免吸入二手菸。

（2）運動：有明顯症狀的甲狀腺功能亢進症及甲狀腺機能低下症患者均應避免劇烈運動。

3．藥物治療

（1）甲狀腺機能低下症最常見的治療是左甲狀腺素的補充或替代治療，服用左甲狀腺素需在早餐前 1 小時或睡前口服，最好是早餐前 1 小時口服，且早餐不要喝牛奶、豆漿以免影響左甲狀腺素的吸收。

（2）甲狀腺功能亢進症常見治療方法包括藥物治療、 I131 治療及手術治療，目前以藥物治療為主，常用藥物包括紐甲舒錠、甲巰咪唑、丙硫氧嘧啶，藥物治療需注意監測嗜中性白血球絕對值、肝功能、有無皮疹、咽痛等不適。

4‧定期檢查

無論是甲狀腺功能亢進症還是甲狀腺機能低下症，治療過程中，患者需嚴格遵從內分泌內科醫生的囑咐定期複診，按時複查甲狀腺功能、血常規、肝功能等。

第七節　血脂異常

【項目介紹】

血脂異常為動脈粥狀硬化疾性心血管疾病（Athero-sclerotic cardio vascular disease，ASCVD）發生發展中最主要的致病性危險因素之一。血脂是指血液中的膽固醇、甘油三酯（TG）和類脂（磷脂、糖脂、固醇）的總稱，與臨床關係密切的是膽固醇和 TG。

血脂檢查包括以下幾方面：總膽固醇（TC）、甘油三酯（TG）、高密度脂蛋白膽固醇（HDL-C）、低密度脂蛋白膽固醇（LDL-C）、脂蛋白（Lp）、載脂蛋白（Apo）。

【影響因素】

（1）血脂異常的篩檢：

①建議 20 ～ 40 歲成年人至少每 5 年檢測一次血脂。

②建議 40 歲以上的男性和更年期後女性每年檢測血脂。

③ ASCVD 患者及其高度危險險群，應每 3 ～ 6 個月檢測 1 次血脂。

④因 ASCVD 住院患者，應在入院時或入院 24 小時內檢測血脂。

（2）血脂檢查的重點對象：

①有 ASCVD 病史者。

②存在一項ASCVD危險因素者（如高血壓、糖尿病、吸菸、肥胖 BMI $\geq$ 28kg/m^2 等族群）。

③有早發心血管疾病家族史（男性一級親屬在 55 歲以前或女性一級親屬在 65 歲以前患者有缺血性心血管病）。

④有皮膚或跟腱黃色瘤及跟腱增厚者。

⑤有家族性高脂血症患者。

【注意事項】

（1）檢查前一晚 20 點後禁食、禁水，抽取空腹 12 小時以上的靜脈血。

（2）採血前維持原來的規律飲食，並保持體重恆定。

（3）抽血前 4 ～ 6 週內應無急性病發作，生理和病理狀態穩定。

（4）檢查前一晚一定要休息好。

表 5-7-1　ASCVD 初級預防血脂正常值和異常分類標準（mmol/L）

分類	TC	LDL–C	HLD–C	TG
理想數值	–	< 2.6	–	–
合適數值	< 5.2	< 3.4	–	< 1.7
邊緣數值	≧ 5.2 且 < 6.2	≧ 3.4 且 < 4.1	–	≧ 1.7 且 < 2.3
升高	≧ 6.2	≧ 4.1	–	≧ 2.3
降低	–	–	< 1.0	–

【臨床表現】

高脂血症本身的症狀很少。主要表現在高脂血症引起的不良反應。例如，黃色瘤、動脈粥狀硬化疾以及眼底改變。嚴重時還可以引起急性胰腺炎。

【專家健康指導建議】

（1）血脂異常建議以LDL-C為首要治療目標。

不同的族群 LDL-C 目標值不同。建議發現血脂異常後儘快醫院就診，醫生會結合個體情況進行危險級別並確定治療的目標值（表5-7-2）。

表 5-7-2　血脂異常危險級別以及目標數值

危險級別	疾病或危險因素	目標 LDL-C 數值
極高度危險	ASCVD患者	< 1.8mmol/L
高度危險	LDL-C≧4.9mmol/L或TC≧7.2mmol/L 糖尿病患者1.8mmol/L≦LDL-C<4.9 mmol/L或3.1mmol/L≦TC<7.2mmol/L 且年齡≧40歲	< 2.6mmol/L
中度危險	高血壓+2項及以上危險因素 無高血壓+2項以上危險因素 高血壓+1項危險因素	< 3.4mmol/L
低度危險	無高血壓+0~1項危險因素 高血壓+無危險因素	< 3.4mmol/L

註： ASCVD 包括急性冠狀動脈症候群、穩定型心絞

【血脂異常報告解讀】

根據生化檢查的結果，主要分為以下四種情況：

（1）高膽固醇血症：TC ≥ 6.2 mmol/L 和（或）LDL-C ≥ 4.1 mmol/L。

（2）高 TG 血症：TG ≥ 2.3 mmol/L。

（3）混合型高脂血症：TC ≥ 6.2mmol/L 和（或）LDL-C ≥ 4.1 mmol/L 伴有 TG ≥ 2.3mmol/L。

（4）低 HDL-C 血症：HDL-C < 1.0mmol/L。

不同族群血脂達標指標不同，不能僅僅依靠化驗單診斷，請參考表5-7-1。

痛、血管重建手術後、缺血性心臟病變、缺血性腦中風、暫時性腦缺血、周邊動脈粥狀硬化疾病等。危險因素：男性＞45歲、女性＞55歲，吸菸、 HDL-C＜1.0mmol/L

（2）當 TG＞5.6mmol/L 時，需立即降低 TG，預防急性胰腺炎。

（3）對於 HDL-C＜1.0mmol/L 者，主張控制飲食和改善生活方式。

（4）堅持健康的生活方式，管住嘴，邁開腿。

1）飲食方面，食物多樣，控制飲食中膽固醇的攝入，建議每天膽固醇攝入＜300g，每日飲食中包含25～40g 膳食纖維，脂肪的攝入應優先選擇富含不飽和脂肪酸的食物；要求平均每天攝入12種以上食物，每週25種以上。

2）多吃蔬菜、奶類、大豆，保證每天攝入蔬菜300～500g；每天攝入新鮮水果200～350g；每天奶類攝入300g。

3）適量魚、禽、蛋、瘦肉。每週攝入魚類280～525g、家禽肉類280～525g、蛋類280～350g。切記吃蛋不棄蛋黃。

4）少油少鹽，控糖限酒。食鹽每天不超過6g、糖不超過50g，最好控制在25g 以下。足量飲水，成年人每天1,500～1,700mL。飲酒量酒精男性不超過25g，女性不超過15g。

5）堅持規律的中等輕度運動，建議每週運動5～7天，每次30分鐘，對於冠心病患者應先進

行心肺功能試驗，充分評估安全性後再進行運動；主動運動，減少久坐時間，每小時起來動一動。

6）維持健康體重，體質指數 20～23.9kg/ m^2。完全戒菸和有效控制吸入二手菸。

7）堅持良好心理狀態。

（5）藥物治療

1）他汀類：抑制膽固醇合成，主要降低 TC、LDLD-C 數值，也能降低 TG 和輕度升高 HDL-C 數值。大部分他汀類藥物建議晚上服用，阿托伐他汀、瑞舒伐他汀可在任何時間段服用。每天服用一次。

2）膽固醇吸收抑制劑：主要降低膽固醇，與他汀聯合使用可產生良好的加乘作用。

3）貝特類藥物：可降低 TG 和升高 HDL-C 數值。

4）普羅布考：影響脂蛋白代謝，主要適用於高膽固醇血症。

5）PCSK9 抑制劑：與 LDL-C 受體結合。用於經大劑量強效他汀治療後仍不能達標的極高度危險險心血管病患者。

注意事項：藥物治療必須綜合臨床疾病及血脂情況考慮，並且長期服藥有不良反應，建議發現血脂代謝異常後到內科就診。

（6）血脂異常治療後複查

1）藥物治療開始後 4～8 週複查血脂、肝功能、肌酸激酶。

2）若無特殊情況且血脂達標可每 6 ～ 12 個月複查 1 次。

3）長期達標可每年複查 1 次。

4）如血脂未達標，每當調整降脂藥種類或劑量時，都應在治療 6 週內複查。

第八節　慢性腎臟疾病

【項目介紹】

慢性腎臟病是指各種原因導致的腎臟結構或功能異常≧ 3 個月，常見病因為高血壓、糖尿病、慢性腎小球腎炎、慢性腎盂腎炎等。尿常規及腎功能檢查是慢性腎臟病的最常用的監測手段。尿常規包括尿液性狀、生化分析、沉渣有形成分顯微鏡檢查。腎功能包括血清尿素氮、肌酐，與尿常規共同判定腎臟功能情況。

【注意事項】

（1）尿常規：體檢前洗澡保證會陰部清潔，取中段尿液，避免尿杯接觸會陰皮膚及黏膜造成汙染，女性尤其注意避免陰道分泌物混入造成汙染。

（2）血清尿素氮、肌酐：建議空腹抽血，前一天 22 時後避免進食，可少量飲水。

【檢查結果數據分析】

（1）尿液性狀：正常尿液性狀為淡黃色，清澈透明，若尿液渾濁，建議結合蛋白質情況

及沉渣鏡檢綜合分析。尿液顏色異常：①紅色：應首先除外色素及服藥影響。當尿液內含有一定量的紅血球時尿液呈紅色，醫學上稱為血尿。常見於病理性情況，如泌尿系感染、泌尿系統結核、結石等情況，建議儘快就醫；②醬油色或濃茶色：通常見於溶血或劇烈運動後橫紋肌溶解，為病理情況，需儘快就醫；③乳白色：正常尿中，如含多量磷酸鹽時，尿液可呈乳白色，尤其是在冬季氣溫低時最為多見。病理情況多見於泌尿系感染或絲蟲病、占位病變、結核、胸腹部創傷或某些原因引起腎周圍淋巴循環受阻；④黃色：常見於飲水過少導致尿液濃縮，此時尿液比重會升高。病理情況多見於黃疸，因為尿內含有大量的結合膽紅素而造成的。也可見於在服用某些藥物後，如核黃素、黃連素等。

（2）尿比重：正常人在 1.003 ～ 1.03 之間。尿比重的高低多與尿量的多少有關，一般情況下，尿量越多，尿比重就越低。病理情況下，尿比重上升多見於急性腎炎、糖尿病、休克或脫水患者，尿比重減低多見於慢性腎炎、尿崩症患者。

（3）尿液酸鹼度：正常值為 5 ～ 8，其改變可受用藥、飲食及疾病的影響。尿液 pH ＜ 5，常見於糖尿病、痛風或服用某些藥物（如氯化銨）等。尿液 pH ＞ 8，常見於膀胱炎、鹼

中毒或服用某些藥物（如碳酸氫鈉）等。

（4）蛋白質：當尿蛋白含量大於 100mg/L，尿蛋白定性試驗呈陽性反應時，稱為蛋白尿。健康人劇烈運動後可能出現蛋白尿。病理情況多見於泌尿系感染及腎臟慢性病變及部分血液病或風溼免疫病。因尿蛋白陽性混雜因素較多，可擇日複查，如仍陽性，建議及時就醫。

（5）葡萄糖：正常人尿液內可有較低濃度的葡萄糖，定性結果為陰性。如尿葡萄糖呈陽性，建議結合血葡萄糖測定綜合判斷，僅尿葡萄糖陽性不能確診為糖尿病。

（6）酮體：酮體為脂肪代謝未完成的產物，如尿中出現酮體成為酮尿。正常人在節食、過度飢餓等情況下會出現。急性胃腸炎、妊娠劇吐、糖尿病，也可出現酮尿，如合併以上情況，建議就醫。

（7）亞硝酸鹽：正常值為陰性。陽性常提示泌尿系感染，如合併有尿頻、尿急、尿痛、血尿症狀，建議就醫。

（8）膽紅素：正常人為陰性。若陽性，常提示肝臟及膽道系統病變的可能，需與血清膽紅素結合判斷，建議就醫。

（9）尿膽原：為膽紅素代謝產物，正常為陰性或弱陽性。慢性便祕患者可能為陽性。可能提示肝功能受損或溶血性疾病。必要時就診。

（10）尿的顯微鏡檢查：包括細胞、管型

和結晶。

①細胞：當尿沉渣紅血球超過參考值，但尿的顏色未發生變化，稱為鏡下血尿。如除外月經期，考慮病理情況，如腎小球腎炎、泌尿系感染、腎結核、腎占位等，建議就醫。當尿沉渣鏡檢白血球超過參考值，提示泌尿道存在感染情況，如合併尿路刺激症狀，如尿頻、尿急、尿痛等，建議就醫。正常人尿液中可有正常脫落的尿道上皮細胞，但出現大量上皮細胞提示泌尿系感染。

②管型：是蛋白質在腎小管內凝固形成的蛋白聚體。當尿液中出現管型，常提示腎臟病變，建議就醫。

③結晶：健康人尿液中可有少量結晶，但當結晶大量出現，需除外病理情況，建議就醫。

（11）血清尿素氮、肌酐：尿素氮是除蛋白質以外的含氮化合物的人體最終代謝產物，肌酐是人體肌肉代謝產物。其兩者可較直觀反映腎臟的濾過功能。因肌酐受人體肌肉量的影響，故肌肉較少的人常在體檢中發現肌酐偏低，不必驚慌。如體檢前攝取了大量蛋白質食物、劇烈運動導致脫水，可能出現肌酐及尿素氮的升高。如既往曾合併糖尿病、高血壓、腎小球腎炎、腎盂腎炎、尿路結石等慢性疾病，出現尿素氮及肌酐的升高，可能提示腎臟器質性病變，建議儘快就醫。

【肺部聽診異常報告解讀】

1．正常情況描述：雙肺呼吸音清，未聞及乾溼囉音。

2．常見異常情況：

（1）呼吸音粗：支氣管黏膜輕度水腫或炎症造成不光滑或狹窄，氣流進出不暢形成。常見於急性支氣管炎、肺部炎症早期。

（2）呼吸音注射顯影劑：雙側肺泡呼吸音注射顯影劑，與呼吸運動及通氣功能注射顯影劑，使進入肺泡的空氣流量增多或進入肺內的空氣流速加快有關。

①身體需氧量增加，引起呼吸深長和增快，如運動、發熱或代謝亢進等；

②缺氧興奮呼吸中樞，導致呼吸運動注射顯影劑，如貧血等；

③血液酸度上升，刺激呼吸中樞，使呼吸深長，如酸中毒等。一側肺泡呼吸音注射顯影劑，見於一側肺病變引起肺泡呼吸音減弱，此時健側肺可發生代償性肺泡呼吸音注射顯影劑。

（3）呼吸音減低或消失：與肺泡內的空氣流量減少或進入肺內的空氣流速減慢及呼吸音傳導障礙有關。可在局部、單側或雙側出現。

發生的原因有：

①胸廓活動受限，如胸痛、肋軟骨骨化和肋骨切除等；

②呼吸肌疾病，如重症肌無力；

③支氣管阻塞，如慢性支氣管炎、支氣管狹窄等；

④壓迫性肺膨脹不全，如肺積水或氣胸等；

⑤腹部疾病，如大量腹水、腹部巨大腫瘤等。

（4）溼囉音（又稱水泡音）：吸氣時氣體透過呼吸道內的稀薄分泌物而產生的聲音，多見於支氣管炎、肺炎、肺水腫及支氣管擴張。

（5）乾囉音（又稱哮鳴音）：是由於氣管、支氣管或細支氣管狹窄或不完全阻塞，氣流吸入或呼出時發生湍流所致。多見於支氣管哮喘、咳嗽變異性哮喘以及其他過敏性疾病。

【專家健康指導建議】

（1）避免劇烈運動。

（2）控制鈉鹽攝入，避免食用醃製食物、罐頭等含鹽量高的食物及蠔油、醬油等調料。

（3）在醫生指導下，依據病情控制蛋白質攝入總量，攝取優質動物蛋白。

（4）加強原發病控制，如高血壓、糖尿病等。

（5）注射疫苗，避免流感、肺炎等感染誘發疾病加重。

（6）定期監測尿常規及腎功能變化。

第九節　肺部聽診異常

【項目介紹】

肺部聽診主要包括肺部呼吸音、溼囉音、乾囉音。

【操作步驟及注意事項】

取坐位或仰臥位，充分暴露胸部，保持呼吸均勻，必要時遵醫生指導做深呼吸、屏氣或咳嗽後聽診。

注意事項：

（1）保持室內安靜，溫度適宜。

（2）受檢者保持安靜，放鬆，充分暴露胸部。

【呼吸科常見疾病】

1·慢性支氣管炎

簡稱慢支，氣管、支氣管黏膜及周圍組織的慢性非特異性炎症。臨床以咳嗽、咳痰為主要症狀，每年發病持續 3 個月，連續 2 年或 2 年以上。其特點是緩慢起病，病程長，反覆急性發作而病情加重。肺部聽診呼吸音粗或者正常，部分患者可聞及溼囉音。

2·慢性阻塞性肺氣腫

不是一種獨立的疾病，而是一種解剖／結構術語，是慢性支氣管炎或其他慢性肺部疾患發展的結果。主要是肺組織終末支氣管遠端部分包括呼吸性細支氣管、肺泡管、肺泡囊和肺泡的膨脹和過度充氣，導致肺組織彈力減退，容積增大。此階段在咳嗽咳痰的基礎上出現了逐漸加重的呼吸困難。最初僅在勞動、上樓或登山時有氣促，隨著病變發展，在平地活動時，甚至在靜息時也感覺氣短。肺部聽診呼吸音減低，部分患者可聞及溼囉音。

3·慢性阻塞性肺疾病

簡稱：COPD，是一種可防可治的肺部疾病。其特徵在於持續的呼吸道症狀和氣流受限，包括慢性支氣管炎和（或）肺氣腫。COPD 患者通常有以下症狀，靜息或活動後氣短、咳嗽、氣喘、乏力和（或）分泌物增加，

並且難以緩解。這是一個慢性病，因此意味著疾病將長時期持續。呼吸困難和乏力的症狀不會完全消退，當採用戒菸、規律服用藥物以及進行肺康復措施後，可以得到控制症狀和改善生活品質。

COPD 的一般預防對策：

（1）戒菸是預防 COPD 的重要對策，也是最簡單易行的對策，在疾病的任何階段戒菸都有益於防止慢性阻塞性肺氣腫的發生和發展。

（2）控制職業和環境汙染，減少有害氣體或有害顆粒的吸入，可減輕呼吸道和肺的異常炎症反應。

（3）積極防治嬰幼兒和兒童期的呼吸系統感染，可能有助於減少以後 COPD 的發生。

（4）流感疫苗、肺炎鏈球菌疫苗等對防止 COPD 患者反覆感染可能有益。

（5）加強體育鍛鍊，注射顯影劑體質，提升身體免疫力，可幫助改善身體的一般狀況。

此外，對於有 COPD 高度危險險因子的族群，應定期進行肺功能監測，以盡可能早期發現 COPD 並及時予以治療。

4 · 支氣管哮喘

支氣管哮喘是一種以呼吸道慢性炎症反應、呼吸道高反應、可逆性氣流受限為特徵的慢性呼吸道疾病。其特徵為可逆性呼吸道阻塞、呼吸道炎症和對多種刺激的呼吸道反應性上升。

　　典型表現為發作性呼氣性呼吸困難或發作
性胸悶和咳嗽，伴有哮鳴音。嚴重者呈強迫坐
位，端坐呼吸，甚至出現發紺等；乾咳或咳大
量白色泡沫樣痰。部分患者僅以咳嗽為唯一症
狀。哮喘發作時胸部呈過度充氣狀態，肺部聽
診有哮鳴音，呼氣音延長。嚴重者可出現心率
快、奇脈、胸腹反常運動和發紺。但在輕度哮
喘或非常嚴重哮喘發作時，哮鳴音可不出現。

　　以下情況須儘快去正規醫院就醫：

　　（1）反覆發作咳嗽、喘息，甚至能聽到吹
哨聲，咳大量白痰等疑似哮喘表現。

　　（2）哮喘發作較以往頻繁、症狀趨於加
重、使用藥物的次數和量增加。

　　（3）出現其他嚴重、持續或進展性症狀。

　　支氣管哮喘的預防：

　　（1）一級預防：旨在透過去除危險因素而
預防哮喘。

　　（2）二級預防：是在無症狀時進行早期診
斷和治療，防止哮喘病情發展。

　　（3）三級預防：積極地控制哮喘症狀，防
止病情惡化，減少併發症。

　　【專家健康指導建議】

　　（1）戒菸，減少肺部損害，保持居家空氣
清潔。

　　（2）飲食清淡可口、易消化，含高蛋白、
高脂肪、低碳水化合物，保證充足的水、能量

和蛋白質。

（3）選擇適合的運動方式、鍛鍊強度、鍛鍊方式：如散步、快走、太極拳、游泳等。

（4）堅持服藥，不要擅自增減藥物，定期隨訪。

（5）肺部聽診出現異常者，建議及時到正規醫院就診。

第十節　成人幽門螺旋桿菌感染

【項目介紹】

1・幽門螺旋桿菌（Helicobacter Pylori，Hp）

幽門螺旋桿菌是一種革蘭染色陰性螺旋狀細菌，主要透過口-口、糞-口途徑在人與人之間傳播。親密接觸，尤其是家庭內父母與孩子之間的親密接觸，可能是導致 Hp 感染的非常重要的因素。目前研究發現，Hp 感染後可引起大部分胃黏膜的活動性炎症改變，上消化道許多疾病如慢性胃炎、消化性潰瘍、胃癌等都與這種細菌的存在有關。除此之外，Hp 感染也與一些胃腸外的疾病發生有關，如不明原因缺鐵性貧血、特發性血小板減少性紫癜等。所以 Hp 感染是許多疾病發生的重要危險因素。

2・Hp 檢測方法

包括非侵入性方法和侵入性方法兩類：

（1）非侵入性方法：包括尿素呼氣試驗（^{13}C 或 ^{14}C-UBT）、 Hp 糞便抗原（HpSA）檢測和血清學抗體檢測等。其中 UBT 是臨床上最受建議的方法，具有 Hp 檢測準確性相對較高、操作方便和不受 Hp 胃內灶性分布的限制等優點。所以，^{13}C 或 ^{14}C-UBT 方法尤其適用於無相關病史，無任何臨床症狀的健康體檢者。臨床及體檢中多以 ^{13}C-UBT 多見。

（2）侵入性方法：主要依靠對受檢者在接受胃鏡檢查時進行胃黏膜活檢獲取的檢體進行檢測，主要包括病理組織學檢測、快速尿素酶試驗（RUT）、 Hp 細菌培養和聚合酶鏈反應（PCR）檢測等。侵入性檢測方法臨床上建議 RUT 以及病理組織學檢測。侵入性 Hp 檢測方法除檢測 Hp 以外，還可以透過清晰可靠的胃鏡檢查進一步了解胃內的病變情況，同時還以對可疑病變部位採取活檢組織進行病理分析，確認病因。

【影響因素和注意事項】

（1）尿素呼氣試驗（^{13}C 或 ^{14}C-UBT）一般在檢查當日上午進行，在做此項檢查前需空腹或禁食三小時以上（盡量前一天 22 時後禁食，可少量飲水）。胃腸動力較差或其他原因導致食物不能較快排空者，應適當延長禁食時間，幽門梗阻導致食物不能完全排空的患者禁止行此項檢查。

（2）在做 ^{13}C 或 ^{14}C-UBT 過程中，尿素膠

【成人幽門螺旋桿菌感染報告解讀】

1．若符合下述 3 項之一，可判斷為 Hp 現症感染

（1）經侵入性方法獲得的黏膜組織 RUT、病理組織切片染色或細菌培養 3 項中任一項結果為陽性。

（2）經非侵入性方法檢查 ^{13}C 或 ^{14}C-UBT 陽性。

（3）經非侵入性方法查血清 Hp 抗體檢測陽性多提示曾經感染過 Hp，若從未檢查及治療過 Hp，臨床可視為現症感染。

2．關於 UBT 檢查方法以及 ^{13}C-UBT 報告解讀

（1）檢查方法：在做此項檢查之前，需服用穩定的同位素 ^{13}C 或 ^{14}C 來標記尿素的藥丸。用來收集呼出的氣體，測定其中的 $^{13/14}C$ 標記的 $^{13/14}CO_2$，就可準確地判斷有沒有 Hp 感染。正常人是沒有 Hp 的，而 Hp 感染者呼出的氣體中就有 $^{13/14}CO_2$。

（2）^{13}C-UBT 與 ^{14}C-UBT 的區別：^{14}C-UBT 中的 ^{14}C 沒有 ^{13}C-UBT 中的 ^{13}C 穩定，存在極少量的放射性，優點是較為經濟。^{13}C-UBT 中的 ^{13}C 是穩定性核素，沒有放射性，對人體無損害。

（3）^{13}C-UBT 呼氣試驗的測定結果以超基準值 DOB（Delta Over Baseline）來表示。^{13}C-UBT 診斷標準：DOB 值 ≥ 4，診斷 Hp 陽性；DOB 值 < 4，診斷 Hp 陰性。

囊需用溫水完整口服，切忌咬碎，以免影響檢測結果的準確性。

（3）如果近期服用過抗生素、鉍劑、氫離子幫浦阻斷劑（PPI）等藥物可能會影響 UBT 以及 RUT 等檢測的診斷結果。建議在 UBT 檢測前須停用 PPI 至少 2 週，停用抗菌藥物、鉍劑和某些具有抗菌作用的中藥至少 4 週；進行 RUT 檢測前，如有服藥史，一定要提前向醫生說明。血清學試驗檢測 Hp 抗體，基本不受這些藥物的影響，如果只做 Hp 抗體的檢測，無須停用上述藥物。

（4）某些疾病或身體的特殊情況會影響 Hp 檢測結果，例如，上消化道急性出血可使幽門螺旋桿菌受抑制，所以如有明顯的消化道出血，應在出血停止一週以後再進行 UBT 檢測。若之前因胃部疾患曾做過胃部分或大部切除手術，這種情況下，可能會造成同位素從胃中快速排空，將影響 UBT 的檢測效果。孕婦以及哺乳期婦女以及有嚴重心肺功能不全的受檢者應避免進行 UBT 及 RUT 等檢查。如有以上情況或有以上未提及的其他疾病病史，應在檢查前向醫生詳細說明。

（5）如前述，常規的血清學試驗檢測 Hp 抗體 IgG，其陽性不一定是現症感染，不能用於根除治療後複查。若既往未檢測亦未接受過抗 Hp 治療，Hp 抗體陽性可視為現症感染。

【關於 Hp 根除和專家健康指導建議】

（1）Hp相關性胃炎作為一種感染性疾病，似乎所有的 Hp 感染者均有必要治療。但數據顯示，目前 Hp 感染率仍達約 50％以上，是由於我們的飲食行為多聚餐，無分餐的習慣，存在 Hp 交叉感染的風險，所以，臨床主動篩檢所有的 Hp 感染者並進行治療並不現實。

（2）若經檢測 Hp 陽性，需去正規醫院消化科門診就診，諮詢醫生，在確認 Hp 根除療法（表 5-10-1）以及除外相關藥物過敏等情況後，遵醫囑選擇適合的藥物及方案，切不可私自開藥、盲目治療。《第五次全國幽門螺旋桿菌感染處理共識報告》建議對符合根除療法的 Hp 感染者使用含鉍劑四聯方案（PPI+ 鉍劑 +2 種抗生素）作為主要的經驗性治療根除Hp方案。

（3）如表 5-10-1 所示，若已被證實患有消化性潰瘍或胃 MALT 淋巴瘤，且經檢測 Hp 陽性，強烈建議進行 Hp 根除治療。這是因為，根除 Hp 可促進消化性潰瘍癒合和降低潰瘍併發症、發生率，預防潰瘍復發；根除 Hp 可使約 80％早期胃 MALT 淋巴瘤獲得緩解。這與無症狀或無併發症的其他 Hp 感染者相比，根除 Hp 的獲益顯然更大。

（4）如果有胃癌家族史、早期胃癌內視鏡下切除術後和胃黏膜萎縮和（或）腸化生等情況，我們在臨床上稱這樣的族群為胃癌發生高

風險個體。胃癌發生高風險個體根除 Hp 預防
胃癌的獲益高於低風險個體。

表 5-10-1　幽門螺旋桿菌根除療法

幽門螺旋桿菌陽性者並證實有以下狀況	強烈建議	建議
消化性潰瘍（不論是否活動和有無併發病史）	✓	
胃 MALT 淋巴瘤	✓	
慢性胃炎伴消化不良的症狀		✓
慢性胃炎伴胃黏膜萎縮、糜爛		✓
早期胃腫瘤已行內視鏡切除或胃次全手術切除		✓
長期服用氫離子幫浦阻斷劑		✓
胃癌家族史		✓
計畫長期服用非類固醇消炎藥（包括低劑量阿斯匹靈）		✓
不明原因的缺鐵性貧血		✓
特發性血小板減少性紫癜		✓
其他幽門螺旋桿菌相關性疾病（如淋巴球性胃炎、增生性胃息肉、肥厚性胃病變）		✓
證實有幽門螺旋桿菌感染		✓

　　（5）Hp 感染是胃腸道相關器質性疾病的獨
立可控的危險因素，所以，對於存在胃腸道症狀
的受檢者臨床檢查的首要目標是確認症狀的根本
原因，而不是僅限於發現幽門螺旋桿菌感染。對
於有胃腸道相關症狀，懷疑有器質性疾病的受檢
者，建議進行內視鏡檢查確認診斷，而不是僅進
行非侵入性、無創的幽門螺旋桿菌檢測。

　　（6）上文提及的含鉍劑四聯方案的 Hp 根
除率基本可達 80% 以上，但近年來，隨著細菌
耐藥等情況的發生，Hp 根除的難度在逐年增
加，臨床會有部分根除失敗的情況發生。若首

次服用標準含鉍劑四聯方案根除 Hp 失敗，請勿自行再次服用相同的藥物或增加藥物劑量或療程進行盲目治療，盲目治療有可能會增加耐藥機率。這時，請務必去醫院就診，醫生會結合實際情況，更換藥物後再次進行根除治療。若多次根除 Hp 失敗，再次根除治療的難度將增加，這時，必須評估治療的獲益 - 風險比，進行個體化處理。

（7）成人的幽門螺旋桿菌感染很大一部分是在兒童期獲得，雖然幽門螺旋桿菌感染是消化性潰瘍和胃癌的重要病因，但與成人不同，兒童和青少年感染者很少會發生這些嚴重的併發症。此外，在兒童期感染幽門螺旋桿菌，還可能有利於感染者生命後期免疫系統的發育。因此，在決定對兒童（年齡小於 14 歲）進行幽門螺旋桿菌感染的檢測和治療之前，應確認該決定是否使兒童能夠獲益。

（8）老年人（年齡 >70 歲）根除 Hp 治療的藥物不良反應風險增加，因此，若年齡 >70 歲，應去醫院就診，由醫生進行獲益 - 風險綜合評估後進行個體化處理。

（9）建議在根除治療後行 Hp 複查。多數無症狀受檢者根除 Hp 治療後不需要複查胃鏡，可採用非侵入性方法檢測 Hp，UBT 是其中的最佳選擇。複查及評估應在根除治療結束後 4 ～ 8 週進行，此期間服用抗菌藥物、鉍劑和某

些具有抗菌作用的中藥或 PPI 均會影響檢測結果。若屬於上文提及的胃癌高風險族群，建議在根除 Hp 治療後，遵醫囑定期隨訪檢測 Hp。

【健康管理】

（1）避免家庭性感染：Hp 感染主要在家庭內聚集傳播，避免導致母嬰傳播的不良餵食習慣，並減少外出聚餐，提倡分餐制以減少感染 Hp 的機會，餐具應定期消毒。

（2）保持口腔健康，戒菸。

（3）改善飲食習慣：避免喝生水、吃生的食物，同時食物應多樣化，避免偏食，注意補充多種營養物質；不吃食物；少吃燻製、醃製、富含硝酸鹽和亞硝酸鹽的食物，多吃新鮮食品；避免食用性狀過於粗糙、味道濃烈、辛辣的食物及長期大量飲酒。

（4）保持良好心理狀態及充足睡眠。

第十一節　便潛血試驗及其臨床意義

【項目介紹】

1·便潛血

是指消化道少量出血，紅血球被消化破壞，糞便外觀無異常改變，肉眼和顯微鏡下均不能證實的出血。便潛血是消化道異常的早期預警，所以對懷疑有消化道慢性出血的患者，都應進行便潛血的檢查。消化道腫瘤早期，有

20%的患者可出現便潛血試驗陽性，晚期患者的便潛血試驗陽性率可達到90%以上，並且可呈持續性陽性。因此便潛血檢查對消化道惡性腫瘤（如胃癌、大腸癌）以及息肉、腺瘤的早期篩檢意義重大，並可作為消化道腫瘤患者篩檢的首選指標。

2.便潛血試驗（facal occult blood test，FOBT）

該試驗是用來檢查糞便中隱匿的紅血球或血紅素、運鐵蛋白等的一項實驗。

3.檢測方法

包括化學法和免疫法兩類：

（1）化學法：傳統化學法包括還原酚酞法、聯苯胺法、鄰甲苯胺法、無色孔雀綠法等；全新化學法是四甲基聯苯胺法（便潛血檢測試紙），較傳統化學法更為準確、快速、有效鑑定便檢體中是否含有隱血。

（2）免疫法：包括血紅素檢測法（FOB）以及運鐵蛋白檢測法。血紅素檢測法檢測糞便中的血紅素（Hb），運鐵蛋白檢測法檢測糞便中的運鐵蛋白。

【影響因素及注意事項】

（1）建議在留取便檢體時盡量留取新鮮糞便進行檢驗，並盡量使用採便棒多點取樣後以增加送檢檢體的陽性率。為了減少檢測結果假陰性的出現，可使用不同方法聯合檢測便潛血。

（2）便潛血檢測只能定性篩選大便潛血的存在與否，不能確定檢體中的血量。

（3）如果正處於月經期或有血尿、口鼻腔出血等情況，建議推遲或暫時取消此項檢查，因為上述情況都可能會引起該項檢查假陽性結果。

（4）FOB 特異性強：只針對人血紅素進行檢測，與動物血紅素沒有交叉。故 FOB 基本不受飲食、藥物等因素的干擾而出現假陽性。

（5）在糞便形成的過程中，少量的消化道出血不一定與之均勻混合，使消化道出血具有間斷性。所以，若深度懷疑自己有消化道少量出血，為增加檢查的陽性率，可以選取一日內幾次的檢體或不同日的檢體連續多次送檢，以獲得更為準確的結果。但只要有一次結果為陽性，我們就可以認為該送檢檢體中有隱血。

（6）大約有 40%～ 50%的上消化道出血患者不能由 FOB 檢出，原因是①便檢體放置時間過長，血紅素或紅血球經過消化酶降解或消化殆盡，已經不具有原來的活性；②消化道大出血，過量的血紅素導致反應體系中抗原過剩出現前滯現象；③患者血紅素的抗原與單株抗體不相符。例如，若出現了柏油樣的黑便，醫生根據病史及臨床表現考慮可能存在較為嚴重的上消化道出血。但此時若送檢的便檢體中血紅素濃度過高，就可能因為前滯現象，出現假

陰性結果，此時應將檢體稀釋後重複送檢，並結合其他檢查結果綜合判斷。

【專家健康指導建議】

（1）若體檢報告提示便潛血陽性，請不要緊張。便潛血檢查只是一項篩檢手段和輔助診斷依據，並不是確診疾病的金標準。即便是便潛血結果多次陽性，也不能代替臨床內視鏡（胃腸鏡等）、影像學檢查等其他輔助檢查。若便潛備陽性，且不能用其他能夠導致假陽性的情況解釋，請及時去正規醫院消化內科或肛腸外科就診，臨床醫生會結合實際情況，做進一步檢查以確診。例如：血常規、血生化、凝血、自身抗體等血液檢查以及腹部超音波、腹部 CT 等影像學檢查乃至內視鏡（如肛門鏡、胃腸鏡）等侵入性檢查方法等。

（2）便潛血陽性有可能發生的疾病有：消化道出血、消化性潰瘍、消化道息肉、腺瘤等，嚴重者存在消化道腫瘤（如胃癌、大腸癌）的可能。除此之外，可導致糞便中出現較多紅血球的疾病，如痢疾、直結腸息肉、克隆氏症、潰瘍性結腸炎、痔瘡、肛裂出血等也有可能會導致便潛血試驗陽性反應。上述疾病，除消化道息肉、早期消化道腫瘤外，絕大多數會合併有發熱、納差、腹部不適、腹痛、噁心嘔吐、腹瀉、黏液膿血便、消瘦等的臨床表現，若在便潛血檢查前已確診患有上述疾病，且便

【便潛血報告解讀】

檢驗結果依據檢驗試紙色帶的顯示情況進行陽性判定，結果標記為陽性（+）、陰性（-）、可疑陽性（±）或無效。若結果標記為陽性（+），考慮送檢檢體中含有隱血；標記為陰性（-）的，考慮送檢檢體中不含有隱血；標記為可疑陽性（±）的，考慮送檢檢體中可疑含有隱血；標記為無效的，考慮存在檢體留取不合格的可能，應重新留取檢體進行測試。

潛血試驗結果陽性，應及時去正規醫院消化內科或肛腸外科就診並進行相應的治療。

（3）另外，便潛血試驗檢測結果陽性，有一部分可能是由於服用了某些藥物，如非類固醇消炎藥（阿斯匹靈、雙氯芬酸、布洛芬等），這類藥物刺激胃腸道可以造成胃腸黏膜急慢性損傷，形成隱性出血。若長期服用此類藥物，並已行內視鏡檢查確認診斷，併除外其他出血原因的，可嘗試在醫生的指導下停用此類藥物一段時間，並加用抑制胃酸分泌藥物及胃黏膜保護藥物，多數情況下，胃黏膜損傷、出血會逐漸好轉，便潛血結果轉陰。

第十二節　消化道內視鏡檢查及胃腸道惡性腫瘤篩檢

【項目介紹】

消化道內視鏡是使用各類微型攝像頭經消化道直接或間接獲取圖像，以診斷和治療消化系統疾病的一組設備。我們運用消化道內視鏡不僅能夠直接觀察到消化道的真實情況，而且還可以對觀察到的可疑病變部位活檢，進行病理及細胞學檢查，從而進一步確認診斷。消化道內視鏡按檢查所用內視鏡屬性可分為食道鏡、胃鏡、十二指腸鏡、結腸鏡、小腸鏡、內視鏡超音波、膠囊內視鏡等；按檢查部位和功

能分為上消化道內視鏡、下消化道內視鏡、內視鏡逆行胰膽管造影（ERCP）等；按臨床應用分為診斷性消化道內視鏡和治療性消化道內視鏡；按照內視鏡過程中是否進行麻醉，可分為普通消化道內視鏡、無痛消化道內視鏡等。在實際臨床工作及體檢中最常見的診斷用消化道內視鏡內視鏡主要為胃鏡及結腸鏡。

1・胃鏡

胃鏡檢查時從口腔進入，經過食道、胃，到達十二指腸球部、降部，常用來診斷上消化道疾病，如上消化道炎症、潰瘍、腫瘤、息肉、憩室、狹窄、畸形或異物等。

（1）胃鏡檢查的適應症：

①存在上消化道症狀（如燒心、吞嚥困難、上腹痛、嘔吐等），懷疑有食道、胃、十二指腸病變。臨床需求確診者。

②已確診的上消化道病變，如消化性潰瘍、息肉、食道癌、胃癌等疾病治療後必須隨訪或觀察療效者。

③有嘔血、黑便等上消化道出血症狀，但病因及部位不明者。

④影像學檢查發現上消化道病變，必須確認性質者。

⑤上消化道異物者。

⑥必須對已發現的病變進行內視鏡下治療者。

⑦有胃癌家族史及其他胃癌高度危險險群。

⑧存在幽門螺旋桿菌感染，必須確認是否有胃黏膜病變者，或者必須進行幽門螺旋桿菌培養及藥物敏感性試驗以指導治療者。

⑨體檢。

（2）胃鏡檢查的禁忌症：

1）絕對禁忌：

①嚴重心肺疾患或嚴重心肺功能衰竭，無法耐受內視鏡檢查。

②懷疑有休克或消化道穿孔急性期等危重患者。

③患有精神疾病，不能配合內視鏡檢查者。

④消化道急性炎症，如腐蝕性食道損傷的急性期。

⑤急性重症咽喉疾患內視鏡不能插入者。

⑥明顯的胸腹主動脈瘤。

⑦急性中風患者。

2）相對禁忌：

①輕中度心肺功能不全。

②消化道出血，血壓波動較大或不穩定。

③高血壓患者，血壓偏高。

④凝血功能障礙或有嚴重出血傾向者。

⑤高度脊柱畸形。

⑥消化道巨大憩室。

2·結腸鏡

結腸鏡檢查時從肛門進入，可以觀察包括

直腸、乙狀結腸、降結腸、橫結腸、升結腸、盲腸至迴腸末端的腸道黏膜，主要用於診斷大腸息肉、結腸直腸腫瘤、大腸炎症性疾病如潰瘍性結腸炎、慢性結直腸炎等。

（1）結腸鏡檢查的適應症：

①原因不明的中下腹疼痛及腹瀉、便血、黑便、便祕、腹脹、排便異常等。

②原因不明的腹部腫塊，懷疑結直腸及迴腸末端病變，經影像學檢查不能確診，需進一步確認者。

③經檢查提示便潛血陽性，及不明原因貧血等。

④疑有慢性腸道炎症性疾病。

⑤結腸癌手術前確定病變範圍，結腸癌、息肉術後複查及療效隨訪。

⑥原因不明的低位腸梗阻。

⑦體檢。

（2）結腸鏡檢查禁忌症：

除胃鏡檢查的禁忌症外，結腸鏡檢查的相對禁忌症還包括炎症性腸病的重症病例，有嚴重基礎疾病的病例；結腸鏡檢查的絕對禁忌症還包括潰瘍性結腸炎、中毒性巨結腸、消化道穿孔以及對腸道清潔劑成分過敏等情況。

3．無痛胃腸鏡

所謂無痛胃腸鏡檢查，就是麻醉胃腸鏡，使用一種安全高效的鎮靜催眠藥物，使患者在

很短時間內進入淺睡眠狀態，全身放鬆後再進行胃腸鏡檢查，幾乎感覺不到任何不適，檢查完成後，很快清醒，在休息一段時間後即可離院回家，整個過程大約需要 30 分鐘左右。無痛胃腸鏡相比於普通胃腸鏡，它具有以下優點：首先無痛胃腸鏡檢查因患者處於睡眠狀態，能很好地配合檢查，使醫生檢查時間縮短，更容易到達敏感部位，有利於病情的診斷和治療。無痛胃腸鏡檢查特別適於精神極度緊張恐懼者、對疼痛刺激特別敏感者、高血壓及心臟病患者、老年人、不能自主配合檢查的小兒患者。

（1）無痛胃腸鏡的適應症和禁忌症：

無痛胃腸鏡的適應症和普通胃腸鏡檢查基本相似。但也要注意，無痛胃腸鏡因檢查過程中必須麻醉，故存在一定的麻醉風險，術前必須進行嚴格的麻醉評估。除了胃腸鏡檢查的禁忌症以外，年齡過大、患有心跳過緩、嚴重高血壓、心肺疾病、心肺功能衰竭者不宜進行無痛胃腸鏡檢查。其次，併發胃瀦留的消化系統疾病，液體逆流容易引起窒息，也不宜選擇無痛胃鏡。再次，嚴重鼾症及過度肥胖患者檢查時也有發生窒息的風險，也應慎重選擇無痛胃鏡。最後，為了避免麻醉藥物的影響，孕婦及哺乳期婦女也不宜選擇無痛胃腸鏡。

（2）無痛胃腸鏡檢查後注意事項：

①檢查後 3 小時內需有人陪護。

②檢查後 8 小時內禁食辛辣食物，不能飲酒。

③檢查後 8 小時內不得駕駛機動車輛、進行機械操作和從事高空作業，以防意外。

④檢查後 8 小時內最好不要做必須精算和邏輯分析的工作。

4．膠囊內視鏡

膠囊內視鏡檢查是一種新型無創的消化道無線監測系統，屬於非侵入性檢查，最先應用於小腸檢查，填補了胃鏡和結腸鏡對小腸檢查的空白。隨著技術的發展，目前膠囊內視鏡除了小腸檢查以外，還開發了用於食道、胃及大腸的磁控膠囊內視鏡檢查等。膠囊內視鏡透過口服內置攝像與訊號傳輸裝置的智慧膠囊，借助消化道蠕動功能，使之在消化道內運動、拍攝圖像，並以數位訊號傳輸圖像給患者體外攜帶的圖像記錄儀，進行儲存記錄。新型磁控膠囊內視鏡內植永久性微型磁極，依靠體外磁場，精確控制進入人體內的膠囊內視鏡的運動、姿態和方向，實現主動控制、精準拍攝的功能。醫生透過影像工作站分析所記錄的圖像，了解患者的整個消化道情況，從而對病情作出診斷。

膠囊內視鏡的優點：檢查無痛苦，不用麻醉；檢查用膠囊一次性使用，無交叉感染風險；對於一部分小腸疾病可作為先期檢查，為下一

步小腸的雙（單）氣囊內視鏡檢查和治療提供幫助；解決了部分人因恐懼心理不願意做普通消化道內視鏡的問題。

膠囊內視鏡的缺點：除磁控膠囊外，普通膠囊無動力，需借助胃腸動力運行；而且膠囊內視鏡不能避開或沖洗胃腸內的血跡和分泌物，拍照清晰度較差，病變容易遺漏；對觀察到的消化道病變不能進行病理活檢；消化道動力較差以及消化道尤其是小腸狹窄的患者存在膠囊滯留的風險，發生膠囊滯留後必須經小腸鏡或外科手術取出；價格較為昂貴。

（1）膠囊內視鏡的適應症：

①可作為消化道疾病尤其是小腸疾病診斷的首選方法。

②原因不明的消化道出血，尤其是經上、下消化道內視鏡檢查無陽性發現者。

③其他檢查提示的小腸影像學異常。

④各種炎症性胃腸病，但不含腸梗阻者及腸狹窄者。

⑤懷疑為小腸器質性病變導致的腹痛、腹瀉。

⑥消化道腫瘤。

⑦不明原因的缺鐵性貧血。

⑧多發性息肉、克隆氏症的複查。

⑨腸營養吸收不良疾病。

（2）膠囊內視鏡的禁忌症：

①發生在膠囊內視鏡檢查失敗或攝像膠囊排出障礙的高度危險險群。

②年老體弱和病情危重者。

③有吞嚥困難者。

④胃腸道梗阻，消化道畸形、狹窄、穿孔或瘻管。

⑤急性腸炎、放射性結腸炎。

⑥患者體內如有心臟起搏器或已植入其他電子醫學儀器者。

⑦無手術條件者及拒絕接受任何外科手術者（膠囊嵌頓需外科手術取出）。

⑧妊娠及哺乳期。

【胃腸道惡性腫瘤篩檢及建議】

（1）胃腸道惡性腫瘤：包括食道、胃和大腸直腸癌，是嚴重危害健康的疾病。根據世界衛生組織的即時數據，食道癌新發病例和死亡病例占全球的 55% 左右；每年胃癌的新發病例和死亡病例占全球的 40% 左右；大腸直腸癌也是常見惡性腫瘤，現已躍居惡性腫瘤發病率第 2 位，死亡率第 4 位，而且隨著人們生活水準的提升，近幾年大腸直腸癌的發病率仍呈逐年攀升趨勢。

（2）隨著近些年技術的發展，胃腸道早癌通常經內視鏡下治療即可根治，療效與外科手術相當，且具有創傷小、恢復快的優勢。

　　早期診斷、早期治療對降低消化道惡性腫瘤病死率、改善患者預後以及減輕患者疾病負擔具有重要意義。臨床常見的檢查如超音波、血液化驗檢查甚至 CT、 MRI、 PET 等檢查，都難以發現早期消化道腫瘤。目前在臨床工作中消化道早癌篩檢的主要手段就是消化道內視鏡檢查。

　　（3）根據食道癌流行病學，以下符合第 1 項和 2～6 項中任一項者應列為食道癌高度危險險群，建議作為篩檢對象：

　　①年齡超過 40 歲；②來自食道癌好發區；③有上消化道症狀；④有食道癌家族史；⑤患有食道癌前疾病或癌前病變者；⑥具有食道癌的其他高度危險險因子（吸菸、重度飲酒、頭頸部或呼吸道鱗癌等）。

　　（4）根據胃癌流行病學，以下符合第 1 項和 2～6 項中任一項者均應列為胃癌高度危險險群，建議作為篩檢對象：

　　①年齡 40 歲以上，男女不限；②胃癌好發地區族群；③ Hp 感染者；④既往患有慢性萎縮性胃炎、胃潰瘍、胃息肉、手術後殘胃、肥厚性胃炎、惡性貧血等胃癌前疾病；⑤胃癌患者一級親屬；⑥存在胃癌其他高度危險險因子（高鹽、醃製飲食、吸菸、重度飲酒等）。

　　（5）大腸直腸癌篩檢：建議對年齡在 40～74 歲的一般族群每 5～10 年進行 1 次全

結腸鏡檢查。如篩檢對象拒絕直接接受結腸鏡檢查，可採用問捲風險評估（大腸直腸癌篩檢高度危險險因子量化問卷）和糞便免疫化學測試（FIT）進行初篩，對初篩陽性者（判定為大腸直腸癌高度危險險群或 FIT 陽性）行結腸鏡檢查。若篩檢對象依從性差，對初篩陽性者或拒絕初篩患者可行多靶點糞便 DNA 檢測，陽性者建議結腸鏡檢查。

　　符合以下任何一項或以上者，列為大腸直腸癌高度危險險群：

　　1）一級親屬有大腸直腸癌史。

　　2）本人有癌症史（任何惡性腫瘤病史）。

　　3）本人有腸道息肉史。

　　同時具有以下兩項及兩項以上者，列為大腸直腸癌高度危險險群：

　　1）慢性便祕（近兩年中每年持續兩個月以上發生便祕）。

　　2）慢性腹瀉（近兩年來腹瀉累計持續超過3 個月，每次發作持續時間在 1 週以上）。

　　3）黏液血便。

　　4）不良生活史（發生在近 20 年內，並在事件發生後對調查對象造成較大精神創傷或痛苦）。

　　5）慢性闌尾炎或闌尾切除術史。

　　6）慢性膽道疾病史或膽囊切除史。

　　(6）大腸直腸癌高度危險險群篩檢：

　　1）若篩檢對象的兩個一級親屬確診大腸直腸癌或進展性腺瘤（或 1 個一級親屬確診年齡 <60 歲），建議從 40 歲開始或比家族中最早確診大腸直腸癌的年齡提前 10 年開始，每 5 年進行 1 次結腸鏡檢查。

　　2）對於腺瘤性息肉症候群患者或致病突變帶原者，建議應每年進行 1 次全結腸鏡檢查。

　　3）對於遺傳性非息肉病性大腸直腸癌（Lynch 症候群）家系中攜帶致病突變者，建議自 20 ～ 25 歲開始接受結腸鏡檢查，每兩年 1 次，直到 40 歲，然後每年接受 1 次結腸鏡檢查。

第六章　外科專科檢查

第一節　皮膚病

【項目介紹】

皮膚病是發生在皮膚、鄰近黏膜和皮膚附屬器官疾病的總稱。皮膚是人體最大的器官，約占總體重的 16％。皮膚位於人體體表，可以反映全身的健康狀況，所以可以說皮膚是人體健康的一面鏡子。皮膚出現的變化可以是全身性疾病的先兆或療法，出現嚴重的系統性疾病，皮膚可以作為第一症候。在體檢過程中，觀察皮膚表面的病理變化，可以及早發現變態反應、細菌和真菌感染、皮膚腫瘤及其他異常，給受檢族群提供及時的、合理的建議。古人說：君有疾在腠理，不治將恐深。及早發現並治療皮膚疾病對於全身健康是非常重要的。

【前期準備與操作步驟】

（1）檢查前應囑受檢者沐浴及清洗患處，面部不可以化濃妝，患處不可以使用帶顏色的外用藥如紫藥水塗抹。

（2）視診：檢查皮膚時光線要明亮，最好是自然光，其次是日光燈。除皮膚外，還應檢查毛髮、指（趾）甲及黏膜。對懷疑是接觸性皮膚炎及寄生蟲病的族群還應檢查其衣服，另外還可借助放大鏡來觀察皮損。透過視診確認皮損的性質、分布與排列、數目、顏色、邊緣與界限、有無鱗屑及結痂等資訊。

（3）觸診：透過觸摸了解皮損的堅硬度、溫度、與周圍組織的關係以及附近淋巴結有無腫大。

（4）皮膚鏡檢查：對於懷疑是皮膚腫瘤者還應借助皮膚鏡觀察以獲得更多資訊。

【常見皮膚疾病介紹】

一、特應性皮膚炎

【影響因素】

特應性（溼疹、哮喘或變應性鼻炎）家族史，以及參與皮膚屏障功能的絲聚蛋白基因存在功能性突變，是特應性皮膚炎的主要危險因素。

【專家健康指導建議】

患者每天用溫水浸浴或淋浴 5 ～ 10 分鐘，使用中性至低 pH 值、無香料、無皂基的清潔劑。洗浴後立即外用保溼潤膚劑。如果需要外用糖皮質素或其他消炎藥治療，應該在洗浴後立即使用，再使用潤膚劑。輕到中度特應性皮膚炎患者可外用皮質類固醇及潤膚劑進行治療。對於外用皮質類固醇不能控制的面部或皮膚皺褶處的特應性皮膚炎，建議外用鈣調磷酸酶抑制劑（他克莫司或吡美莫司）。中到重度的特應性皮膚炎可外用中至高效價皮質類固醇進行積極主動的間歇治療。如果局部治療無法控制，可能必須光療或全身性免疫抑制劑治療。

【特應性皮膚炎報告解讀】

特應性皮膚炎是一種慢性、搔癢性、炎症性皮膚病，最常見於兒童，但也可累及成人。基本特徵是皮膚乾燥和嚴重搔癢。根據患者年齡的不同，可分為嬰兒期、兒童期、青少年和成人期。在每個階段，患者可能出現急性、亞急性和慢性溼疹樣病變。急性皮損表現為水疱、滲出和漿液性結痂，亞急性皮損表現為紅斑和鱗屑及結痂，慢性皮損表現為增厚的斑塊，伴苔蘚化和鱗屑。

二、慢性手部溼疹

【影響因素】

日常生活接觸及職業暴露接觸的各類過敏原及刺激物，比如洗滌劑、水泥、消毒劑、染髮劑、殺蟲劑、柴油、金屬鎳等，均會導致溼疹的復發及加重。

【專家健康指導建議】

患者應避開刺激物和變應原，採取皮膚保護措施和抗炎治療。建議外用強效或超強效皮質類固醇作為一線治療藥物。

三、淤積性皮膚炎

【影響因素】

慢性靜脈功能不全。

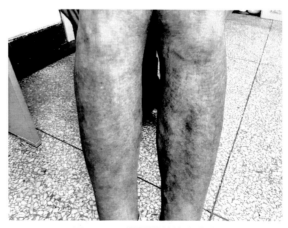

圖 6-1-1　慢性淤積性皮膚炎

【專家健康指導建議】

患者應使用加壓襪，定期參加體育運動，減輕體重，休息時抬高患肢。全身治療包括靜脈活性藥物（七葉皂苷鈉、地奧司明等）。局部治療首先必須加強皮膚護理，可使用溫和的潤膚劑。對於有滲出性溼疹的患者可以外用鹽水溼敷。急性淤積性皮膚炎患者可外用皮質類固醇激素，但應避免長期使用，以免皮膚萎縮和形成潰瘍。

四、脂漏性皮膚炎

【影響因素】

皮脂過多及共生的糠秕馬拉色菌與該病的發生直接相關。

【專家健康指導建議】

（1）去頭屑可使用抗真菌洗髮乳，包括酮康唑洗劑、二硫化硒洗劑等。

（2）對於存在鱗屑、炎症和搔癢的中度至重度頭皮脂漏性皮膚炎患者，建議聯合強效外用皮質類固醇洗劑、噴霧劑或泡沫劑。

（3）面部脂漏性皮膚炎建議使用低效價外用皮質類固醇乳膏（如地奈德乳膏）聯合外用抗真菌劑（如酮康唑乳膏）進行治療。

【脂漏性皮膚炎報告解讀】

脂漏性皮膚炎是一種常見的復發性皮膚病，表現為富含皮脂腺區域的紅色脫屑性斑塊，如鼻兩側與鼻唇溝、眉毛與眉間、耳後皮褶與頭皮。少數患者有胸背部和腋窩受累。頭屑是一種輕度的脂漏性皮膚炎。

五、足癬

【影響因素】

　缺乏皮脂腺和穿封閉性較高的鞋子造成的溼潤環境是造成本病的最重要因素。真菌感染可能由赤腳在公共設施上行走所引起。

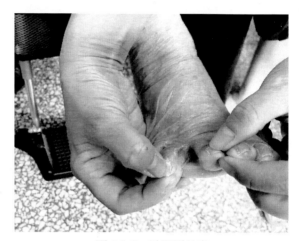

圖 6-1-2　趾間型足癬

【專家健康指導建議】

　（1）勤洗腳，穿透氣性好的鞋襪。用可有效治療足癬的局部外用藥物，包括唑類（如酮康唑）、布替萘芬、環吡酮胺等。局部抗真菌治療一般一日1～2次，持續4週。

　（2）口服抗真菌治療通常使用特比萘芬、伊曲康唑或氟康唑。一般療程為2～4週。

六、手癬

【影響因素】

手癬通常由自身足癬擴散而來，也可能由接觸到外界環境中的皮膚癬菌孢子引起。

【專家健康指導建議】

（1）用可有效治療手癬的局部藥物，包括唑類（如酮康唑），布替萘芬、環吡酮胺等。局部抗真菌治療一般一日1～2次，持續4週。

（2）口服抗真菌治療通常使用特比萘芬、伊曲康唑或氟康唑。

【手癬報告解讀】

手癬是指手部的皮膚癬菌感染，臨床表現為掌部的角化過度性皮損。往往在有足癬的基礎上發生，通常為單側受累，臨床上被稱為「兩足一手症候群」。

七、甲癬

【影響因素】

影響因素包括高齡，游泳，足癬、糖尿病等。

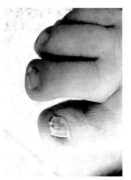

圖 6-1-3　甲癬

【專家健康指導建議】

（1）外用和全身性使用抗真菌藥物是主要

【甲癬報告解讀】

甲癬是指由真菌引起的指（趾）甲感染，病原菌包括皮膚癬菌和酵母菌等。紅色毛癬菌是最常見的致病微生物。除了引起指（趾）甲外觀的改變外（圖6-1-3），還可以引起局部疼痛，伴發細菌感染，並可能成為皮膚真菌感染的感染源，而且容易造成家庭內部人員的密切接觸傳染。

的治療方法。特比萘芬是治療輕度至中度皮膚癬菌、甲真菌病的一線治療藥物，對於不能耐受特比萘芬或者特比萘芬治療無效的患者，可使用伊曲康唑替代治療。

（2）一線的外用治療藥物包括阿莫羅芬和環吡酮胺等。外用抗真菌藥物療效一般不佳，因為難以滲透甲板。

八、股癬

【影響因素】

股癬往往是由於同時存在的足癬感染播散所致，易感因素包括多汗、肥胖、糖尿病和免疫缺陷等。

【專家健康指導建議】

（1）注意襪子和內褲分開洗滌。日常生活中注意接觸了足癬部位的雙手要及時清洗，並避免接觸腹股溝區域。局部抗真菌藥物能有效治療股癬，如酮康唑乳膏，布替萘芬乳膏，環吡酮胺乳膏等。

（2）如果局部治療未緩解，可以採用口服抗真菌藥物。復發性股癬非常常見，應在治療同時降低足癬和股癬復發的危險。

九、銀屑病

【影響因素】

危險因素包括遺傳因素以及非遺傳因素，

如吸菸、藥物和酒精、維生素 D 缺乏等。鏈球菌感染是點滴狀銀屑病發作公認的促發因素。

【專家健康指導建議】

（1）治療的首要目標是控制疾病，雖然治療能大幅改善銀屑病，但是無法治癒它。局限性皮膚病變通常可以採用外用藥物治療，外用藥物包括強效外用皮質類固醇，如鹵米松乳膏，聯合使用卡泊三醇乳膏或他扎羅汀乳膏。

（2）中至重度病變患者可能需要光照療法或全身性治療，例如口服維A酸類或胺甲蝶呤、環孢素等免疫抑制劑。用於治療銀屑病的生物藥物包括：抗 TNF 藥物阿達木單抗、依那西普、英夫利昔單抗、抗IL-17抗體蘇金單抗等。

十、白癜風

【影響因素】

該病的發生與遺傳、外傷、日晒、精神創傷、疾病、妊娠等因素有關。

【專家健康指導建議】

（1）治療白癜風收效緩慢。快速進展的白癜風患者可以全身性使用皮質類固醇（口服潑尼松龍片等）來穩定病情。

（2）對於受累面積小於 10％ 的白癜風患者，建議局部使用皮質類固醇乳膏，如膚立康乳膏，每日一次，連用 3 個月，然後間斷 1 個月。

（3）對於受累面積為 10％～40％ 的白癜

【白癜風報告解讀】
白癜風是一種獲得性的由於功能性黑素細胞缺失而以局限性脫色斑為特徵的疾病。其特點是皮膚上出現界限清楚的白斑，呈完全脫色（牛奶白或粉筆白）的斑點或斑片。常伴隨自身免疫性甲狀腺疾病。

風患者，建議採用窄譜 UVB 光療，同時聯用皮
質類固醇或鈣調磷酸酶抑制劑（如他克莫司，
吡美莫司等）。局限性、難治性白癜風患者可
以採用健康黑素細胞自體移植的外科療法。

十一、瘢痕疙瘩

【影響因素】

　　常形成於手術創面、裂傷處、燒傷處，或
者是有炎症或感染性皮膚問題的部位（如痤
瘡、毛囊炎、疫苗接種）。具有家族傾向性，
並與性激素數值相關。

【專家健康指導建議】

　　（1）瘢痕疙瘩最常用的治療方法是皮損內
注射曲安奈德，多需要重複注射，藥物劑量過
大容易導致真皮萎縮。

　　（2）必要時也可以採用手術治療方式，但
手術治療復發率高達 100％，手術後聯合放射
治療可以降低復發率。

十二、毛囊炎

【影響因素】

　　危險因素包括毛囊阻塞、多汗症，長期外
用皮質類固醇、口服抗生素治療痤瘡，暴露於
熱水浴缸或熱水游泳池等。

【專家健康指導建議】

　　（1）對於很多細菌性毛囊炎，外用抗生素

治療已經足夠,首選的一線藥物為夫西地酸乳膏及莫匹羅星乳膏等。皮膚廣泛受累的患者,可接受口服抗生素治療,如紅黴素、米諾環素、克林黴素等。

(2)反覆發生膿腫的患者可採取去定植方案,如5日療程的鼻腔局部用莫匹羅星軟膏以及每日用氯己定清洗劑對個人物品進行消毒。馬拉色菌性毛囊炎患者可以口服氟康唑和伊曲康唑,外用二硫化硒洗劑及酮康唑乳膏。蠕形蟎毛囊炎可以外用5%撲滅司林乳膏,硫磺乳膏及口服甲硝唑片。

十三、痤瘡

【影響因素】

奶類和高血糖指數膳食有促進疾病發生的作用。痤瘡患者可以出現嚴重的心理問題。影響患者的社交生活和就業。痤瘡瘢痕可以毀容。儘管各種疾病導致的雄激素過度可引起痤瘡,但是大多數痤瘡患者的雄激素數值是正常的。

【專家健康指導建議】

(1)限制辛辣甜膩食物及牛奶攝入,注意面部清潔,保溼,保持大便通暢。輕度痤瘡可以外用維A酸(如阿達帕林凝膠)和抗生素(如夫西地酸乳膏)或其他抗菌藥物(如過氧苯甲醯軟膏),中到重度炎性痤瘡必須口服抗生素,最常用的是米諾環素和紅黴素。

(2)結節性痤瘡可以單用口服異維A酸

451

治療。

（3）女性重度痤瘡可以採用口服激素（包括口服避孕藥和螺內酯）治療。

（4）暴發性痤瘡以口服糖皮質素和異維 A 酸為主。痤瘡形成膿腫的，應該抽膿灌洗，再注射糖皮質素。

十四、魚鱗病

【魚鱗病報告解讀】
魚鱗病是一組以全身皮膚不同程度脫屑為特徵的異質性疾病。臨床表現為白色到灰色的細鱗屑，以腹部及四肢伸側最明顯，許多患者出現毛周角化病。

【影響因素】

絕大多數魚鱗病是遺傳的，目前已經發現多達 50 多種致病性基因突變。尋常型魚鱗病是最常見的遺傳性魚鱗病，絲聚蛋白功能缺失、突變均可引起尋常型魚鱗病。

【專家健康指導建議】

使用潤膚劑、保溼劑和角質剝脫劑治療可以改善臨床症狀。

十五、脂漏性角化病

【脂漏性角化病報告解讀】
脂漏性角化病也叫老年疣，是常見的表皮良性腫瘤。一般發生於 50 歲以後，但也可見於青壯年。臨床表現為邊界清楚、圓形、伴有黯淡、疣狀表面和典型的黏附樣外觀（圖 6-1-4）。通常無症狀。

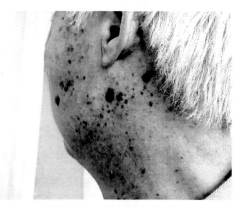

圖 6-1-4　脂漏性角化病

【影響因素】

衰老和日光暴露。

【專家健康指導建議】

（1）通常不需要治療。

（2）如果病變有症狀或影響美觀時可以移除。常用的治療包括冷凍療法、雷射和手術等。

第二節　淺表淋巴結檢查

【項目介紹】

淋巴結檢查：是指透過視診及觸診，對全身淺表淋巴結進行檢查。

【檢查步驟】

全身體格檢查時，淋巴結的檢查應在相應身體部位檢查過程中進行。頭頸部淋巴結的檢查順序是：耳前、後，枕部，頜下，頦下，頸前、後，鎖骨上淋巴結。上肢的檢查順序是：腋窩淋巴結、滑車上淋巴結。下肢淋巴結的檢查順序是：腹股溝淋巴結、膕窩淋巴結。

【主要疾病介紹】

一、非特異性淋巴結炎

【影響因素和臨床表現】

淋巴結炎多繼發於其他感染性病灶，由致病菌沿淋巴管侵入淋巴結所致，常見於頸部、腋窩和腹股溝部。

【非特異性淋巴結炎報告解讀】

腫大的淋巴結單個或多個出現，彼此界限清楚，質地柔軟、有壓痛、表面光滑、與周圍無黏連。

453

【專家健康指導意見】

（1）治療時，首先要及時處理原發病灶。局部淋巴結炎症可採用熱敷或外敷藥物進行治療。一旦形成膿腫，行切開引流術，術後定期換藥，直至傷口癒合。

（2）如有全身症狀，如發熱、血白血球計數升高時，加用抗菌藥。

二、淋巴結結核

【影響因素和臨床表現】

患者多為兒童和年輕人，30歲以上比較少見，以頸部多發。初期，腫大的淋巴結相互分離，可移動，無疼痛，逐漸形成淋巴結周圍炎，淋巴結相互黏連，融合成團，與皮膚和周圍組織黏連。晚期，淋巴結破潰，形成不易癒合的竇道或潰瘍。

患者多無明顯全身症狀，無高熱。

【專家健康指導意見】

本病單純依靠查體不能確診，需行穿刺或切除活檢病理檢查方可確診。治療分全身治療及局部治療。

三、惡性淋巴瘤及轉移癌

【專家健康指導意見】

（1）單純依靠查體不能確診。醫生透過病史和體檢，得出初步印象，然後根據病情需

【淋巴結結核報告解讀】
腫大的淋巴結常發生於頸部血管周圍，多發性，質地稍硬，大小不等，可相互黏連，或與周圍組織黏連，如發生乾酪性壞死，則可觸及波動感。晚期破潰後形成瘻管，癒合後可形成瘢痕。

【惡性淋巴瘤及轉移癌報告解讀】
腫大的淋巴結質地堅硬，或有橡皮樣感，表面可光滑或突起，與周圍組織黏連，不易推動，一般無壓痛。

求，進行各種必要的檢查，包括實驗室檢查、影像學檢查和病理學檢查等，並根據病理檢查結果確定治療方案。

（2）如診斷為轉移癌，盡量找到原發灶，並根據腫瘤進展情況，選擇手術、化療或放療的治療方式。

（3）如病理檢查為惡性淋巴瘤，化學治療為基礎治療，並根據腫瘤的病理分型及腫瘤分期，行放射治療，一般不選擇手術治療。

第三節　甲狀腺體格檢查及常見疾病介紹

【項目介紹】

甲狀腺是成年人最大的內分泌腺，位於頸前部，呈「H」形，由左右兩葉、峽部及錐狀葉組成。甲狀腺左右葉呈錐體形，貼於喉和氣管的側面，長約 5cm，寬約 2.4cm，其內側面附著於環狀軟骨，因此，在吞嚥時，甲狀腺可隨喉結上下移動。甲狀腺有合成、儲存和分泌甲狀腺激素的功能。甲狀腺激素的主要作用是促進身體新陳代謝，維持身體的正常生長發育，對於骨骼和神經系統的發育有較大的影響。甲狀腺結節是外科醫生經常碰到的一個問題，成人發病率約 4%。流行病學研究在富碘地區約 5%的女性和 1%的男性可捫及甲狀腺結節，經高解析度超音波可在

19%～67%隨機族群中探及甲狀腺結節。在眾多良性結節中5%～15%為甲狀腺癌，如何鑑別至關重要。為避免漏診惡性結節，病史和體格檢查是十分重要的環節。不少患者並無症狀，而在體格檢查時偶然發現。一般來講，對於甲狀腺結節，男性更應得到重視。體格檢查發現明顯的孤立結節是最重要的體徵。

【前期準備】

檢查當日不要穿高領衣服，最好穿開衫或低領上衣。

【操作步驟】

①暴露頸部；②與醫生面對面進行甲狀腺視診；③檢查者可以站在受檢者前面或站在受檢者的後面進行甲狀腺的觸診；④甲狀腺聽診，當觸到甲狀腺腫大的時候，用聽診器直接放在腫大的甲狀腺上，聽是否有雜音。

【檢查方法及內容】

甲狀腺體格檢查方法主要從視診、觸診和聽診三個方面進行。

甲狀腺視診主要是觀察甲狀腺的大小和對稱性，囑受檢者做吞嚥動作，可見甲狀腺隨吞嚥動作而上下移動。甲狀腺腫大的分度是分析甲狀腺疾病嚴重程度和觀察治療效果的一項重要指標。根據甲狀腺腫大情況將其分為三度。①甲狀腺Ⅰ度腫大：從頸部看不出腫大，但觸診能摸到腫大的甲狀腺；②甲狀腺Ⅱ度腫大：

頸部可以看到腫大的甲狀腺，觸診也能摸到腫大的輪廓，甲狀腺腫大尚未超過胸鎖乳突肌外緣；③甲狀腺Ⅲ度腫大：腫大的甲狀腺超過胸鎖乳突肌外緣。

甲狀腺的觸診是透過觸摸判斷甲狀腺組織有無增厚，並配合受檢者的吞嚥動作，判斷腺體有無增大和結節。對於觸診可及的腫塊，必須詳細描述結節大小、質地，表面是否光滑，邊界是否清楚，是否隨吞嚥上下移動，表面有無震顫。無論結節大小，良性結節往往是表面光滑，邊界清楚，可以隨吞嚥上下移動。惡性結節大多是表面不光滑，邊界不清楚，質硬且固定，腺體在吞嚥時上下移動性減小。

對於腫大的腺體必須進行聽診，如聽到有連續的靜脈嗡鳴音，對診斷甲狀腺功能亢進有很大的幫助。

【常見疾病介紹】

一、單純性甲狀腺腫

俗稱「大脖子病」，隨著加碘鹽的普及，發病率已明顯下降。最常見的病因是碘缺乏和碘過量。早期症狀不明顯，多在體檢時被發現。女性多見，一般無全身症狀。當發生囊腫樣變的結節內併發囊內出血時，可引起結節迅速增大。甲狀腺不同程度的腫大和腫大結節對周圍器官引起的壓迫症狀是本病主要的臨床表現。

【單純性甲狀腺腫報告解讀】
甲狀腺體格檢查在單純性甲狀腺腫患者往往只提示甲狀腺飽滿，或甲狀腺腫大，根據腫大的情況分為三度。如腫大同時發現結節，結節往往是多發的，表面多是光滑的，質地中等偏硬，邊界清楚，可隨吞嚥上下移動。如觸診發現甲狀腺震顫或聽診有雜音，提示可能存在甲狀腺功能亢進。

【專家指導意見】

（1）甲狀腺腫者，避免領口緊束感的衣物。

（2）多數單純性甲狀腺腫患者的甲狀腺功能是正常的，並不需要藥物治療。

（3）當出現以下幾種情況時，應該採取手術治療：

①結節性甲狀腺腫，壓迫氣管、食道、喉返神經或交感神經引起吞嚥或呼吸困難。

②胸骨後甲狀腺腫。

③巨大甲狀腺腫影響正常工作和生活。

④繼發功能亢進或疑有惡變。

二、慢性淋巴球性甲狀腺炎

【慢性淋巴球性甲狀腺炎報告解讀】
體格檢查可發現甲狀腺瀰漫性腫大，無觸痛，伴或不伴有結節，甲狀腺隨吞嚥上下移動。化驗檢查甲狀腺功能正常、升高或降低均有可能。超音波檢查往往提示甲狀腺瀰漫性改變，伴或不伴結節。

又稱橋本氏甲狀腺炎，是一種自身免疫性疾病，也是甲狀腺機能低下最常見的原因。本病發病年齡多為年輕女性，臨床表現多為無痛性瀰漫性甲狀腺腫，對稱，質硬，表面光滑，較大腺腫可有壓迫症狀。

【專家指導意見】

（1）本病發展緩慢，通常無須治療。

（2）如果甲狀腺腫大，無功能異常，建議適當限碘，可以食用加碘食鹽，但適當限制海帶、紫菜、海苔等富碘食物的攝入。

（3）如甲狀腺腫大伴有功能異常，建議到內分泌科就診。

（4）如果甲功正常，甲狀腺腫大明顯，出

現頸部壓迫症狀，有呼吸和（或）吞嚥困難症狀，必須至外科就診。

（5）如腫大伴有結節，必須超音波檢查對結節進行 BIRADS 分類，BIRADS 分類 3 級及以下，且甲功正常患者，定期觀察，每半年複查一次； BIRADS 分類 4 級及以上，且甲功正常，儘快到甲狀腺外科就診。

三、甲狀腺腺瘤

甲狀腺腺瘤是最常見的甲狀腺良性腫瘤。多見於 40 歲以下的女性，頸部出現圓形或橢圓形結節，大部分患者無任何症狀，腺瘤生長緩慢。當發生囊內出血時，腫瘤可在短期內迅速增大，局部出現脹痛。甲狀腺腺瘤有引起甲狀腺功能亢進症（發生率約為 20%）和惡變（發生率約為 10%）的可能，故應早期進行手術治療。

【甲狀腺腺瘤報告解讀】
體格檢查可發現頸前單發結節，表面光滑，邊界清楚，無壓痛，質地稍硬，可隨吞嚥上下移動。

【專家指導意見】

（1）如頸部突發的腫塊伴隨疼痛，多可能是腺瘤或結節性甲狀腺腫囊內出血，需及時就診外科，行超音波檢查，確認病因。

（2）如不明原因出現心悸、易怒、多汗、消瘦等症狀，必須就診內科或外科，行甲狀腺功能及超音波檢查，必要時需要行核素成像，確認結節是否為高功能性腺瘤。如既往甲狀腺結節病史，短期內頸前腫塊明顯增大，不除外腺瘤癌變的可能，必須及時到甲狀腺外科就診。

四、甲狀腺癌

　　甲狀腺癌是最常見的甲狀腺惡性腫瘤，約占全身惡性腫瘤的 1%，近年來呈上升趨勢。甲狀腺內發現腫塊是最常見的表現。隨著病程進展，腫塊增大可出現壓迫症狀，包括呼吸障礙、吞嚥障礙、聲音嘶啞、 Horner 症候群及耳、枕、肩等處疼痛。局部淋巴結轉移可出現頸淋巴結腫大，有的患者以頸淋巴結腫大為首要表現。晚期常轉移到肺、骨等器官，出現相應臨床表現。特殊類型的甲狀腺癌，可有腹瀉、面部潮紅和多汗等類癌症候群或其他內分泌失調的表現。

【專家指導意見】

　　(1) 甲狀腺癌的確切病因並不確定，因此目前本病無預防方案，可透過定期體檢和篩檢及早發現，提升治癒和生存率。

　　(2) 注意避免放射線暴露，控制攝入碘鹽，健康飲食，以減少甲狀腺疾病的發生。

第四節　乳腺體格檢查及常見疾病介紹

【項目介紹】

　　正常未生產的婦女乳房呈半球形，其外形變異很大，受地區、種族、家族、生理週期等因素的影響。青春期卵巢功能逐漸成熟，受性

激素的影響乳房開始發育；妊娠期和哺乳期，乳房增大並具備泌乳的功能；停止哺乳後，乳腺復舊，乳房變小；老年期，卵巢功能衰退，乳房萎縮而下垂。乳房的變化幾乎伴隨女性的全生命週期。乳房的皮膚與身體其他部位的皮膚一樣，是對稱、光滑平整的，一旦乳房疾病發生，乳房的皮膚就會發生肉眼能夠看見的特殊變化。乳頭和乳暈的皮膚較薄，易受損傷而感染。平時觸摸到的柔軟且有彈性的乳腺組織是乳房的主要成分，乳腺組織的表面及其深面包裹著一層又薄又白的包膜，它們透過許多短小的韌帶使乳房組織懸掛在胸壁上。當病變侵犯到這些韌帶時，會引起它們縮短，使光整的乳房皮膚上出現某一處的凹陷，就像人臉上的酒窩。男性乳腺組織出生後就基本退縮，僅限於乳暈範圍殘留少許乳腺組織，一般很少發育。乳房淋巴主要透過腋窩淋巴管回流到淋巴總站，乳癌癌細胞的轉移常常是透過淋巴管通道進行的。淋巴管道上有很多淋巴結，就像高速道路上的檢查站。癌細胞進入淋巴管後，會破壞相應位置的淋巴結，臨床上表現為淋巴結腫大。乳癌的淋巴結轉移常發生在腋窩。乳房作為胸壁表面的器官，體格檢查是發現其病變的最主要、最直接的檢查手段。

【前期準備】

檢查當日穿寬鬆上衣或開衫便於進行乳房檢查。

【操作步驟】

（1）受檢者採用端坐和仰臥位檢查，兩側乳房充分暴露，以利進行乳房視診。

（2）同樣體位進行乳房捫診，檢查者採用手指掌面循序對乳房外上（包括腋尾部）、外下、內下、內上各象限及中央區作全面檢查，輕擠乳頭，若有溢液，依次擠壓乳暈四周，並記錄溢液來自哪一根乳管。

（3）直立位檢查腋窩，檢查者面對患者，以右手捫其左腋窩，左手捫其右腋窩。先讓患者上肢外展，以手伸入其腋頂部，手指掌面壓向患者的胸壁，然後囑患者放鬆上肢擱置在檢查者的前臂上，用輕柔的動作自腋頂部從上而下捫查腋頂部淋巴結，然後將手指掌面轉向腋窩前壁，捫查胸大肌深面淋巴結。站在患者背後，捫摸背闊肌前內側淋巴結。最後檢查鎖骨下及鎖骨上淋巴結。

【乳房體格檢查方法及內容】

乳房體格檢查主要從視診和捫診兩方面進行，同時包括腋窩淋巴結檢查。

乳房視診：主要觀察兩側乳房的形狀大小是否對稱，有無局限性隆起或凹陷，皮膚有無紅腫及「橘皮樣」改變，淺表靜脈是否擴張。兩側乳頭是否在同一高度，如乳頭上方有癌腫，可將乳頭牽向上方，使兩側乳頭高低不同。乳頭內陷可為發育不良所致，若是一側乳

頭近期出現內陷，則有臨床意義。還應注意乳頭、乳暈有無糜爛。

乳房捫診：發現乳房腫塊後應注意腫塊大小、硬度、表面是否光滑、邊界是否清楚以及活動度如何。輕輕捏起腫塊表面皮膚確認腫塊是否與皮膚黏連。如有黏連而無炎症表現，應警惕乳癌的可能。一般來說，良性腫瘤的邊界清楚，活動度大。惡性腫瘤的邊界不清，質地硬，表面不光滑，活動度小。腫塊較大者，還應檢查腫塊與深部組織的關係。讓受檢者兩手叉腰，使胸肌保持緊張狀態，若腫塊活動度受限，表示腫瘤侵及深部組織。

腋窩淋巴結檢查：當發現有腫大淋巴結時，注意其大小、質地，有無壓痛，有無融合、活動或者固定。

【乳房常見疾病介紹】

一、多乳頭、多乳房畸形

多乳頭、多乳房畸形占總人口的1%～5%，一般沿乳頭垂直線分布，可為單側或雙側。副乳腺畸形的發生率為1%～2%，多見於腋窩。副乳腺可以發生與正常乳房一樣的乳腺。

【專家指導意見】

副乳腺與正常乳房一樣可以出現同樣的疾病，包括增生、纖維瘤、惡性腫瘤等。當體格檢查發現副乳腺內結節，必須聯合超音波檢查

【多乳頭、多乳房畸形報告解讀】
多在腋窩、乳房的外上方或下方的垂直線上發現乳頭樣形態，觸診可及皮下組織內增厚、質韌的腺體組織。體格檢查與正常乳房一樣必須鑑別副乳腺內有無腫塊。

進一步分析結節的 BIRADS 分級，3 級及以下定期複查，每 3 ～ 6 個月 1 次，4 級及以上則必須儘快去乳腺外科就診。

二、乳腺囊性增生病

【乳腺囊性增生病報告解讀】
體格檢查發現乳房對稱，表面無紅腫，無局限性凹陷，乳頭位於同一高度，捫診可及乳房腺體條索樣增厚，腺體表面結節樣改變，輕觸痛。腋窩可伴有單個或多個淋巴結腫大，光滑，活動度好，邊界清楚。

乳腺囊性增生病是婦女的多發病，常見於中年女性。一側或雙側乳房脹痛和腫塊是本病的主要表現，部分患者症狀具有週期性。乳房疼痛在月經前明顯，月經後減輕，嚴重者整個月經週期都有疼痛。體檢發現一側或雙側乳房有大小不一、質韌的單個或為多個的結節，可有觸痛，與周圍分界不清，亦可表現為瀰漫性增厚，少數患者可有乳頭溢液，多為漿液性或漿液血性液體。本病病程較長，發展緩慢。

【專家指導意見】

（1）乳腺增生可分為生理性增生和病理性增生，正常乳房每個月都要隨著性激素數值的改變出現增生和復舊，這是生理性增生。增生屬於病理學概念，當組織病理發現細胞不典型增生時則為病理性增生，而病理性增生屬於癌前病變。乳腺囊性增生病臨床表現多樣，多數患者以乳房疼痛就診，或自我檢查時發現結節，或乳頭有溢液。以上症狀同樣可以出現在乳腺惡性腫瘤。乳腺增生與乳癌可同時存在，兩者臨床表現相似，不易區分。一旦出現上述症狀應積極前往乳腺外科就診，排除惡性疾病。

（2）單純的生理性增生屬於正常生理現象，睡眠障礙、高脂高糖飲食、焦慮憂鬱情緒等均可能導致自律神經系統的紊亂及性激素數值的變化，從而引發乳房的不適。所以，平時要拒絕常規的高脂高糖飲食，確保充足的睡眠（每天 8 小時），保持情緒舒暢，如發現乳房疼痛不隨月經週期變化而變化、乳房結節和（或）乳頭溢液等症狀，應及時到乳腺外科就診。注重每年一次的常規體檢。

三、乳房腫瘤

女性乳房腫瘤的發病率甚高，良性腫瘤中以纖維腺瘤為最多，約占良性腫瘤的 3/4，其次為乳管內乳突狀瘤（intraductal papilloma），占良性腫瘤的 1/5，惡性腫瘤的絕大多數（98%）是乳癌（breast cancer），肉瘤甚為少見（2%）。男性患乳房腫瘤者極少，男性乳癌發病率約為女性的 1%。

1・乳房纖維腺瘤

本病是女性常見的乳房腫瘤，好發年齡是 20 ～ 25 歲，其次為 15 ～ 20 歲和 25 ～ 30 歲，好發於乳房外上象限，約 75% 為單發，少數屬多發。除腫塊外，患者常無明顯自覺症狀。腫塊增大緩慢，質似硬橡皮球的彈性感，表面光滑，易於推動。月經週期對腫塊的大小並無影響。由於妊娠可使纖維腺瘤增大，所以在妊娠

【乳房纖維腺瘤報告解讀】
　　體格檢查可捫及單個或多個結節，質硬，表面光滑，界限清楚，活動度好。

前或妊娠後發現的纖維腺瘤一般都應手術切除。

【專家指導意見】

纖維腺瘤屬於良性病變，但可惡變，原則上建議手術治療。尤其是出現以下情況：①短期內生長迅速；②可疑惡變；③該病引發了焦慮情緒；④計劃妊娠。

2．乳管內乳突狀瘤

乳管內乳突狀瘤多見於經產婦，40～50歲居多。一般無自覺症狀，常因乳頭溢液汙染內衣而引起注意，溢液可為血性、暗棕色或黃色液體。腫瘤小，常不能觸及，偶有較大的腫塊。乳管內乳突狀瘤一般屬良性，惡變率為6%～8%，尤其對起源於小乳管的乳突狀瘤應警惕其惡變的可能。

【專家指導意見】

（1）建議日常穿淺色內衣，當出現乳頭溢液時可以被及時發現。

（2）乳頭溢液最佳的檢查方式是電子乳腺內視鏡檢查，可以直觀地發現溢液乳管的內壁有無炎症、狹窄和增生性腫塊，並且可以對病灶進行定位，做到精確手術切除。

3．乳癌

乳癌是女性最常見的惡性腫瘤之一。占全身各種惡性腫瘤的7%～10%，呈逐年上升趨勢。乳癌占女性惡性腫瘤之首位。20歲前本病少見，20歲以後發病率逐漸上升，45～50歲

【乳管內乳突狀瘤報告解讀】
體格檢查時，因腫瘤小，常不能觸及。大乳管乳突狀瘤可在乳暈區捫及直徑為數公釐的小結節，多呈圓形、質軟、可推動，輕壓腫塊，常可從乳頭溢出血性液體。

較高。與西方國家相比，東方國家乳癌的發病年齡更低。

【專家指導建議】

1‧乳癌的病因尚不清楚

乳腺是多種內分泌激素的靶器官，如雌激素、孕激素及泌乳素等，其中雌酮和雌二醇與乳癌的發病有直接關係。月經初潮年齡早、停經年齡晚、不孕及初次足月產的年齡與乳癌發病均有關。不要自行處理停經年齡，如需荷爾蒙療法，必須到婦科內分泌科就診，在專業醫生的指導下使用藥物。一級親屬中有乳癌病史者，發病危險性是一般人的 2 ～ 3 倍，故該類族群必須更加注重乳房的體檢，治療更加積極。營養過剩、肥胖、高脂飲食可加強或延長雌激素對乳腺上皮細胞的刺激，從而增加發病機會，日常生活中應該盡量避免。環境因素及生活方式與乳癌的發病有一定關係，如吸菸飲酒、電離輻射等，詳見【日常生活中如何保養乳房】。

2‧當出現以下情況時，必須及時到乳腺外科就診

（1）洗澡或更衣時無意中發現乳房腫塊。

（2）乳房皮膚出現局部凹陷或橘皮樣變。

（3）不明原因出現乳頭凹陷。

（4）單側乳頭乳暈溼疹，短期治療無效。

（5）非哺乳期乳房紅腫。

（6）不明原因腋窩淋巴結腫大。

【乳癌報告解讀】
　　體格檢查需詳細觀察乳房外觀有無橘皮樣改變，有無局限性凹陷，有無乳頭內陷，有無非哺乳期乳房紅腫，這些陽性體徵均提示乳房內病變。把診發現的乳房結節，多為質硬，表面不光滑，邊界不清，活動度差，可伴有乳頭溢液。早期腋窩腫大淋巴結可活動，當出現腋窩淋巴結轉移症狀時，則淋巴結可融合固定。乳頭乳暈區的溼疹樣病變，尤其是單側病變，需高度懷疑為乳頭溼疹樣癌的可能。

【日常生活中如何保養乳房】

乳腺是女性發生疾病的多災之地，和身體的其他器官一樣，乳房也必須細心呵護。了解乳房的保健常識，防微杜漸，避免諱疾忌醫，愛護乳房、拯救乳房，從每個人自己做起。健康的飲食、規律的作息、良好的心態、放鬆的精神和適度的鍛鍊都是健康的基礎，是防病去病不可缺少的法寶，當然對乳房疾病的預防也不例外。

（1）高脂飲食會使兒童快速生長而加速初潮的發生，以及日後身材的肥胖。而月經初潮提前（12 歲以前）和超重會增加乳房疾病的患病風險，因此學校、父母應減少孩子的高脂、高膽固醇飲食，鼓勵孩子每天進行有規律的運動。適當的娛樂活動可以適當延遲月經初潮並控制體重。

（2）吸菸、飲酒過多（每天 3 杯以上）會增加乳癌患病風險。眾所周知，菸草中含有大量致癌物質，其對肺癌等惡性腫瘤的發病影響重大，乳腺組織對致癌物質的敏感性較高，所以，吸菸對身體的負面影響同樣應該受到女性們的重視。現已有充足的證據證明，偶爾飲酒不會增加乳癌的危險性；中度飲酒也就是每日都少量飲酒會輕微增加乳癌的危險性；長期大量飲酒則使乳癌的危險性明顯增加。所以，建議有飲酒嗜好的女性限制乙醇（酒精）攝入量，選擇適量飲酒。

（3）多吃白菜和豆製品，多吃魚，每天 5
種水果或蔬菜的健康飲食，增加膳食纖維，確保
充足的維生素 A、維生素 C、維生素 E，減少咖
啡因攝入，如咖啡、巧克力等，透過膳食改善可
以減少乳癌發生的可能。蔬菜的作用要比水果
好，而蔬菜中綠色蔬菜的作用更好。豆類產品對
乳腺的保護作用正受到人們的關注，可能與其中
的植物荷爾蒙含量較高有關。實驗顯示，植物荷
爾蒙可以透過多種機制對乳腺形成保護作用。

（4）適度的體育鍛鍊。年輕女性參加體育
鍛鍊往往會使月經初潮推遲，而這可能會降低
乳癌發生的危險性。同時體育鍛鍊會減少中老
年女性的脂肪儲存，而脂肪恰恰是停經後女性
體內雌激素的重要來源。因此，建議女性朋友
每週至少運動 5 天，每天運動 30 ～ 45 分鐘甚
至更長時間。

（5）精神壓力大、焦慮、憂鬱等往往會導
致內分泌紊亂，增加各種婦科疾病和乳房疾病
的發病風險。因此，調整生活節奏，適當的娛
樂活動、積極的體育鍛鍊、精神放鬆和適當的
睡眠是必要的。對於乳房疼痛、已經患有乳腺
良性疾病並感焦慮的女性朋友，更應該積極進
行心理調節，必要時可諮詢心理醫生。

（6）遠離電離輻射。電離輻射的確可以增
加乳癌的風險，且暴露於放射線的年齡越小危險
性越大。有些女性擔心乳腺鉬靶檢查會增加乳癌

的發生率，這種危險性的確存在，但在所有乳癌患者中，由診斷放射導致的乳癌比例不足 1%。乳腺鉬靶檢查能提供大量有用資訊，從而便於乳癌的早期診斷和早期治療，相比之下乳腺鉬靶檢查利遠大於弊。青少年女性（尤其 10 ～ 14 歲）應盡量避免暴露於電離輻射或盡可能減少輻射量。因為少女的乳房比成年女性更容易受到影響，可在初次暴露的幾十年後發生乳癌。

（7）妊娠期和哺乳期保持乳頭和乳房的清潔，將乳汁用吸奶器吸淨，可以預防急性乳腺炎的發生，以免影響對嬰兒正常的哺乳。

（8）堅持定期的乳房自我檢查，這是非常關鍵的，包括觀察乳房、體會自覺症狀的變化，掌握乳房自我檢查的方法，參加乳腺普查活動，並積極與乳腺專科醫生交流。

【生育與乳房健康的關係】

適齡生育（一般不超過 35 歲），堅持母乳餵養。妊娠期胎盤產生的孕激素具有保護乳腺的作用，從未生育的婦女患乳癌的危險性比已生育的婦女高 30%。另外，產後極少哺乳或從未哺乳的婦女很容易導致乳房積乳，患乳癌的危險性也會增加。有研究顯示，所有經產婦女每增加 12 個月的母乳餵養時間，其乳癌的累計發病率就會降低 4%。另有研究顯示，女性乳癌的發病率隨產次的增加而降低。

由於妊娠期和哺乳期乳腺組織的改變，容

易增加乳房疾病診斷的困難程度。因此，妊娠前或第一次產檢最好做全面的乳房檢查，評估乳房健康狀態，及時發現和處理乳房疾病，並在妊娠期間進行短期的體檢隨訪。

自然或人為使停經年齡過晚（大於 55 歲）可能使乳癌發病率增加。每延遲 1 年，可能增加 3% 的發病風險。雖然荷爾蒙療法可以緩解停經過度期和停經後期的停經相關症狀，但是鑑於有上升乳癌發生的風險，使用荷爾蒙療法前應該諮詢醫生，個體化評估危險和受益比（尤其分析乳腺和子宮內膜），決定用藥的途徑、最低有效劑量、療程，監測治療目的是否達到和有無不良反應，並盡量避免長期使用雌激素（<1 年），避免聯合使用孕激素。

【男性也要關心乳腺健康】

男性的乳房疾病雖然比較少見，但也有一定的發生。它包括男性乳房發育、乳腺膿腫、乳腺轉移癌、男性乳癌等，有時與男性身體其他器官疾病有關聯，有時可由藥物引起，因此，應該對其有足夠的了解。

（1）男性乳房發育：男性乳房發育好發於嬰兒期、青春期和老年期。30%～ 60% 的青春期男孩會有男性乳房發育的表現，一般 12 歲開始，16 ～ 17 歲退化。若為青春期男性，可以就診乳腺專科醫院行一般的乳房體檢和必要的檢查，如果沒有發現異常，則不必過於擔心，

定期門診隨訪就可以了。如果病因是使用與男性乳房發育相關的藥物，應予停藥或改用其他對乳房不良反應小的藥物。因前列腺疾病服用雌激素者也會導致乳房發育。停藥或改藥後，乳房疼痛和乳房發育一般會在 1 個月內緩解。若與藥物無關，發現乳房增大、柔軟，伴有疼痛，應及時就診，檢查腦垂體、甲狀腺、肝臟、腎上腺、睪丸等有無異常以確認病因。如果原因未找到，又因為疼痛和乳房增大感到尷尬，可以使用他莫昔芬等實驗性藥物治療，或行保留乳頭的外科手術切除。

（2）男性乳癌：男性乳癌極少見，主要發生於 60 ～ 70 歲之間，未婚男性、有乳腺病家族史、過去曾患乳房疾病的男性、曾因胸部疾病接受放療、肝病（如肝硬化）、因前列腺增生長期服用雌激素等因素會增加患病風險。

【如何在飲食中預防乳癌】

（1）選擇各種蔬菜和水果、豆類的植物性飲食，並多食用粗加工的穀類。

（2）建議不飲酒，尤其禁飲烈性酒。如要飲酒，則每天男性限制在 2 杯以內，女性限制在 1 杯以內（1 杯酒相當於 250mL 啤酒或 100mL 葡萄酒或 25mL 白酒）。

（3）控制肉攝入量，特別是減少紅肉攝入量，最好選擇魚、禽肉取代紅肉（牛、羊、豬肉）。

（4）限制脂肪含量高，特別是動物性脂

肪含量高的食物。脂肪為多種腫瘤提供適宜的生長環境，避免油炸或其他脂肪含量較高的食物。選擇植物油，特別是單不飽和脂肪酸含量高、氫化程度低的植物油。

（5）限制醃製食物和食鹽攝入量。

（6）避免食用被真菌毒素汙染而在室溫長期儲藏的食物。

（7）注意易腐敗食物的冷藏。

（8）少喝咖啡，咖啡、可可等有較高含量的咖啡因，可促使乳腺增生。

（9）堅持適當的體育活動，均衡飲食，避免體重過重。

第五節　體表腫瘤

【項目介紹】

體表腫瘤是指來源於皮膚、皮膚附件、皮下組織等淺表軟組織的腫瘤。所謂體表腫塊，一般是指肉眼可以直接看到，或者透過簡單觸診就能摸到的身體表面的腫塊。表皮囊腫、脂肪瘤、纖維瘤、血管瘤、色素痣、腱鞘囊腫等等，都是常見的體表腫塊。由於這類腫塊的發病率非常高，而且許多患者常常為這些普通的腫塊而擔憂，所以，醫務工作者有責任對這些腫塊做出準確的判斷。其診斷主要透過體格檢查，必要時結合彩色都卜勒超音波，如需最終

確診，則可能進行手術切除的方式。體表腫塊體檢的主要目的是發現可疑病灶，並確認性質。

【前期準備】

著寬鬆且易穿脫的衣服和鞋帽，檢查室內光線明亮，注意保護患者隱私。

【操作步驟】

（1）受檢者充分暴露全身皮膚，進行視診。

（2）如發現腫塊，進行觸診。

【體表腫塊體格檢查方法及內容】

體表腫塊體格檢查主要靠視診和觸診，對發現的異常體表腫塊進行詳細的描述，包括大小、色澤，形態是否規則，表面有無紅腫，是否光滑，是否破潰，質地、邊界是否清楚，有無周圍組織浸潤。體表腫塊檢查主要目的是發現有惡性或潛在的惡性病變。良性病變往往是色素對稱、形態規則、表面光滑、質地軟、境界清楚。惡性病變大多是形態不規則、表面不光滑、質硬、邊界不清楚，且向周圍組織浸潤。

【常見體表腫塊臨床表現】

一、皮脂腺囊腫

【皮脂腺囊腫報告解讀】
體格檢查發現體表局限性隆起性結節，頂部有黑頭，質硬，固定，與皮膚黏連。

皮脂腺囊腫又稱粉瘤，非真性腫瘤，是皮脂腺排泄受阻所形成的瀦留性囊腫，多發於皮脂腺集中的頭面及背部，囊內為皮脂與表皮角化物集聚的油脂樣「豆渣物」，易繼發感染伴奇臭，感染控制後行手術切除治療。

【專家指導意見】

（1）請勿人為擠壓，以免誘發感染。

（2）如腫塊生長在背部等易被壓迫或摩擦的部位或面頸部，影響美觀，建議外科就診，必要時手術治療。

二、脂肪瘤

脂肪瘤是正常脂肪樣組織的瘤狀物，多發於四肢、軀幹皮下組織內，多數為單發、質軟，與周圍不黏連，境界清楚，呈分葉狀，可有假囊性感，無痛。生長緩慢，但可達巨大體積。表面皮膚正常，腫瘤較大時可見局限性皮膚隆起。有的全身可達數十個或上百個，稱為多發性脂肪瘤。深部者可惡變，應及時切除。多發者瘤體常較小，常呈對稱性，有家族史，可伴疼痛（稱痛性脂肪瘤）。

【脂肪瘤報告解讀】
　　體格檢查時，較大脂肪瘤可在體表發現單發或多發局限性隆起，質中，表面光滑，邊界清楚，有一定的活動度，多無壓痛。超音波檢查可幫助診斷。

【專家指導意見】

無痛性脂肪瘤多無須治療，臨床觀察即可。當出現以下情況時，建議外科就診，必要時手術治療：

（1）顏面部影響美觀。

（2）關節部位影響活動。

（3）腰背部長期壓迫不適感。

（4）短期內生長迅速。

（5）引發焦慮情緒。

（6）痛性脂肪瘤。

三、腱鞘囊腫

【腱鞘囊腫報告解讀】
體格檢查時發現關節處圓形或條形結節，與皮膚不黏連，與底部黏連，彎曲關節時突出明顯。

俗稱「筋疙瘩」，是關節囊或腱鞘發生黏液性變，常見於手腕、手指、足背等部位。

【專家指導意見】

在不影響關節活動情況下，給予熱敷，止痛等對症支援治療；當影響關節活動時，積極就醫，確認診斷，必要時行手術等有創治療。

第六節　四肢關節檢查

【項目介紹】

四肢關節脊柱的檢查方法主要就是透過觀察包括肌肉的張力，關節的活動度，脊柱是不是出現畸形，活動有無受限等來判斷四肢脊柱是否存在疾病。

【前期準備／操作步驟】

檢查前無須特殊準備。檢查時必須去除衣物，暴露軀幹四肢。按照醫生要求主或被動活動。

【臨床表現】

（1）關節疼痛及壓痛：疼痛在各個關節均可出現，其中以髖、膝及指間關節最為常見。初期為輕度或中度間斷性隱痛，休息後好轉，活動後加重。疼痛常與天氣變化有關，寒冷、潮溼環境均可加重疼痛。骨關節病晚期可以出現持續性疼痛或夜間痛。關節局部可有壓痛，

在伴有關節腫脹時尤其明顯。

（2）關節活動受限：常見於髖、膝關節。晨起時關節僵硬及發緊感，俗稱晨僵，活動後可緩解。關節僵硬持續時間一般較短，常為幾至十幾分鐘，極少超過 30 分鐘。患者在疾病中期可出現關節絞鎖，晚期關節活動受限加重。最終導致殘疾。

（3）關節畸形：膝關節因骨贅形成或膝關節積水也可以造成關節腫大。

（4）骨摩擦音（感）：常見於膝關節骨關節病。由於關節軟骨破壞，關節面不平整，活動時，可以出現骨摩擦音（感）。

（5）肌肉萎縮：常見於膝關節骨關節病。關節疼痛和活動能力下降可以導致受累關節周圍肌肉萎縮，關節無力。

【專家健康指導建議】

骨關節炎是退行性骨關節疾病，對於症狀輕的患者，建議患者改變不良的生活及工作習慣、避免長時間跑、跳、蹲，同時減少或避免爬樓梯、爬山等。減輕體重不但可以改善關節功能，而且可減輕關節疼痛。

1．運動治療

（1）低強度有氧運動：採用正確合理的有氧運動方式可以改善關節功能，緩解疼痛。

（2）關節周圍肌肉力量訓練：加強關節周圍肌肉力量，既可改善關節穩定性，又可促

進局部血液循環，但應注重關節活動度及平衡（本體感覺）的鍛鍊。常用方法：股四頭肌等長收縮訓練、直腿抬高加強股四頭肌訓練、臀部肌肉訓練、靜蹲訓練、抗阻力訓練等。

（3）關節功能訓練：主要指膝關節在非負重位的屈伸活動，以保持關節最大活動度。常用方法包括：①關節被動活動；②牽拉；③關節助力運動和主動運動。

2.物理治療

主要是透過促進局部血液循環、減輕炎症反應，達到減輕關節疼痛、提升患者滿意度的目的。常用方法包括水療、冷療、熱療、經皮神經電刺激、按摩、針灸等。

3.行動輔助

透過減少受累關節負重來減輕疼痛，患者必要時應在醫生指導下選擇合適的行動輔助器械，如手杖、拐杖、助行器、關節支具等。

4.藥物治療

5.對於保守治療無效的患者或症狀持續性加重者，如影響日常生活的，可行手術治療。

第七節　脊柱的檢查

【臨床表現】

臨床常表現為腰痛，下肢放射性疼痛、麻木、無力，可能表現出脊柱側凸、腰椎活動度

減少、肌肉萎縮或肌力下降等。重度椎間盤突出症患者將出現大小便障礙、鞍區感覺異常。

典型症狀：腰痛是大多數患者所具有的症狀，常為首發症狀，多數患者先有反覆的腰痛，此後出現腿痛。部分患者腰痛與腿痛同時出現，也有部分患者只有腿痛而無腰痛。

【專家健康指導建議】

該病治療以非手術治療為主，尤其對於症狀較輕，病程較短的患者首選非手術治療（包括生活管理、物理治療、藥物治療等）。對於非手術治療無效的患者，可以根據病情考慮進行脊柱微創技術治療，尤其是經皮脊柱內視鏡治療。而對於部分病情嚴重，無微創技術治理適應症的患者，可以考慮開放手術治療。對於初次發作或症狀較輕、病程較短的患者，休息後症狀可以自行緩解的患者，由於全身疾病，有局部皮膚疾病不能實行手術和不同意手術治療的患者可以採用保守治療。具體治療方案包括：臥床休息，一般嚴格臥床 3 ～ 4 週，腰圍保護、適當下地活動；非類固醇類消炎鎮痛藥物治療；理療、針灸、按摩（專業醫生指導下）、運動治療、醫療體操等。

第八節　骨質密度檢查

【項目介紹】

骨質密度檢查：是診斷骨質疏鬆的一項重要檢查項目。目前臨床常用的骨質密度測量方法有雙能X線吸收檢測法（Dual Energy X-ray Absorptiometry，DXA）、定量電腦斷層照相術（Quantitative Computed Tomography，QCT）、外周 QCT（Peripheral Quantitative Computed Tomography，PQCT）和定量超音波（Quantitative Ultrasound，QUS）等。目前公認的骨質疏鬆症診斷標準是基於 DXA 測量的結果。

【前期準備／操作步驟】

此項檢查前期無須特殊準備。但需將衣物上的金屬異物取下。如果近期接受過鋇餐檢查（通常在診斷胃腸道疾病的消化道造影中使用）或者在進行 CT 檢查時使用過顯影劑，請告知醫生。

定量超音波骨質密度檢查：患者坐好，將手腕平放於機器檢查平臺上，等候醫生操作指令，結束後可收回手臂。

X 線吸收檢測法：患者檢查時平躺於機器檢查床上，按照醫生指示擺好體位，待機器檢測完成後聽到醫生指令後方可下床。

【臨床表現】

骨質疏鬆症初期通常沒有明顯的臨床表

現，因而被稱為「寂靜的疾病」或「靜悄悄的流行病」。但隨著病情進展，骨量不斷丟失，骨微結構破壞，患者會出現骨痛，脊柱變形，甚至發生骨質疏鬆性骨折等後果。部分患者可沒有臨床症狀，僅在發生骨質疏鬆性骨折等嚴重併發症後才被診斷為骨質疏鬆症。

（1）疼痛：骨質疏鬆患者可出現腰背疼痛或全身骨痛。疼痛通常在翻身時、起坐時及長時間行走後出現，夜間或負重活動時疼痛加重，並可能伴有肌肉痙攣，甚至活動受限。

（2）脊柱變形：嚴重骨質疏鬆症患者，因椎體壓縮性骨折，可出現身高變矮或駝背等脊柱畸形。多發性胸椎壓縮性骨折可導致胸廓畸形，甚至影響心肺功能；嚴重的腰椎壓縮性骨折可能會導致腹部臟器功能異常，引起便祕、腹痛、腹脹、食慾減低等不適。

（3）骨折：骨質疏鬆性骨折屬於脆性骨折，通常指在日常生活中收到輕微外力時發生的骨折。骨折發生的常見部位為椎體（胸、腰椎）、髖部（股骨近端）、前臂遠端和肱骨近端；其他部位如肋骨、蹠骨、腓骨、骨盆等亦可發生骨折。骨質疏鬆性骨折發生後，再骨折的風險顯著增加。

（4）對心理狀態及生活品質的影響：主要的心理異常包括恐懼、焦慮、憂鬱、自信心喪失等。老年患者自主生活能力下降，以及骨折

後缺少與外界接觸和交流，均會給患者造成巨大的心理負擔。

【專家健康指導建議】

骨質疏鬆症的防治包括基礎方式及藥物治療。

1・基礎方式

（1）加強營養，均衡膳食：建議攝入富含鈣、低鹽和適量蛋白質的均衡膳食，建議每日蛋白質攝入量為 0.8 ～ 1.0g/kg，並每天攝入牛奶 300mL 或相當量的奶製品。

（2）充足日照：建議上午 11:00 到下午 3:00 間，盡可能多地暴露皮膚，於陽光下晒 15 ～ 30 分鐘（取決於日照時間、維度、季節等因素），每週兩次，以促進體內維生素 D 的合成。但需注意避免強烈陽光照射，以防灼傷皮膚。

（3）規律運動：運動可改善身體敏捷性、力量、姿勢及平衡等，減少跌倒風險。有助於增加骨質密度。適合於骨質疏鬆症患者的運動腫塊負重運動及抗阻運動。

（4）戒菸。

（5）戒酒。

（6）避免過量飲用咖啡。

（7）避免過量飲用碳酸飲料。

（8）盡量避免或少用影響骨代謝的藥物。

2・藥物治療

包括鈣劑、維生素 D 及抗骨質疏鬆症藥物
等，建議到外科根據具體病情，具體分析給藥
治療。

第九節　下肢表淺靜脈檢查

【項目介紹】

下肢表淺靜脈檢查：透過查體以發現原發
性下肢靜脈曲張。包括大隱靜脈及小隱靜脈
曲張。

下肢靜脈超音波檢查：常用的觀察下肢靜
脈功能的檢查項目。

【前期準備及注意事項】

（1）檢查日下身著裝以容易穿脫的褲子或
裙子為宜，建議著三角內褲。

（2）如著彈力襪建議檢查前脫掉。

【檢查步驟】

（1）受檢人員下身僅著三角內褲站立於光
線良好溫暖室內，暴露下肢，便於醫生觀察。

（2）詢問受檢人員是否存在下肢沉重、乏
力，觀察下肢淺靜脈擴張、迂曲，踝部水腫，
足靴區皮膚營養性變化：皮膚色素沉著、皮膚
炎溼疹、皮下脂質硬化和潰瘍形成。

【下肢表淺靜脈檢查報告解讀】

（1）下肢靜脈曲張：一般指單純的大隱靜脈或小隱靜脈曲張（圖6-9-1）。

（2）踝部皮膚營養性改變：皮膚萎縮脫屑，搔癢，色素沉著，皮膚和皮下組織硬結，甚至溼疹和潰瘍形成，有時可併發出血及血栓性靜脈炎。

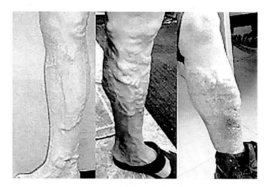

圖 6-9-1　下肢靜脈曲張模式圖

【影響因素和臨床表現】

老年人、肥胖族群、孕婦、持久從事站立工作和體力勞動的族群以及生活習慣不良者易發，有一定的遺傳傾向。

臨床表現下肢沉重、乏力，觀察下肢淺靜脈擴張、迂曲，踝部水腫，足靴區皮膚營養性變化：皮膚色素沉著、皮膚炎溼疹、皮下脂質硬化和潰瘍形成。

大隱靜脈曲張主要分布於下肢內側，並延伸至前面和後面。由於小腿程度與範圍都比大腿嚴重，其分支比主幹更為嚴重。大腿靜脈明顯曲張時，往往提示其主要瓣膜功能不全。小隱靜脈曲張主要分布在小腿後面和下部，並延伸至外側和足背。單純原發性靜脈曲張，又無踝部靜脈瓣膜閉鎖不全，多不發生腫脹；如果有靜脈瓣膜閉鎖不全，也可出現輕度腫脹，其特點是經一天活動後出現，休息一夜後即減輕或消失。

【專家健康指導及意見】

（1）非手術療法：患肢穿醫用彈力襪或彈力繃帶，借助遠側高而近側低的壓力差，使曲張靜脈處於萎靡狀態，此外還應避免久站久坐，必須間歇性抬高患肢。藥物包括：地奧司明、邁之靈等。非手術療法僅能改善症狀，適用於症狀輕微又不願手術者；妊娠期發病，鑑於分娩後症狀有可能消失，可暫行非手術療法。

（2）硬化劑注射和壓迫療法：利用硬化劑注入排空的曲張靜脈後引起的炎症反應使之阻塞。也可作為手術的輔助療法，處理殘留的曲張靜脈。硬化劑注入後，局部用紗布卷壓迫自足踝至注射處，近側穿彈力襪或纏繞彈力繃帶，立即開始主動活動。大腿部維持壓迫一週，小腿部 6 週左右，應避免硬化劑滲漏造成組織炎症、壞死或進入深靜脈併發血栓形成。

（3）手術療法：診斷確認且無禁忌者都可實行手術治療，大隱或小隱靜脈高位結紮及主幹與曲張靜脈剝脫術。已經確定靜脈瓣膜閉鎖不全的，可選擇筋膜外、筋膜下或借助內視鏡做靜脈結紮術。

第十節　肛門檢查

【項目介紹】

肛門檢查介紹：肛門檢查包括肛門視診及肛門指檢。肛門視診就是檢查者透過視診觀察肛門周圍的形態和外觀，局部皮膚有沒有紅腫，有沒有結節，有沒有皮膚贅生物，有沒有瘻管，有沒有破潰。肛門指檢是醫生使用手指，一般是食指插入檢查者肛門內，指檢簡易易行卻又非常重要。

【前期準備及檢查前注意事項】

（1）不必空腹，無須禁食、灌腸等其他特殊準備。

（2）患者需排空大、小便，直腸內有大便會影響觀察。

（3）如有以下情況如肛門嚴重狹窄、肛裂、肛周感染等疾病導致肛門劇烈疼痛、女性月經期及無法配合檢查等禁止肛門指檢。

【檢查步驟】

（1）向患者說明肛門指診的意義和必要性，取得患者的理解和同意。

（2）準備好肛門指診所使用的物品，如潤滑油、一次性手套、衛生紙等。

（3）根據被檢查者的身體情況及檢查的目的要求擺好不同的體位。①左側臥位：被檢查者向左側臥位，左下肢略屈，右下肢屈曲貼

近腹部行肛門指檢。②胸膝臥位：被檢查者雙膝跪於檢查床上，頭頸部及胸部墊枕，雙前臂屈曲於胸前，臀部墊高，進行肛門指檢，胸膝臥位是常用的肛門指檢體位，肛門部位顯露清楚，亦是前列腺檢查常用體位。③截石位：患者仰臥於專用的檢查床上，雙下肢抬高並外展，屈髖屈膝，尤其女性必須內診時，常用此體位。④蹲位：取下蹲排大便姿勢，用於檢查內痔，脫肛及直腸息肉等。⑤彎腰前俯位：雙下肢略分開站立，身體前傾，雙手扶於支撐物上，此法是肛門視診常見的體位。首先視診觀察患者肛門周圍有無異常，如肛裂、痔瘡、溼疹、紅腫、血、膿、糞便、黏液、瘻口疣狀物、潰瘍、腫塊及直腸黏膜脫垂等。

（4）潤滑手指，輕鬆按摩肛門括約肌使其放鬆，然後將食指輕柔地插入患者的肛門內，進行全方位的指診。

【主要疾病介紹】

一、肛裂

【常見誘因】

肛裂常見的誘因包括長時間的便祕或腹瀉、肛門的外傷、肛交或異物自慰、女性的分娩等。炎性腸病、愛滋病、性病（梅毒、衣原體感染等）、腸結核、肛管癌等誘因較少見。

【肛裂報告解讀】
　　肛裂是肛管皮膚的破裂或撕裂，最常見於肛管的後正中部位，方向大都與肛管的縱軸平行，長0.5～1.5cm，呈梭形或橢圓形。

【專家健康指導及意見】

1·保守治療

（1）增加膳食纖維和水的攝入，少食或不食辛辣刺激的食物。

（2）局部坐浴，保持清潔衛生。

（3）規律排便，讓患者養成良好的排便習慣，定時排便。

2·手術治療

採取手術進行治療的肛裂多屬於藥物等保守治療無效的患者。

二、痔瘡

【痔瘡報告解讀】
　　痔是最常見的肛腸疾病，由於肛管或直腸下端的靜脈叢充血或瘀血並腫大，繼而形成痔瘡。痔可分為外痔、內痔和混合痔。①內痔：位於齒狀線以上，即直腸下端，一般不會經肛門緣露出，嚴重者脫出。②外痔：位於齒狀線以下，即肛管內，常常在肛門緣可以摸到痔贅，患者會感覺肛周疼痛、腫脹、異物感和搔癢。混合痔：在齒狀線附近，由內、外痔靜脈叢曲張並相互吻合貫通形成，同時具有內、外痔特徵。

【影響因素和臨床表現】

誘發因素：

（1）不良排便習慣：排便用力、長時間排便等。

（2）慢性疾病：長期腹瀉或便祕，慢性心臟病或肝臟疾病。

（3）飲食習慣：低纖維飲食。

（4）妊娠、前列腺增生或盆腔巨大腫瘤，局部感染等因素致直腸靜脈回流障礙而擴張彎曲形成痔。

臨床主要表現為便血，痔塊脫垂，疼痛及搔癢。

（1）內痔主要表現為出血和痔贅脫出，間斷性便後鮮血最為常見，一般無疼痛。血液鮮紅，在排便結束時覆蓋在大便表面，有時會成滴

滴下。嚴重者可表現為噴射狀出血。大的內痔可能從肛門脫出，嚴重的必須在排便後將其從肛門手動推回覆位；有的痔贅從肛門脫出沒有及時回縮而卡頓住，則痔的血液供應中斷，稱為絞窄性痔，引起組織壞死甚至感染，伴劇烈疼痛。

（2）外痔主要表現是肛門不適、持續潮溼不潔，有時搔癢，痔贅外露。如果伴有炎症，則肛周疼痛明顯。有時血液淤積在皮下，形成疼痛的腫塊，稱為血栓痔或凝血痔，這類痔極易出血，且伴有劇痛。

（3）混合痔為內痔和外痔表現同時存在。混合痔逐漸加重，呈環狀脫出肛門外，稱為環狀痔。脫出痔贅如果不能及時還原到肛門內，則可致絞窄性痔或嵌頓性痔，可能出現水腫、瘀血，甚至壞死，此時經常伴有劇痛。

【專家健康指導及意見】

（1）保守治療：沒有症狀的痔沒有必要透過藥物或手術治療，以生活習慣改善為主；有症狀的痔重在減輕和消除症狀，而不一定非要根治；痔的治療以非手術治療為主，絞窄性痔、嵌頓性痔發生壞死、Ⅱ度以上內痔及混合痔可考慮手術治療。

（2）調整飲食結構、糾正排便習慣和保持良好生活方式：多飲水，多攝入膳食纖維素；限制高脂肪食物和飲酒；規律運動，保持有規律的胃腸蠕動，促進排便；調整不正常的排便習慣，如

用力排便、久坐、久蹲，盡量縮短排便時間，排便時間 3 分鐘，每天排便 1 次為好。抬舉重物時盡量避免長時間屏氣；痔瘡發作時，盡量避免長時間坐著或者站著不活動；注意肛周的清潔，避免頻繁摩擦，盡量不使用肥皂等有刺激性或過敏風險的產品；必要時使用溫水坐浴，每天 2 ～ 3 次，水中不需要加肥皂和沐浴液等物質；妊娠期應該側睡，透過降低骨盆血管壓力減輕痔瘡。

（3）手術治療：保守治療無效時應選擇手術治療。

三、直腸息肉

【直腸息肉報告解讀】
直腸息肉泛指直腸黏膜表面向腸腔突出的隆起性病變。它可分為炎性、增生性、腺瘤性和過誤瘤性息肉。

【影響因素和臨床表現】

直腸息肉常見原因：

（1）炎症感染。

（2）遺傳因素。

（3）肥胖及年齡增加。

（4）長期食用醃製，油炸食品或肉製品。

（5）吸菸、酗酒。

臨床表現為便血、脫垂及腸道刺激症狀。無痛性便血是直腸息肉的主要臨床表現。便血特點為大便帶血，而不發生滴血。脫垂息肉較大或數量較多時，由於重力關係牽拉腸黏膜，使其逐漸與肌層分離而向下脫垂。腸蠕動牽拉息肉時，可出現如腹部不適、腹痛、腹瀉、膿血便、裡急後重等腸道刺激症狀。

【專家健康指導及意見】

(1) 養成良好的飲食習慣，多吃新鮮蔬菜和水果，增加膳食纖維的含量，減少有毒有害物質與腸壁接觸的機會和時間，盡量少吃油炸、煙燻和醃製的食品。養成良好的生活習慣，增加體育鍛鍊，從而提升身體免疫力。對於有結直腸息肉家族史及息肉史的族群應定期檢查，以便早期發現息肉並及時處理。

(2) 手術治療：粗蒂或基底較廣的息肉疑有惡變以及較大的息肉距肛門 6～7cm 者，可在麻醉下經肛門在息肉根部縫紮並切。肛門內視鏡顯微手術（TEM）來切除廣基無蒂的直腸息肉，微創、無皮膚切口，顯露良好、切除精確，可以切除較高部位的直腸息肉，還可以獲取高品質的手術檢體。

四、肛瘻

【影響因素和臨床表現】

常見誘因：

(1) 不良飲食習慣和長期辛辣、油膩飲食可導致便祕或腹瀉，增加了肛周膿腫及肛瘻的發生率。

(2) 不良的生活習慣：久坐、熬夜、嗜菸酒、過度勞累導致肛門內持續高壓，熬夜、勞累可致胃腸道功能紊亂，排便習慣改變，繼而出現肛周疾病，增加肛周膿腫及肛瘻的患病機率。

【肛瘻報告解讀】

　肛瘻是肛門直腸瘻的簡稱，是發生在肛門直腸周圍的膿腫潰破或切口引流的後遺病變。

　典型的肛瘻就是一根通暢的完整的管道，一頭在肛竇，一頭在肛緣外，或在直腸壁。非典型肛瘻一般只有內口而沒有外口；或雖有內口又有外口，但中間瘻管阻塞；或只有外口，內口找不到；或乾脆就只有一硬結。

肛瘻主要表現為：

（1）肛瘻外口持續或間斷流出少量膿性、血性、黏液性分泌物。

（2）分泌物刺激肛周皮膚引起搔癢，少部分患者併發肛周溼疹。

（3）部分較大的高位肛瘻，因無括約肌限制，其瘻外口可有糞便、氣體排出。

（4）當瘻外口癒合，瘻管中膿腫形成、引流不暢，患者可感到明顯疼痛，同時可伴發全身感染症狀，切開排膿後症狀緩解。以上症狀反覆發作、難以自癒是肛瘻最主要的臨床特點。

（5）檢查時可見：肛周乳突狀突起或肉芽組織隆起外口，按壓有少量膿性分泌物溢出。

（6）肛門指診可在齒狀線附近捫及輕壓痛硬結狀內口，若瘻管位置較低，自外口向肛門方向皮下可觸及條索樣瘻管。

【專家健康指導及意見】

（1）養成良好的生活習慣，調整生活方式如避免久坐；避免熬夜、勞累；忌吸菸。

（2）改善飲食結構，不可過度攝入辛辣食物，多食用新鮮瓜果蔬菜；限酒，忌過量飲酒。

（3）規律排便，便後坐浴保持肛門清潔；防止便祕及腹瀉，避免用力排便。

（4）肛瘻發作期間需注意休息，避免疲勞；間歇期需注意保持肛周清潔。

（5）保持健康體重，進行適當的體育運動。

（6）肛瘻發作初期可用藥液如高錳酸鉀坐浴，中草藥熏洗，外敷抗菌藥膏，症狀加重時需手術治療。

第十一節　前列腺檢查

【項目介紹】

前列腺檢查是透過直腸指診來進行檢查的。這項檢查主要是評估前列腺大小、質地、有無壓痛和結節等，在進行直腸指診的同時，還應檢查肛門括約肌的收縮力。

【前期準備／操作步驟】

在進行直腸指診前，患者應該將膀胱排空，一般在檢查時會採用胸膝位（患者跪臥床上，兩腿稍分開，大腿與床面垂直，胸部和膝部貼在檢查床上），也可採用彎腰站立或側臥位等不同的檢查體位。檢查者在佩戴橡膠手套後，在示指塗上潤滑油後用指腹貼放在肛門表面，等被檢查者的肛門括約肌鬆弛時，指尖下壓，手指緩緩滑入肛門。

【主要疾病介紹】

一、良性前列腺增生

正常前列腺表面光滑，質地柔軟似橡皮，縱徑約 2.5cm，橫徑約 3.5cm，約「栗子」大小。

【良性前列腺增生報告解讀】

報告提示前列腺增生，前列腺體積增大，還必須進一步的檢查，以確定具體病因。檢查項目包括：PSA（前列腺特異性抗原）、尿常規、前列腺彩色都卜勒超音波、尿流率以及尿動力學檢查。

【臨床表現】

前列腺增生症是老年男性常見病。易出現在 50 歲以上的男性族群中。長期梗阻可使膀胱形成小梁，小室，最終可導致腎功能損害。臨床症狀和前列腺大小不是對應關係。臨床上可表現為：

（1）尿頻、尿急：早期臨床表現為尿頻，尤其夜間排尿次數增多，回診病情進展，可伴尿急、甚至出現急迫性尿失禁。

（2）排尿梗阻症狀：排尿躊躇、尿線細而無力，排尿中斷，排尿時間延長，終末滴瀝，有排尿不盡感。

（3）尿瀦留：梗阻達一定程度，排尿不盡，出現膀胱殘餘尿，過多的殘餘尿可使膀胱逼尿肌失去收縮力，發生尿瀦留及充盈性尿失禁。

（4）其他症狀：合併感染時可出現尿急、尿頻、尿痛膀胱炎症狀，合併泌尿系結石時症狀更加明顯，並可出現血尿，亦可出現無痛性肉眼血尿或鏡下血尿，晚期可出現腎積水和瀰漫性腎功能不全。

（5）部分患者長期增加腹壓排尿時，可出現腹股溝疝、脫肛、痔瘡等。

【專家健康指導建議】

良性前列腺增生藥物治療的短期目標是緩解下尿路症狀；長期治療目標是延緩疾病的臨

床進展，預防併發症發生；其總體目標是在控制藥物不良反應的同時，保持患者較高的生活品質。前列腺增生症有很多治療方式：

（1）觀察

觀察是一種非藥物非手術的治療方式，每年重複監測尿流率、血清 PSA（前列腺特異性抗原，< 4.0ng/mL 為正常），直腸指診，超音波及國際前列腺症狀評分（I-PSS）。改善生活方式。包括：①減少前列腺壓迫：避免長期久坐，避免久坐軟沙發、長時間開車、騎自行車等；②避免菸酒、辣椒等刺激性食物；③多休息。

（2）藥物治療

① 5α- 還原酶抑制劑：可使前列腺體積縮小以減輕膀胱出口梗阻現象，使尿液更加流暢。適合體積 > 30mL 前列腺增生病例。代表藥物有：非那雄胺。

②腎上腺素能 α 受體阻滯劑：主要解決前列腺、膀胱頸處平滑肌張力，以減輕排尿阻力。使尿液更加流暢。代表藥物有：坦洛新、特拉唑嗪，哈樂等。

③植物藥物：前列欣膠囊、癃閉舒，舍尼通等中藥應用。

（3）手術治療

手術治療通常用於患者反覆尿瀦留、反覆血尿，反覆尿失禁、反覆感染、上尿路擴張

伴（或不伴）腎功能損害以及經保守或藥物治療後無法緩解的下尿路症狀和殘餘尿增多。最常見的兩種手術方法是經尿道前列腺切除術（TURP）和經尿道前列腺切開術。

①經尿道前列腺切除術：是治療 BPH 的經典術式，應優先考慮。主要適用於治療前列腺體積在 80mL 以下的 BPH 患者。

②經尿道前列腺切開術：適用於前列腺體積在 30mL 以下且無中葉增生的 BPH 患者。

③開放性前列腺摘除術：主要適用於治療前列腺體積大於 80mL 的患者，特別是合併膀胱結石或膀胱憩室需一併手術者。

二、前列腺癌

【臨床表現】

前列腺癌在歐美男性的惡性腫瘤中排第一位，亞洲國家發病率雖低於歐美國家，但上升趨勢明顯。前列腺癌患者多為老年男性，好發年齡為 75 ～ 79 歲，50 歲以下男性少見。

早期前列腺癌常無症狀，常在直腸指診、前列腺彩色都卜勒超音波或者前列腺手術檢體中偶然發現。當前列腺癌增大阻塞尿道時，可引起尿急、尿頻、尿流中斷、排尿不盡、排尿困難、尿瀦留等。但血尿不常見。晚期可出現腰骶部、腿部疼痛；直腸受累者可表現為排便不暢或腸梗阻；轉移性病變時常有下肢水腫、

【前列腺癌報告解讀】

前列腺癌患者的前列腺腺體內會有堅硬如石的不規則結節，並且腺體邊緣輪廓消失。

前列腺彩色都卜勒超音波提示前列腺外周區低回音病變。血清總 PSA（前列腺特異抗原，tPSA）升高（tPSA ＜ 4.0ng/mL 為正常）＞ 4.0ng/mL。tPSA 介於 4 ～ 10ng/mL 時，游離 PSA（fPSA）數值與前列腺癌發生率負相關，建議 fPSA/tPSA ＞ 0.16ng/mL 為正常參考值。必須進一步檢查：前列腺 MRI，核素檢查，前列腺穿刺活檢等，以確定前列腺癌的診斷及分級、分期。

淋巴結腫大、貧血、骨痛、病理性骨折、截
癱等。

【專家健康指導建議】

前列腺癌治療的目標是延緩疾病的臨床進
展，保持患者較高的生活品質。前列腺癌的治
療方案選擇應根據臨床分期、患者年齡、全身
狀況、預期壽命等綜合考慮。

（1）根治性前列腺切除術：手術方式包括
開放手術、腹腔鏡手術，機器人輔助手術。

（2）放射治療：早期前列腺癌單純放射治
療療效和根治性手術切除相同，建議近距離放
射治療（永久放射粒子種植治療）。

（3）內分泌治療：包括去勢治療和抗雄荷
爾蒙治療。

（4）全身化療：如 PSA 快速升高，雖無症
狀但病變廣泛，或有症狀的轉移，內臟轉移，
伴貧血時可化療。

（5）伴有骨轉移的前列腺癌的治療目的主
要是緩解骨痛、預防和降低骨性相關事件（病
理性骨折，脊髓壓迫，高鈣血症等）的發生
率，提升生活品質，提升生存率。

第七章　婦科檢查

第一節 項目介紹

【項目介紹】

（1）婦科檢查：也稱為盆腔檢查，是指透過陰道窺器檢查及內診或三合診對外陰、陰道、宮頸、宮體及雙側附件進行檢查。無性生活史者，可以行直腸－腹部診。

（2）陰道分泌物常規檢查：為常用的婦科檢查項目，包括清潔度、真菌、滴蟲、BV 等，主要用來判斷女性白帶是否異常。

（3）婦科細胞病理檢查（一般是指 TCT）：是以細胞形態學的變化來評估宮頸細胞病變的發生發展，是篩檢子宮頸癌及癌前病變最常用的方法。目前準確性及檢出率比較高，結果的分析系統也較完善。但此檢查只是作為一項篩檢方法，不能作為宮頸疾病的確定診斷。

（4）人乳頭瘤病毒（HPV）檢測：人乳頭瘤病毒是一種 DNA 病毒，主要感染生殖系統上皮細胞，目前研究認為，持續的高度危險險型人乳頭瘤病毒感染，是引起子宮頸癌及癌前病變的首要因素。根據致病性將 HPV 分為高度危險險型和低度危險險型。

（5）婦科超音波檢查：為婦科輔助檢查的首選及必不可少的篩檢手段，可以對子宮及卵巢的大小、位置、形態、內部結構及與周圍的關係進行檢測，並判斷盆腔是否有腫塊，腫塊

的形態、大小、內部結構等。檢查途徑包括經腹、經陰道、經直腸。

【前期準備及檢查前注意事項】

（1）檢查前 72 小時避免性生活。

（2）檢查前 72 小時不要沖洗陰道或陰道上藥，也不要做陰道內診。

（3）如有炎症先治療，然後再做婦科細胞病理及人乳頭瘤病毒檢查，以免影響診斷結果。

（4）檢查最好安排在非月經期進行。

（5）經腹部超音波檢查是透過充盈的膀胱來觀察子宮及雙側附件區的情況，因此檢查前必須飲水，待膀胱充分充盈後才能進行。

【檢查步驟】

（1）有性生活的受檢者如行婦科檢查，應先排空膀胱，如大便充盈也應排便後再檢查。如體檢項目中包括尿液檢查，建議可先行尿液檢查後再行婦科檢查，避免體液汙染尿液檢體；無性生活女性不行此項檢查。

（2）檢查前應更換一次性臀墊，避免交叉感染。

（3）檢查時採用截石位，受檢者平躺於檢查床上，臀部放於檢查床邊緣，頭部抬高，兩手平放於身旁，目的在於檢查陰道、宮頸、宮體、輸卵管、卵巢、宮旁結締組織以及骨盆內壁有無異常。

（4）已婚者可行經陰道超音波檢查；未婚

女性可選擇行經直腸超音波檢查或充盈膀胱後經腹部超音波檢查。

【檢查後的注意事項】

（1）進行婦科相關檢查後部分女性可能有不適感，休息後會消失。

（2）婦科細胞病理或 HPV 檢測後可能會有少許出血，此種出血一般 1～2 天後就會自止。偶爾出血增多或淋漓不盡，出現腹痛、分泌物異味，可能是發生了感染，必須及時到醫院就診。

第二節　主要疾病介紹

一、陰道炎

外陰及陰道炎症是婦科最常見疾病，不同年齡階段的女性均有可能患此類疾病。常見的陰道炎包括念珠菌性陰道炎、細菌性陰道病和滴蟲性陰道炎等。

（一）念珠菌性陰道炎

【念珠菌性陰道炎報告解讀】
受檢者陰道分泌物報告提示真菌（+）；婦科檢查發現外陰、陰道黏膜紅腫、糜爛、淺表潰瘍，嚴重時可因搔癢出現外陰抓痕、表皮脫落，陰道分泌物白色稠厚，為豆渣樣或凝乳狀。

【影響因素和臨床表現】

本病的病原體為假絲酵母菌，是一種條件致病菌，酸性環境下容易生長繁殖，平時寄生在陰道、腸道、口腔內。常因大劑量使用雌激素、廣譜抗生素、免疫抑制劑、妊娠或血糖控

制不好的糖尿病、穿緊身化纖內褲或過於肥胖導致局部溫度、溼度增加等致病。

　　受檢者自身主要表現為外陰搔癢、灼痛及白帶增多，部分可伴有尿頻、尿痛及性交痛等。

　　【專家健康指導建議】

　　（1）念珠菌性陰道炎，是一種常見外陰陰道炎症。

　　（2）患有念珠菌性陰道炎者，首先應積極查找並消除誘因，例如控制血糖、避免不合理使用抗生素、保持外陰陰道清潔、注意對日常使用的衛生棉或者棉條的選擇及保存（建議隨買隨用，不建議長期儲存）、內褲要單獨清洗並進行陽光下晾晒，並同時使用局部抗真菌藥物治療，如局部治療效果差，或未婚、反覆發作者也可全身用藥，受檢者性伴侶除特殊情況一般無須常規用藥，復發性念珠菌性陰道炎（一年發作四次以上）可根據培養及藥敏進行強化治療與鞏固治療。

（二）滴蟲性陰道炎

　　【影響因素和臨床表現】

　　本病病原體為陰道毛滴蟲，以性接觸為主要傳播方式，也可間接傳播。滴蟲性陰道炎常於月經前後發作，容易同時合併細菌性陰道病。

　　受檢者主要表現為陰道分泌物增多、有異味，外陰癢，也可出現灼熱、性交痛等。

【滴蟲性陰道炎報告解讀】
　　受檢者的陰道分泌物提示滴蟲（+）；婦科檢查發現陰道分泌物為稀薄膿性、泡沫狀、有異味，陰道黏膜充血，嚴重時有散在出血點，甚至宮頸可見出血點，形成典型的「草莓樣」改變。

【專家健康指導建議】

（1）為了防止外源性病原體的入侵，要避免不潔性生活；在使用公共浴池、浴盆、游泳池、馬桶、浴巾等時需更加注意衛生情況。陰道毛滴蟲可以吞噬精子，其不僅寄生於陰道，還常侵入尿道、膀胱，甚至腎盂，故治療滴蟲感染不單為陰道用藥，必須全身用藥。

（2）為避免重複感染，對內褲、毛巾等密切接觸的用品應高溫消毒；性伴侶應同時進行治療，並在治療期間避免性行為。

（三）細菌性陰道病

【細菌性陰道病報告解讀】
受檢者陰道分泌物常規提示線索細胞（+），pH 值大於 4.5；婦科檢查可見到呈灰白色、稀薄、均勻一致的陰道分泌物黏附在陰道壁上。如將陰道分泌物加入 10％氫氧化鉀溶液 1 至 2 滴，可以產生爛魚肉樣腥臭氣味。

【影響因素和臨床表現】

陰道並不是無菌的，正常情況下女性的陰道內存在很多微生物，它們之間形成了一個動態的平衡系統。因頻繁性交、反覆陰道灌洗等因素破壞，導致陰道微生態失衡，從而使其他微生物大量繁殖，如加德納菌、厭氧菌、人型支原體等，引發細菌性陰道病。

受檢者主要表現為分泌物稀薄，量增多，帶有魚腥臭味，可以有輕度外陰搔癢或燒灼感，性交後症狀加重。

【專家健康指導建議】

細菌性陰道病治療可選用抗厭氧菌藥物，對於復發者，除了可選擇與初次治療不同的抗厭氧菌藥物以外，也可試用陰道乳酸桿菌製劑

幫助恢復並重建陰道的微生態平衡。如不積極治療，細菌性陰道病可能導致子宮內膜炎、盆腔炎性疾病等。

二、宮頸炎

子宮頸是女性的一道重要防線，阻擋著各種致病因素對內生殖器的侵襲。而宮頸黏膜本身卻較容易受到病原體的感染導致炎症。宮頸炎可分為急性和慢性兩種。

（一）急性宮頸炎

【影響因素和臨床表現】

急性宮頸炎是指子宮頸發生的急性炎症，它可由多種病原體感染（多為結膜炎衣原體或淋病奈瑟菌）引起，也可以由於一些化學藥物刺激或手術等造成的機械性子宮頸損傷、異物導致感染等所致。

受檢者有些並沒有明顯症狀，有些可有陰道分泌物增多，並引起外陰痛癢或不適，也可有同房後出血，經間期出血的表現，也可以因合併泌尿道感染而出現尿急、尿痛及排尿困難等症狀。

【專家健康指導建議】

（1）受檢者應進一步進行結膜炎衣原體和淋病奈瑟菌、細菌性陰道病及陰道毛滴蟲病的檢查，因急性宮頸炎有可能是上生殖系統感染（子宮內膜炎）的徵兆，故也應進行盆腔炎體徵

【急性宮頸炎報告解讀】
受檢者婦科檢查可發現子宮頸充血、水腫，子宮頸管外口見到膿性或黏液膿性分泌物，擦拭子宮頸時，容易誘發子宮頸出血。行宮頸管分泌物或陰道分泌物檢查示白血球明顯增多。

評估檢查，如有這些疾病要針對其進行治療。

（2）如未行病原體檢測，對於有性傳播疾病高度危險險因子的受檢者可採用經驗性抗生素治療。對於有衣原體或淋病奈瑟菌感染的受檢者，為了避免再次感染，對於性伴侶應進行積極檢查及治療，並在治療期間禁止性生活。

（二）慢性宮頸炎

【影響因素和臨床表現】

慢性宮頸炎為急性宮頸炎遷延而來，也可為病原體持續感染所致，其病原體與急性宮頸炎相同。

受檢者一般沒有症狀，有些可有陰道分泌物增多，刺激外陰引起痛癢或不適；部分受檢者也可有腰骶部墜痛等症狀。

【專家健康指導建議】

子宮頸如有感染，不易徹底清除。子宮頸裂傷或外翻，雌激素的刺激，盆腔充血等原因可以引起子宮頸分泌物過多。當月經量過多或經期延長時，子宮頸長期受其刺激也可發生炎症。因此平時應做到：

（1）注意個人衛生，建立安全的性行為，以避免生殖系統感染及感染性傳播疾病等。

（2）積極治療月經失調。

（3）及時、有效地採取避孕措施，以減少人為造成創傷和感染的機會。

【慢性宮頸炎報告解讀】

婦科檢查可見多種體徵，如宮頸肥大、糜爛、納囊或宮頸息肉，其體表現及解讀如下：

慢性子宮頸管黏膜炎：婦科檢查時可見黃色分泌物覆蓋子宮頸口，或從子宮頸口流出，宮頸糜爛樣改變的同時伴有子宮頸充血、水腫、膿性分泌物，可有接觸性出血。

宮頸息肉：為慢性宮頸炎的常見表現。婦科檢查見表面光滑、常有蒂與頸管內膜相連的宮頸贅生物，一般為幾公釐到幾公分大小。

宮頸肥大：婦科檢查時見宮頸呈不同程度的肥大，硬度增加，但目前無統一標準，一般為經驗性診斷。

兩種特殊類型：

宮頸柱狀上皮異位：既往也稱「宮頸糜爛」，並把「宮頸糜爛」等同於宮頸炎，其實，隨著醫學科學的進步，目前認為此表現實際上是一種生理情況，現稱之為：宮頸柱狀上皮外移。在青春期、生育期由於受雌激素分泌的影響，宮頸鱗狀上皮和柱狀上皮交界的部位外移，局部就呈現了糜爛樣改變，停經後，女性雌激素數值下降，柱狀上皮又退回宮頸管內，「糜爛面」就看不到了。但柱狀上皮異位和子宮頸上皮內瘤變及早期子宮頸癌都可使子宮頸呈糜爛樣改變，僅以肉眼無法判斷。因此對於子宮頸糜爛樣改變者就需要進行婦科細胞病理檢查和（或）HPV檢測，必要時行陰道鏡下宮頸活檢來除外病變的存在。

子宮頸腺囊腫：也多是生理性改變，表淺的子宮頸腺囊腫婦科檢查時看到子宮頸表面突出的青白色小囊泡。一般是子宮頸轉化區內鱗狀上皮取代柱狀上皮過程中，腺體分泌物引流受阻，或子宮頸局部損傷、慢性炎症使腺管口堵塞而形成的。子宮頸腺囊腫一般不需處理，但也應與子宮頸腺癌鑑別。

（4）避免隨意陰道沖洗及上藥，以防破壞陰道自淨功能。

對於有症狀的慢性宮頸炎受檢者，必須根據不同病因採用不同的治療方法。如發現宮頸息肉，建議手術摘除，以免發生惡變。摘除後需送病理檢查。另外，已婚女性定期進行宮頸防癌篩檢，有助於早期發現和早期診斷宮頸病變。

三、子宮頸癌篩檢

子宮頸癌是常見的婦科惡性腫瘤之一，嚴重威脅女性的健康。目前醫學研究已確認子宮頸癌的主要病因為高度危險險型HPV持續感染。

目前子宮頸癌常規篩檢方法主要有兩個：宮頸脫落細胞學檢查和 HPV 的檢測。但不管是哪種檢查，都只是作為一項篩檢，受一些條件影響，化驗檢查可能會有假陰性或者假陽性，不能作為疾病的確定診斷。取得結果後應及時去醫院就診，專業的醫生會根據個人具體情況（如年齡、臨床表現、是否妊娠、檢體採集、細胞學檢查等）來進行個體化處理，不能一概而論。

下面簡單地為大家解釋一下檢查結果：

（一）液基薄層細胞學檢查（TCT）（根據 TBS 分期）

1．未見上皮內病變及惡性病變

建議：定期進行檢查即可。

【子宮頸癌篩檢報告解讀】

解讀：即婦科細胞病理檢查沒有發現病變，不需要特殊處理。

解讀（1）：此結論並不是宮頸炎的確定診斷，宮頸炎的確診還必須結合婦科檢查、白帶常規及臨床症狀。由於婦科細胞病理檢查是為了看宮頸脫落細胞有沒有病變，如果炎性背景太嚴重，有可能會影響觀察的視野，以致影響宮頸脫落細胞的最終診斷。

解讀（2）：表示有滴蟲、真菌、細菌等病原體感染。

ASC-US 解讀：是指有宮頸細胞發生了一些變化，但這些變化不能確認診斷，有異常的風險。

ASC-H 解讀：表示傾向於有癌前病變。若發現一些不能確認意義進行診斷的細胞，但這些細胞的改變具有癌前病變的特徵，不能除外病變可能，必須加以重視。

LSIL 解讀：表示宮頸有異常細胞，可能會存在低級別的子宮頸癌前病變，必須進一步檢查。

HSIL 解讀：表示有可疑的高級別的癌前病變，程度要超過 LSIL。必須儘快確診＋治療，避免病情進展。

解讀：表示腺上皮病變可能，包括宮頸來源和宮腔來源等。

（1）宮頸輕度／中度／重度炎症。

建議：治療後複查。

（2）真菌、滴蟲感染、細菌過度繁殖等。

建議：門診就診行白帶常規檢查，然後根據檢查結果進行治療。

2‧非典型鱗狀上皮細胞

（1）細胞學結論為 ASC-US（不能確認診斷意義的非典型鱗狀上皮細胞）。

建議：一般建議進行 HPV 檢查。如果高度危險險 HPV 陽性，做陰道鏡活檢；如果高度危險險型HPV陰性，可以6～12個月複查。如仍有 ASC-US 或嚴重於 ASC-US 的結論，建議陰道鏡檢查。如果無條件行 HPV 分型或檢測時建議行陰道鏡檢查。

（2）ASC-H（非典型鱗狀上皮細胞不排除高度鱗狀上皮內病變）。

建議：不論是否有高度危險險型 HPV 感染，均建議進行陰道鏡＋宮頸活檢。

（3）LSIL（低級別鱗狀上皮內病變）。

建議：不論是否有高度危險險型 HPV 感染，均建議進行陰道鏡＋宮頸活檢。

（4）HSIL（高級別鱗狀上皮內病變）。

建議：不論是否有高度危險險型 HPV 感染，儘快行陰道鏡＋宮頸活檢確認診斷，必要時行診斷性錐切。

（5）AGC，非典型腺細胞。

建議：行 HPV 檢查，超音波檢查子宮內膜，並儘快行陰道鏡檢查＋宮頸活檢＋宮頸管搔刮術以確認診斷，如大於 35 歲或有子宮內膜瘤變風險者建議子宮內膜取樣，如果細胞學報告為考慮子宮內膜來源的非典型腺細胞，可先行診斷性刮宮或宮腔鏡檢查排除內膜病變，如無異常再行陰道鏡檢查。

（6）鱗狀細胞癌、腺癌。

建議：儘快行陰道鏡＋宮頸活檢。

解讀：高度可疑子宮頸癌。

（二）　HPV 檢測

研究認為，持續的高度危險險型 HPV 感染，是子宮頸癌及癌前病變的首要因素。如果 HPV 檢測呈陽性，不用過於緊張，當然也不能置之不理。一般高度危險險型的 HPV 持續感染，才會導致宮頸病變發生發展甚至進展為子宮頸癌。

目前 HPV 檢測結果陽性族群的分流管理如下：

（1）行 HPV16、18 分型檢測，若 HPV16 或 18 陽性，直接建議進行陰道鏡檢查、宮頸活檢。

（2）如果其他高度危險險型別檢查陽性，則使用細胞學篩檢來進行分流，檢測結果為 ASC-US 及以上時，直接行陰道鏡檢查；如果細胞學檢查結果正常則在一年後隨訪，複查細胞學及 HPV 檢測。

【 HPV 檢測報告解讀】

（1）陰性：說明目前未被 HPV 感染，建議以後定期進行檢查。

（2）HPV 低度危險險型陽性：包括 6、11、42、43、44、81 型等，主要引起尖銳溼疣和低級別宮頸上皮內瘤變（CIN-1）。

（3）HPV 高度危險險型陽性：包括 16、18、31、33、35、39、45、51、52、53、56、58、59、66、68、73、82 型，持續同種高度危險險型感染，可引起子宮頸癌變。高度危險險型 HPV 陽性，尤其是 16、18 亞型，應採取積極的治療方式，需進行陰道鏡檢查，早期病變進行治療可避免子宮頸癌的發生發展。

（3）如未分型方法檢測 HPV 陽性，同樣使用細胞學篩檢進行分流，檢測結果為 ASC-US 及以上時，直接行陰道鏡檢查；如果細胞學檢查結果正常則在一年後隨訪，複查細胞學及 HPV 檢測。

【影響因素和臨床表現】

受檢者一般無特殊的自覺症狀。偶有陰道排液增多，伴或不伴異味。也可在性生活或婦科檢查後發生接觸性出血。

在進行 TCT 及 HPV 檢查時，有些情況可能影響檢測結果或造成假陰性。

【專家健康指導建議】

（1）雖然子宮頸癌的發病率較高、危害性較大，但是經過定期檢查、早期發現、早期治療、避免高度危險險因子、注意改善不良的生活習慣等，還是可以預防的。

（2）子宮頸癌從宮頸感染 HPV 到真正發生癌變，這個過程可以歷經數年甚至二十餘年，在這個發展過程中大多數受檢者無特殊症狀，如果等出現症狀才去檢查，有可能病情已經進展，錯過了最佳治療機會。因此，定期篩檢，早期治療，積極預防非常重要。

可以採取的預防措施如下：

（1）建立安全的性行為，長期並且正確使用避孕套，減少性伴侶數、推遲首次性行為年齡，這些都可以預防 HPV 感染。

（2）預防和早期治療生殖系統感染及性傳播疾病，可以改善陰道環境，減少 HPV 感染髮生的危險。

（3）戒菸。吸菸會降低身體的免疫功能，增加 HPV 感染率。

（4）有性生活的女性建議定期體檢進行子宮頸癌篩檢。

（5）接種子宮頸癌疫苗。但 HPV 疫苗並不能涵蓋所有的高度危險險型 HPV，並且一些少見的病理類型的子宮頸癌與 HPV 感染並無關係，接種後切記仍需定期進行子宮頸癌篩檢。

四、慢性盆腔炎

盆腔炎是指女性上生殖系統感染性疾病，包括子宮內膜炎、輸卵管炎、輸卵管卵巢膿腫、盆腔腹膜炎等。為多種病原體感染所致。

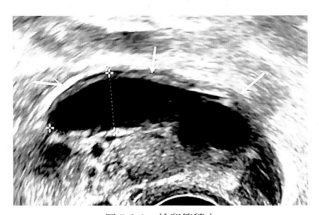

圖 7-2-1　輸卵管積水

【慢性盆腔炎報告解讀】

婦科檢查：子宮可呈後傾後屈，活動受限或黏連固定，宮骶韌帶增粗、變硬、有觸痛，附件區增厚、壓痛，膿腫形成時可在盆腔一側或兩側觸及囊性腫塊，活動多數受限。

超音波檢查：可見輸卵管積水、輸卵管卵巢膿腫、附件炎性腫塊等表現。輸卵管積水表現為一側或雙側附件區出現迂曲臘腸樣，囊壁薄，光滑，邊緣清晰的囊性暗區，與同側卵巢有明顯界限（圖 7-2-1）。

【影響因素和臨床表現】

盆腔炎性疾病的病原體有外源性和內源性兩個來源，可單獨存在，但經常是混合感染，外源性感染的病原體多為衣原體、淋病奈瑟菌、支原體，內源性病原體為寄居於陰道內的微生物群，包括需氧菌及厭氧菌。

導致盆腔炎發生的高度危險險因子主要包括：年齡、性活動、下生殖系統感染、子宮腔內手術操作、不良性生活、鄰近器官炎症直接蔓延、盆腔炎性疾病反覆急性發作等。

受檢者經常表現為白帶增多，長期感到下腹或腰骶部脹痛，當卵巢功能損害時可有月經失調，輸卵管黏連、堵塞導致不孕或輸卵管妊娠，盆腔炎反覆發作等情況。

【專家健康指導建議】

女性生殖系統有自身的防禦系統，當這個防禦系統功能遭到破壞，或身體免疫功能降低、外源性病原體入侵時均可導致炎症發生。急性盆腔炎必須及時治療，使用正確、合理的抗生素進行積極的治療，必要時需手術治療。慢性盆腔炎需根據不同情況採取不同的治療方法。因盆腔炎長期困擾女性，嚴重影響婦女的健康，需要日常生活中做好一些防護措施來積極預防，如：

（1）注意個人衛生，勤換洗內褲，保持會陰部清潔、乾燥，不穿不透氣的緊身褲。

（2）建立安全衛生的性行為，減少下生殖系統感染及性傳播疾病發生，一旦發生疾病積極治療。

（3）婦科手術操作可能造成生殖系統損傷，導致盆腔感染，避免不必要的檢查和操作，做好避孕工作，盡量減少人工流產術帶來的創傷。

（4）月經期、人流等婦科手術後注意保健，這些情況下一定要禁止性生活，禁止游泳、盆浴，勤換衛生棉，避免因身體抵抗力下降導致致病菌乘虛而入。

（5）保持良好心態及生活習慣，充足睡眠、鍛鍊身體、合理飲食。

（6）避免經常久坐不動。

（7）積極規範地治療盆腔炎性疾病，防止後遺症發生。

五、子宮肌瘤

子宮肌瘤是常見的女性生殖器良性腫瘤。多見於 30 ～ 50 歲女性，30 歲以上的婦女的發病率為 20%。

根據子宮肌瘤與子宮肌壁的關係可分為四類：肌壁間肌瘤、漿膜下肌瘤、黏膜下肌瘤、闊韌帶肌瘤，其中以肌壁間肌瘤最常見。

【子宮肌瘤報告解讀】

婦科檢查：子宮增大。根據子宮肌瘤大小不同，子宮會有不同程度的增大。如果子宮肌瘤小於 3cm，婦科檢查子宮也可顯示正常大小。

超音波表現：常見子宮增大、子宮形態不規則，一般超音波下的瘤體回音常見有以下 3 種。

（1）低回音結節：最為常見，瘤體回音比子宮回音弱（圖 7-2-2）。

（2）中高回音結節：與子宮回音相同或注射顯影劑。直徑＜1cm 的黏膜下肌瘤常表現為中高回音，不易與內膜息肉區別。

（3）混合回音結節：肌瘤回音不均質，可見大小不等的低回音、中等回音及稍強回音團混合，其後方回音衰減。

超音波下有時可見肌瘤發生玻璃樣變、囊性病變、紅色樣變、脂肪樣變、肉瘤變和鈣化等變性改變。其中體檢時發現肌瘤鈣化較常見，尤以老年女性多見。

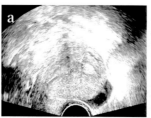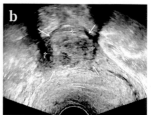

圖 7-2-2　a. 黏膜下子宮肌瘤 ； b. 漿膜下子宮肌瘤

【影響因素和臨床表現】

　　子宮肌瘤主要與肥胖、流產、未生育、晚育、攝入外源性雌激素及不良的心理狀態等多種因素有關，此外年齡大於 40 歲、子宮肌瘤家族史也是其發病的高度危險險因子。

　　子宮肌瘤多無明顯症狀，其症狀出現與肌瘤的部位、生長速度及肌瘤變性有密切關係。主要表現為月經增多、經期延長、淋漓出血及月經週期縮短，嚴重時可發生繼發性貧血。也可出現陰道分泌物增多或陰道排液。肌瘤較大時可能捫及腹部腫塊，清晨膀胱充盈時更明顯。肌瘤較大時也可壓迫膀胱、直腸或輸尿管等出現相應的壓迫症狀。黏膜下肌瘤可引起痛經，經量增多；漿膜下肌瘤蒂扭轉可出現急腹痛。子宮肌瘤可影響宮腔形態，阻塞輸卵管開口或壓迫輸卵管使之扭曲變形等均可能導致不孕。

【專家健康指導建議】

　　（1）子宮肌瘤極少發生惡變，其惡變率一般 <0.5%。無症狀的子宮肌瘤患者一般不需要

治療，每 3 ～ 6 個月隨訪一次。

（2）若肌瘤明顯增大或出現症狀時可考慮相應的處理，包括藥物治療和手術治療。子宮肌瘤患者準備妊娠時，若肌瘤直徑 >4cm 建議剔除，停經後未行荷爾蒙補充治療，但肌瘤仍生長也建議手術治療。具體情況可諮詢婦科醫生。

（3）平時要合理飲食，控制體重，加強鍛鍊，改善體質。盡量多吃蔬菜水果，減少外源性類激素的攝入，避免食用激素飼養的禽、畜及其肉、蛋；勿濫用各種藥物或激素類減肥、豐乳、護膚等美容保健品；避免多次流產。調節自身情緒，保持豁達開朗的心態；不能過度勞累；改善自己的衛生習慣，保持外陰清潔，經期禁房事，定期體檢。

六、子宮內膜異位症和子宮腺肌症

子宮內膜異位症（內膜異位症）和子宮腺肌症是育齡女性最常見的疾病之一，是指具有生長功能的子宮內膜組織（腺體和間質），出現在子宮腔被覆內膜以外的其他部位時，稱為子宮內膜異位症。子宮腺肌症是指有活性的子宮內膜腺體和間質存在於子宮肌層中。兩者可獨立存在，也可同時並存。

【子宮腺肌症報告解讀】

受檢者行婦科檢查時可在陰道後穹窿捫及觸痛的結節，宮頸或可見紫藍結節，子宮可正常或增大，質硬，有壓痛，子宮後壁下段或盆腔可捫及觸痛結節，一側或雙側附件觸腫塊，活動度差，有輕壓痛。

超音波表現：超音波檢查對卵巢子宮內膜異位囊腫和子宮腺肌症有診斷價值，子宮腺肌症超音波常見子宮均勻增大，宮腔線前移或後移。肌層回音不均勻，病灶呈低回音，邊界無包膜。由於肌束交錯分布，產生典型的柵欄樣聲影。有時結節狀病灶向子宮表面隆起，似有包膜其間呈稍高回音，酷似子宮肌瘤，在聲像圖上，不易與子宮肌瘤區別（圖 7-2-3）。

子宮內膜異位囊腫的超音波表現詳見十（三）卵巢子宮內膜異位囊腫。

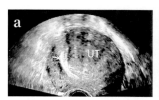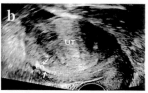

圖 7-2-3　子宮腺肌症

【影響因素和臨床表現】

內膜異位症是激素依賴性疾病，與遺傳、免疫、炎症及在位內膜的特異性等因素有關。生育少、生育晚的女性是此病的高度危險險群。停經後或切除雙側卵巢後，異位內膜組織可逐漸萎縮吸收；妊娠或使用性激素抑制劑抑制卵巢功能，可暫時阻止此病的發展。

該病臨床雖是良性，但確有增生、浸潤、轉移及復發等惡性行為，部分患者無症狀。典型的症狀表現為繼發性、週期性、進行性痛經，慢性盆腔痛、性交痛，如果子宮內膜異位囊腫破裂會出現急腹痛；此外會有月經量增多、經期延長或月經淋漓不盡等症狀；部分內膜異位症患者會有不孕。具有生長種植性的異位子宮內膜可能侵犯全身多臟器，從而出現相應的症狀。

【專家健康指導建議】

（1）子宮腺肌症及子宮內膜異位症者，有時血清 CA-125 會升高，其升高多見於中重度內膜異位症。但 CA-125 的特異性和敏感性均局限，且與多種疾病有交叉陽性反應，因此不

能單獨用於診斷或鑑別診斷。

（2）目前該病尚無根治的有效藥物，可根據患者病情的不同程度採取以下對策：如果無症狀、無生育要求可觀察，定期 3～6 個月行婦科及超音波檢查。症狀較輕者，可止痛對症治療。症狀嚴重者如慢性盆腔疼痛或痛經明顯伴附件囊腫 >4cm，又無生育要求或藥物治療無效，可採用全子宮切除術。

（3）宮內放置曼月樂環也可以改善子宮腺肌症引起的月經量多和痛經。

該病重症者可影響生活品質，必須積極預防，可採取以下預防對策：

（1）經期避免不必要的婦科檢查及子宮診治，防止經血逆流。

（2）採取有效的避孕方法，避免人工流產帶來的傷害；口服避孕藥的避孕方法可抑制排卵、促使子宮內膜萎縮，降低內膜異位症的發病風險。

（3）提倡自然分娩；盡量避免多次的宮腔手術操作等以避免醫源性種植。

（4）注意經期衛生，經期禁止性生活。

七、子宮內膜息肉

【子宮內膜息肉報告解讀】

　　婦科檢查：多無異常表現，大多都在體檢婦科超音波時發現。

　　超音波表現：在子宮內膜間可見單個或多個中高回音，呈橢圓形或水滴狀，多＜1cm。伴子宮內膜增厚者，息肉常被增厚的內膜覆蓋不易分辨，不典型和多發的息肉可表現為宮腔雜亂，內膜回音不均，有時較難與子宮內膜癌區別（圖7-2-4）。

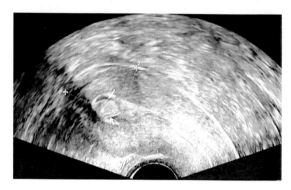

圖7-2-4　子宮內膜息肉

　　子宮內膜息肉是體檢中較為常見的婦科疾病，因子宮內膜基底層局部增生過長，內膜慢性炎性刺激或內膜脫落受阻所致。

【影響因素和臨床表現】

　　子宮內膜息肉可發生在任何年齡的女性，常見於月經失調和不孕症的女性。部分女性可出現月經淋漓不盡或經間期出血等症狀，但多數小息肉並不引起月經異常及其他不適。內膜息肉絕大多數為良性，少數可發生惡變。

【專家健康指導建議】

　　（1）一旦發現，必須積極就診確認診斷，可行宮腔鏡檢查來確認診斷及治療。對於患有息肉的不孕女性，手術切除息肉有助於受孕或輔助生殖受孕的成功。

　　（2）對於小的、無症狀的息肉，可以進行保守治療，定期複查，複查時應選擇於月經乾

淨後 3 天。體積較大、有明顯症狀及有惡變可能的內膜息肉，應積極行宮腔鏡檢查並切除息肉行病理學檢查，術後放置曼月樂環可以減少復發。

八、子宮內膜增厚

有月經的女性的子宮內膜隨月經週期發生變化。月經後子宮內膜的厚度可從 0.3 cm 增厚到黃體期的 1.5cm。

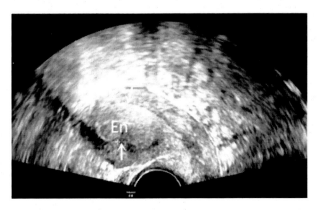

圖 7-2-5　子宮內膜增厚

【子宮內膜增厚報告解讀】

受檢者在行婦科檢查時一般無異常表現，子宮可正常大小或有增大。

超音波表現：見子宮內膜回音瀰漫性或局灶性增厚。內膜回音均勻注射顯影劑，也可不均勻伴有小的囊腔。常伴有單側或雙側卵巢增大或卵巢瀦留囊腫（圖 7-2-5）。

【影響因素和臨床表現】

子宮內膜增厚主要與雌激素數值的波動有關。子宮內膜受大量雌激素作用所致內膜過度增生，多見於青春期和更年期。常表現為月經不規則出血，閉經或停經後出血等。

【專家健康指導建議】

（1）正常子宮內膜在停經後第一年較停經後多年的內膜厚，這反映了雌激素數值的波

動。停經前子宮內膜增厚多屬生理性改變，建議月經淨後 3 天再次複查，如連續 2 至 3 次複查仍有子宮內膜增厚，建議藥物治療或診斷性刮宮以確認診斷。

（2）停經後子宮內膜增厚＞ 0.5cm，內膜回音均勻，臨床表現無陰道流血，可以繼續定期複查。如果停經後有陰道出血症狀，超音波檢查子宮內膜＞ 0.5cm，或伴有內膜回音不均，建議行診斷性刮宮以確認診斷。

九、多囊卵巢症候群

多囊卵巢症候群 PCOS 是一種最常見的婦科內分泌疾病之一。患病率為 5%～ 10%，主要以雄激素過高的臨床或血生化表現、持續無排卵、卵巢多囊樣改變為特徵，常伴有胰島素抵抗和肥胖。

【多囊卵巢症候群報告解讀】
受檢者行婦科檢查一般無明顯異常。
超音波表現：見卵巢體積增大（＞ 10mL），包膜回音注射顯影劑，包膜下卵泡數增多，大於 12 個，卵泡直徑為 0.2 ～ 0.9cm，卵泡常圍繞卵巢邊緣，呈車輪狀排列（圖 7-2-6）。

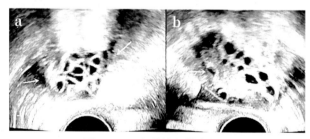

圖 7-2-6　多囊性卵巢症候群

【影響因素和臨床表現】
病因至今尚無法確認。與遺傳因素、環境因素、肥胖患者的胰島素抵抗相關。

PCOS 受檢者常表現為多毛、痤瘡、月經失調、不孕、肥胖、黑棘皮等，嚴重者遠期可發生子宮內膜癌、糖尿病、心血管系統疾病。PCOS 的診斷標準是：

（1）稀發排卵或無排卵：月經失調。

（2）高雄激素的臨床表現和（或）高雄激素血症：多毛、痤瘡等。

（3）超音波提示：多囊性卵巢症候群。

以上 3 項中符合 2 項並排除其他高雄激素病因，如先天性腎上腺皮質增生、庫欣症候群、分泌雄激素的腫瘤等即可診斷。

【專家健康指導建議】

（1）本病不能僅依靠超音波檢查，超音波所表現的卵巢多囊樣改變並不能確診 PCOS，如體檢超音波發現卵巢多囊樣改變需門診進一步檢查，並排除其他高雄激素病因才能確診。

（2）本病目前無治癒方案，但作為一種慢性內分泌代謝性疾病，自青春期發病，並將影響女性一生健康，因而必須根據女性各個生理階段進行積極對症處理來進行有效的控制。

（3）確診的女性可透過調整生活方式，如控制飲食，適量運動，改善不良的生活習慣和心理狀態，並根據臨床表現及治療需求的不同，予以不同的方法來進行治療。

（4）同時要預防遠期併發症：2 型糖尿病、心血管病變及子宮內膜癌。

十、卵巢囊腫

本節所談及的卵巢囊腫多指良性，一般無症狀，常在體檢時發現。濾泡囊腫和黃體囊腫往往為生理性改變，在隨後的複查時可自行消失。

（一）濾泡囊腫

【濾泡囊腫報告解讀】

受檢者行婦科檢查時可於一側附件觸及囊性腫塊，界限清楚，活動好，可無壓痛或有輕壓痛。

超音波表現：卵巢內見圓形或橢圓形的無回音區，邊界清晰，囊壁光滑，囊內透聲好，多為單發，直徑一般 3 ～ 5cm，少數可達甚至超過8cm。CDFI 檢查，囊壁上無血流訊號（圖 7-2-7）。

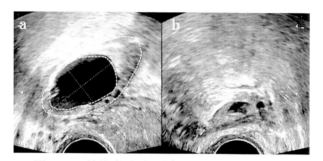

圖 7-2-7　濾泡囊腫（a. 濾泡囊腫； b. 正常卵巢）

【影響因素和臨床表現】

卵巢濾泡囊腫多無臨床症狀，常在體檢時檢出。主要為卵泡未發生破裂及排卵，卵泡液瀦留在卵泡腔內形成。

【專家健康指導建議】

（1）卵巢濾泡囊腫較常見，一般在 6 ～ 8 週可自行消失。多為卵巢正常功能發生改變而引起的，建議 2 ～ 3 個月後於月經淨後一週內複查婦科超音波，觀察囊腫是否自行消失。如出現成長速度較快、突發下腹部陣發性絞痛，應考慮卵巢囊腫蒂扭轉等情況需積極手術治療。

（2）如在體檢時發現卵巢囊腫，建議去醫院就診，根據臨床症狀、年齡等不同情況進行不同的處理。

（二）黃體囊腫

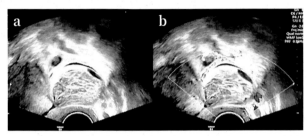

圖 7-2-8　黃體囊腫（b圖可見黃體囊腫的周邊典型的環狀血流）

【影響因素和臨床表現】

女性在排卵之後會形成黃體，黃體因某種外力或自發性因素的影響，導致囊腫的內壁破裂，血液從血管中漏出，積存於囊內，當其直徑 > 3cm 時，稱為黃體囊腫或黃體血腫。多為單側。

一般無明顯臨床表現，多在體檢時發現。

【專家健康指導建議】

（1）黃體囊腫屬生理性囊腫，多數黃體囊腫可自行消失。於下次月經淨後一週內複查即可。較大的囊腫可自發破裂，發生急腹痛。

（2）一旦出現急性腹痛，請及時就醫。

【黃體囊腫報告解讀】

受檢者行婦科檢查時可發現一側附件區可觸及囊性腫塊，界限清楚，活動好，可無壓痛或有輕壓痛。

超音波表現：不同階段的黃體囊腫有多種不同的超音波表現，大多數可歸為囊性、囊實質和實質 3 種。CDFI 檢查部分黃體囊腫的周邊可見典型的環狀或半環狀血流，黃體血流一般在排卵後 1～2 天出現，一週左右達高峰，頻譜顯示為低阻血流（圖7-2-8）。

（三）卵巢子宮內膜異位囊腫

【卵巢子宮內膜異位囊腫報告解讀】

　　受檢者行婦科檢查發現一側或雙側附件可及囊性腫塊，界限清楚，活動欠佳，有壓痛。

　　超音波表現：卵巢異位囊腫多呈圓形或橢圓形，可以單發或多發，雙側多見，中等大小，內部為細密點狀回音，囊內壁毛糙，CDFI：囊腫壁上可見少許血流訊號，一般囊內無血流訊號（圖7-2-9）。

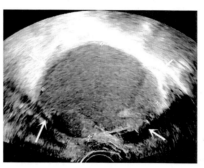

圖 7-2-9　卵巢子宮內膜異位囊腫

【影響因素和臨床表現】

　　影響因素詳見前述的子宮內膜異位症相關內容。

　　具有活性的子宮內膜組織侵犯卵巢所致，多數累及雙側卵巢。因為囊內含巧克力樣陳舊性血液，常稱為巧克力囊腫，囊腫直徑一般為5～6cm，＞10cm者較少，但易發生破裂。少數人可無症狀，多數典型特徵為繼發性、進行性、週期性痛經，可以出現經期延長、經量增多，合併感染或破裂時可引起突發性腹痛，一部分人可合併不孕。

【專家健康指導建議】

　　（1）積極就診，根據不同情況採取藥物保守治療或手術治療。避免經期性生活，提倡自然分娩，注意避孕，防止醫源性子宮內膜種植，積極治療引起經血逆流的疾患。

　　(2)　藥物保守治療可以採用藥物避孕的方法：口服避孕藥可抑制排卵、促使子宮內膜萎縮，降低內膜異位症的發病風險。如症狀嚴重、痛經明顯伴囊腫>4cm，可考慮手術治療。

十一、卵巢腫瘤

　　卵巢腫瘤是常見的婦科腫瘤，分類複雜。根據組織學和超音波影像學有不同的分類。超音波檢查對區別卵巢良惡性腫瘤具有極為重要的意義。根據腫瘤的聲像表現，可將卵巢腫瘤分為三類：囊性、實質、囊實質。

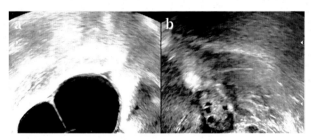

圖 7-2-10　多囊性卵巢囊腫
（a. 卵巢囊腫；　b. 正常的卵巢表現）

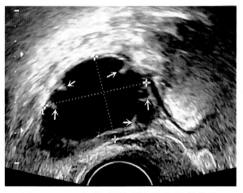

圖 7-2-11　卵巢囊腫囊壁乳突狀贅生物

【卵巢腫瘤報告解讀】

受檢者行婦科檢查發現在子宮一側或雙側可及球形腫塊，如提示為囊性，表面光滑、活動、與子宮無黏連，多考慮為良性卵巢腫瘤。惡性腫瘤一般可在陰道後穹窿觸及盆腔內腫塊，多為雙側，實質或半實質，表面凹凸不平，不活動，常伴有腹水。

1.囊性卵巢腫瘤的超音波圖像

囊性腫塊的超音波特點：一般為圓形或橢圓形的液性暗區，邊界清晰，壁薄，或局部增厚，囊壁整齊光滑，囊內呈無回音或有細小回音點，有的囊腫內部有分隔，分隔厚薄不一。卵巢囊腺瘤和卵巢囊腺癌多見於此類超音波影像（圖7-2-10至圖7-2-11所示）。

2.實質卵巢腫瘤的超音波圖像

卵巢實質性腫瘤較卵巢囊性腫瘤少見，其圖像有形態規則或不規則，邊界清晰，不光滑或模糊不清，內部回音有均勻性瀰漫性的密集回音或不均勻回音團，當有出血壞死囊性病變時，實質內有不規則無回音暗區為非均質性。根據其內部組織結構不同分為實質均質性（良性卵巢纖維瘤）和非均質性（各種卵巢惡性腫瘤）（圖7-2-12所示）。

3.囊實質卵巢腫瘤的超音波圖像

囊實質腫瘤又稱混合性腫塊，根據腫瘤內部的回音表現，可分以囊性為主和以實質為主兩種表現。以囊性為主者，形態多數較規則，體積較大，囊壁光滑完整，無回音暗區中有局灶性規則的偏強回音團；以實質為主的腫塊，大部分為規則或不規則的偏強回音團，其內可見小部分無回音。常見的囊實質腫瘤是卵巢畸胎瘤。其分為成熟畸胎瘤（成性或囊性為主）和不成熟畸胎瘤（實質性或實質為主）（圖7-2-13至圖7-2-15）。

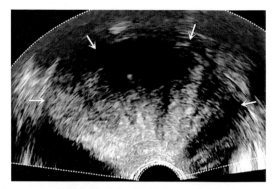

圖7-2-12　實質卵巢腫瘤（術後病理證實為卵巢纖維瘤）

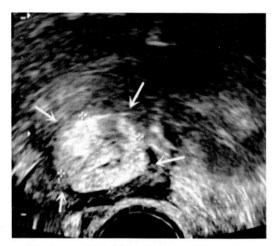

圖7-2-13　卵巢成熟畸胎瘤圖像（實質為主）

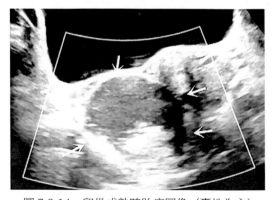

圖7-2-14　卵巢成熟畸胎瘤圖像（囊性為主）

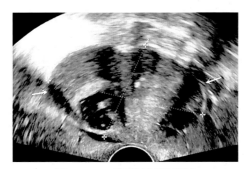

圖 7-2-15　卵巢囊實性腫塊

【影響因素和臨床表現】

卵巢腫瘤無論良惡性，早期腫瘤較小，多無症狀，常在婦科檢查時偶然發現。當腫瘤增至中等大小時，會感到腹脹，可自行捫及腹部腫塊，出現壓迫症狀可有尿頻、便祕、氣急、心悸、腹痛、腰痛、下肢痛等，因卵巢癌在早期無症狀，一旦發現已屬晚期，晚期惡性腫瘤可表現為消瘦，嚴重貧血等惡病質徵象。

臨床上卵巢腫瘤根據組織學分類主要分為：

（1）卵巢上皮性腫瘤：主要有漿液性腫瘤、黏液性腫瘤、子宮內膜樣瘤及纖維上皮瘤等，這類腫瘤的性質分為良性、交界處及惡性。

（2）性索間質腫瘤：顆粒細胞瘤、卵泡膜細胞瘤及纖維瘤等。

（3）生殖細胞腫瘤：畸胎瘤、無性細胞瘤、內胚竇瘤及胚胎性癌等。

（4）繼發性腫瘤：其原發部位多為胃腸道、乳腺及生殖器官。

卵巢癌是婦科惡性腫瘤引起死亡的主要原

因，其 5 年生存率為 30%，這與早期確診率低
有關。

卵巢腫瘤常見的併發症主要有：

（1）蒂扭轉：為常見的婦科急腹症，部分
腫瘤常在突然改變體位、妊娠期、產褥期子宮
大小、位置改變時發生。

（2）破裂：3%卵巢腫瘤可能發生破裂。

（3）感染：較少見，多因腫瘤扭轉或破裂
後引起。

（4）惡變：卵巢良性腫瘤也可發生惡變，
早期惡變無症狀，不易發現。

【專家健康指導建議】

（1）卵巢良性腫瘤直徑＜ 5cm，疑為瘤樣
病變可做短期觀察，一經確診卵巢良性腫瘤，
應手術治療。

（2）交界處腫瘤手術是最重要的治療，手
術的目標是將腫瘤完全切除。

（3）惡性腫瘤的治療原則是手術為主，輔
以化療、放療及其他綜合治療。

惡性卵巢腫瘤的種類繁多，病因複雜，早
期無明顯臨床症狀，一般較難預防，但是也可
以採取一些對策：

（1）高度危險險群應嚴密監測：40 歲以上
每年應行婦科檢查；高度危險險群每半年檢查
一次，以便早期發現或排除卵巢腫瘤，若配合
超音波檢查、 CA-125 檢測更好。

（2）體檢發現異常應及時就診，早期診斷及處理：發現卵巢實質腫塊及囊腫直徑 >5cm 者，應及時手術切除。如在青春期前，停經後或生育年齡口服避孕藥的婦女發現卵巢增大，應及時確認診斷。對於盆腔腫塊診斷不清或治療無效者，應及早行腹腔鏡或剖腹探查，以立即診治。

（3）患有乳癌和胃腸癌的女性患者，治療後應嚴密隨訪，定期作婦科檢查，確定有無卵巢轉移癌。

（4）對 BRCA1（＋）的 HOCS 家族成員可以考慮行預防性卵巢切除。

十二、盆腔器官脫垂

骨盆的多層肌肉及筋膜組織發揮承托子宮、膀胱和直腸等盆腔臟器的作用，並使其保持正常位置。由於骨盆組織退化、創傷等因素使其支撐功能減弱，盆腔臟器移位，導致盆腔臟器功能發生異常的一組疾病稱為骨盆器官脫垂。

【影響因素和臨床表現】

以下因素可以增加盆腔器官脫垂的風險：

（1）多次妊娠、分娩或難產、產後過早體力勞動等。

（2）年齡增加後，尤其停經後雌激素數值下降，出現支撐結構的萎縮。

【盆腔器官脫垂報告解讀】

受檢者行婦科檢查時可見到陰道前、後壁或子宮頸及宮體脫出陰道口外。脫垂的陰道前後壁、宮頸常可見組織增厚並角化，甚至可見潰瘍和出血。體檢時應在放鬆、向下屏氣或加腹壓時可判斷脫垂的最重程度，並予以分度。現常用盆腔器官脫垂定量分期法（POP-Q）進行分度。

超音波檢查時可根據超音波下 Valsalva 試驗動態測定骨盆肌肉功能。

（3）慢性咳嗽、肥胖、持續負重或便祕等導致腹腔內壓力增加。

（4）醫源性原因：包括沒有充分糾正手術時造成的盆腔支撐結構的缺損。

受檢者能看到或感覺到組織膨出陰道口，可伴有下墜感或腰部痠痛，站立過久或勞累後症狀明顯，陰道前壁膨出常伴有尿頻、活動後漏尿、排尿困難等情況，陰道後壁膨出常表現為便祕、排便困難。器官脫出後輕者經臥床休息，能自行回納，隨著病情進展，重症者則不能還納。暴露在外的宮頸和陰道壁因摩擦可致潰瘍及出血。子宮脫垂一般不影響月經，輕度子宮脫垂也不影響受孕、妊娠和分娩。

【專家健康指導建議】

（1）盆腔器官脫垂會導致膀胱、直腸及性功能障礙，腫塊脫出於陰道口影響日常生活，嚴重影響生活品質。目前治療方案包括非手術治療及手術治療。對於無症狀者不建議手術治療，可行隨訪觀察或者保守治療。

（2）保守治療包括使用子宮托、骨盆康復治療和行為指導。輕度骨盆脫垂者可採用骨盆肌肉鍛鍊和物理療法增加骨盆肌肉群的張力，如 Kegel 運動，還可以生物回饋治療或電刺激等方法治療。

（3）同時建議積極改善生活方式，避免增加腹壓，如減少負重、防治慢性咳嗽等；保持

水分攝入並規律排空膀胱；排便困難者，建議平時多吃一些富含膳食纖維的食物、改善排便習慣、防治便祕；肥胖者建議減低體重。

（4）對於保守治療無效或不願意保守治療的有症狀者，可行手術治療。當全身狀況不適宜手術時可以使用子宮托。

第八章　耳鼻咽喉科檢查

第一節　耳鼻咽喉科常用的檢查方法

一、鼻部檢查

（1）前鼻鏡檢查：使用前鼻鏡觀察鼻腔黏膜色澤、鼻甲形態、鼻道結構和是否有分泌物及分泌物性質，鼻腔內是否有新生物。判斷是否存在鼻炎、鼻竇炎、鼻中隔偏曲、鼻息肉、鼻腔腫塊等疾病的可能性。

（2）鼻內視鏡檢查：鼻內視鏡包括 0°、30°、70°等多種視角鏡，一般常配備有照相、顯示和錄影裝置。主要觀察鼻腔內黏膜形態、分泌物性質、有無糜爛血管，各鼻道內結構的形態，如鉤突大小、鼻竇的開口、鼻腔腫塊等，鼻咽部各壁的情況。

【檢查步驟】

（1）前鼻鏡檢查：受檢者端坐，放鬆。檢查者將前鼻鏡的兩葉合攏伸入鼻前庭，勿超過鼻閾，然後張開前鼻鏡兩葉，抬起鼻翼，擴大前鼻孔，調整角度依次檢查鼻腔、鼻中隔、下鼻甲、下鼻道、中鼻甲、部分中鼻道、嗅區、總鼻道。

（2）鼻內視鏡檢查：受檢者坐位或仰臥位，放鬆，張口呼吸。檢查前先用 1%麻黃鹼收縮鼻腔黏膜，持鏡沿鼻底輕柔進入，依次檢查鼻中隔和中鼻道內的各結構，如鉤突、額竇、前組篩竇和上頜竇的開口，蝶篩隱窩、蝶

竇開口和後組鼻竇的開口等。

二、咽喉部檢查

（1）口咽部檢查：使用壓舌板觀察口咽部舌腭弓、咽腭弓黏膜顏色，是否存在黏連和瘢痕，觀察扁桃體色澤、形態、隱窩口是否有分泌物及分泌物性質，觀察口咽部是否有新生物。判斷是否有咽炎、扁桃體炎、咽部腫塊、扁桃體腫塊等口咽部疾病。

（2）間接喉鏡檢查：使用間接喉鏡觀察喉部結構形態，黏膜顏色、充血、水腫、增生、潰瘍、新生物、異物等，會厭、杓狀軟骨、室帶及聲帶活動度，梨狀窩廔管及有無積水等。

（3）間接鼻咽鏡檢查：使用間接鼻咽鏡觀察軟腭背面、鼻中隔後緣、鼻咽部結構形態，黏膜充血、粗糙、出血、增生、浸潤、潰瘍、新生物等，重點察看咽隱窩。

（4）纖維鼻咽喉鏡檢查：使用纖維鼻咽喉鏡觀察鼻咽部和咽喉部結構形態和黏膜狀態。纖維鼻咽喉鏡檢查的優點在於創傷小，受檢者痛苦少、配合度高；鏡管末端可接近解剖結構和病變部位，觀察更清晰。

【檢查步驟】

（1）口咽部檢查：受檢者端坐，放鬆，自然張口。檢查者用壓舌板輕壓舌前 2/3 處，依次檢查軟腭、舌腭弓、咽腭弓、腭垂、扁桃

體、咽後壁。

（2）間接喉鏡檢查：受檢者端坐，張口，將舌伸出。檢查者左手持紗布包裹受檢者舌前部，把舌拉向前下方，右手持間接喉鏡放入咽部，依次檢查舌根、扁桃體、會厭谷、喉咽後壁、喉咽側壁、會厭舌面及游離緣、杓狀軟骨、梨狀窩等結構，囑其持續發「⊠衣」聲，檢查會厭喉面、杓會厭襞、杓間區、室帶與聲帶及其閉合情況等。

（3）間接鼻咽鏡檢查：受檢者端坐、頭微前傾，放鬆，用鼻輕輕呼吸。檢查者左手持壓舌板輕壓舌前 2/3 處，右手持間接鼻咽鏡至軟腭與咽後壁之間，依次檢查軟腭背面、鼻中隔後緣、後鼻孔、各鼻道及鼻甲後端、咽鼓管咽口、圓枕、咽隱窩、鼻咽頂部及腺樣體。

（4）纖維鼻咽喉鏡檢查：受檢者坐位或仰臥位，放鬆。檢查前在鼻、咽喉部進行表面麻醉，檢查者持鏡輕柔送入鼻腔，沿鼻底經鼻，鼻咽部進入咽喉部，依次檢查鼻咽頂後壁、鼻咽側壁、咽隱窩、圓枕、咽鼓管咽口，舌根、會厭谷、會厭、梨狀窩、室帶、喉室、聲帶、前聯合、後聯合和聲門下區。

三、耳部檢查

（1）電耳鏡檢查：使用電耳鏡觀察耳廓及耳周的顏色、形態、大小和位置，外耳道的顏

色，是否有分泌物及分泌物性質，鼓膜的形態結構。判斷是否有耵聹栓塞、外耳道炎、鼓膜炎、分泌性中耳炎、化膿性中耳炎等耳部疾病。

（2）耳內視鏡檢查：耳內視鏡包括 0°、30°、70°等視角，常配備有照相、顯示和錄影裝置。主要觀察外耳道及鼓膜的細微病變和治療作業。

（3）聽力檢查

①純音聽閾測試：純音聽閾測試是測定受試耳對一定範圍內不同頻率純音的聽閾。主要反映是否有聽力障礙，判斷聽力障礙的性質、病變部位及程度。

②聲導抗檢測：聲導抗檢測是客觀測試中耳功能、內耳功能、聽神經以及腦幹聽覺通路功能的方法，分為鼓室導抗測量和鐙骨肌聲反射。鼓室導抗測量能比較客觀地反映鼓室內各種病變的情況，鐙骨肌聲反射使用較廣，主要用於估計聽敏度、鑑別傳導性聾和感音神經性聾、辨別非器質性聾、為蝸後聽覺通路及腦幹疾病診斷提供參考等。

③耳聲發射：耳聲發射是由耳蝸螺旋器中外毛細胞的主動運動所產生，由內耳向中耳、外耳道逆向傳播，在一定意義上反映耳蝸的功能狀態。耳聲發射的檢測具有客觀、簡便、省時、無創、靈敏等特點，在臨床上常用的耳聲發射分為瞬態誘發性耳聲發射和畸變產物耳聲

發射，可用於器質性耳聾、功能性耳聾、偽聾的鑑別；耳蝸病變與蝸後病變的鑑別；對突發性耳聾的病因及預後的估計；各類人的客觀聽力分析；嬰幼兒聽覺系統成熟情況的研究。

【檢查步驟】

（1）電耳鏡檢查：受檢者端坐，放鬆。檢查者單手檢查耳廓，然後檢查者單手將耳廓向後、上、外方輕輕牽拉，使外耳道變直，用另一手持電耳鏡觀察，依次檢查耳廓、外耳道、鼓膜。

（2）耳內視鏡檢查：受檢者端坐，放鬆。檢查者單手將耳廓向後、上、外方輕輕牽拉，使外耳道變直，用另一手持耳內視鏡近距離依次檢查耳廓、外耳道、鼓膜的細微病變。

（3）聽力檢查

①純音聽閾測試：檢查前確定受檢者外耳道清潔通暢、鼓膜表面無覆蓋物，摘除助聽器、頭面裝飾物及眼鏡，然後受檢者放鬆坐在環境噪聲達標的隔音室內或自由聲場內，佩戴頭戴式耳機，按要求在聽到規定聲音時手按訊號按鈕做出反應。

②聲導抗檢測：檢查前確定受檢者外耳道清潔通暢、鼓膜表面無覆蓋物，摘除助聽器、頭面裝飾物及眼鏡，然後受檢者放鬆坐在環境噪聲達標的室內，將前端配有柔軟且有彈性耳塞的探頭置於受檢者外耳道內，進行檢查。

③耳聲發射：檢查前確定受檢者外耳道清潔通暢、鼓膜表面無覆蓋物，摘除助聽器、頭面裝飾物及眼鏡，然後受檢者放鬆坐在環境噪聲達標的隔音室內或自由聲場內，將前端配有海綿或橡膠耳塞的探頭置於受檢者外耳道內，進行檢查。

四、多導睡眠監測

多導睡眠監測可持續同步記錄受檢者腦電圖、眼動電圖、下顎肌電圖、心電圖、呼吸氣流、呼吸運動、鼾聲、脈搏氧飽和度、體位及脛前肌電圖，分析睡眠監測中得到的參數，對睡眠分期、呼吸事件、心臟事件、運動事件及體位等進行判讀。協助診斷睡眠相關呼吸障礙、異態睡眠或行為異常、睡眠相關症狀的神經肌肉疾病及其他睡眠相關疾病。

【注意事項】

提前預約確定監測日期，監測當日禁止自行服用任何中樞興奮藥或抑制藥，避免飲酒、咖啡、茶等興奮性飲料；盡量不要午睡；18:00後避免劇烈活動；監測前需洗澡、剪指甲、男士刮鬍鬚、女士卸指甲油；監測前更換睡覺時穿的舒適衣物。睡眠監測室環境須安靜、舒適，檢查者為受檢者進行腦電電極、眼電電極、下顎肌電電極、心電電極、鼻氣流感測器、鼾聲感測器、脈搏血氧感測器及體位感測

器安裝，檢查安裝達標後患者在睡眠監測室床上入睡，透過電極及感測器記錄睡眠中數據。次晨到達規定時間後取下電極及感測器，受檢者離開醫院，檢查者分析數據作出診斷。

第二節　耳鼻咽喉科的主要疾病介紹

一、鼻部疾病

（一）過敏性鼻炎

【臨床表現】

過敏性鼻炎的典型症狀為陣發性噴嚏、清水樣涕、鼻癢和鼻塞等。可伴有眼部症狀，包括眼癢、流淚、眼紅和灼熱感等。部分患者伴發支氣管哮喘。

【專家健康指導建議】

（1）過敏性鼻炎發作期患者，建議使用抗過敏藥物控制症狀。過敏原診斷確認的患者可以採用脫敏治療。

（2）對花粉過敏的患者，進行戶外活動時，必須避開致敏花粉播散的高峰期，以減輕過敏症狀，同時還可以使用口罩、特製的眼鏡、鼻腔過濾器、花粉阻隔劑及惰性纖維素粉等減少致敏花粉吸入鼻腔或與眼結膜接觸，緩解鼻、眼症狀。

【過敏性鼻炎報告解讀】

（1）鼻部檢查：過敏性鼻炎發作時，前鼻鏡檢查鼻腔可觀察到雙側鼻腔黏膜蒼白、腫脹，下鼻甲、中鼻甲黏膜蒼白水腫，下鼻道、總鼻道狹窄並有大量水樣分泌物附著，黏膜腫脹時不能觀察到中鼻道和嗅區。

（2）過敏原檢測：皮膚試驗或抽血檢查過敏原，至少一種過敏原陽性。

(3) 對於塵蟎過敏的患者，應保持室內清潔，空氣流通，控制室內溼度，勤晒被褥，定期清洗空調過濾網，遠離毛絨玩具，不使用地毯。

(4) 對於真菌過敏的患者，及時清理室內垃圾、發霉的書籍、報紙、食物等，不要在室內擺放盆栽植物，盡量保持浴室、廚房等區域的乾燥。

（二）急性鼻竇炎

【臨床表現】

(1) 局部症狀：鼻塞、流膿鼻涕、嗅覺減退或消失，前額、鼻根、眼球後、面頰部或枕部疼痛，部分伴有噁心症狀。

(2) 全身症狀：嚴重的患者伴有煩躁不適、畏寒、發熱、頭痛、精神萎靡及嗜睡等症狀。

【專家健康指導建議】

(1) 急性鼻竇炎多為細菌感染導致的感染性炎症。主要採用藥物治療。

(2) 根據血常規結果和局部體徵，選擇對症的抗生素口服或者注射治療；服用黏液促排劑，促進鼻腔分泌物排出；鼻塞嚴重患者用血管收縮劑滴鼻改善鼻腔通氣和引流。

(3) 鼻竇炎伴隨眼眶、顱內併發症時，必須適時採用手術治療。

【急性鼻竇炎報告解讀】

(1) 鼻部檢查：前鼻鏡檢查鼻腔可觀察到雙側鼻腔黏膜急性充血、腫脹，中鼻甲黏膜紅腫，中鼻道狹窄並有多量膿性分泌物流向總鼻道，黏膜腫脹時不能觀察到嗅區。嚴重者受累鼻竇體表區可有壓痛。

(2) 血常規檢查：輕症患者可以沒有異常改變，重症患者白血球總數和（或）嗜中性白血球百分比升高，提示細菌感染。

(3) 鼻竇CT檢查：症狀嚴重或必須確認受累鼻竇位置時必須做此項檢查，可顯示受累鼻竇黏膜肥厚，部分有分泌物堵塞。

（三）慢性鼻竇炎

【慢性鼻竇炎報告解讀】
（1）鼻部檢查：前鼻鏡檢查鼻腔可觀察到雙側鼻腔黏膜慢性充血、腫脹，部分伴有鼻息肉，中鼻甲黏膜紅腫、中鼻道狹窄並有黏膿性分泌物流向總鼻道。
（2）鼻竇CT檢查：受累鼻竇黏膜肥厚，鼻竇內有分泌物堵塞（圖8-2-1）。

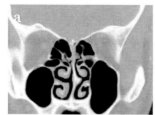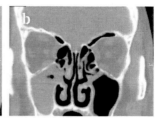
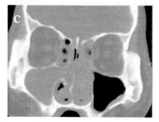

圖8-2-1　鼻竇CT圖像（a.正常鼻竇；b.單側鼻竇炎；c.雙側鼻竇炎）

【臨床表現】

主要症狀：鼻塞，黏著度或黏膿性鼻涕。次要症狀：頭面部脹痛、嗅覺減退或喪失。診斷時以主要症狀的兩種或兩種以上相關症狀為依據。

【專家健康指導建議】

（1）慢性鼻竇炎是耳鼻喉科的常見病，其病因學及病理生理機制複雜。藥物治療採用鼻用糖皮質素噴鼻，改善鼻腔局部黏膜炎症；大環內酯類抗生素小劑量長期口服，療程不少於12週；黏液促排劑口服，促進分泌物排出；中成藥口服，鼻腔沖洗輔助治療。

（2）藥物治療無效後，內視鏡下鼻竇手術是首選的外科治療手段。

（四）鼻前庭炎

【臨床表現】

急性期患者感覺鼻前庭處疼痛劇烈，慢性期患者感覺鼻前庭處發熱、發乾、發癢，有觸痛。

【專家健康指導建議】

（1）鼻前庭鼻炎是鼻前庭皮膚的瀰漫性炎症，主要由於鼻腔內分泌物刺激鼻前庭皮膚所致，長期的有害粉塵刺激、挖鼻或摩擦損傷鼻前庭繼發感染也是病因之一。

（2）治療上必須要徹底消除鼻腔內刺激分泌物，避免有害粉塵的刺激，改變不良挖鼻習慣，急性期可用全身抗生素治療，慢性期可局部塗抹抗生素軟膏。

（五）鼻中隔偏曲

【臨床表現】

（1）鼻塞：是最常見的症狀，多呈持續性鼻塞。若一側偏曲為單側鼻塞，若 S 形偏曲則為雙側鼻塞。若雙側鼻腔交替性鼻塞則提示併發慢性鼻炎。

（2）鼻出血：偏曲的凸起處黏膜較薄，受吸入氣流刺激易發生糜爛出血。

【鼻前庭炎報告解讀】
（1）鼻部檢查：急性期檢查見鼻前庭內及其與上唇交界處皮膚瀰漫性紅腫，或有皸裂及淺表糜爛，鼻毛上沾有黏膿痂塊。慢性期檢查見鼻前庭鼻毛稀少，局部皮膚增厚，有痂皮形成，清除痂皮後可有小出血創面。
（2）血常規檢查：一般沒有異常改變，重症患者白血球總數和（或）嗜中性白血球百分比升高，提示細菌感染。

【鼻中隔偏曲報告解讀】
鼻部檢查：前鼻鏡檢查鼻腔可發現鼻中隔偏曲的類型和程度，鼻中隔凸起面可見黏膜充血糜爛。鼻中隔偏曲明顯者兩側鼻腔大小不等，一側鼻腔明顯狹窄，雙側鼻甲常有代謝性肥大。

（3）反射性頭痛：偏曲的凸起部位與下鼻甲或中鼻甲接觸甚至相抵，可引起同側反射性頭痛。

（4）鼻竇炎：偏曲部位壓迫中鼻甲導致中鼻道狹窄，妨礙鼻竇引流，可誘發鼻竇炎，並出現各種症狀。

【專家健康指導建議】

（1）鼻中隔偏曲是指鼻中隔形態不平整，彎曲或局部突起，並引起鼻腔功能障礙的一種疾病。診斷確認後，患者如有明顯的鼻塞、鼻痛、頭痛、鼻出血或鼻竇炎的症狀，應予對症治療。

（2）保守治療無效者可選擇鼻中隔偏曲矯正術，矯正後仍有鼻腔通氣障礙者，必須同時行下鼻甲外移術或下鼻甲部分切除術。

（六）鼻息肉

【鼻息肉報告解讀】

（1）鼻部檢查：鼻腔內一個或多個灰白、淡黃、半透明新生物，表面光滑、柔軟、不痛、不易出血。鼻腔內有透明或白色分泌物或膿性分泌物。病史較長或反覆發作或巨大的雙側鼻息肉，可引起外鼻畸形。

（2）鼻竇CT檢查：在對應位置可見息肉形成的軟組織影。合併鼻竇炎者受累鼻竇黏膜肥厚，鼻竇內有分泌物堵塞。

【臨床表現】

鼻息肉一般雙側發生，也有單側發生者，常見症狀為持續性或漸進性鼻塞，鼻腔分泌物較多，伴有噴嚏或鼻癢，多有嗅覺減退，嚴重者說話時有鼻音、睡眠時有打鼾，若鼻息肉堵塞咽鼓管口可引起耳鳴、耳悶，甚至聽力下降。

【專家健康指導建議】

（1）鼻息肉是鼻腔鼻竇黏膜的慢性炎症性疾病，特徵是炎症黏膜上高度水腫的炎性組

織。致病因素包括感染、非感染性炎症、解剖異常、免疫異常、遺傳因素等。

（2）藥物治療可以用鼻用糖皮質素噴鼻，改善鼻腔局部黏膜炎症，嚴重者可用口服糖皮質素治療。合併感染者用抗生素治療。

（3）藥物控制效果不良者可內視鏡下手術切除鼻息肉。

（七）鼻出血

【臨床表現】

鼻出血根據病因不同，其表現各異，多數鼻出血為單側，可反覆間斷出血也可持續性出血，出血量輕則涕中帶血，重則可達幾十毫升甚至數百毫升以上，導致失血性休克。

【專家健康指導建議】

（1）鼻出血是耳鼻喉科的常見病、多發病，同時也是其他臨床科室疾病的一種常見伴隨症狀。鼻出血病因較多，針對出血嚴重、病情危急的患者應首先進行緊急救治，尋找出血點控制出血之後再詳細進行系統檢查，穩定後針對病因進行治療。比如鼻中隔偏曲引起的反覆出血者，症狀較輕的可在局部使用油性藥膏或者滴劑，保護局部黏膜。

（2）如果保守治療沒有效果，則需要手術，進行鼻中隔黏膜下偏曲矯正術，去除病因，減少出血。

【鼻出血報告解讀】

（1）全身檢查：一般狀況，如體溫、脈搏、呼吸、血壓、營養狀況、精神和神態面容等。

（2）鼻部檢查：在檢查之前先清除鼻腔凝血塊，前鼻鏡下重點查看出血位置，黏膜狀態，結構形態，有無新生物。

（3）血常規檢查：輕症患者可以沒有異常改變，重症患者血紅素數值下降。

(八) 鼻腔腫塊

【臨床表現】

　　(1) 鼻腔血管瘤主要症狀有進行性鼻塞，反覆鼻出血，腫瘤發展可壓迫並破壞骨質，引起面部畸形、眼球移位、頭痛等症狀，長期反覆的小量出血可引起貧血，嚴重大出血可致失血性休克。

　　(2) 鼻腔乳突狀瘤一般為單側進行性加重的鼻塞，流黏膿涕時帶血，偶有頭痛和嗅覺異常，伴腫瘤擴大和累積病變部位不同時，可出現其他症狀和體徵。

　　(3) 鼻腔惡性腫瘤早期為單側進行性加重的鼻塞、涕中帶血、惡臭膿涕或肉色水樣涕，可伴有頭脹、頭痛、嗅覺減退或喪失，晚期由於腫瘤侵入鼻竇、眼眶、顱內，表現為視力減退、面部疼痛、頭痛等症狀。

【專家健康指導建議】

　　(1) 鼻腔腫塊以良性腫瘤多見，原發性惡性腫瘤較少見。

　　(2) 鼻腔常見良性腫瘤有血管瘤、乳突狀瘤、前者多見於青壯年。鼻腔乳突狀瘤、血管瘤以手術切除為主要治療方式。

　　(3) 鼻腔內原發的惡性腫瘤較少見，以鱗狀細胞癌為主。根據腫瘤性質、大小、侵犯範圍以及患者承受能力，多主張早期採用以手術為主

的綜合治療方法，包括術前放射治療、手術徹底切除癌腫原發病灶，必要時可行單側或雙側頸淋巴結清掃術以及術後放療、化學療法等。

（九）嗅覺障礙

【臨床表現】

（1）嗅覺減退和嗅覺喪失。

（2）嗅覺過敏：患者對氣味的敏感性注射顯影劑，輕微的氣味即感極其強烈。

（3）嗅覺倒錯：患者感受到的氣味與正常人相反。

（4）幻嗅：患者在沒有氣味的環境下，聞到惡臭或奇香等異味。

【專家健康指導建議】

（1）臨床上嗅覺減退和嗅覺喪失較常見，嗅覺過敏、嗅覺倒錯和幻嗅較為少見。嗅覺減退或喪失，出現在以鼻塞為主要症狀的疾病，如鼻甲肥大、鼻息肉、鼻內腫瘤等，導致帶著氣味的氣流不能到達嗅區黏膜。

（2）有某一些疾病，如過敏性鼻炎、慢性鼻竇炎，雖然在減充血劑治療下保持鼻腔的通暢，但是嗅區黏膜水腫引起嗅神經功能異常影響嗅覺；上呼吸道病毒感染、萎縮性鼻炎、嗅神經炎、化學氣體損傷、顱內疾病、顱底骨折等疾病也可使嗅神經、嗅中樞萎縮或失用而導致嗅覺減退或喪失。

【嗅覺障礙報告解讀】

鼻部檢查：前鼻鏡檢查鼻腔結構及黏膜可有多種變化。無異常改變；鼻腔黏膜蒼白、腫脹，鼻甲黏膜蒼白水腫，鼻道狹窄並有多量水樣分泌物附著；鼻腔黏膜紅腫，鼻甲黏膜充血，鼻道狹窄並有多量黏膿性分泌物附著；總鼻道甚至嗅區新生物堵塞等。

（3）嗅覺過敏一般是暫時性的，往往發生於嗅神經炎恢復期、鼻部炎症、妊娠期、月經期和更年期等。嗅覺過敏和幻嗅常見於癲癇、精神分裂症等。所以嗅覺障礙的診治要重點察看鼻部情況，但又不能只局限於鼻部。

二、咽喉部疾病

（一）慢性咽炎

【臨床表現】

咽部長時間反覆輕微疼痛，乾燥、搔癢、灼熱感、異物感，反覆存在少量白痰等分泌物，輕微咳嗽，做刷牙或為咳出分泌物用力咳嗽等刺激咽喉的動作時容易噁心、乾嘔等不適。

【專家健康指導建議】

（1）慢性咽炎是咽部黏膜、黏膜下及淋巴組織的慢性炎症，常為上呼吸道慢性炎症的一部分，本病多見於成年人，病程長、症狀頑固、易反覆發作。

（2）治療主要以祛除病因為主，戒除菸酒，避免粉塵及有害氣體環境，積極治療鼻和鼻咽部慢性炎症，有胃酸逆流患者服用抑酸藥物。對症藥物以中醫中藥的清咽潤喉藥物為主，局部可以含清咽滴丸等中成藥丸。

【咽喉部疾病報告解讀】
　　口咽部檢查：咽腔黏膜慢性充血、增厚、乾燥，局部血管擴張，咽後壁有散在的淋巴濾泡增生，部分散在淋巴濾泡凸起並融合成塊，部分還有黏稠的分泌物或者帶臭味的黃褐色痂皮附著在黏膜表面。

（二）慢性扁桃體炎

【臨床表現】

常有急性扁桃體炎反覆發作，發作時咽痛明顯，發作間隙期可有咽乾，咽癢，異物感，刺激性咳嗽等輕微症狀。若扁桃體隱窩內潴留乾酪樣腐敗物或有厭氧菌感染，則可出現口臭。有些患者尤其是小兒患者，由於扁桃體過度肥大，可出現睡眠打鼾、呼吸不暢、吞嚥或言語共鳴障礙。

【專家健康指導建議】

（1）慢性扁桃體炎是扁桃體的持續感染性炎症，通常發生在大齡兒童和年輕人中，多由於急性扁桃體炎反覆發作或因扁桃體隱窩引流不暢，隱窩內細菌、病毒滋生感染，而演變為慢性炎症，是臨床上最常見的疾病之一。

（2）急性發作時，建議對症抗感染治療。間歇期時建議患者加強體育鍛鍊，注射顯影劑體質，提升抗病能力。過度肥大影響呼吸、吞嚥、語言，成為引起其他臟器病變的病灶，與鄰近組織器官的病變有關連時，考慮實行扁桃體切除手術。

【慢性扁桃體炎報告解讀】

口咽部檢查：咽部黏膜慢性充血，扁桃體表面可見瘢痕收縮，凹凸不平與腭舌弓可有黏連。隱窩口常有碎屑或化膿性物質，擠壓腭弓時隱窩口可見黃白色乾酪樣點狀物溢出，常可見下顎角淋巴結腫大。

（1）全身檢查：較肥胖或明顯肥胖，頸圍較大。

（2）鼻腔檢查：鼻中隔偏曲、鼻甲肥大、鼻息肉及鼻腔腫瘤等阻塞鼻腔，影響氣流正常透過。

（3）口咽部檢查：口咽腔狹窄、扁桃體肥大、軟腭鬆弛、腭垂過長或過粗、咽部腫瘤、咽腔黏膜肥厚、舌體肥大等。

（4）面部檢查：部分患者有上下顎骨發育異常、小頜畸形等顱面發育畸形。

（5）多導睡眠監測：確診睡眠呼吸中止及其嚴重程度（圖 8-2-2）。

（三）阻塞性睡眠呼吸中止（OSA）

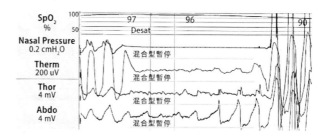

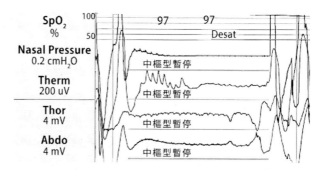

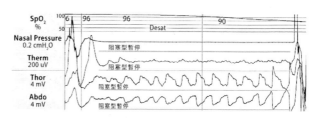

圖 8-2-2　阻塞性睡眠呼吸中止多導睡眠記錄

【臨床表現】

睡眠時打鼾，鼾聲大且不規律，並有部分呼吸中止的情況出現，嚴重者暫停時間超過 10 秒，夜間有窒息感或易憋醒；睡眠結構紊亂，淺睡眠增多，容易覺醒，導致白天出現嗜睡、注意力不集中等，妨礙正常社交和職業活動；記憶力下降，嚴重者出現認知功能下降、行為

異常等。這些表現的出現有很大的個體差異，可能只有一項或同時多項，也可沒有。同時，普遍認為 OSA 是一種全身性疾病，與高血壓、冠心病、心力衰竭、心律不整、糖尿病密切相關，也是引起猝死、道路交通事故的重要原因，因而是一個嚴重的社會問題。

【專家健康指導建議】

（1）高度危險險因子控制：超重者均應有效控制體重，包括飲食控制、加強鍛鍊，超重嚴重者必須在正規醫院營養科醫生指導下科學飲食及鍛鍊，甚至藥物及外科治療。戒酒、戒菸，慎用鎮靜、催眠、肌肉鬆弛藥及其他可引起或加重 OSA 的藥物。

（2）病因治療：糾正引起 OSA 或使之加重的基礎疾病，如治療心功能不全、中風等。

（3）體位治療：側臥位睡眠，對輕度 OSA 患者可能有效，包括體位報警器、頸部振動設備、側臥定位器等，但其療效還必須進一步觀察和評估。

（4）持續呼吸道正壓通氣：就是無創呼吸機，是目前世界公認的、相對有效的治療 OSA 的方法，是中重度 OSA 患者的首選治療。但是無創呼吸機的使用必須在專業醫務人員的指導下實施，並定期到醫院複查儀器參數。

（5）口腔矯治器：適用於單純鼾症及輕中度的 OSA 患者，特別是有下顎後縮者。

（6）外科治療：主要包括耳鼻喉科手術和口腔頜面外科手術兩大類，適用於手術確實可解除上呼吸道阻塞的患者，需嚴格掌握手術適應症。

（7）藥物治療：目前尚無療效確切的藥物可以使用。

（8）合併症的治療：給予相應治療。

（四）咽部腫塊

【臨床表現】

腫瘤較小時多無自覺症狀，常於體檢或檢查咽部其他疾病時，偶然發現。腫瘤較大時可出現咽部異物感，甚至可引起吞嚥障礙、呼吸及發音功能障礙。

【專家健康指導建議】

（1）口咽良性腫瘤，常見的有乳突狀瘤、纖維瘤及瀦留囊腫等。

（2）瘤體較小時可採用雷射、電凝、冷凍等治療，瘤體較大時需採用外科手術治療。

三、耳部疾病

（一）耵聹栓塞

【臨床表現】

可出現輕度聽力下降等症狀。

【專家健康指導建議】

量較少時可自行輕柔棉簽擦拭取出，量較

【咽部腫塊報告解讀】

乳突狀瘤可見腭垂、扁桃體、腭弓等處表面呈顆粒狀、色白或淡紅色瘤體。纖維瘤發生部位與乳突狀瘤相同，腫瘤大小不一，呈圓形突起，表面光滑，觸之較硬。瀦留囊腫多見於軟腭、咽後壁、咽側壁及扁桃體，呈圓形，表面光滑。

【耵聹栓塞報告解讀】

電耳鏡檢查見外耳道褐色團塊狀、片狀或黏稠油性物質堵塞。外耳道軟骨部皮膚具有耵聹腺，分泌淡黃色黏稠液體，稱耵聹。有的耵聹狀如黏液，俗稱「油耳」。正常情況下耵聹可藉咀嚼、張口等下顎運動以薄片形式自行排出，若耵聹逐漸凝聚成團，阻塞外耳道，稱耵聹栓塞。

多或自行擦拭疼痛時，建議耳科門診取出耵聹。

（二）外耳道炎

【臨床表現】

（1）局限性外耳道炎耳痛劇烈，咀嚼或張口時加重，癤腫阻塞外耳道可致聽力下降。

（2）急性瀰漫性外耳道炎自覺症狀包括耳癢、疼痛、灼熱、聽力減退等。

（3）慢性瀰漫性外耳道炎主要症狀為耳癢、皮膚脫屑、耳脹感。

【專家健康指導建議】

（1）局限性外耳道炎，早期膿腫未成熟期局部敷用魚石脂軟膏或抗生素軟膏，癤腫成熟後如果未能自行潰破，可以切開引流。

（2）急性瀰漫性外耳道炎首先清潔外耳道，選擇廣譜抗生素滴耳液治療，外耳道紅腫時，局部敷用魚石脂甘油紗條，可發揮消炎消腫的作用。

（3）慢性瀰漫性外耳道炎清潔外耳道分泌物以及上皮脫屑時，用皮質類固醇軟膏局部塗抹。

（三）慢性化膿性中耳炎

【臨床表現】

（1）耳部流膿：間歇性或持續性。

（2）聽力下降：可有不同程度的傳導性或混合性聽力損失。聽力下降的程度和性質與鼓

【外耳道炎報告解讀】

（1）局限性外耳道炎又叫外耳道癤腫，初期可見外耳道皮膚局限性紅腫，逐漸隆起，成熟後頂部軟化，破潰流出少量黏稠膿液。牽拉耳廓或按壓耳屏可引起疼痛。

（2）急性瀰漫性外耳道炎可見外耳道充血腫脹，表面分泌物，外耳道可變窄。

（3）慢性瀰漫性外耳道炎可見外耳道皮膚充血、增厚，可見分泌物，外耳道深部可見上皮脫屑積聚，有時有肉芽生長。

【慢性化膿性中耳炎報告解讀】

（1）電耳鏡檢查：鼓膜充血，鼓膜可見穿孔，外耳道可見膿性分泌物。

（2）X線或顳骨 CT 檢查：可見中耳、乳突病變及程度。

膜穿孔的大小、位置、聽骨鏈的連續程度有關。

（3）耳鳴：部分患者有耳鳴。

【專家健康指導建議】

（1）治療原則：治療原則為控制感染、通暢引流，清除病灶，恢復聽力，消除病因。

（2）病因治療：積極治療引起中耳炎的上呼吸道的病灶性疾病。

（3）藥物治療：選擇敏感藥物。輕者耳道局部用藥，可用 3% 過氧化氫溶液清洗，然後用棉簽拭淨膿液後，方可滴藥。如合併全身症狀，需全身使用抗生素。

（4）必要時手術治療。

（四）分泌性中耳炎

【分泌性中耳炎報告解讀】

1、電耳鏡檢查：鼓膜內陷、充血，亦可見鼓室積水，鼓膜活動度降低。

2、聽力檢查：純音測聽多為輕度傳導性聾（圖8-2-3）；聲導抗鼓室圖為 B 型。

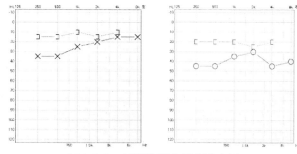

圖 8-2-3　傳導性聽力損失聽力圖

【臨床表現】

分泌性中耳炎的臨床表現主要為聽力下降，可隨體位變化而變化，輕微的耳痛、耳鳴、耳悶脹和阻塞感。

【專家健康指導建議】

（1）保守治療可酌情予以鼻腔收縮劑、黏液促排劑、抗生素、鼻用糖皮質素等藥物治療，必要時可行咽鼓管吹張。

（2）如果保守治療無效或反覆發作，可予以鼓膜穿刺、鼓膜置管等手術治療。

（五）老年性聾

【臨床表現】

雙耳漸進性聽力下降，以高頻下降為主，多數人有高調耳鳴。它主要是因為聽覺器官的退化所致。

【專家健康指導建議】

（1）老年人如果發現自己聽力下降，應去醫院檢查，並配合醫生接受檢查和治療。

（2）老年性聾屬不可逆的退行性變化，目前沒有很好的改善方法，患者可以選配合適的助聽器，以此提升生活品質。

【老年性聾報告解讀】

（1）電耳鏡檢查：鼓膜、外耳道未見異常。

（2）聽力檢查：純音測聽示感音神經性聽力下降，多數先有高頻聽力下降（圖 8-2-4）。

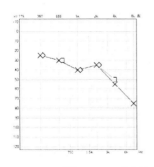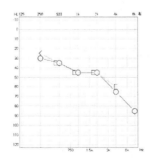

圖 8-2-4　感音神經性聽力損失聽力圖

（六）突發性聾

【突發性聾報告解讀】

（1）電耳鏡檢查：鼓膜外耳道無異常。

（2）聽力檢查：純音測聽示感神經性聽力下降；聲導抗檢查鼓室圖正常。

（3）對伴有眩暈必須進一步確認診斷和治療的患者，應根據其具體情況進行前庭和平衡功能檢查。

【臨床表現】

（1）突然發生的聽力下降。

（2）耳鳴（約 90%）。

（3）耳悶脹感（約 50%）。

（4）眩暈或頭暈（約 30%）。

（5）聽覺過敏或重聽。

（6）耳周感覺異常（全聾患者常見）。

（7）部分患者會出現精神心理症狀，如焦慮、睡眠障礙等，影響生活品質。

【專家健康指導建議】

（1）改善內耳血液微循環藥物和糖皮質素對各型突發性聾均有效，合理的合併用藥比單一用藥效果要好。高壓氧的療效尚有爭議，不建議作為首選治療方案，如果常規治療效果不佳，可考慮作為補救性措施。

（2）引導患者建立良好積極的心態，充分休息、適度運動，避免過度勞累及熬夜等不良習慣，治療期間定期複查聽力，及時了解治療效果及聽力恢復情況。

（七）良性陣發性位置性眩暈

【良性陣發性位置性眩暈報告解讀】

（1）電耳鏡檢查：鼓膜、外耳道未見異常。

（2）變位試驗：陽性。

【臨床表現】

典型的良性陣發性位置性眩暈發作是由於患者相對於重力方向改變頭部位置所誘發的、

突然出現的暫時性眩暈。其他症狀可包括噁心、嘔吐等自主神經症狀，頭暈、頭重腳輕、漂浮感、平衡不穩感等。

【專家健康指導建議】

（1）該病具有自限性，患者不必過分緊張，且部分患者可自癒。臨床治療方法主要為耳石復位，包括手法復位和儀器復位，絕大部分患者經過復位可治癒。

（2）一般不需要藥物治療；當合併其他疾病時，應該接受原發疾病的藥物治療；復位後如有頭暈、平衡障礙等可使用改善內耳微循環的藥物，如倍他司汀、銀杏葉提取物等。

（八）梅尼埃病

【臨床表現】

典型的梅尼埃病有如下症狀：

（1）眩暈：多為突然發作的旋轉性眩暈。常伴噁心、嘔吐、面色蒼白、出冷汗、血壓下降等自主神經反射症狀。雙側梅尼埃病患者可表現為頭暈、不穩感、搖晃感。

（2）聽力下降：一般為波動性感音神經性聽力下降。

（3）耳鳴及耳悶脹感：發作期常伴有耳鳴和（或）耳脹滿感。

【專家健康指導建議】

（1）治療目的是減少或控制眩暈發作，保

【梅尼埃病報告解讀】
（1）電耳鏡檢查：鼓膜、外耳道未見異常。
（2）聽力檢查：純音測聽示感音神經性聾，可為波動性，發作期聽力下降，而間歇期可部分或完全恢復。

存聽力，減輕耳鳴和耳悶感。

（2）目前多採用改善內耳微循環、減輕內耳迷路積水為主的藥物治療，必要時手術治療。

第九章　眼科檢查

【項目介紹】

1．視力檢查

觀察視力檢查是心理物理檢查，分析結果時應該考慮這一點。它可判斷視網膜黃斑是否有器質性病變和屈光不正。

2．裂隙燈檢查

（1）眼瞼檢查：①眼瞼皮膚有無充血、水腫、壓痛，有無皮疹、潰瘍、瘢痕、腫塊及皮下出血等；②注意眼瞼形態、瞼裂大小、有無上瞼下垂、缺損或閉合不全；③注意瞼緣有無內外翻、充血、肥厚及炎症；④注意睫毛有無亂生、睫毛倒插、睫毛根部皮膚有無充血、鱗屑、潰瘍和膿痂。

（2）淚器檢查：流淚、溢淚及眼乾，懷疑有淚器炎症或腫瘤，淚器損傷。①淚腺有無腫塊、脫垂、炎症；淚液分泌試驗；淚膜破裂時間測定。②淚小點有無外翻、狹窄、阻塞或增生；淚囊區有無紅腫、壓痛或瘻管；按壓淚囊區有無分泌物自淚點流出；沖洗淚道觀察是否通暢。

（3）結膜、角膜、鞏膜檢查：觀察結膜是否有充血、出血、炎症；角膜大小、形態、透明度、曲度、表面是否光滑、有無混濁、水腫、浸潤、異物、雲翳、瘢痕、新生血管或血管翳、角膜後是否有沉澱物（KP）等；鞏膜顏色、充血、局部結節、隆起、穿孔和腫瘤等。

（4）前房、虹膜、瞳孔、晶狀體：觀察

前房深淺（篩檢閉角性青光眼）、房水有無混濁、閃光、浮游物、滲出物、積血或膿腫；虹膜注意色澤、紋理、形態，有無色素增生及脫失、萎縮、缺損、結節、新生血管、前後黏連、瞳孔殘膜、虹膜震顫和根部離斷；瞳孔注意大小、位置、形態、邊緣是否整齊，光反射是否靈敏；晶狀體要了解晶體的位置、密度、透明度、是否混濁及混濁的部位和形態。

3・檢眼鏡檢查

觀察玻璃體有無混濁、液化、積血、後脫離屈光間質混濁時無法檢查眼底可用眼超音波等其他檢查方法；檢查眼底（可借助前置鏡或三面鏡）觀察視乳頭大小、形態、顏色、盤沿和凹陷；視網膜血管粗細、形態、顏色、管壁反光、動靜脈比例及相互關係；黃斑部有無水腫、滲出、出血、瘢痕、色素改變和中心凹反射是否存在；視網膜有無滲出、出血、色素改變或脫離等。

4・非接觸眼壓計檢查

主要是判斷眼壓，是否正常或青光眼、角膜較厚；另外還可查晝夜眼壓來判斷是否開角型青光眼。

5・眼底照相檢查

它可以更直觀觀察眼底的病變，如：①視網膜屏障的破壞是否有出血、滲出、水腫及玻璃體積血；②視網膜色素改變，視網膜色素上

皮層（RPE）對損傷的反應；③視網膜增殖性病變：出血、外傷、炎症可形成視網膜裂孔及增殖性病變形成視網膜前膜；④視網膜乳頭血管病變；⑤視網膜脫離及腫瘤。

6·光學相關斷層掃描（OCT）檢查

它用於眼前節（角膜厚度及病變、前房角寬窄）和眼後節（黃斑部病變、視乳頭病變、視網膜神經纖維層厚度分析及動態監測、對視乳頭杯盤比動態監測）的檢查。

7·視野計檢查

用來普查及特殊職業人員體檢，檢查可疑青光眼者、確診青光眼回診情況，檢查神經科疾患、視路疾患和黃斑部病變。

8·色覺檢查

因職業或從事特殊工作必須體檢者；色盲者或色盲家族史者；一些視網膜和視神經疾病患者，如顱腦疾病、全身疾病、中毒及青光眼患者。

【檢查步驟】

（1）視力檢查：受檢者距離視力表5公尺遠，先檢查右眼後檢查左眼，每個字母辨認時間2～3秒。

（2）裂隙燈檢查：受檢者坐在裂隙燈前，調整座椅、檢查臺、下顎托高度，使受檢者下顎置於下顎托上，前額貼於額帶上；前後、左右及上下調節操縱桿使裂隙燈光線聚焦於檢查部位，由前到後的順序進行檢查。依次眼瞼、

淚器、結膜、角膜、前房、房水、瞳孔、虹膜、晶狀體。

（3）檢眼鏡檢查：受檢者端坐向前方注視，檢眼鏡距受檢眼 10～20cm，分別檢查後部玻璃體、視神經乳頭，再沿血管走行觀察視網膜後極部，最後檢查黃斑部。

（4）非接觸眼壓計檢查：受檢者坐在眼壓計前，將其額部貼在額帶上，向前注視，盡量睜大眼睛。調節手柄，將眼壓計對準待測眼角膜，眼壓計顯視屏上自動顯示待測眼眼壓。將測量結果影印出來。

（5）眼底照相檢查：受檢者坐在眼底照相機前，調整座椅、檢查臺、下顎托，使受檢者下顎置於下顎托上，前額貼於額帶上；前後、左右及上下調節操縱桿使光線透過瞳孔聚焦於視網膜上，進行彩色拍攝（拍攝模式有彩色、紅光、綠光、藍光、螢光）；立體拍攝拼圖（圖 9-1）。檢查角度（有 45°和 30°）拍攝，分析並影印。

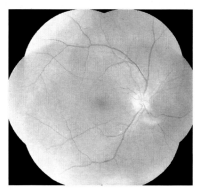

圖 9-1　正常眼底圖

　　(6) 光學相關斷層掃描（OCT）檢查：受檢者坐在 OCT 前，調整座椅、檢查臺、下顎托，使受檢者下顎置於下顎托上，前額貼於額帶上；前後、左右及上下調節操縱桿將光線透過瞳孔射入眼底，選擇適當掃描方式開啟掃描；分析數據並影印檢查報告。

　　(7) 視野計檢查：開啟視野機，選擇恰當程式；遮蓋一眼，將受檢者頭部置於球殼前下顎托上，使其坐後，受檢眼固視於視野屏十字中心，告知受檢者每當察覺視野屏上出現閃亮光點時，請立即按壓一下手柄按鈕，不能漏按或多按，檢查過程中受檢眼始終保持注視正前方的固視點。檢查完畢視野機將自動記錄結果，存盤並影印。

　　(8) 色覺檢查：在明亮瀰散光下展開檢查圖，受檢者雙眼距離圖 60 ～ 100cm；任選一組圖讓受檢者讀出圖上的數字或圖形；在 3 秒內讀出，最長不能超過 10 秒。檢查時不能戴有色眼鏡。

第一節　眼瞼疾病

一、瞼腺炎

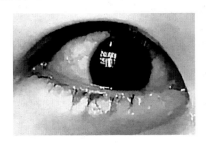

圖 9-1-1　瞼腺炎

【臨床表現】

患處有紅、腫、熱、痛急性炎症表現。患眼眼瞼可觸及硬結。伴有同側淋巴結腫大和觸痛。2 ～ 3 日後硬結逐漸軟化，有膿點時可自行破潰，隨後炎症減輕、消退。

【專家健康指導建議】

（1）因為身體抵抗力低下、經常熬夜、髒手揉眼、飲食不當，容易引起感染。建議早期局部熱敷。每日 2 次，每次 15 ～ 20 分鐘。用抗生素眼液滴眼和塗抗生素眼膏。若局部炎症反應明顯，可口服抗生素藥物。到醫院眼科門診就診，若有膿腫形成，可切開引流。感染嚴重時需行手術治療。

（2）平時一定要養成良好的生活習慣，注意眼部衛生，合理安排作息時間，矯正屈光不正，清淡飲食，預防感染。

【瞼腺炎報告解讀】

眼部檢查：裂隙燈觀察到眼瞼患處紅腫，有硬結，壓痛（+），多由葡萄球菌，特別是金黃色葡萄球菌引起的化膿性感染（圖 9-1-1）。

實驗室檢查：檢查血白血球數和分類。白血球增多，分類。

二、瞼緣炎

【臨床表現】

常見症狀有眼癢、眼紅、眼乾、燒灼感、流淚、異物感、畏光。瞼緣充血、眼瞼紅腫、結膜充血及睫毛痂皮。睫毛易脫落和睫毛倒插，但可再生。瞼板腺開口堵塞或引起麥粒腫或瞼板腺囊腫。慢性炎症引起角膜上皮病變。

【專家健康指導建議】

（1）首先，建議尋找並消除引起疾病的病因和各種誘因，去除刺激因素。

（2）其次，局部清潔瞼緣後塗抹抗生素眼膏，可熱敷 5 ～ 10 分鐘，點抗生素眼液，待炎症消退後需持續用藥 2 ～ 3 週，以防復發。

（3）同時，可口服維生素 B_2、超音波燻蒸雙眼，目的溶解瞼板腺阻塞，預防乾眼。嚴重時建議專科治療。

三、病毒性瞼皮膚炎

【臨床表現】

（1）單純疱疹病毒性瞼皮膚炎：常有感冒發熱史。自覺眼瞼患處刺癢和燒灼感。眼瞼或瞼緣部出現多個針尖大小、半透明的疱疹，7 日後結痂，不留痕跡。鼻翼皮膚及唇部也可出現疱疹。嚴重者耳前淋巴結腫痛。

（2）帶狀疱疹病毒瞼皮膚炎：多有發熱、

乏力、全身不適的前驅症狀。隨後病變區出現神經痛和皮膚知覺減退。數日後出現額部和眼瞼皮膚潮紅、腫脹，出現一簇的透明的小泡。結痂後皮膚出現永久性的瘢痕。病變局限單側，以顏面正中為分界線。常合併角膜炎、虹膜炎。

【專家健康指導建議】

（1）適當的休息，提升身體免疫力。必要時給予鎮痛劑或鎮靜劑。患處可塗抗病毒眼膏。若繼發感染可用抗生素治療。

（2）伴有角膜炎、虹膜炎時，按角膜炎虹膜炎治療。輔助治療包括維生素 B_1 或維生素 B_{12} 等治療。

四、瞼內翻

【臨床表現】

先天性常為雙眼，痙攣性和瘢痕性均為單眼。瞼板，特別是瞼緣部向眼球方向捲曲。睫毛內翻摩擦角膜，角膜上皮可脫落，螢光染色（+）。患眼有畏光、流淚、刺痛、眼瞼痙攣等症狀。

【專家健康指導建議】

（1）先天性的族群隨著年齡增加可自行消失，無須手術治療。

（2）痙攣性的可行手術切除多餘的鬆弛皮膚和切斷部分眼輪匝肌纖維。瘢痕性的必須手術治療，可採用瞼板楔形切除術。

【瞼內翻報告解讀】

眼部檢查：裂隙燈觀察瞼緣向眼球方向捲曲，並常與睫毛倒插同時存在。可分為三類：

（1）先天性瞼內翻：多見嬰幼兒。

（2）痙攣性瞼內翻：常見老年人。

（3）瘢痕性瞼內翻：主要由結膜炎造成的，此外結膜燒傷也可以發生。

五、瞼外翻

【臨床表現】

　　輕者僅有瞼緣離開眼球，重者則瞼緣外翻，部分結膜暴露在外，使瞼結膜失去淚液溼潤，造成局部結膜充血、分泌物增加、高度肥厚、淚溢。嚴重的造成閉合不全，角膜失去保護，角膜上皮乾燥脫落，導致暴露性角膜炎或潰瘍。

【專家健康指導建議】

　　（1）瘢痕性瞼外翻需要手術治療。

　　（2）老年性瞼外翻可行整形手術。

　　（3）麻痺性瞼外翻關鍵在於治療面癱，可塗用眼膏。

六、睫毛倒插

【臨床表現】

　　睫毛倒插多少不一，少的僅 1～2 根，多則全部睫毛受累。常有眼痛、流淚和異物感。睫毛長期摩擦眼球後，導致結膜充血、角膜淺層混濁。

【專家健康指導建議】

　　（1）僅有 1～2 根睫毛倒插，可用拔睫鑷拔除。在 2～3 週睫毛倒插會再生，可再次拔除。

　　（2）也可以採用電解法，破壞睫毛倒插的毛囊。減少睫毛倒插再生。睫毛倒插較多時，可手術矯正。

第二節　淚器疾病

一、淚道阻塞

【臨床表現】

流淚可造成內眥皮膚潮紅、粗糙，甚至出血糜爛。常伴有結膜炎、溼疹性皮膚炎。淚道沖洗不通或不暢，沖洗液可逆流，甚至有分泌物或膿性分泌物。

【專家健康指導建議】

（1）淚小點阻塞可以用淚點擴大器擴大淚點。淚小管阻塞先滴用抗生素眼液，再用淚道探針探通。

（2）淚囊鼻淚管狹窄阻塞先滴用抗生素眼液，再用淚道探針探通或採用雷射淚道疏通術治療。

（3）伴有慢性淚囊炎者行鼻腔淚囊吻合術。

二、慢性淚囊炎

【臨床表現】

淚溢，並有黏液或膿性分泌物自淚小點溢出。擠壓淚囊區有分泌物溢出，有輕度壓痛，淚小管堵塞者可觸及囊性腫塊，即黏液性囊腫。沖洗淚道不通暢，並有黏液或膿性分泌物逆流。可見結膜充血，下瞼皮膚出現溼疹。

【淚道阻塞報告解讀】
　　眼部檢查：裂隙燈觀察到淚點、淚小管、淚囊、鼻淚管等部位的阻塞，因先天因素、創傷、燒傷、炎症黏連、異物、腫瘤或手術後瘢痕等造成。

【慢性淚囊炎報告解讀】
　　眼部檢查：淚道外傷、鼻炎、鼻中隔偏曲、下鼻甲肥大等，由於淚液瀦留於淚囊內，伴感染或阻塞，常見致病菌為肺炎雙球菌、鏈球菌、葡萄球菌等，多見中老年女性。

【專家健康指導建議】

（1）眼部滴用抗菌眼液，每日4～6次，滴眼藥前先擠出分泌物。可用生理鹽水＋抗生素眼藥水沖洗淚道，每週1～2次。

（2）在上述治療的基礎上，待淚囊沖洗乾淨後可採用雷射淚道疏通治療。

（3）上述治療無效時，可行手術治療。常採用鼻腔淚囊吻合術。

第三節　結膜疾病

一、乾眼

【臨床表現】

有乾澀感、異物感、眼刺激感或燒灼感、眼癢、眼紅、視物模糊、視疲勞等症狀。對煙霧、風、熱、溼度低或長時間用眼等敏感。單眼或雙眼發病。淚膜破裂時間縮短，＜10秒。淚液分泌試驗（Schirmer test）：≦10mm/5min。淚河高度：＜1mm。結膜囊和角膜前淚膜中有較多黏液或分泌物碎屑，角膜有絲狀物附著。

【專家健康指導建議】

（1）物理治療是透過清潔瞼緣、熱敷、按摩眼瞼使瞼板腺開口通暢、腺體排出正常。

（2）滴人工淚液。

【乾眼報告解讀】

1.眼部檢查

眼部有異物感、灼傷感、眼癢等症狀，裂隙燈觀察結膜充血、螢光染色可見結膜、角膜點狀染色（+），淚河＜1mm，淚膜破裂時間＜10秒，是由淚液品質或動力學異常導致的淚膜不穩定而引起的眼表病變的一類疾病。根據病因分四類：

（1）水樣液缺乏性乾眼症（淚腺功能低下所致）。

（2）黏蛋白缺乏性乾眼症（Stevens-Johnson症候群和化學燒傷所致）。

（3）脂質性缺乏性乾眼症（瞼板腺功能障礙引起）。

（4）淚液動力學異常乾眼症（眼瞼缺損、瞼內外翻導致）。

2.實驗室檢查

血清學檢查、類風溼因子。

（3）消除致病因素。

（4）睡眠時塗眼膏。

（5）超音波燻蒸溶解瞼板腺阻塞；環孢霉素眼藥水可促進淚液分泌。

（6）淚道栓塞術治療中重度乾眼。也可用溼房鏡。嚴重患眼可試行頜下腺移植手術。

二、急性細菌性結膜炎

【臨床表現】

發病急，潛伏期 1 ～ 3 天，兩眼同時或間隔 1 ～ 2 天發病。發病 3 ～ 4 天時病情達到高峰，以後逐漸減輕。眼紅、眼痛、流淚、異物感、灼熱感或刺痛感等。結膜表面分泌物，先為黏液性隨後是膿性分泌物。因分泌物多，早晨起床時睜眼困難。可能併發卡他邊緣性角膜浸潤或潰瘍。

【專家健康指導建議】

（1）多見於春秋季節，發病急。本病具有自限性，病程 10 ～ 14 天痊癒。用藥後 1 ～ 3 天恢復。

（2）分泌物多時，以生理鹽水或 3% 的硼酸水沖洗結膜囊。選用敏感的抗生素眼藥水，睡前塗抗生素眼膏，切勿包紮患眼。併發角膜炎時按角膜炎處理。

（3）嚴格處理個人和團體衛生。在與醫護人員接觸之後必須洗手消毒，以防交叉感染，嚴格消毒使用過的醫療器皿。

【急性細菌性結膜炎報告解讀】

眼部檢查：裂隙燈觀察到眼瞼腫脹、結膜充血、分泌物等，常見病原菌為肺炎球菌、葡萄球菌、 Kock-Weeks 桿菌等。

實驗室檢查：結膜抹片和分泌物抹片，細菌培養＋藥敏試驗。

三、急性出血性結膜炎

【臨床表現】

潛伏期短，約 24 小時內發病。多為雙眼，一般持續 10 天左右。有畏光、流淚、眼紅、異物感和眼痛等症狀。眼瞼紅腫、結膜充血、結膜下出血、瞼結膜濾泡明顯增生。有漿液性分泌物。部分患者有發熱、咽喉痛、耳前淋巴結腫大。

【專家健康指導建議】

（1）傳染性極強，容易在夏秋季節、人口稠密、衛生差的地區暴發流行。以眼部治療為主，滴抗病毒眼藥水或凝膠，當有角膜浸潤時，可滴用糖皮質素眼藥水。為預防細菌感染，可用抗生素眼藥水。眼部冷敷和使用血管收縮劑，可緩解症狀。發病後 7 ～ 10 天為傳染期，避免接觸患者的物品，如洗臉盆、毛巾、門把手、公用電話等。

（2）不去公共場所游泳。不要用手揉眼睛，勤剪指甲，飯前便後勤洗手。

四、過敏性結膜炎

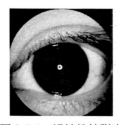

圖 9-3-1　過敏性結膜炎

【臨床表現】

眼癢、畏光、流淚、異物感和水性分泌物。眼瞼紅腫、結膜水腫、結膜乳頭。耳前淋巴結無腫大。眼癢使注意力不集中，影響學習和工作，形成症狀 - 生活 - 精神或心理的惡性循環。有失眠、心情差、精神分散等。

【專家健康指導建議】

（1）消除過敏因素。

（2）冷敷可以緩解症狀。滴用肥大細胞穩定劑及血管收縮劑。

（3）對於病情較重者，滴用糖皮質素眼液，脫敏治療。

（4）必要時可口服抗組織胺藥同時滴用人工淚液。花粉濃度高時，應減少外出，佩戴口罩和護目鏡。提前 2 週用抗過敏藥物。良好的睡眠可以減少過敏症狀。

五、結膜下出血

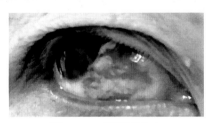

圖 9-3-2　結膜下出血

【臨床表現】

單眼發病，易發生於年齡較大的動脈硬化、糖尿病、血液病、外傷或某些傳染性疾病，

【結膜下出血報告解讀】
　　眼部檢查：裂隙燈觀察到結膜任何部位都可以發生結膜下出血，因腹內壓上升（如咳嗽、打噴嚏或便祕）導致靜脈壓升高，可由突然球結膜小血管破裂或滲透壓增加而引起（圖9-3-1）。
　　實驗室檢查：血凝功能、血壓監測。

出血部位鮮紅色，範圍不等，隨著血液的吸收逐漸變淺。出血一般在 7～12 天內自行吸收。無明顯症狀，當不明情況時，會造成精神緊張。

【專家健康指導建議】

（1）若患者因出血而嚴重憂慮。醫生會作出相應解釋，消除顧慮。尋找出血原因，針對原發病進行治療。出血後局部冷敷，3 天後熱敷。每天 2～3 次，可促進血液吸收。

（2）反覆雙眼出血時應除外血液病。

第四節　角膜及虹膜疾病

一、細菌性角膜炎

1・匐行性角膜潰瘍

【臨床表現】

多在角膜損傷後 48 小時內發生，病變發展迅速。眼部出現異物感、畏光、流淚和視力下降等症狀。角膜受損部位首先出現灰白色，隨之壞死脫落，形成潰瘍；潰瘍可以向周圍及深部進展，多潛於角膜基質中呈匐行性。

【專家健康指導建議】

（1）應該及時做細菌培養＋藥敏試驗。選擇敏感的抗生素。根據前房反應，選用散瞳劑，減少炎症反應。前房積膿明顯者可行前房穿刺術。

【匐行性角膜潰瘍報告解讀】
眼部檢查：可有異物感、畏光流淚、視力下降等症狀，裂隙燈觀察結膜混合充血、角膜水腫及潰瘍，主要由金黃色葡萄球菌、肺炎雙球菌、溶血性鏈球菌等毒力較強的細菌感染所致。
實驗室檢查：進行細菌培養＋藥物敏感試驗。

（2）口服維生素 B、維生素 C 有助於角膜潰瘍癒合。

（3）藥物治療無效，角膜潰瘍發生穿孔者，應行角膜移植術。

2．銅綠假單胞菌性角膜潰瘍

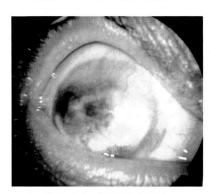

圖 9-4-1　細菌性角膜炎

【銅綠假單胞菌性角膜潰瘍報告解讀】

眼部檢查：眼部有劇烈疼痛、異物感、畏光流淚、視力下降等症狀，裂隙燈觀察到眼瞼水腫、結膜充血及水腫、角膜浸潤及潰瘍、黃綠色分泌物是該病的特點，主要由銅綠假單胞菌引起的化膿性角膜感染（圖9-4-1）。

實驗室檢查：細菌培養＋藥物敏感試驗。

【臨床表現】

潛伏期短，起病急、病情發展迅速。預後較差。眼部劇烈疼痛，畏光、異物感、流淚、眼瞼痙攣和視力減弱。眼瞼紅腫、結膜充血水腫、角膜病變處呈現灰白色浸潤，後彈力層可見皺褶。角膜浸潤區很快形成潰瘍，壞死的組織上附有黃綠色分泌物，不易擦去。前房內可有黃綠色積膿。若治療不及時很快發生角膜穿孔，甚至可以發生化膿性全眼球炎。

【專家健康指導建議】

（1）急性期要用抗生素眼藥水滴眼。結膜下注射抗生素藥物。隨著病情控制，可以逐漸減少藥物次數。

(2) 口服維生素 B、維生素 C 有助於角膜潰瘍癒合。

(3) 藥物治療無效，角膜潰瘍發生穿孔者，應行角膜移植術。

二、病毒性角膜炎

1·單純疱疹性角膜炎

【臨床表現】

多見幼兒，有發熱、耳前淋巴結痛，唇、鼻翼處皮膚及眼部皮膚疱疹。有 2/3 人出現樹枝狀角膜炎，低於 10%的人有角膜基質炎和葡萄膜炎。抵抗力降低容易發生，復發感染。眼部出現輕度刺激症狀，有眼瞼痙攣、畏光、流淚及異物感，角膜知覺減退。因病毒感染後在三叉神經節潛伏，5 年內有 1/3 人復發，多次復發導致角膜混濁，影響視力。

【專家健康指導建議】

(1) 眼部滴用抗病毒眼藥水（更昔洛韋凝膠）。必要時可口服抗病毒藥物（阿昔洛韋）。眼部還可以滴用抗病毒生物製劑（干擾素眼藥水）。眼部滴用抗生素眼藥水，預防繼發性細菌感染。當發生角膜基質炎可滴用糖皮質素。

(2) 口服維生素 B、維生素 C 有助於角膜潰瘍癒合。併發虹膜睫狀體炎時眼部滴用散瞳劑。

(3) 炎症穩定後根據角膜混濁程度及視力情況來判斷是否行角膜移植術。

2．帶狀疱疹性角膜炎

【臨床表現】

眼瞼皮膚出現串珠樣疱疹，一般不超過中線，疼痛明顯。角膜淺層小泡或類似於單純疱疹性樹枝狀角膜炎水腫、浸潤。嚴重者合併虹膜炎、鞏膜炎，部分病例可發生繼發青光眼。

【專家健康指導建議】

（1）眼部滴用抗病毒眼藥水（更昔洛韋凝膠）。連續 10 ～ 14 天。眼部滴用抗生素眼藥水，預防繼發性細菌感染。發生角膜深層病變，滴用糖皮質素。

（2）併發虹膜睫狀體炎時，眼部滴用散瞳劑及口服消炎痛。口服維生素B_1和B_{12}等藥物，促進神經營養的恢復。

三、角膜內皮膚炎

【臨床表現】

單眼發病，起病比較急，眼紅、眼痛、畏光、流淚、視力下降。角膜基質水腫邊界清楚，角膜散在的沉澱物（KP）。累及全層角膜，外觀呈毛玻璃樣。沒有角膜浸潤和新生血管。伴有虹膜炎的症狀及眼壓升高。

【專家健康指導建議】

（1）抑制單純疱疹病毒增生、消除單純疱疹病毒抗原（抗病毒藥物的使用）。減輕炎症反應和免疫反應（糖皮質素使用）。局部用藥

【帶狀疱疹性角膜炎報告解讀】
　　眼部檢查：三叉神經分布區域的皮膚燒灼感、疼痛劇烈、畏光流淚、異物感等症狀和不過中線的皮膚出現串珠樣疱疹，裂隙燈觀察到眼瞼、結膜、眼球充血，隨後由水痘 - 帶狀疱疹病毒感染所致，伴發角膜炎和葡萄膜炎。

【角膜內皮膚炎報告解讀】
　　眼部檢查：裂隙燈觀察到角膜水腫、累及全層角膜，外觀呈毛玻璃樣，邊界清晰、角膜後 KP、伴有虹膜炎的症狀、眼壓可以升高。是由單純疱疹病毒感染引起。
　　實驗室檢查：檢測房水。

和全身用藥。

（2）防止復發、恢復視力（抗病毒+糖皮質素）。

四、虹膜睫狀體炎

【臨床表現】

眼紅、眼痛、畏光、流淚及視物模糊。球結膜睫狀充血。角膜後有沉澱物（KP），房水中有浮游細胞。虹膜結節（Koeppe/Busacca 結節）是該病的特點。虹膜色素脫失或萎縮，前房有積膿多見於 Behcet 病。虹膜前後黏連和瞳孔的改變、前房角的改變（前房角結節、新生血管）、眼壓升高、晶體前囊色素沉著、前玻璃體細胞和混濁、囊樣黃斑部病變和視乳頭水腫。

【專家健康指導建議】

（1）滴用糖皮質素眼液和非類固醇眼液，抗炎。滴用散瞳劑。

（2）防止瞳孔黏連。口服消炎痛。減輕房水浮游細胞。炎症消退，視力恢復。

第五節　白內障

一、先天性白內障

【臨床表現】

單眼或雙眼發生；多數為靜止性的；晶狀體混濁部位、形態和程度不同。

【專家健康指導建議】

　　先天性白內障不影響視力的不需要治療，出現影響視力的情況應儘早手術治療。手術目的是恢復視力，減少弱視和盲目的發生。

二、老年性白內障

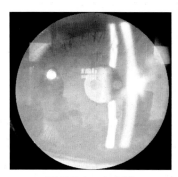

圖 9-5-1　白內障

【臨床表現】

　　症狀：視力下降、對比敏感度下降、屈光改變、單眼複視、眩光、色覺改變、視野缺損。

　　體徵：

　　（1）皮質性白內障（分為四期）：

　　初發期：裂隙燈下可見晶狀體皮質空泡和水隙形成從周邊向中央擴大形成輻射輪狀混濁。

　　膨脹期：晶狀體混濁加重，皮質吸水腫脹，晶體體積增大，前房變淺（易發生閉角性青光眼）。

　　成熟期：晶狀體完全混濁，呈乳白色混濁。

　　過熟期：成熟期白內障未及時手術治療，進一步發展進入過熟期，晶狀體呈棕黃色。

　　（2）核性白內障：核的混濁進展緩慢，隨

【老年性白內障報告解讀】

　　眼部檢查：視力下降，裂隙燈觀察晶狀體皮質混濁、核性混濁和後囊膜下混濁。隨著年齡增加患病率明顯增加（圖 9-5-1）。

著病程進展核的顏色逐漸加深。眼底不能窺視。

（3）後囊膜下白內障：後囊膜下由許多黃色小點、小空泡甚至形成鍋底狀混濁。

核硬度分：Ⅰ度：透明、無核、軟性；

Ⅱ度：核呈黃白色或黃色，軟核；

Ⅲ度：核呈深黃色，中等硬度核；

Ⅳ度：核呈棕色或琥珀色，硬核；

Ⅴ度：核呈棕褐色或黑色，極硬核。

【專家健康指導建議】

（1）對視力影響不大時，一般不需要治療，定期回診觀察；減少使用電子產品（如電腦、手機）。

（2）減少戶外活動，防止紫外線的照射，必須佩戴太陽鏡。明顯影響視力時，應儘早選擇晶狀體切除術。

（3）手術前必須提前3天點抗生素滴眼，術前沖洗結膜囊和淚道。術後盡量不要按壓眼球，以免人工晶體脫位。3個月後可驗光。

（4）白內障術後發生後囊混濁（後發性白內障）時，可用 YAG 雷射治療，恢復視力。

三、外傷性白內障

【外傷性白內障報告解讀】
眼部檢查：視力下降，裂隙燈觀察晶狀體混濁，是由於眼球鈍挫傷、穿通傷、爆炸傷、化學傷和輻射性引起的晶狀體混濁。

【臨床表現】

（1）鈍挫傷性白內障：有晶體前表面 Vossius 環混濁，嚴重時晶體囊膜破裂形成白內障。

（2）穿通性白內障：眼球穿通傷引起晶體

囊膜破裂水分滲入晶體導致混濁。

（3）爆炸傷性白內障：爆炸時氣浪引起類似鈍挫傷所致的晶體損傷。

（4）化學性白內障：鹼燒傷的鹼性化合物快速滲透眼球內部，迅速導致白內障。

（5）輻射性白內障：包括 X 光、紅外線、紫外線等誘發急性白內障。

【專家健康指導建議】

（1）影響視力不大的，可回診觀察。晶體皮質突入前房，可用糖皮質素、非類固醇消炎藥及降眼壓藥物治療。炎症消退後行白內障摘除術。

（2）經治療炎症反應不減輕，或眼壓升高不能控制，應及時摘除白內障。

（3）由於外傷性白內障多為單眼，白內障摘除後應盡可能同時植入人工晶體，恢復立體視覺，減少盲目的發生。停止接觸放射線。

四、代謝性白內障

【臨床表現】

（1）糖尿病白內障：與老年性白內障相似，但是發生較早，進展較快，容易成熟。常為雙眼發病，灰色或藍色雪花樣或點狀混濁，可伴有屈光改變。

（2）手足抽搐性白內障：有手足抽搐、骨質軟化，雙眼晶體皮質輻射狀混濁，間歇發作

【代謝性白內障報告解讀】
　　眼部檢查：視力下降，裂隙燈觀察晶狀體混濁。是由於：①血糖升高使晶體滲透壓增加而吸收水分，纖維腫脹變性導致的混濁；②血清鈣過低引起混濁。
　　實驗室檢查：血糖檢測、血鈣檢測。

低血鈣。

【專家健康指導建議】

治療全身性代謝疾病十分重要，糖尿病患者控制血糖是很重要的；對血鈣過低應給予足量的維生素 D、鈣劑，糾正低血鈣。

五、後發性白內障

【臨床表現】

視力下降和視物變性。晶體後囊膜出現薄厚不均的機化組織。

【專家健康指導建議】

（1）影響視力時應及時行 YAG 雷射晶體後囊膜切開術。

（2）如無條件實施雷射治療，可進行手術剪開後囊膜。

（3）術後眼部滴糖皮質素或非類固醇眼液，預防炎症反應，並觀察眼壓的變化。

第六節　青光眼

一、原發性閉角型青光眼

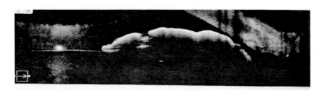

圖 9-6-1　前房角淺窄

【臨床表現】

多見於 40 歲以上的中、老年女性，情緒波動者易發病。解剖特徵有眼軸短、角膜小、前房淺、前房角淺窄、晶體厚好發病，常為遠視眼，具有遺傳傾向，雙眼可以先後發病。發病不同時期有不同臨床表現。

（1）臨床前期：患者前房淺。前房角淺窄，可以無任何不適。

（2）發作期：眼壓急遽升高，患者可有視物模糊、患側頭痛、眼痛、眼脹，伴有噁心、嘔吐等症狀，眼部結膜有混合充血、角膜水腫、瞳孔散大、對光反應消失。

（3）緩解期：急性期經過治療後，眼壓恢復正常；症狀消失，視力可部分或全部恢復。

（4）絕對期：急性期未得到及時恰當的治療轉為眼無光感，眼壓持續升高，視神經嚴重損害，可有大泡性角膜病變。

【專家健康指導建議】

應定期複診，了解眼壓、視乳頭和視野狀況；伴有白內障的閉角型青光眼應該及時行白內障摘除術+人工晶體植入術，達到前房加深，房角開放的治療效果。甚至可以聯合青光眼濾過性手術，才能較好地控制眼壓。

（1）臨床前期：因無任何症狀，所以應儘快進行雷射孔治療。

（2）發作期：挽救視功能和保護房角功能

是治療主要目的，全力搶救，在最短的時間內控制高眼壓，減少對視功能的損害並防止房角形成永久性黏連。其次，及時使用保護視神經的藥物（縮瞳劑和消炎藥物）。同時合併使用高滲脫水劑和抑制房水生成的藥物。如果治療3天內眼壓持續在50mmHg以上，則應考慮及時手術治療。

（3）緩解期：繼續降眼壓藥物治療，以控制眼壓，阻止病程進展。

（4）絕對期：以解除痛苦為主，可採用睫狀體冷凍或睫狀突雷射光凝術等降低眼壓，盡量避免因眼球摘除給患者帶來的精神痛苦。

二、原發性開角型青光眼

【原發性開角型青光眼報告解讀】
　　眼部檢查：裂隙燈檢查：前房深度正常，前房角開放。眼壓檢查：眼壓可以是正常或升高（眼壓有晝夜波動和季節波動）；眼底照相：C/D ＞0.6，盤沿面積變窄，視神經盤旁有片狀出血，視網膜乳頭神經纖維層改變。視野檢查：視野正常或缺損（環形、鼻側階梯、管狀）等。是由於前房角始終開放的情況下，眼壓升高引起的視神經乳頭萎縮和視野缺損。該病具有遺傳因素（圖9-6-2）。

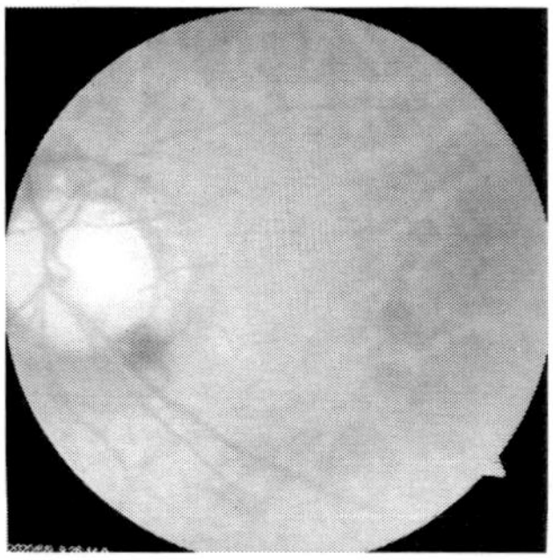

圖9-6-2　視神經盤出血

【臨床表現】

原發性開角型青光眼（POAG）通常雙眼患病，單眼發病時間不一。發病隱匿，進展緩慢，不易察覺。少數患者可有輕度眼脹、霧視、頭痛，多數患者無任何症狀。眼壓升高，

眼壓波動幅度大。視神經乳頭青光眼性損害
（視乳頭凹陷擴大、盤沿變窄或缺失、視乳頭或
盤沿淺層出血、視網膜神經纖維層缺損、視野
出現青光眼性缺損，包括旁中心暗點、弧形暗
點、環形暗點、鼻側階梯和管狀視野或顳側視
島）（圖 9-6-3）。

【專家健康指導建議】

（1）目前對於 POAG 治療無標準化治療方
案，醫生應該對每一個患者進行詳細評估，確
定其個體化治療方案。

（2）必須考慮的因素包括患者年齡、藥物
禁忌（肺氣腫、哮喘、心臟傳導阻滯、心力衰
竭、心跳過緩的患者應避免使用 β 受體阻斷
劑）、眼部疾病（前列腺類藥物可加重單純疱
疹性角膜炎與黃斑囊樣水腫）、藥物過敏史、
舒適度、使用方法程度及患者依從性。

（3）最後，還應該考慮藥物安全性、藥物
費用、用藥頻率、藥物副作用和藥物療效。對
POAG 患者定期複診，了解眼壓、視乳頭和視
野狀況。對可疑青光眼每 3 個月或半年追蹤眼
壓及視野的變化，避免損害視功能，保持生活
品質。

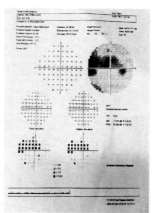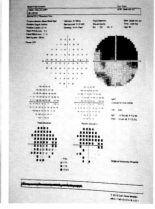

圖 9-6-3　青光眼視野缺損

三、青光眼睫狀體炎症候群

【臨床表現】

主要見於 20 ～ 50 歲的青壯年，以睫狀體炎伴有明顯眼壓升高為特徵。可以無症狀。當眼壓升高時，可有輕度不適、眼紅、視力減退和霧視。起病甚急，單眼居多，可反覆發作，與勞累（尤其是腦力疲勞和精神緊張）、病毒感染有關。視力正常或輕度下降。眼壓升高在（40 ～ 60mmHg）混合性充血或睫狀充血，角膜後羊脂狀 KP 一個或幾個大小不等，輕度房水閃輝（+），房角為開角，預後較好。

【專家健康指導建議】

控制炎症，降低眼壓；盡量選擇 β 受體阻斷劑（因拉坦前列素可加重炎症反應）。反覆發作時有必要做房水病毒檢測。確認合併病毒感染應該用更昔洛韋藥物治療。

【青光眼睫狀體炎症候群報告解讀】

（1）眼部檢查：視力正常或下降。裂隙燈檢查：角膜後羊脂狀 KP、房水有浮游物，前房角開放。眼壓檢查：眼壓可以是正常或升高，是一種特殊的急性、單眼發作、復發性葡萄膜炎。與病毒感染有關，病毒數值增加可能破壞血 - 房水屏障，導致房水流出受阻。

（2）實驗室檢查：房水（巨細胞病毒）檢測。

四、高眼壓症

【臨床表現】

多數人沒有任何臨床症狀。眼壓可以是正常或升高，眼壓＞ 21mmHg，房角開放，角膜厚度存在較大的變異。視神經乳頭和視網膜神經纖維層正常或視網膜乳頭神經纖維層改變。C/D 正常或 C/D ＞ 0.6。無視野缺損。

【專家健康指導建議】

應密切回診觀察，少數存在視功能損害，但進展緩慢。大多數不需要治療。存在高度危險險個體（高眼壓、角膜厚度變薄、 C/D 變大）必須治療。有視神經損害的需要雷射小梁成形術。

【高眼壓症報告解讀】

眼部檢查：視力正常。裂隙燈觀察角膜厚度檢查：角膜厚度（正常值 555 ～ 570μm）較正常值稍高，前房深度正常，前房角開放。眼壓檢查：眼壓可以正常或升高。眼底檢查：眼底未見異常。該病是不伴有視神經損害的病理類型。

第七節　視網膜及視神經疾病

一、中心視網膜靜脈阻塞

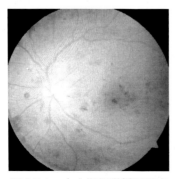

圖 9-7-1　中心視網膜靜脈阻塞

【中心視網膜靜脈阻塞報告解讀】

（1）眼部檢查：視力正常或突然下降。眼壓檢查：眼壓正常或稍升高。眼底檢查：①缺血型：視網膜大量出血呈火焰狀，後極部較多，視乳頭旁視網膜水腫，視乳頭邊界不清，靜脈高度迂曲擴張，預後差；②非缺血型：黃白星芒狀硬性滲出、黃斑囊樣水腫、視物變形，預後良好。主要由高血壓、動脈粥狀硬化疾、糖尿病、高膽固醇血症和高脂血症等引起（圖 9-7-1）。

（2）實驗室檢查：血常規；血小板計數；血脂、空腹血糖；全血黏著度。

【臨床表現】

發生於 50 歲以上的族群，最常見的病因是高血壓、動脈粥狀硬化疾、糖尿病、高膽固醇血症和高脂血症等。無痛性單眼突然視力下降。周邊視野可正常或有中心、旁中心暗點。眼底所見：分為缺血性和非缺血性。

（1）視乳頭充血、邊界模糊。視網膜靜脈血流瘀滯，色暗紫、管徑不規則、顯著擴張。視網膜動脈硬化呈狹窄。

（2）視網膜水腫視網膜布滿大小不等的出血斑，黃斑有囊樣水腫。

（3）缺血性病變及預後較非缺血性病變嚴重。

（4）缺血性的病程時間長，可以形成新生血管，後期可以併發新生血管性青光眼。

【專家健康指導建議】

全身治療高血壓、動脈硬化、高血脂、糖尿病、血液情況和感染病灶。早期使用抗凝藥物溶栓，降低血液黏稠度、減少血小板聚集。抗炎治療的同時可以用糖皮質素。中醫中藥治療，以活血化瘀為主。雷射治療：缺血性可做全視網膜光凝術，目的是防止新生血管和新生血管性青光眼。有黃斑水腫的可考慮抗血管內皮生長因子玻璃體腔內注射治療。保護視力、防止併發症的發生。

二、中心性漿液性脈絡膜視網膜病變

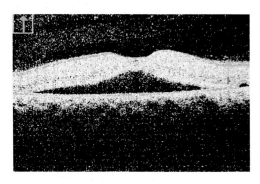

圖 9-7-2　神經上皮漿液性脫離

【中心性漿液性脈絡膜視網膜病變報告解讀】
　　眼部檢查：單眼視力下降。眼底檢查：中心視網膜滲出邊界清楚、視物變形。OCT 檢查：黃斑中心可見神經上皮層漿液性脫離。是由於感冒、過勞和情緒波動等誘發因素，多見於 20 ～ 45 歲青壯年，易反覆但有自限性傾向（圖 9-7-2）。

【臨床表現】

　　好發於年輕人、高強度精神和身體壓力導致交感緊張有關，還有報告與妊娠、實體器官移植和服用藥物（類固醇、西地那非和樟腦）有關，單眼突發輕至中度中心視力減退。視物變形、雙眼視物大小有差別，色覺減弱。黃斑後極部圓頂狀隆起提示神經上皮脫離（漿液性脫離）。可以遺留視物變形和小視現象。螢光造影檢查：病變區強螢光點逐漸擴大呈墨漬瀰散型。

【專家健康指導建議】

　　本病為可自癒病變，應該積極尋找全身有無其他異常。口服維生素 B₁、維生素 C、維生素 E 等藥物，注射顯影劑身體抵抗力，避免過度疲勞和精神緊張。4 ～ 6 個月不吸收，可考慮行光凝術，也可以玻璃體腔藥物注射治療。

三、年齡相關性黃斑部病變

眼部檢查：視力下降。眼底檢查：①乾性（AMD）：視網膜散在的玻璃膜疣，視網膜色素紊亂。②溼性（AMD）：視網膜黃斑部玻璃膜疣融合，黃斑部脈絡膜新生血管，視網膜及色素上皮層有漿液性及出血性脫離，視網膜下出血。滲出和機化瘢痕。發病可能與遺傳因素、環境影響、慢性光損傷、營養失調等有關（圖 9-7-3 至圖 9-7-4）。

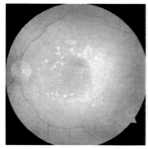 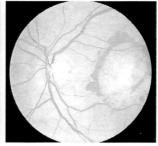

圖 9-7-3　乾性黃斑部病變　　圖 9-7-4　溼性黃斑部病變

【臨床表現】

年齡相關性黃斑部病變（AMD），多起病於 50 歲以上，發病率隨年齡增加而增加。AMD 是環境因素和遺傳因素形成的複雜病變。其他因素包括高血壓、心血管疾病和吸菸。紫外線在發病中產生特定作用。建議避強光（戶外帶太陽鏡），口服葉黃素阻止病變進展，臨床分乾性和溼性 AMD。

（1）乾性 AMD 眼底改變：幾乎是雙眼發病，黃斑區色素紊亂，散在玻璃膜疣，視網膜色素上皮增生和萎縮。視力不受影響。

（2）溼性 AMD 眼底改變：隨著年齡增加，玻璃膜疣逐漸增多、擴大，相互融合，並集聚色素出現視物變形，黃斑部脈絡膜新生血管、視網膜及色素上皮有漿液或出血性脫離、視網膜下出血、滲出和機化瘢痕。

【專家健康指導建議】

（1）長期服用抗氧化劑食物（綠色蔬菜和紅酒）或口服維生素 A、維生素 C、維生素 E、葉黃素等，可以降低風險。

（2）在預防 AMD 進展的其他對策中，包括戒菸、心血管疾病及其危險因素的合理控制和戴紫外線防護眼鏡。

（3）玻璃體腔注射抗血管內皮生長因子藥物，對控制溼性 AMD 有較好的療效。光動力學治療可以延緩發展。

四、黃斑部視網膜前膜

【臨床表現】

年齡超過 50 歲的患者常見。70%～90%為單眼發病。80%～90%發生玻璃體後脫離。16%視網膜前膜會出現黃斑水腫。視力下降，視物變形，中心光反射消失，視網膜表面呈金箔反光及視網膜皺褶。血管輕度扭曲，視網膜增厚（黃斑水腫）牽拉黃斑裂孔以及視網膜裂孔／脫離。

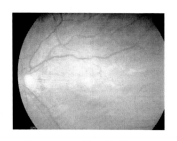

圖 9-7-5　黃斑前膜眼底

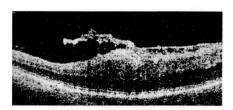

圖 9-7-6　黃斑前膜 OCT

【黃斑部視網膜前膜報告解讀】

眼部檢查：表現為視力下降或視物變形。眼底檢查：表現為視網膜黃斑部反光注射顯影劑，視網膜皺褶及血管迂曲，黃斑水腫，嚴重牽拉可造成黃斑裂孔。該結果是由於不明原因引起的視網膜黃斑纖維增生膜所致（圖 9-7-5 至圖 9-7-6）。

【專家健康指導建議】

（1）因為視網膜前膜常常呈自限性，應根據疾病的嚴重程度制訂相應的隨訪檢查計畫。當輕度視網膜前膜不影響或輕微影響視力時，可回診觀察，無須手術治療。

（2）視力減退，黃斑前膜明顯，伴有黃斑水腫時予以玻璃體手術剝離黃斑前膜。

（3）建議避強光（戶外戴太陽鏡），口服葉黃素，目的是阻止病變進展。

五、糖尿病視網膜病變

【糖尿病視網膜病變報告解讀】

（1）眼部檢查：視力下降。

眼底檢查：

①非增殖性病變：微血管瘤、點狀及圓形出血、硬性滲出、棉絮狀斑。

②增殖性病變：新生血管生成、玻璃體增殖性病變、黃斑水腫、視乳頭水腫。病變程度主要取決於病程的長短及血糖控制狀況。

（2）實驗室檢查：空腹血糖、糖化血紅素和血脂。

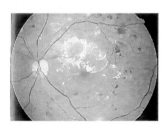

圖 9-7-7　糖尿病視網膜病變

【臨床表現】

視力減退，黃斑病變：黃斑區水腫、滲出、出血、缺血及增殖性病變、黃斑前膜等。視乳頭病變：視乳頭水腫、缺血和視乳頭新生血管生成（圖 9-7-7）。

（1）非增殖性視網膜病變：

①早期出現微血管瘤、小點狀或圓形出血、硬性滲出、棉絮斑。

②視網膜血管病變：視網膜小動脈硬化、阻塞。視網膜靜脈充盈、擴張、管徑不規則和血管白鞘。毛細血管閉鎖、代償性擴張及視網膜內微血管異常，導致滲漏引起視網膜水腫。

（2）增殖性視網膜病變：

①新生血管形成：開始出現在毛細血管無灌注區的邊緣。可沿血管生長，可與毛細血管、小動脈及小靜脈相連接，受牽拉易於破裂出血。

②玻璃體增殖性病變：新生血管使玻璃體產生後脫離。在玻璃體內形成纖維血管膜，其收縮、牽拉導致玻璃體出血、視網膜脫離，亦可形成視網膜前膜、黃斑皺褶等。

（3）臨床分期：

①非增殖性。

Ⅰ期：微血管瘤或合併小點出血。

Ⅱ期：硬性滲出合併Ⅰ病變。

Ⅲ期：棉絮狀斑合併Ⅱ期病變。

②增殖性。

Ⅳ期：視乳頭病變。視乳頭水腫、缺血和視乳頭新生血管生成。

Ⅴ期：纖維血管增生，玻璃體機化。

Ⅵ期：牽拉性視網膜脫離。

【專家健康指導建議】

藥物治療：控制高血糖。同時治療合併有高血壓、高血脂及腎病等全身性疾病。雷射治療：

（1）非增生期：做局部雷射光凝。

（2）增生期：做全視網膜雷射光凝。

（3）冷凝治療：增生期有虹膜新生血管時，可考慮鞏膜外表面冷凝視網膜周邊部。

（4）手術治療：當嚴重的玻璃體出血、增殖性玻璃體視網膜病變引起牽拉性視網膜脫離、纖維增生膜已侵犯黃斑或發生視網膜裂孔等併發症時必須手術治療（圖 9-7-8）。

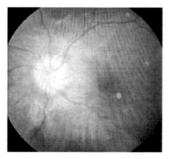

圖 9-7-8　視乳頭水腫

六、動脈硬化和高血壓視網膜病變

【臨床表現】

發病因素：高血壓、糖尿病、妊娠、肥胖、吸菸、心臟疾病、血脂異常、口服藥物（避孕藥和類固醇激素）、腎臟疾病。

體徵：

Ⅰ級高血壓性視網膜病變：早期動脈硬

【動脈硬化和高血壓視網膜病變報告解讀】

（1）眼部檢查：眼底檢查：Ⅰ級：小動脈稍細且反光。Ⅱ級：有動靜脈交叉狀。Ⅲ級：有動脈金、銀絲反光。Ⅳ級：出現視網膜黃斑病變。主要由高血壓、糖尿病、妊娠、肥胖、吸菸、心臟疾病、血脂異常、口服藥物（避孕藥和類固醇激素）、腎臟疾病引起。

（2）血壓的監測。

（3）實驗室檢查：血糖、血脂。

化，表現為異常發亮的小動脈反光。

II級高血壓視網膜病變：滲出表現為視神經纖維層出血或點／片狀出血。AV 交叉處可出現 Salus（靜脈拱橋）、 Bonnet（靜脈壓斷）和 Gunn（動靜脈垂直交叉）的變化。

III級高血壓性視網膜病變：II 級高血壓視網膜病變的體徵伴有動脈銅絲、銀絲樣反光。

IV級高血壓性視網膜病變：III 級高血壓性視網膜病變加雙側視乳頭水腫、黃斑星芒樣改變。

【專家健康指導建議】

（1）降低血壓是防治眼底病變最根本的對策。高血壓伴有全身性及視力模糊者，需做系統的原因檢查，針對其主要原因進行治療，如腎性高血壓、妊娠高血壓症候群等。

（2）口服維生素B_1、維生素C、維生素E、蘆丁、鈣劑等。使用中醫中藥治療。

七、視神經炎

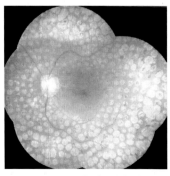

圖 9-7-9　視乳頭水腫

【視神經炎報告解讀】

（1）眼部檢查：視力急遽下降（多累及雙眼），眼球後疼痛及壓迫感。瞳孔檢查：瞳孔散大。眼底檢查：視乳頭輕度充血水腫及邊界模糊、視網膜靜脈迂曲擴張、視網膜水腫、滲出、出血。常見病因有腦膜、眼眶及鼻竇等炎症，葡萄膜炎、視網膜炎等眼內炎症，以及兒童期的某些傳染病如麻疹、腮腺炎、水痘等（圖9-7-9）。

（2）實驗室檢查：血常規、血沉等。

（3）影像學檢查： MRI 檢查。

（4）腰椎穿刺檢查：確診感染。

【臨床表現】

多累及雙眼，可先後發病。發病初期，可有眼球後疼痛或壓迫感。視力急遽下降，嚴重者可致無光感。早期眼底可以視乳頭輕度充血、邊界模糊。隨著病情發展，視乳頭充血明顯、擴大、邊界極度模糊。乳頭隆起，視網膜靜脈擴張彎曲，動脈正常或較細；累及視網膜水腫、滲出和出血稱為視網膜炎。波及黃斑部滲出可呈扇形或星芒狀排列。患眼瞳孔常散大。有相對性傳入性瞳孔障礙。晚期視乳頭可出現繼發性萎縮。呈灰白色，邊界不清，視網膜中央動脈變細。視野檢查可見向心性縮小。嚴重者視野全盲。

【專家健康指導建議】

（1）認真尋找病因，針對病因進行治療。

（2）糖皮質素及抗菌治療：開始時全身給予大劑量糖皮質素。以後根據病情逐漸減量。

（3）有感染者應合併使用抗生素及抗病毒藥物。支援療法：可給予維生素 B 類、肌苷、維生素 E 和菸鹼酸酯等營養神經和擴張血管性藥物輔助治療。盡量保護視功能。

第十章　口腔專科疾病介紹

　　口腔專科檢查是全身體檢的組成部分之一，主要是醫生透過物理檢查手段發現受檢者口腔頜面部皮膚、黏膜、牙齒等有無異常情況，提出診斷建議。在體檢前建議受檢者保持口腔清潔，在體檢過程中將平時口腔異常不適情況及時告知醫生，充分交流，以減少漏診漏檢的發生。

第一節　齲齒

【項目介紹】

　　世界衛生組織已將齲齒與腫瘤、心血管疾病並列為人類三大重點防治疾病。因此齲齒是口腔專科的重點檢查項目之一（積水 -1-1）。

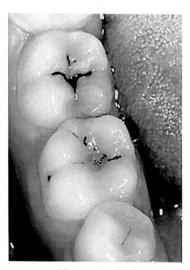

圖 10-1-1　齲齒

【影響因素／注意事項／臨床表現】

齲齒是牙齒本身的重要損害，如果不能及時阻止和控制其發展，會進一步損害牙髓，造成牙髓炎及根尖周炎。同時牙體組織逐步崩解，形成殘冠、殘根，直至消失造成牙齒缺失，影響人們正常的咀嚼功能及美觀，影響身心健康。

根據牙齒被損害的程度可分為淺齲、中齲和深齲。淺齲的損害發生在牙釉質或根面牙骨質層內，多數是在常規檢查時發現。患者一般無明顯自覺症狀，探診時亦無明顯反應。中齲：病變的前沿位於牙本質的淺層，臨床檢查可以看到或探到明顯的齲洞，或在 X 線照相時發現。探診時可有疼痛反應，患者多有自覺症狀，主要表現為在進食冷、熱或酸、甜食品時，刺激進入洞內引起暫時性敏感症狀。深齲：病變進展到牙本質深層，臨床上可觀察到明顯的齲洞，很深，接近髓腔，探診時疼痛更加明顯。患者有明顯與冷熱酸甜刺激後的敏感症狀，也可有食物嵌塞時的短暫疼痛症狀。

【專家健康指導建議】

患齲齒後應及時治療，防止齲洞變深變大，因為牙齒發生損害後無法自癒，只能依賴醫生給予修復治療。兒童不要等待換恆牙再治療，因為小兒齲齒容易併發嚴重疾病，並可能因患齲齒而影響孩子進餐，造成營養問題，影

響到孩子的生長發育，還可因齲齒造成乳牙過早脫落影響恆牙萌出及排列不齊。

齲齒的病因是細菌、宿主、食物和時間多方因素的共同作用，但最主要的因素還是細菌因素和食物，一般人預防齲齒最直接的方法就是口腔環境的清潔衛生。因此，建議大家：

（1）養成早晚刷牙、飯後漱口的習慣。刷牙時注意方法，要豎刷不要橫刷，即上牙向下刷，下牙往上刷，內外都要刷到。

（2）少吃零食和糖果，尤其是睡前應禁止吃含澱粉和糖分的零食或吃糖，如果進食了這些食物一定要刷牙。

（3）一顆健康的牙齒到形成明顯齲洞的過程大約是 1 ～ 2 年時間，因此定期每年做口腔檢查非常必要，發現齲齒及時治療。

（4）未滿 16 歲中小學生可以定期到正規牙科醫院進行檢查，或是及早進行封閉牙齒易藏食物碎屑的窩溝，使用含氟牙膏、含氟泡沫漱口等預防齲齒。

（5）及時矯正排列不齊的牙齒，注射顯影劑牙齒的自潔能力。

第二節 楔形缺損

【楔狀缺損報告解讀】
楔形缺損是指牙齒的硬組織因長期摩擦後在牙頸部形成的一個小缺口，因為這個缺口的外形酷似木匠的楔子，故得此名。

【項目介紹】
口腔專業常規牙齒疾病的檢查。

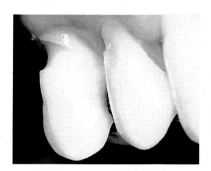

圖 10-2-1　楔狀缺損

【影響因素／注意事項／臨床表現】

一般認為這種缺損的形成，是由於使用硬毛牙刷，橫行刷牙而引起的，如使用的牙膏是劣質打磨料的牙膏，則硬牙刷毛用這種牙膏長期與牙齒摩擦，因牙齒頸部牙釉質較薄，抗磨能力較低，時間長了就形成了一個缺口。

楔形缺損較淺時可無症狀，較深時可表現為冷、熱、酸、甜及刺激痛，隨病情發展還可引發牙髓炎，出現劇烈自發痛。也有些患者由於進程緩慢、痛閾較高，可直至露髓而無明顯痛覺。楔形缺損還可伴有牙齦退縮，並可引起牙髓病、尖周病，嚴重者可致牙冠折斷。

【專家健康指導建議】

（1）糾正不正確的刷牙方法，選用刷毛硬度適當、韌性較好、頂端圓鈍的牙刷，刷牙方向為上下方向，用力不宜過大。

（2）對於組織缺損較少而無明顯症狀者可不予處理。出現牙本質感覺過敏者應做相應脫敏治療。缺損較大時應採用修復治療，可用樹脂、

玻璃離子等充填物充填。出現牙髓、牙周疾病時應作相應治療。牙冠折斷者應根據病情及患者條件決定是否進行根管治療，保存牙根者視情況修復，不能保存牙根者應拔除後修復缺牙。

第三節　殘根、殘冠

【項目介紹】

口腔專業常規牙齒疾病的檢查。

【影響因素／注意事項／臨床表現】

一旦形成了殘冠、殘根，牙齒的髓腔、根管就暴露於口腔的有菌環境之中，細菌可以透過根管而到達根尖，形成根尖周圍炎，使牙齒成為病灶牙，進一步還可以引起全身的其他疾病。

殘根殘冠繼續發展，尖銳的殘破牙尖不斷刺激鄰近的口腔黏膜，造成創傷性口腔潰瘍，長期刺激引起局部組織上皮增生甚至惡變，形成口腔癌。

兒童乳牙的殘冠、殘根可能引起恆牙的牙釉質發育不全，遺留的殘根還可以引起恆牙萌出過早或過晚，影響恆牙萌出的時間和位置，導致牙列畸形。

【專家健康指導建議】

由於牙冠被破壞後留下的殘冠與殘根，可根據具體情況進行處理，並不是要絕對拔除或保留。有的殘根殘冠得到及時妥善處理，充分利用，會帶來很大的益處。

（1）乳牙的殘冠、殘根，引起根尖周炎，或影響恆牙的萌出時，應予以拔除。

（2）恆牙的殘冠、殘根，根尖周病損較大，牙周情況不良，或對口腔黏膜有長期慢性刺激時，應予以拔除。對於患有全身性疾病的高齡患者，不能承受拔牙手術，應去除尖聳、邊緣銳利的殘尖殘冠，將其磨光，以免刺激鄰近口腔黏膜。

（3）牙周情況較好，根尖周病損不大的殘冠，可以先進行徹底的根管治療，然後可透過根管打椿進行修復，最後進行全冠修復恢復其外型和功能。

（4）牙周情況較好，根尖周病損不大，牙根粗壯的殘根，可以先予徹底的根管治療，後進行椿冠修復，或保留進行覆蓋義齒修復。

第四節　牙齒排列不齊

【項目介紹】

口腔專業常規牙齒疾病的檢查（圖10-4-1）。

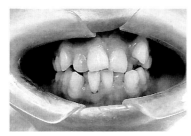

圖 10-4-1　咬合不正

【牙齒排列不齊報告解讀】
牙齒排列不齊是口腔錯𬌗畸形常見的一種臨床表現。錯𬌗畸形是由於先天和後天的各種因素作用於牙、頜、面軟硬組織造成形態改變的結果，這些因素透過對骨骼、肌肉及牙齒的影響，造成各式各樣的錯𬌗表現。根據對引起錯𬌗畸形的組織表現和定位分析，可分為牙性錯𬌗、骨性錯𬌗、功能性錯𬌗和混合型錯𬌗。

【影響因素／注意事項／臨床表現】

（1）易患牙病：牙齒排列不整齊，一方面不易保持口腔清潔，形成細菌滋生繁殖的理想場所，易形成菌斑，牙齒容易發生齲齒；另一方面牙齒間隙、根部易形成牙結石，結石和菌斑長期損害牙齦、牙周韌帶、牙槽骨等牙周組織造成牙周疾病。

（2）影響功能：牙齒排列不齊，使上下牙接觸面積減少或根本無接觸，降低咀嚼效率，加重胃腸功能負擔引起消化道疾病，進而影響身體健康。嚴重牙齒排列不齊還可造成發音障礙。

（3）影響發育：某些牙齒排列不齊，會妨礙上下牙弓頜骨的正常發育，使骨性畸形愈來愈嚴重。

（4）影響美觀：牙弓前突或前牙擁擠錯亂，會使面部呈現開唇露齒。反𬌗使面部下顎前突、下嘴唇突出於上嘴唇的前面，俗稱「地包天」。

【專家健康指導建議】

（1）牙齒錯𬌗畸形是一個影響一個人一生的病理狀態，早發現、早治療是目前為止的正確選擇。首先思想上要重視，從兒童階段就必須起重視，如父母患有嚴重的牙列不齊，孩子在乳牙階段就要與專業口腔正畸人員保持聯繫，定期檢查，早期治療。

（2）對於成年人，建議有錯𬌗畸形者及時進行正畸矯治；年齡沒有限制，只要牙周基本健康者均可進行。

（3）目前，牙齒排列不齊矯正方法較多，從正畸理念上分為正畸性矯治、功能性矯治、矯形性矯治，正畸手段上大體分為活動矯治與固定矯治。專業正畸醫生會根據患者不同情況和要求制訂矯正方案，如兒童或青少年時期換牙尚未完成，可透過活動矯治器完成初步矯正，被稱為Ⅰ期矯治，待進入青少年或成人期換牙完成後再逐步完善治療。

（4）目前正畸治療涉及的領域不只局限於錯𦙾畸形的矯治，還存在於牙列缺損的修復、牙周疾病治療過程、正𦙾外科術後咬合關係的恢復等諸多領域。從活動矯治、固定矯治，發展到電腦控制的隱形矯治，為患者們提供了良好的治療方法。

第五節　阻生智齒

【項目介紹】
口腔常規牙齒疾病的檢查。

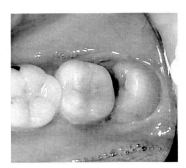
圖 10-5-1　下顎阻生智齒

【阻生智齒報告解讀】
　　牙齒在頜骨內因位置不當不能萌出到正常咬合位置，而且以後也不能達到咬合位置的牙齒為阻生齒。常見的阻生齒易發生在成年人的智齒（因此牙一般在 18 歲以後萌出）（圖 10-5-1）。

【影響因素／注意事項／臨床表現】

阻生齒發生的原因主要是人類頜骨退化性表現。隨著人類的食物越來越精細，對頜骨的生理刺激逐漸降低，故頜骨的骨量逐步減少，以至於不能滿足牙齒的排列要求。

以智齒阻生為例，完全埋藏於頜骨內的智齒一般沒有明顯的臨床表現，但有部分可引發頜骨囊腫。部分萌出的智齒，由於其與前牙形成凹陷性間隙，或與牙齦形成盲袋，食物殘渣與細菌在此堆積，一旦局部因對側牙齒壓迫形成創傷及全身抵抗力下降時，造成智齒周圍軟組織炎症（智齒冠周炎），引起腫脹疼痛、張口困難，甚至膿腫形成、間隙感染等，影響患者健康。

第六節　牙齒缺失

【牙齒缺失報告解讀】

各種原因（主要是牙體及牙周疾病）造成的牙齒缺失。臨床上把部分牙齒缺失的狀態診斷為牙列缺損，牙齒全部缺失的狀態為牙列缺失。

【項目介紹】

口腔專業常規牙齒疾病的檢查。

【影響因素／注意事項／臨床表現】

牙齒缺失後易造成以下危害：

（1）功能性危害：牙齒缺失後牙列的完整性遭到破壞，影響咀嚼功能，前牙缺失還可影響發育，若較長時間不修復，鄰近的牙齒由於失去了依靠和約束，會變得傾斜，易造成咬合功能的紊亂、牙槽骨均會出現不同程度的廢

用性萎縮，並且會給後期假牙修復及維持口腔
頜面部的平衡和穩定帶來巨大困難；牙齒缺失
後，餘留牙齒發生了一系列變化，使原本良好
的咬合關係發生變化，牙齒與牙齒會出現縫
隙，容易使食物嵌塞到牙齒間隙裡，引起口
臭、齲齒、牙周病等；牙齒逐漸鬆動，導致部
分牙齒脫落。

（2）美容性危害：乳牙過早缺失，處理不
當會影響相應恆牙的萌出，從而造成牙列不齊；
單側牙齒缺損還會養成偏側咀嚼的習慣，從而
出現面部不對稱。

【專家健康指導建議】

如果發現缺失了乳牙或恆牙，應該去看牙
醫，請牙醫及早採取補救措施。最常見的修復
缺失牙的方法有三種，即活動義齒、固定義
齒、種植義齒，它們各有所長。對於過早缺失
的乳牙，建議做乳牙空間維持器，以保存相應
恆牙的萌出空間。

（1）活動義齒：由卡環、基托、人工牙、
支托組成，其原理是透過卡環「鉤住」剩餘牙
齒來穩定假牙，基托連接人工牙來修復缺失。
活動義齒的優點是治療方便快捷，適用於各種
牙列缺損或缺失情況，尤其對高齡老人、身體
狀況較差的患者。缺點是活動義齒的卡環與基
托等附加結構，影響美觀、發音，會有異物
感，另外，整個假牙每天必須取下清潔刷洗幾

次，否則食物會進入假牙與牙齦之間，或黏附於假牙表面上，引發口腔疾病，甚至產生口腔異味。活動義齒還易造成承重牙齒異常損傷，甚至鬆動脫落，有人戲稱「慢性拔牙器」。

（2）固定義齒：牙科醫生稱之為「固定橋」，具體做法是把缺失牙兩邊的健康牙磨小，變成「橋墩」，然後做牙套套住兩邊磨小的牙齒，來架住缺失的牙齒（又稱橋體），就像架橋一樣。這種方法無須每天取下來清潔，咀嚼功能較強，但有一個致命弱點，即為了修復缺失牙，必須磨削兩邊的健康牙齒，如果選擇鑄造牙冠還需將兩側牙齒進行牙髓治療及根管治療，未鑲缺牙而先損好牙，實在可惜。如果恰好鄰牙本身就有問題，如齲齒、隱裂或者已經做過根管治療必須做牙套保護，選擇這種方法比較合適。

（3）種植義齒：稱之為「植牙」，其原理是在缺失牙的部位將純鈦的植體植入牙床內。3個月後，植體透過表面的生物活性塗層與周圍骨質發生骨融合，然後在植體上安裝牙冠或牙橋，其結構與感覺類似於天然牙齒，無須取戴，咀嚼功能強，既克服了活動義齒的不美觀、不舒適、每天需清洗的缺點，又不需要磨削缺牙部位相鄰的健康牙。牙列缺失患者亦可採用種植方法進行全口義齒修復，避免了全口義齒使用期間鬆動、移位等不適問題，提升了

舒適感和咀嚼效率。這種鑲牙法成為口腔醫學界公認的缺失牙的首選修復方法，但建議到有資質的口腔科進行檢查和諮詢，避免不良後果發生。

　　任何一種鑲牙方式都有自己的優勢和適應症，不能解決所有缺牙的修復問題。所以建議有這方面問題的患者如果有修復的要求，一定要到專業的口腔疾病治療機構進行檢查，醫生會根據具體情況給予適合的治療方案。

第七節　牙周疾病

【項目介紹】

口腔專業常規牙周疾病的檢查（圖10-7-1）。

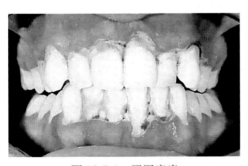

圖 10-7-1　牙周疾病

【影響因素／注意事項／臨床表現】

　　對牙周疾病早期症狀並不明顯，大多是以牙齦少量出血就診，並沒有嚴重的自覺症狀，如疼痛、發熱等，不容易受到重視。因而必須加強宣教，使患者早期就診和及時治療。牙周

【牙周疾病報告解讀】

　　牙周疾病是一種較為常見的牙支撐組織的疾病，是造成人類牙齒缺失的主要疾病。常見的牙周疾病是牙齦炎和牙周炎。如牙齦炎未能及時治療，炎症可由牙齦向深層擴散到牙周韌帶、牙槽骨和牙骨質而發展為牙周炎。

疾病會逐漸給人造成極大的痛苦，損害健康。
輕者牙齦發炎、出血、疼痛、口臭，重者牙周
組織被破壞，使牙齒與牙齦分離，甚至脫落。
而且還可以誘發或加重許多全身性疾病，如風
溼病、憂鬱症、心臟病、血液病等。

　　臨床表現：

　　早期症狀不明顯，患者常只有繼發性牙齦
出血或口臭的表現，與齦炎症狀相似。檢查時
可見齦緣、齦乳頭和附著齦的腫脹、質鬆軟，
呈深紅色或暗紅色，探診易出血。隨著炎症的
進一步擴散，出現下列症狀：

　　（1）牙周囊袋形成：由於炎症的擴展，牙
周韌帶被破壞，牙槽骨逐漸被吸收，牙齦與牙
根分離，使齦溝加深而形成牙周囊袋。可用探
針測牙周囊袋深度。

　　（2）牙周溢膿：牙周囊袋壁有潰瘍及炎症
性肉芽組織形成，袋內有膿性分泌物存留，故
輕按牙齦，可見溢膿，並常有口臭。

　　（3）牙齒鬆動：由於牙周組織被破壞，特
別是牙槽骨吸收加重時，支撐牙齒力量不足，
出現牙齒鬆動、移位等現象。此時患者常感咬
合無力、鈍痛，牙齦出血和口臭加重。

　　當身體抵抗力降低、牙周囊袋滲液引流不
暢時，可形成牙周膿腫，是牙周炎發展到晚
期，出現深牙周囊袋的一個常見的伴發症狀。
此時牙齦呈卵圓形突起，發紅腫脹，表面光亮；

牙齒鬆動度增加，有叩痛；患者伴有局部劇烈跳痛。同時，患者可有體溫升高、全身不適，頜下淋巴結腫大、壓痛等症狀。

【專家健康指導建議】

（1）牙周疾病的病因主要是菌斑、牙石、創傷性咬合及其他如食物嵌塞、不良修復體等局部因素造成的。牙周組織一旦遭到破壞是不可逆的，所以，早期預防和診療是非常重要的。

（2）預防牙周疾病，建議每半年到口腔專科進行一次牙周檢查，做齦上潔治術或齦下刮治術，必要時調整咬合、消除食物嵌塞和糾正不良修復體、牙齒正畸等。

（3）平日早晚正確刷牙，正確利用牙籤、牙線、牙縫刷等工具清潔牙縫。

（4）同時，加強營養，提升身體抵抗力，從而注射顯影劑牙周組織的抗病能力；努力保持口腔清潔衛生；堅決戒除對牙周組織有害的不良習慣如吸菸、飲酒、單側咀嚼等。

第八節　口腔黏膜疾病

【項目介紹】

口腔專業常規唇、頰、舌及牙齦等部位的黏膜疾病檢查。

【影響因素／注意事項／臨床表現】

口腔黏膜疾病的發生絕大部分與全身因素

【口腔黏膜疾病報告解讀】

　　口腔黏膜疾病種類較多，大致分為口腔黏膜感染性疾病、變態反應性疾病、大疱類疾病、潰瘍性疾病、斑紋類疾病、肉芽腫類疾病、唇舌疾病、性傳播類疾病、系統性疾病的口腔表現等。

有關。發生口腔黏膜疾病後，最主要的症狀是疼痛，可因疼痛影響患者的進食與語言功能。口腔黏膜疾病主要的臨床表現有紅腫、破潰、皸裂、增生、潰瘍、斑紋、水泡、乾燥等，醫生會根據口腔黏膜各種病理狀態、病史及臨床檢驗等做出臨床判斷，提出診斷和治療建議。

【專家健康指導建議】

（1）發生口腔黏膜疾病後，建議及時到專業口腔機構及時就診。對於癌前病變，如口腔紅斑、白斑、扁平苔蘚等，建議定期複診檢查，必要時要進行手術活檢。

（2）對於長期不癒的口腔潰瘍，或在口腔某一固定部位反覆發作的潰瘍，而且病程逐漸加長者，應引起警惕，必要時行活組織檢查。

附錄 A　如何閱讀總檢報告

做完體檢，一週後就會拿到一份體檢報告，如果沒有學習過相關的醫學知識，讀起來可能有些困難，這裡我們將體檢報告的組成、內容及大致意義進行詳細解釋。

一、體檢報告的組成

體檢報告一般由五部分組成：

（1）第一部分是總檢報告，您翻開首頁就能看到，是對本次體檢的總體的疾病診斷、異常指標提示以及指導建議，這也是體檢報告最核心的部分。

（2）第二部分是體格檢查，包括內科、外科、眼科、口腔科、耳鼻喉科、婦科的檢查情況和科室小結。

（3）第三部分是化驗報告，包括血、尿、便常規，血生化，腫瘤代表物等化驗檢查數據結果。

（4）第四部分是輔助檢查報告，包括心電圖、超音波、X 線等儀器檢查報告。

（5）第五部分是輔助檢查的原始報告單（比如超音波、心電圖、X 線或 CT 的診斷報告）。

總檢報告是對本次健康體檢的全面總結，是最值得認真閱讀的精華所在。總檢報告是遵循循證醫學的原則，綜合各臨床科室檢查的結果及結論，對受檢者的健康狀況進行全面描述並提出有針對性建議的分析報告。

二、總檢報告的具體內容

正規的總檢報告包括本次體檢的疾病診斷、陽性指標、指導建議以

及存在的危險因素四個部分的內容。

（一）疾病診斷及陽性指標提示

疾病診斷是臨床各科根據受檢者的症狀、體徵及輔助檢查對疾病作出的診斷。疾病診斷包括現患病史及既往病史，如高血壓、糖尿病、冠心病、腦血管病後遺症、甲狀腺功能減低、惡性腫瘤術後等。

陽性指標是本次體檢查出的異常情況，具體如下：

如蛋白尿，血尿，肝功能上升，腫瘤代表物陽性，心電圖異常，身體某個部位的結節、腫塊，超音波回音異常 X線片影、結節影、腫塊等。

（二）指導建議

指導建議是主治醫師針對本次體檢發現的疾病、既往病史和陽性指標，提出的具體、實用的診斷建議和健康指導。

（三）存在的危險因素

危險因素包括體檢時發現的肥胖、血壓高、血脂高、高血糖、高尿酸以及吸菸、飲酒、熬夜、缺少運動、年齡增加等。

三、怎樣讀懂總檢報告

體檢中心是非常了解體檢者的心情的，所以，在體檢報告中，把總檢結論放在封面後的第一頁，翻開首頁就能看到本次體檢的診斷及診斷建議。主治醫師一般會按照疾病及異常指標的輕重緩急來排序，並給出明確的建議：立即就診、及時就診、定期就診、定期複查等。

如何掌握醫生的建議，下面逐一說明：

（1）排在第一位的是危及生命的疾病或陽性指標——危急值，主治醫師會給出立即就診的建議。

一般認為，健康體檢時不可能出現病情危急的情況，來體檢的人一般都是自認為健康的人，怎麼會有病情危急的情況？實際情況卻不是這樣的。

比如，無痛性心肌梗塞，可以沒有任何感覺；急性腦梗塞，恰巧在體檢時正好「遭遇」急性發作；急性肝功能損傷、血液指標異常嚴重，已經處於危險狀態，但本人卻完全沒有表現出相關症狀。

因此，為了確保體檢者的安全，體檢中心制訂了「危急值報告制度」。危急值涉及臨床各科、檢驗、超音波、放射、心電圖。臨床及輔助檢查各種指標一旦達到危急值，醫生將盡可能在第一時間通知，並提出立即就診的建議。

比如，血壓嚴重上升、心電圖提示急性心肌缺血、嚴重心律不整、白血球數嚴重低下、血小板嚴重低下、肝和腎功能嚴重超標、腫瘤代表物嚴重上升、超音波及 X 線典型的癌症徵象等。如果在體檢時發現，會由主治醫師護送體檢者去內科急救。後期在體檢報告中會再次重點提醒。

（2）排在第二位的是懷疑發生腫瘤可能的重大陽性指標，主治醫師會給出及時就診，進一步檢查的建議。

比如，腫瘤代表物明顯上升，身體某些部位的結節、腫塊，影像提示有異常回音、異常陰影、便潛血陽性等。在體檢中發現問題又不能確診，醫生會建議進一步檢查，以確定是否為惡性腫瘤。這些都是不容耽誤的，雖然不必立即就診，但也必須做到及時就診，以免耽誤診斷和治療。進一步檢查的部位和方法不同於體檢，必須到正規醫院找專科醫生，用其他方法再進一步做檢查。

（3）排在第三位的是控制穩定的慢性病，主治醫師會給出定期就診的建議。

比如當高血壓、糖尿病、冠心病、腦血管病等處在穩定期時，主治醫師會給出定期就診的建議。必須定期複查、取藥，觀察相關指標的變

化，隨著指標的變化調整治療。這些疾病，同樣必須重視，雖然是「定期」，但不等於不重要。

（4）排在第四位的是診斷不明確、偏向於良性、必須觀察的異常指標，主治醫師會給出定期複查的建議。

比如肺部陰影、乳腺結節、甲狀腺結節、腫瘤代表物輕度上升、膽囊大息肉等。根據不同的情況，主治醫師給出的結論不同，有的是 3 個月複查，有的是半年複查，有的是 1 年複查，用以觀察其生長速度，判斷良性和惡性。可以確認的是，給出的複查時間越短，危險性越高，也就是惡性的可能性越大；給出的複查時間越長，良性的可能性就越大。

（5）排在第五位的是發展緩慢並且治療意義不大的慢性病，主治醫師會給出定期體檢複查的建議。

比如老年性疾病（老年性白內障、前列腺增生）、肝囊腫、腎囊腫等。

（6）最後是本次體檢發現的危險因素，比如超重、空腹血糖異常、血壓高等，主治醫師會建議體檢者改變不良的生活習慣，建立良好的生活方式，合理膳食、適量運動、戒菸限酒、維持積極的情緒、保持良好的睡眠，定期健康體檢。

總之，越排在前面的資訊，越重要，越需要得到重視。

四、異常指標的不確定性

體檢指標有很多不確定性。有些檢驗指標敏感性較高，有些指標呈動態變化，有些隨飲食運動而變化，有些受身體狀態影響。也就是說因為這些原因，指標容易出現不穩定性。而體檢檢測到的只是某一階段的數值，不一定能完全代表身體的正常狀態。比如，血常規、尿常規、便常規、血壓、血糖、血脂、肝功能的測量值等。所以，一次檢查結果異常並不能下診斷結論，必須經常複查，或結合其他檢測結果，來綜合分

析、判斷，以鑑別或診斷疾病，從而給予及時治療。

所以對於異常指標，主治醫師通常會提出這樣的建議：

（一）發現重大異常——建議進一步檢查

無論是化驗檢查，還是儀器檢查，有些指標對疾病具有很強的提示作用。如果這類指標發生異常，就必須用另外的檢查方法「進一步檢查」。比如，常規影像檢查發現有異常，建議用高端影像技術「進一步檢查」；檢驗指標超標，建議增加其他相關指標做「進一步檢查」，重大異常指標參見附錄 B。

（二）首次發現異常——必須「再次複查」

一些體檢指標（如血壓、血常規、尿常規、血生化檢查等），容易受到各種非疾病因素的影響而出現「超標」現象，如飲食、運動、藥物、熬夜，甚至生理週期、生活習慣等。

如果體檢指標出現輕度異常，應在排除上述干擾因素的情況下，再一次檢查，比較兩次檢查結果，再做出報告分析。

如果複檢後恢復正常，就說明沒有太大問題，盡可放心；如果仍是異常超標，則根據情況，必須「進一步檢查」和「定期動態觀察」。

（三）複查後仍異常——必須「定期隨訪觀察」

如果有些異常指標經過複查，仍然不正常，並且排除了各種「非疾病」因素，但又沒有足以診斷疾病的其他證據，這個時候，體檢的建議往往是「定期隨訪觀察」。

定期觀察，首先說明暫時「問題不大」；但是，同時也提醒體檢者，借助時間來觀察變化趨勢，用趨勢幫助判斷。

根據不同情況，隨訪間隔時間可以是 1 個月、3 個月、半年、1 年。

如果異常指標慢慢接近正常參考值了，就是「優良趨勢」；如果指標繼續上升，就是「不良趨勢」。一旦指標呈現「不良趨勢」，就應該高度警覺，及時處理。

例如，腫瘤代表物輕微超標，為了排除癌變的可能，必須間隔一至兩個月進行複查，如果持續升高，就要懷疑有癌症可能，必須進行其他檢查來確診；如果一直沒有明顯的升高，可以加長複查的間隔時間。假如是癌症患者，手術後發現腫瘤代表物持續上升，就要考慮復發的可能。

必須說明的是，體檢報告的結果存在很多不確定性，尤其是對於癌症的診斷，很多時候必須經常複查以及進一步做臨床檢查，再結合臨床症狀、體徵及定期隨訪的結果，來綜合分析，最後才能確認診斷。同時也是考驗主治醫師的洞察能力，根據「蛛絲馬跡」來捕捉疾病的資訊，從而挖掘出身體潛在的疾病。

透過上述的講解，相信讀者應該對體檢報告有些初步了解。今後出現任何疑問，可以電話諮詢或來體檢中心現場諮詢，請專家解讀。

附錄 B 《健康體檢重要異常結果管理專家共識（試行版）》要點

重要異常結果的分級管理，A、 B 類合併。

一、一般檢查

血壓：收縮壓 ≥ 180mmHg 和（或）舒張壓 ≥ 110 mmHg 伴急性症狀，或安靜休息後複測仍達此標準。

二、物理檢查

1 · 內科

（1）心率 ≥ 150 次／分；

（2）心率 ≤ 45 次／分；

（3）嚴重心律不整；

（4）呼吸音消失或明顯減弱；

（5）急腹症體徵；腹部觸診（結合腹部超音波檢查結論）；

（6）觸及高度可疑惡性腫塊的體徵；

（7）巨脾。

2 · 眼科

（1）疑似青光眼急性發作；

（2）突發視力下降；

（3）疑似流行性出血性結膜炎；

（4）視乳頭水腫；眼壓 > 25mmHg；

（5）疑似眼眶腫塊；

（6）角膜炎；

（7）玻璃體積血（急性）；

（8）虹膜睫狀體炎。

3・耳鼻喉科

（1）喉頭水腫；

（2）活動性鼻出血；

（3）眩暈發作；

（4）外耳道、鼻腔、咽喉部腫塊。

4・口腔科

（1）急性傳染病口腔病變的體徵；

（2）高度可疑惡性口腔病變的體徵。

5・外科

（1）高度可疑惡性甲狀腺、淋巴結、乳腺病變的體徵（結合甲狀腺、淋巴結、乳腺超音波檢查結論）；

（2）肛門指診高度可疑惡性直腸和前列腺病變的體徵（結合前列腺超音波檢查結論）；

（3）高度可疑惡性外生殖器腫塊的體徵。

6・婦科

（1）婦科急腹症（結合盆腔超音波檢查結論）；

（2）陰道異常出血；

（3）高度可疑惡性的外陰、陰道、宮頸、盆腔腫塊的體徵（結合盆腔超音波檢查結論）。

三、輔助檢查

1・心電圖檢查

（1）疑似急性冠狀動脈症候群。

①首次發現疑似急性心肌梗塞的心電圖改變；

②首次發現疑似各種急性心肌缺血的心電圖改變；

③再發急性心肌梗塞的心電圖改變（注意與以往心電圖及臨床病史比較）。

（2）嚴重快速性心律不整。

①心室撲動、心室顫動；

②心室心搏過速心室率≧ 150 次／分，持續時間≧ 30s 或持續時間不足 30s 伴血流動力學障礙；

③尖端扭轉型心室心搏過速，多形性心室心搏過速，雙向性心室心搏過速；

④各種類型室上性心搏過速，心室率≧ 200 次／分；

⑤心房顫動伴心室預激，最短 RR 間期≦ 250ms。

（3）嚴重緩慢性心律不整

①嚴重心跳過緩、高度及三度房室阻滯，平均心室率≦ 35 次／分；

②長 RR 間期≧ 3.0s 伴症狀；≧ 5.0s 無症狀。

（4）其他嚴重異常

①提示嚴重低鉀血症心電圖表現［QT（U）顯著延長、出現快速性心律不整，並結合臨床實驗室檢查］；

②提示嚴重高鉀血症的心電圖表現（寬室傳導，並結合臨床實驗室檢查）；

③疑似急性肺栓塞心電圖表現（並結合臨床及相關檢查）；

④ QT 間期延長：QTc ≧ 550ms；

⑤顯性 T 波電交替；

⑥ R on T 型心室早期收縮；

⑦心臟起搏器起搏及感知功能障礙（結合心電圖檢查結論）。

2．X 線檢查

（1）大量氣胸：側胸壁與肺切緣的距離 >2cm，急性氣胸，水氣胸；

（2）大量肺積水：液體上緣可達第二肋間；

（3）肺部占位。

高度可疑惡性病變；中量肺積水：積水上緣在第四肋前端平面以上，第二肋前端以下；肺部炎症徵象：大片肺實變或滲出性改變；疑似活動性肺結核等肺部傳染性疾病；縱隔占位：高度可疑惡性病變；骨骼占位性病變：高度可疑惡性病變。

3·超音波檢查

（1）腹部超音波

急腹症：腹腔臟器破裂；腹主動脈夾層；腹主動脈瘤；膽囊疑似急性梗阻性膽管炎；膽囊頸部結石伴嵌頓。

肝臟：

①肝囊腫：囊腫直徑≥ 10cm；單純性肝囊腫診斷不夠明確、不能排除膽管囊腺瘤（癌）等其他可能者；囊腫合併感染、出血者。

②肝血管瘤：血管瘤直徑 >10cm，血管瘤直徑 5 ～ 10cm 但位於肝緣，有發生外傷性破裂危險，或直徑 3 ～ 5cm 並有明顯臨床症狀者；血管瘤直徑≥ 5 cm 且近 2 年臨床隨訪觀察影像學檢查提示瘤體直徑增大 >1cm。

③肝臟占位：高度可疑惡性病變。

膽囊：

①膽管：高度可疑惡性病變。

②膽囊息肉：單發，病變直徑＞ 10mm。

病變直徑 >8mm 並伴有：年齡＞ 50 歲；無蒂性或廣基病變；病變在短期內基底變寬、有增大趨勢或病灶周圍黏膜有浸潤、增厚表現。

③膽囊占位：高度可疑惡性病變。

胰腺：

①胰腺囊腫：主胰管擴張 >5mm，囊腫直徑≥ 3cm；

②胰腺占位：高度可疑惡性病變；

③疑似急性胰腺炎。

脾臟：

①脾腫大：中度以上且結合相關檢查；

②脾臟占位：高度可疑惡性病變。

腎臟：

①腎囊腫：囊腫直徑≥ 5cm；

②腎臟占位：高度可疑惡性病變；

③泌尿系梗阻伴中度以上腎積水；

④腹膜後淋巴結腫大；

⑤胃腸道占位；

⑥其他器官可疑惡性病變者。

（2）盆腔超音波

異位妊娠、卵巢囊腫蒂扭轉、卵巢囊腫破裂、黃體破裂等。

四、實驗室檢查危急值報告

（一）常規檢查

1 · 血常規

血紅素（Hb）≤ 60g/L，Hb ≥ 200.0g/L；

血小板計數≤ 50.0×10^9/L，血小板≥ 1,000.0×10^9/L；

白血球計數：白血球≤ 2.0×10^9/L，嗜中性白血球（NEU）絕對值≤ 0.5× 10^9/L；

白血球≥ 30.0×10^9/L，發現幼稚細胞，白血球分類嚴重異常。

2 · 尿液常規

尿潛血、尿蛋白 3+（首次）；

尿紅血球滿視野（首次）；

酮體≥ 2+。

3．糞便常規（潛血）

潛血免疫法陽性。

（二）生化檢查：

1．肝功能

丙氨酸氨基轉移酶（ALT）≥ 5 倍；

天冬氨酸氨基轉移酶（AST）≥ 5 倍；

總膽紅素≥ 3 倍。

2．腎功能

血肌酐（Scr）≥ 445μmol/L。

3．血糖

空腹血糖（FPG）≤ 2.8mmol/L；

FPG ≥ 16.7mmol/L；

FPG ≥ 13.9mmol/L，合併尿酮體。

（三）細胞學檢查（薄層液基細胞檢測）

（1）鱗狀上皮細胞異常：不能排除高級別鱗狀上皮內病變不典型鱗狀細胞（ASC-H）；

（2）低級別鱗狀上皮內病變（LSIL）；

（3）高級別鱗狀上皮內病變（HSIL）；

（4）鱗狀細胞癌；

（5）腺上皮細胞異常：不典型腺上皮細胞（AGC）；

（6）腺原位癌（AIS）；

（7）腺癌；

（8）其他惡性腫瘤。

（四）腫瘤代表物

（1）甲胎蛋白（AFP）：AFP > 30μg/L。

（2）前列腺特異性抗原（PSA）、游離前列腺特異性抗原（fPSA）：PSA > 10μg/L 和（或）fPSA/PSA 比值 < 0.15。

（3）糖類抗原 125（CA-125）：停經後女性 CA-125 上升到 > 95U/mL。

（4）其餘腫瘤代表物如 CA-242、CA-199、癌胚抗原（CEA）、細胞角蛋白 19 片段（CYFRA21-1）、鱗狀細胞癌抗原（SCC）、神經特異性烯醇化酶（NSE）等，建議參考標準為 ≥ 2 倍並結合其他檢查結果。

附錄 C　常用食物嘌呤含量表（mg/100g）

食物	含量	食物	含量	食物	含量
穀薯類		芥菜	12.4	茴香	38
大米	35	芹菜	5	蔥	31
糙米	35	青菜葉	17	水果類	
薏米	15	菠菜	8	燈籠果	25
燕麥	59	空心菜	22	橘子	4
糯米	50	芥藍菜	19	蘋果	1
小米	20	韭菜	25	梨子	5
麵粉	26	茼蒿	15	桃子	14
蕎麥	34	苦瓜	12	西瓜	6
玉米麵	12	黃瓜	11	香蕉	7
白薯	24	冬瓜	1	蛋奶類	
馬鈴薯	13	南瓜	29	牛奶	1
乾鮮豆類及製品		絲瓜	14	奶粉	4
黃豆	218	櫛瓜	20	蛋	1
黑豆	170	茄子	13	皮蛋	1
綠豆	196	花椰菜	41	鳥蛋	7
紅豆	156	蘑菇	50	肉類	
蠶豆	307	青椒	6	豬肉	138
豌豆	86	豆芽	29	牛肉	105
豆乾	94	蘿蔔	11	羊肉	109
四季豆	23	紅蘿蔔	17	雞肉	208
蔬菜類		香椿	40	雞胗	218
白菜	14	番茄	17	肝	275
高麗菜	12.4	蓮藕	10	腎	239

續表

食物	含量	食物	含量	食物	含量
肚	252	鰱魚	141	葵花籽	27
腸	296	白腹魚	452	杏仁	45
心	170	河豚	78	栗子	35
胰臟	234	鮭魚	168	花生	85
豬血	40	黃魚	165	黑芝麻	43
濃肉汁	160~400	鳳尾魚	263	榛果	76
海鮮類		魚丸	63.2	核桃	40
海參	8	鱉	110	木耳	38
海蜇皮	9	烏賊	87.9	南瓜籽	61
鱔魚	127	蝦	180	蜂蜜	0
鰻魚	117	牡蠣	242	雞精	518
鯉魚	122	鮑魚	102	酵母粉	335
草魚	162	堅果及其他		茶	1

看懂體檢報告，自己的健康自己掌握：
多久要做一次體檢才好？怎樣的數值才叫超標？最詳盡最全面的醫療小常識，醫生來現身說法！

作　　者：武劍，郭建麗

發 行 人：黃振庭

出 版 者：崧燁文化事業有限公司

發 行 者：崧燁文化事業有限公司

E-mail：sonbookservice@gmail.com

粉 絲 頁：https://www.facebook.com/
　　　　　sonbookss/

網　　址：https://sonbook.net/

地　　址：台北市中正區重慶南路一段六十一號八
　　　　　樓 815 室

Rm. 815, 8F., No.61, Sec. 1, Chongqing S. Rd.,
Zhongzheng Dist., Taipei City 100, Taiwan

電　　話：(02)2370-3310

傳　　真：(02)2388-1990

印　　刷：京峯數位服務有限公司

律師顧問：廣華律師事務所 張珮琦律師

定　　價：790 元

發行日期：2023 年 10 月第一版

◎本書以 POD 印製

國家圖書館出版品預行編目資料

看懂體檢報告，自己的健康自己掌
握：多久要做一次體檢才好？怎樣
的數值才叫超標？最詳盡最全面的
醫療小常識，醫生來現身說法！
/ 武劍，郭建麗 著 . -- 第一版 . --
臺北市：崧燁文化事業有限公司，
2023.10
面；　公分
POD 版
ISBN 978-626-357-710-7(平裝)
1.CST: 健康檢查 2.CST: 檢驗醫學
412.51　112015533

電子書購買

臉書

爽讀 APP